JN247322

関節リウマチの画像診断

診断の基本から鑑別診断まで

編集　**杉本 英治**　自治医科大学医学部放射線医学講座 教授

神島　保　北海道大学大学院保健科学研究院医用生体理工学分野 教授

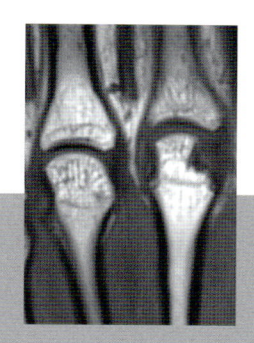

Imaging of Rheumatoid Arthritis

From Basic Concept to Differential Diagnosis

メディカル・サイエンス・インターナショナル

Imaging of Rheumatoid Arthritis :
From Basic Concept to Differential Diagnosis
First Edition
Edited by Hideharu Sugimoto, Tamotsu Kamishima

ISBN 978-4-89592-894-6

Printed and Bound in Japan

執筆者一覧（執筆順）

杉本　英治　Hideharu Sugimoto　自治医科大学医学部放射線医学講座 教授

神島　　保　Tamotsu Kamishima　北海道大学大学院保健科学研究院医用生体理工学分野 教授

五味　　勉　Tsutomu Gomi　北里大学医療衛生学部診療放射線技術科学専攻 教授

中田　和佳　Waka Nakata　自治医科大学医学部放射線医学講座（とちぎ子ども医療センター小児画像診断部）病院助教

河村　太介　Daisuke Kawamura　北海道大学病院整形外科 助教

小野寺智洋　Tomohiro Onodera　北海道大学病院整形外科 講師

高畑　雅彦　Masahiko Takahata　北海道大学大学院医学研究院 専門医学系部門機能再生医学分野 整形外科学教室 准教授

青木　隆敏　Takatoshi Aoki　産業医科大学放射線科学教室 准教授

寺澤　　岳　Takashi Terasawa　産業医科大学放射線科学教室

序

　リウマチ性疾患には 100 以上の疾患が含まれます．関節リウマチ(RA)はそのなかで患者数が最も多い疾患ですが，RA の画像診断を中心に編集された図書は多くありません．RA についてだけでも 150 頁を越える Resnick による "Diagnosis of Bone and Joint Disorders" は別格として，骨関節疾患の画像診断に関する図書では，RA は多発関節炎のひとつとして扱われることが多いように思います．

　近年，RA の診療は生物学的製剤をはじめとする新しい治療薬の導入により大きく変わりました．骨侵食(erosion)は RA の特徴的な所見ですが，ACR/EULAR の新診断基準には含まれていません．これは新基準が骨侵食が生じる前に RA を診断，治療することを目指しているためです．骨侵食はもはや RA の論点ではない，という意見を聞くこともあります．とはいえ，臨床では MRI により骨侵食といった構造変化，あるいは骨髄浮腫を捉えることが RA を早期に診断，治療するうえで重要であることに変わりはありません．seronegative RA が疑われる例では，画像診断は重要な役割を果たしています．

　近年発表されている RA の画像診断に関する研究の多くはリウマチ医(rheumatologist)により行われてきました．このような経緯から，本書は RA の診療に関わる各領域の医師に役立つように，画像診断だけではなく，画像検査法，鑑別疾患の画像診断，スコアリング，定量的解析についても記述するように努めました．関節炎の単純 X 線読影，RA の画像所見，RA の分類基準に準拠した鑑別診断についてはおもに杉本が担当しました．各種の検査法，スコアリング，定量的解析については，それにリアルタイムに関わっている神島　保氏が中心となって記述しました．また，進行期 RA は外科治療法も含めて，北海道大学医学部整形外科の先生方が執筆しました．

Imaging of Rheumatoid Arthritis：Basic Concept, Differential Diagnosis, and Beyond

　これが本書の目指しているところです．

　編者の一人(杉本)は 30 数年前アメリカ中西部にある Medical College of Wisconsin の放射線科でレジデント教育を受けました．進行期 RA 症例の単純 X 線読影に際し，Musculoskeletal radiology の section chief から，Impression：RA，といった読影レポートを書いても何の役にも立たない，と言われてみれば当然のことを教えてもらいました．MRI による RA の早期診断，滑膜炎の定量化など，その後自分が関わった研究はその言葉に触発されて行われたものです．

　本書が RA の診療に関わるすべての皆様の役に立つことを願っています．

　　2017 年 8 月

　　　　　　　　　　　　　　　　　　　　　　　　編者を代表して　杉本英治

目次

Part III　関節リウマチの鑑別診断　171

Part

1

関節炎の
画像検査法

関節炎の画像検査法

　関節炎の画像検査を考える際に，最も適切な方法で検査を行うことを重視すべきである．場合によっては，単独の検査法を選択するだけでは不十分なこともあり，各検査の利点と欠点を考慮して検査法を組み合わせる必要がある．ただし，臨床の現場で選択可能な方法が限られ，常に理想的な検査法の組み合わせが実現できないこともあるので，状況に応じた個別の対応が必要であることは言うまでもない．

　臨床所見は，時として明確でなかったり，複雑であったり，非特異的であったりするが，画像診断によって診断・管理の方向性がはっきりすることが多い．これは画像上の陽性所見がまったく得られなかった場合においてもいえることである．また，関節炎の診断に際しては，横断的な評価における病変の有無や程度のみならず，経時的な変化(消失，改善，無変化，増悪)にも言及する必要がある．

　関節炎の画像診断法として最も古くから用いられているのは単純X線撮影法であり，骨病変の把握に極めて有用である．一方，薬物治療の進歩により，滑膜炎をはじめとした早期病変の検出や治療効果判定目的に「新しい」画像診断法，すなわち，MRIや超音波検査も広く利用されている．さらにCTや核医学も主として研究的な目的で応用されることがある．

1.1 単純 X 線撮影法

　関節病変の評価の基本は単純X線撮影であり，通常，関節炎の画像検査は単純X線撮影に始まる．単純X線撮影は原則として直交する2方向で行われるべきで，そのうち1方向では相対する関節面が明瞭に描出されねばならない．通常，関節に対して真っ直ぐにX線が抜けない限り関節部で骨が重なって描出されてしまうため，X線の入射角度は解剖学的位置に応じて異なる．したがって，一度の撮影で複数の関節を理想的なX線入射角度で撮影することは不可能であり，特定の関節に関心がある場合は焦点を絞った撮影が必要になる．たとえば手の撮影では両手の同時撮影は不適切であり，片手ごとの撮影が推奨される．

a. Projection

1）各関節の撮影における標準的 projection

① 手と手関節

　手と手関節の撮影においては，手背掌方向撮影が最も情報が多いとされている[1]（図1-1 A）．指を伸展させて手掌をカセットに密着させる．このとき，示指あるいは中指の方向を橈骨の方向に一致させることで，橈骨手根関節の位置に関する再現性を向上させることができる．手斜方向撮影は45°回内位で撮影する（図1-1 B）．各指が重複しないように注意する．いずれも中心 X 線は中指中手指節関節をめがけてフィルム面に垂直に入射する．

② 足関節・足

　足関節単純撮影は正面と側面の2方向（図1-2）を，足は正面と30°斜位の2方向を基本とする（図1-3）．

③ 肩関節

　肩関節は前後方向撮影を外旋位と内旋位とで撮影する（図1-4）．患者は坐位とし，検側肩の背面をカセットに密着させて軽い斜位とし，肩甲棘後縁をフィルム面に対して開角10°にする．肩峰下腔を描出するため，中心 X 線は肩甲上腕関節をめがけて20°頭側から

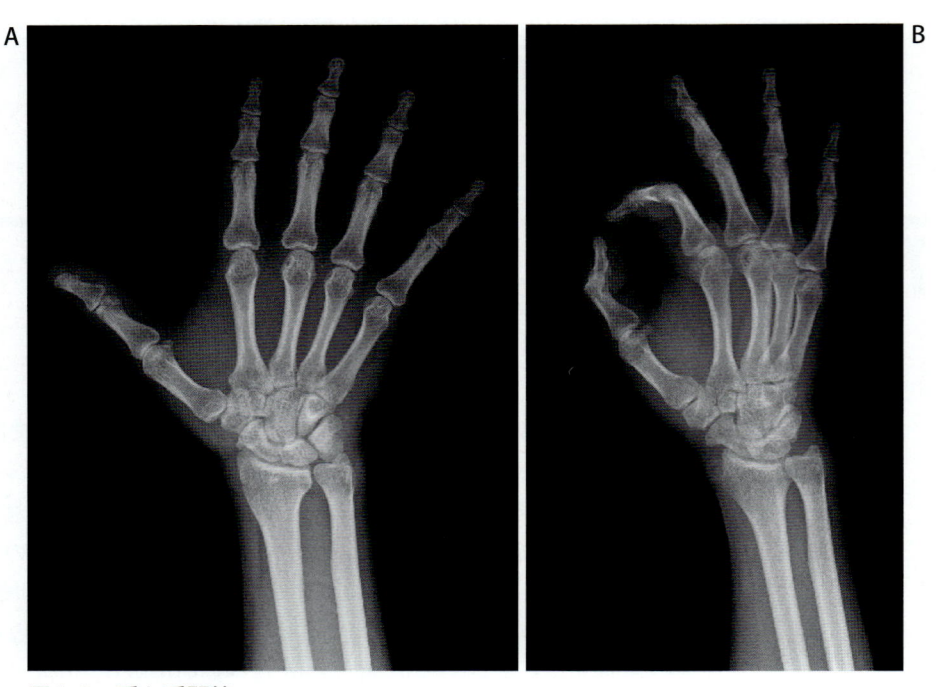

図1-1　手と手関節
単純 X 線写真　**A：手背掌方向撮影，B：手斜方向撮影**　手と手関節の単純撮影は手背掌方向撮影（**A**）と手斜方向撮影（**B**）が基本となる．これらは関節リウマチが疑われた場合に最も基本的かつ重要な画像といえる．

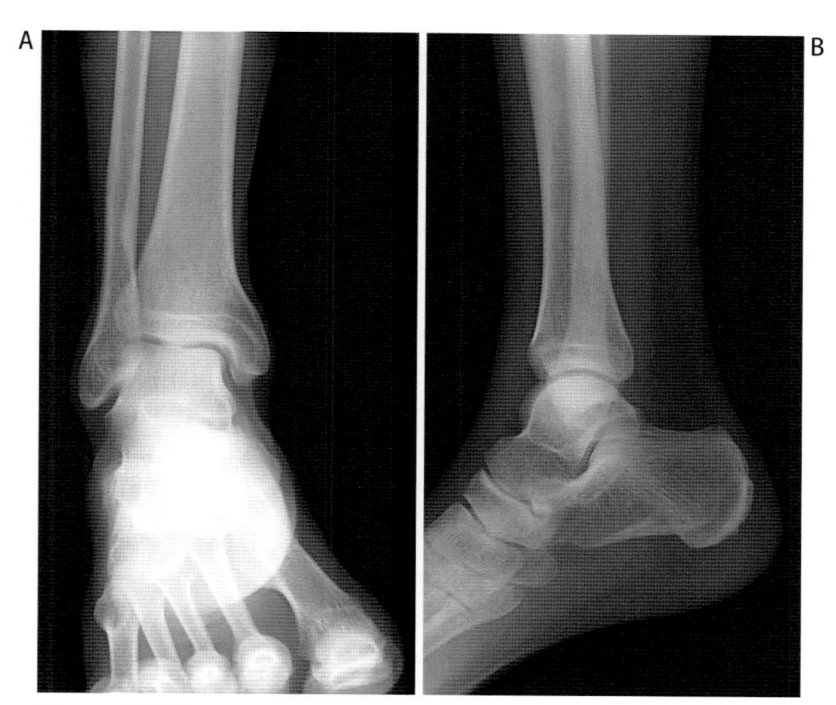

図 1-2　足関節
単純 X 線写真　A：正面像, B：側面像　足関節単純撮影は正面（**A**）と側面（**B**）
の 2 方向を基本とする.

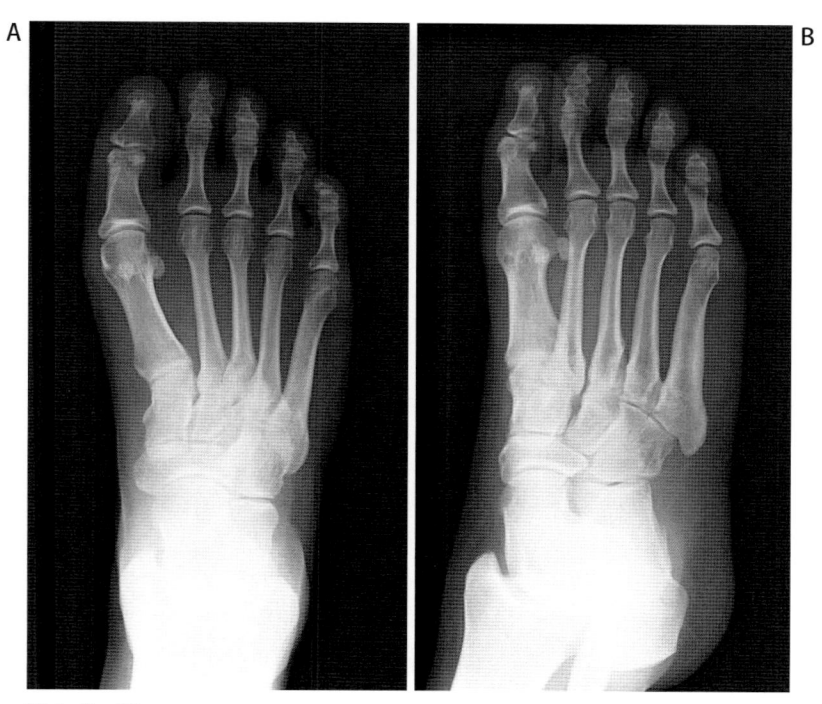

図 1-3　足
単純 X 線写真　A：正面像, B：斜位像　足は正面足（**A**）と 30° 斜位足（**B**）の
2 方向を基本とする.

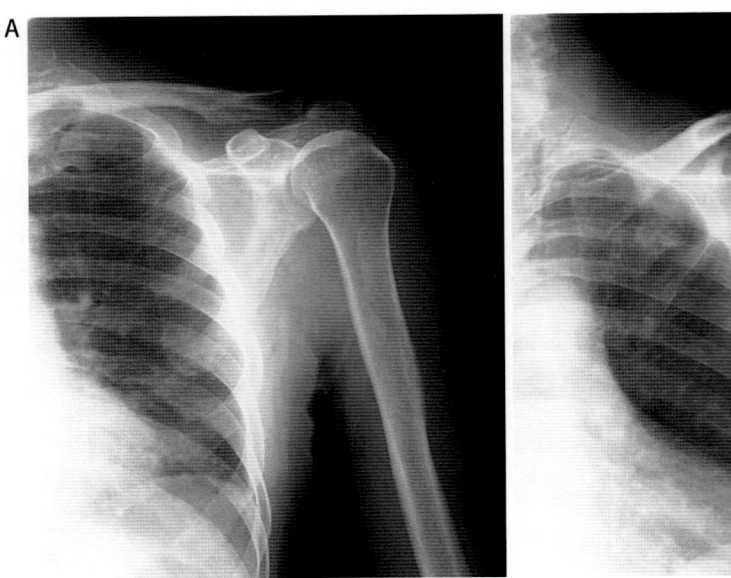

図1-4　肩関節
単純X線写真　A：内旋位撮影，B：外旋位撮影　肩関節は前後方向撮影を内旋位（A）と外旋位（B）とで撮影する．

入射する．

④ 膝関節

　膝関節単純撮影は正面，側面2方向を基本とし（**図1-5 B, C**），必要に応じて他の撮影を追加する．リウマチ膝の正面像では片脚立位で撮影し（**図1-5 A**），軟骨菲薄化の状態を観察する．片脚立位正面像は膝を15°〜20°程度屈曲して撮影することにより，関節軟骨摩耗の程度が明瞭となる．臥位の撮影では，関節軟骨の正確な評価は不可能である点に注意する必要がある．立位撮影の場合，内側および外側の関節裂隙差が生じる原因として，軟骨菲薄化のほかに，靱帯不安定があげられる．立位正面像によって大腿骨/脛骨の転位や内反外反変形が検出可能となる．側方向撮影では，健側下肢を下にして，側臥位をとり，膝は30°に屈曲して撮影する．側臥位にて，膝蓋骨の位置異常に加え膝蓋大腿関節の評価が可能となる．

⑤ 股関節

　股関節では，両股関節前後方向撮影が基本であり（**図1-6**），背臥位で両下肢を伸展させ内旋位とし，骨盤は両側の上前腸骨棘と恥骨結合を含む平面を水平にした状態で撮影する．中心X線は恥骨結合の上方約2〜3 cmの点をめがけて正中面内に照射する．

⑥ 肘関節

　前後方向撮影と側方向撮影が基本である（**図1-7**）．患者は坐位，検側上肢を前方に挙上させて，前後方向撮影では肘関節を伸展，前腕を回外させ，撮影台に置いたカセッテに前腕および上腕の背側面を密着させ撮影する．X線中心はフィルム面に垂直で関節裂隙の中心をめがけて入射する．側方向撮影では肘関節を90°屈曲，前腕を回外させ，撮影台においたカセッテに対して前腕軸および上腕軸を10°傾けた状態で固定，撮影する．X線中心

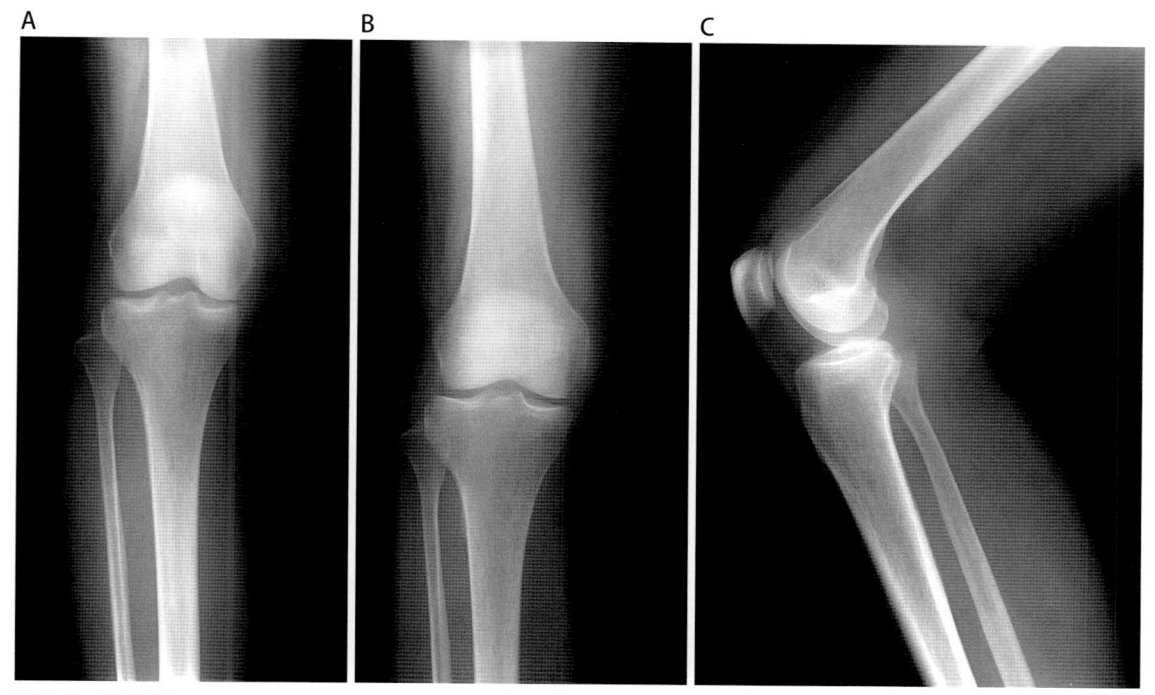

図1-5　膝関節
単純X線写真　**A：片脚立位像，B：正面像，C：側面像**　膝関節単純撮影は片脚立位で撮影し（**A**），軟骨菲薄化の状態を観察する．臥位正面像（**B**）では軟骨菲薄化が過小評価になりうる．側面像（**C**）を追加する．

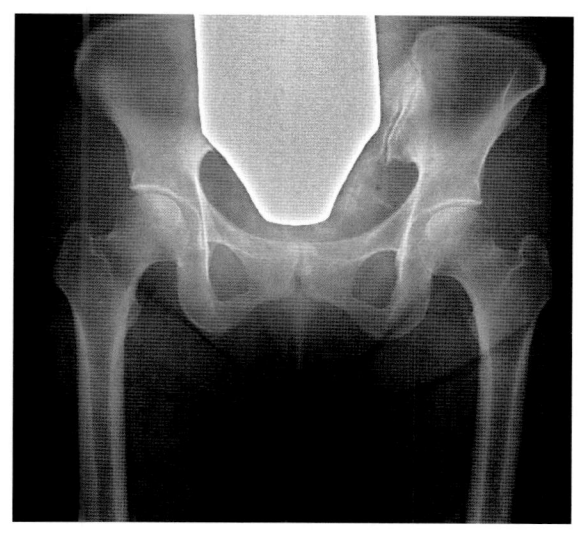

図1-6　股関節
単純X線写真　**前後方向撮影**　股関節では，両股関節前後方向撮影が基本である．

は外側上顆をめがけて入射する．

⑦ 頸椎

　側方向撮影では中立位に前後屈側方向撮影を追加する（**図1-8**）．患者は坐位，垂直に固定したカセッテの下部に，一側の肩の外側面を密着させて体の正中面をフィルム面と平行にする．中心X線はファイル面に垂直で第4頸椎をめがけて入射する．

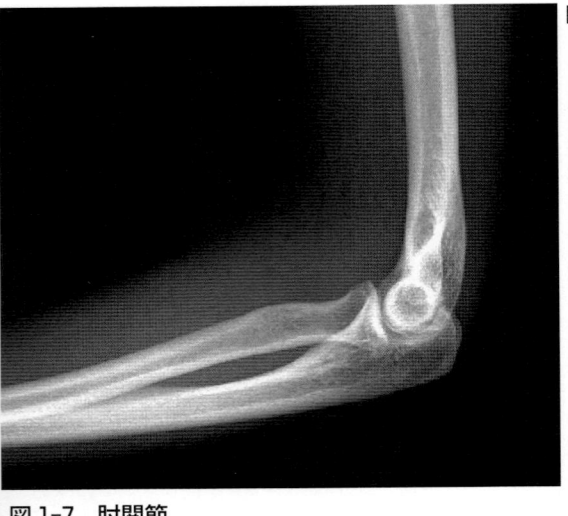

図 1-7　肘関節
単純 X 線写真　A：前後方向撮影，B：側方向撮影
肘関節では前後方向撮影（A）と側方向撮影（B）が基本
である．

2）関節リウマチの診断に優先的に撮像される関節

　炎症性関節疾患の鑑別を考える際に，臨床的に強直性関節炎が疑わしい場合には体幹部の撮影が中心となり，関節リウマチ（rheumatoid arthritis：RA）が考えやすければ手・手関節・足を撮影すべきである．このような臨床診断が難しい場合にはある程度網羅的に検査することになるが，被曝を低減して効率よく異常を検出するには，**BOX 1-1** に示す撮影法を優先的に撮影することが有用である．

3）特殊な projection

　Norgaard 撮影は手の斜位前後撮影であり，ボールを受けるときのような手の形でカセッテに手背部を密着させて撮影する[2]．この撮影法によって手指の基節骨近位端橈側面や手関節の三角骨や豆状骨表面の骨侵食（erosion）の観察が容易になる．また，Norgaard 撮影においては，手指が自然な姿位で撮影されるため，通常の後前撮影では修復位となるアラインメント不整像が画像に反映されることになる（たとえば，全身性エリテマトーデスでみられる Jaccoud's arthritis の場合）．なお，本邦では，Norgaard 撮影ではなく，斜位後前撮影が日常臨床で採用されることが多いようである．Norgaard 撮影や斜位後前撮影は再現性に問題があり，半定量評価には使用されない[3]．

　頸椎の開口位撮影は，リウマチ滑膜炎好発部位の環軸関節炎に伴う関節や歯突起の変形を評価するのに有用な撮影法である．そのほか，swimmers view は頸胸椎移行部撮影法で下位頸椎描出不良例で用いられる．

　大腿骨 Lauenstein 肢位は，背臥位で股関節を 90° 屈曲 45° 外転させ，撮影する．側方撮影は骨頭壊死の評価に有用であり，骨頭の前方あるいは後方に限局する壊死巣の検出が可能となる．

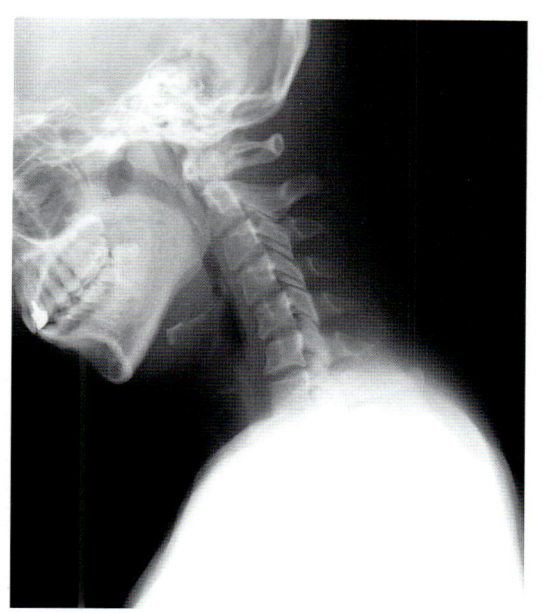

図1-8 頸椎
単純 X 線写真 前後屈側方向撮影 前後屈側方向撮影が最も重要である.

BOX 1-1 │ 低被曝で効率よく異常を検出できる撮影法

1) 手と手関節の手背掌方向撮影および斜位像
2) 膝の立位前後撮影
3) 骨盤腔の前後方向撮影
4) 頸椎前屈側方向撮影

4) RA の鑑別対象となる関節炎で必要な projection

① 仙腸関節

仙腸関節は後前方向撮影を選択する(**図1-9**).患者は,腹臥位として,膝と股関節を屈曲させ,X 線中心は足の方向に 15° 傾け,上後腸骨棘の高さで正中面内に入射する.

② 踵骨

踵骨側面像を撮影することで,アキレス腱や足底筋腱の付着部病変を評価することができる.

③ 胸鎖関節

RA の鑑別疾患として重要な SAPHO 症候群では胸鎖関節の変形や骨過形成が観察できることがある(**図1-10**).

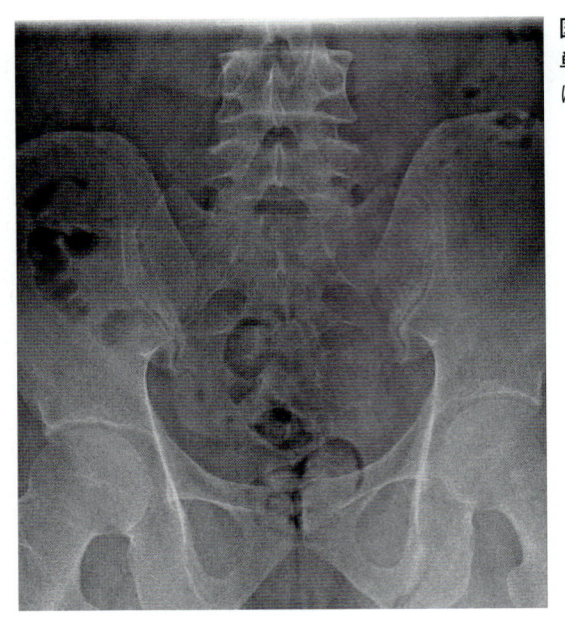

図 1-9　仙腸関節
単純 X 線写真　後前方向撮影　仙腸関節
は後前方向撮影を選択する.

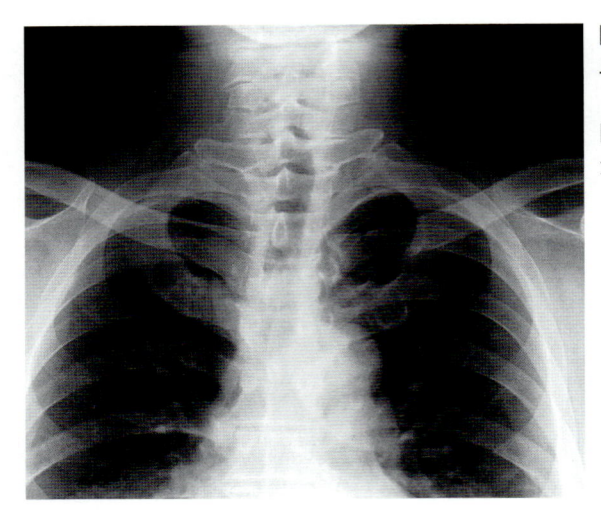

図 1-10　胸鎖関節
単純 X 線写真　正面像　RA の鑑別疾患
として重要な SAPHO 症候群では胸鎖
関節の変形や骨過形成が観察できること
がある.

b. Digital radiography

　　フィルム－スクリーンシステムによる X 線検査は，歴史も古く信頼性が高いことから
医療で幅広く利用されてきた. これに使用される X 線フィルムは，X 線の特性上，可視
光を用いる一般写真用フィルムとは構造が異なる. X 線は透過力があり，フィルム面に入
射した X 線のうち写真乳剤の感光に寄与する割合は極めて少ない. X 線フィルムは，こ
のような X 線に対して十分な感度とコントラストを得るため，フィルムベースの両面に
写真乳剤層があり，さらに X 線を捉えやすくするため増感紙（スクリーン）が用いられる.

フィルム-スクリーンシステムの問題点は現像に時間がかかること，現像機の維持管理の負担が大きいことなどがあげられる．

　一方，X線写真のデジタル画像化を実現した computed radiography（CR）は，X線画像の検出媒体にスクリーン-フィルムに代わってイメージングプレート（IP）を使用し，IP に蓄積された X線画像情報をデジタル化する．さらに digital radiography（DR）装置は，X線テレビ装置にデジタル画像処理コンピュータを組み合わせたもので，高画質な画像を即時に提供することができる．今日では多くの施設で X線画像の検出媒体にアナログ的な撮影法であるスクリーン-フィルムに代わってデジタル的な CR や DR 装置が導入されている．これらのデータはデジタル画像データとして保存されるために，常に安定した画像が再現され，X線フィルムにみられたような経時的な画像の劣化はまったくない．さらにデジタル処理を施して画像を作成し，各種検討をすることも可能である．

　デジタル的な撮影ではアナログ的な撮影に対して空間分解能が劣る一方で，骨侵食の検出感度は同等で，軟部組織の評価においては優れている．単純 X線写真の正確な評価には適切なポジショニング，適正なコリメーション設定や露光に基づいた再現性の高い画像の提供が必要であり，信頼性の高いスコアリングのためにもこれらの標準化が重要な要素になる．具体的には同一の撮影システムを用いて，関節の配置，フィルム焦点距離，X線中心の位置，曝射条件を一定にする必要がある．

　デジタル画像の評価においては高品質・高解像度のモニターを定期的に校正しながら使用する必要がある．また，末梢関節の評価にあたっては適切な画像拡大が必須である．

c. 単純 X 線写真で検出可能な RA 病変

　単純 X線写真では骨侵食（erosion），軟骨菲薄化の間接的所見である関節裂隙狭小化，関節周囲の骨粗鬆症，囊胞，関節（亜）脱臼，強直を評価することができる．

1）骨侵食（erosion）

　関節リウマチ（RA）のみならず，脊椎関節炎や炎症性変形性関節症においても小関節の骨侵食形成はよく知られている．骨侵食は関節の破壊性変化であり，RA の臨床において重要である．たとえば，骨侵食は RA の診断や予後予測に有用で，臨床試験の評価にも用いられる．骨侵食の病態生理を理解するモデルは，滑膜線維芽細胞機能不全に関連する異常免疫反応と破骨細胞の活性化による骨破壊である．この骨破壊を惹起する細胞性の免疫異常応答は，関節軟骨非被覆部（いわゆる bare area）にパンヌス・軟骨結合体形成を介して生じると考えられている．ただし，このようなモデルは RA 長期罹患患者の大関節における病理組織学的検討に由来するものであり，McGonagle らは，小関節においては必ずしもこのようなモデルに限らず，生理学的あるいは生体力学的な反応を修飾するような要素が存在しうることを示唆している[4]．

2）軟骨評価

　正常軟骨は X線透過性であり，単純 X線写真で直接評価することはできない．したがっ

て，関節裂隙狭小化の有無は軟骨下骨の輪郭から間接的に評価される．なお，石灰化した軟骨が描出される病態としてピロリン酸カルシウム結晶沈着症（calcium pyrophosphate dehydrate deposition disease：CPPD）がある．これはピロリン酸カルシウム結晶が関節内に析出して炎症が起こる関節炎の総称であるが，X線写真では，硝子軟骨や線維軟骨に石灰化がみられることが多く，手根部と膝など2つ以上の異なる解剖学的部位に生じた場合は診断的である．

3）関節裂隙狭小化

　日常臨床や臨床試験では骨侵食に加えて手根部，手指，足指の関節裂隙狭小化を間接的な軟骨菲薄化の指標として評価する．さまざまな評価法（Larsen法，Sharp法，およびこれらの変法）が利用可能である（後述）．

d. Tomosynthesis

1）撮像法

　トモシンセシス（tomosynthesis）で生成された断層画像（特定位置における2次元情報を可視化した画像）は，単純X線像と異なり，投影X線の通過経路に重複している器官・組織の構造を高い精度で抽出できる．トモシンセシスは複数の断層画像を生成し，単純X線像で推測することが困難なケース（微細な構造を有する器官・組織が重複したイメージング）で，高い精度の診断情報を提供することができるモダリティとして注目されている（BOX 1-2）．

　トモシンセシスの撮像法は，有限角度の範囲でX線入射角を変化（直線軌道）させて投影X線像を収集する．振角は骨・関節イメージングにおいて40°が一般的である．投影X線像の収集方式は2つに分類される．

　1）X線管と検出器が対となって移動（同期）し，投影X線像を収集する方式．

　2）X線管のみが入射角度を変えながら移動，検出器は固定された位置で投影X線像を収集する方式．

　検出器はフラットパネルディテクタ（flat panel detector：FPD）が採用され，直接変換方式（direct type）と間接変換方式（indirect type）がある．

　1）直接変換方式FPDの特徴：間接変換方式FPDと比較して空間分解能に優れる．

　2）間接変換方式FPDの特徴：直接変換方式FPDと比較して雑音は減少する．

　投影X線像を，フィルタ補正逆投影（filtered back projection：FBP）法，あるいは逐次近似再構成（iterative reconstruction：IR）法を使用して画像再構成を行う[5]．トモシンセシス像は，異なる位置で再構成された断層画像からなるボリュームデータで構成される．トモシンセシス像はcomputed tomography（CT）像に類似した画像情報を有し，少ない被曝線量で高精度な断層画像を生成することが特徴である．

　画像診断において，骨・関節，胸部，乳房検査領域での臨床的有用性が報告されている[6]．一般的な骨・関節を対象としたイメージングではFBP法で再構成された画像を使用し，人工関節のイメージングではIR法で再構成された画像を使用することが多い．

BOX 1-2 │ トモシンセシスの特徴

・複数の断層画像を生成できる.
・重複する骨構造を高精度で抽出できる.
・比較的低線量で撮像可能.
・関節疾患の診断に有用である.

① フィルタ補正逆投影(FBP)法

　断層画像を生成するための基本的な処理は, 投影と逆投影で実現できる.
　投影:各振角の X 線通過経路に沿って投影 X 線像の収集を行う.
　逆投影:各投影 X 線像を通過経路に沿って重積させる処理を行う.
　投影・逆投影処理によって再構成された画像は精度の低い画像となる(**図 1-11 A**). この問題点を解決するために FBP 法が考案された. FBP 法は再構成画像の精度を向上させるために投影 X 線像に対してフィルタリング処理を行うことが特徴である[5]. このフィルタリング処理した投影 X 線像を逆投影することによって, 高精度の再構成画像を生成することができる.
　FBP 法の処理は下記の手順で実行される.
　1) 投影 X 線像に対してフィルタリング処理(投影 X 線像に対し重畳積分処理)を行う.
　2) フィルタリングされた投影 X 線像を逆投影する.
　FBP 法は, CT をはじめとして single photon emission tomography(SPECT)などにおける断層画像を生成するための標準的な再構成法として使用されている.
　FBP 法は高精度の断層画像を生成することができる(**図 1-11 C**). 欠点として人工関節など X 線吸収の高い組成(チタンなど)で構成された物体を再構成する場合, 線質硬化現象(ビームハードニング効果)の影響を受け, 人工関節部を中心にして多くのストリーク状アーチファクト(偽像)が発生する.

② 逐次近似再構成(IR)法

　FBP 法と同様に投影・逆投影処理によって断層画像を生成することが基本である. FBP 法との相違点は下記である.
　1) フィルタリング処理を施行しない.
　2) 再構成画像の誤差を最小限にするために, 繰り返し再構成処理(iteration)を行うことによって, 再構成画像の精度を向上させることが可能である.
　IR 法の処理は下記の手順で実行される.
　1) 各振角で観測された投影 X 線像(実測データ)に加え, 仮想のボリュームデータから投影像を生成(初期データ)する.
　2) 実測データと初期データ間で差(または比)を計算する.
　3) 差(または比)の投影像を単純逆投影して画像再構成を行い, 仮想のボリュームデータに加算(あるいは乗算)して画像を更新する(更新処理 1).
　4)「更新処理 1」のボリュームデータから投影処理を行い, その投影像と実測データの差(または比)を計算し逆投影する.

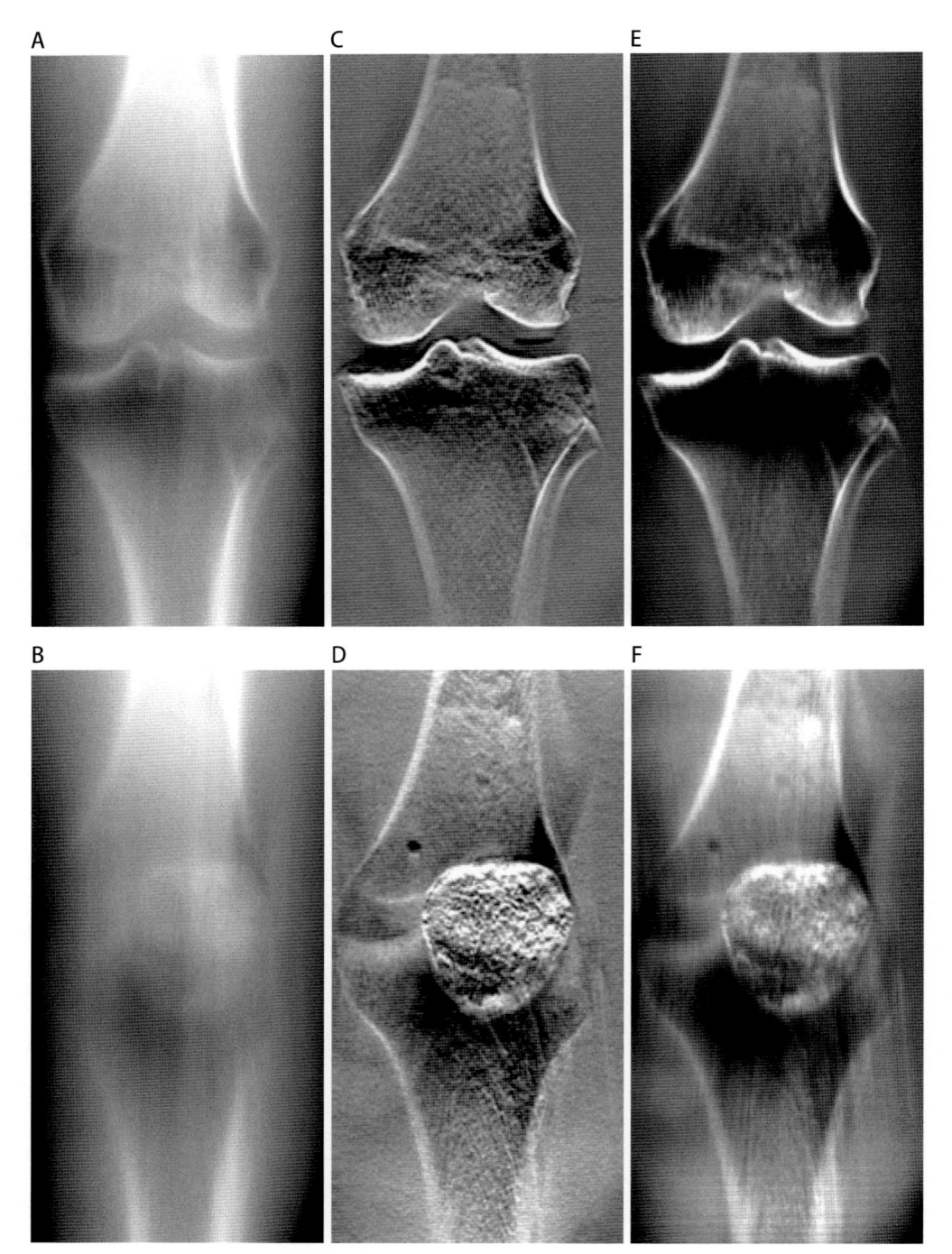

図1-11　逆投影，FBP法，IR法を使用して再構成した骨ファントム像（膝関節，PBU-10，京都科学社製）

A：逆投影法（回転中心位置のトモシンセシス像），B：逆投影法（回転中心から離れた位置のトモシンセシス像），C：FBP法（回転中心位置のトモシンセシス像），D：FBP法（回転中心から離れた位置のトモシンセシス像），E：IR法（回転中心位置のトモシンセシス像），F：IR法（回転中心から離れた位置のトモシンセシス像）　骨梁などの微細構造の抽出にはFBP法（C，D）が優れていることがわかる．回転中心位置での再構成画像は精度が保持されている．回転中心から離れた位置のトモシンセシス像（B, D, F）はアーチファクトの影響を受ける．振角は40°，投影数は74で収集・再構成．

5）4）で生成されたボリュームデータに，「更新処理1」のボリュームデータを加算（あるいは乗算）して画像を更新する．

前述した 1）～5）までの操作（投影，逆投影，更新処理）を繰り返し行うことによって，再構成画像の精度を高めるための処理を逐次近似再構成（IR）法とよぶ[5]．

IR 法は，CT，SPECT などにおける断層像を生成する再構成法として使用されている．IR 法は FBP 法の欠点である人工関節から発生するストリーク状アーチファクトの低減効果を期待できる．骨梁など微細構造における再構成画像の精度は FBP 法に比べて劣化する傾向にある（**図 1-11 E**）．

2）注意点（アーチファクト・障害陰影）

トモシンセシスの画像再構成では，CT と異なり有限角からの不完全投影・逆投影処理となる．トモシンセシス像の回転中心から離れた再構成像は，再現性が劣化（焦点が一致しない）した画像となる．回転中心から離れた位置の再構成像にみられるアーチファクトを障害陰影とよぶ[6]．トモシンセシスの画像ではすべての断層画像が同一精度で再構成されないことに注意しなければならない（**図 1-11 B,D,F**）．

3）対象関節と臨床応用

膝関節（**図 1-12**），足関節（**図 1-13**），手関節（**図 1-14,15**），肩関節，肘関節，股関節，脊椎など，全身のすべての関節が撮像対象になりうる．古典的な手のスコアリングを意識した研究によると，トモシンセシスは CT には及ばないが，単純 X 線写真よりも多くの骨侵食（erosion）が検出可能であることが報告されている[7,8]．関節裂隙狭小化に関しても，トモシンセシスは単純 X 線写真と比較して X 線斜入の影響を受けにくく，高感度で，正確な評価が可能である[9]．

（データ収集にご尽力いただいた獨協医科大学越谷病院　諏訪和明氏に感謝申し上げます）

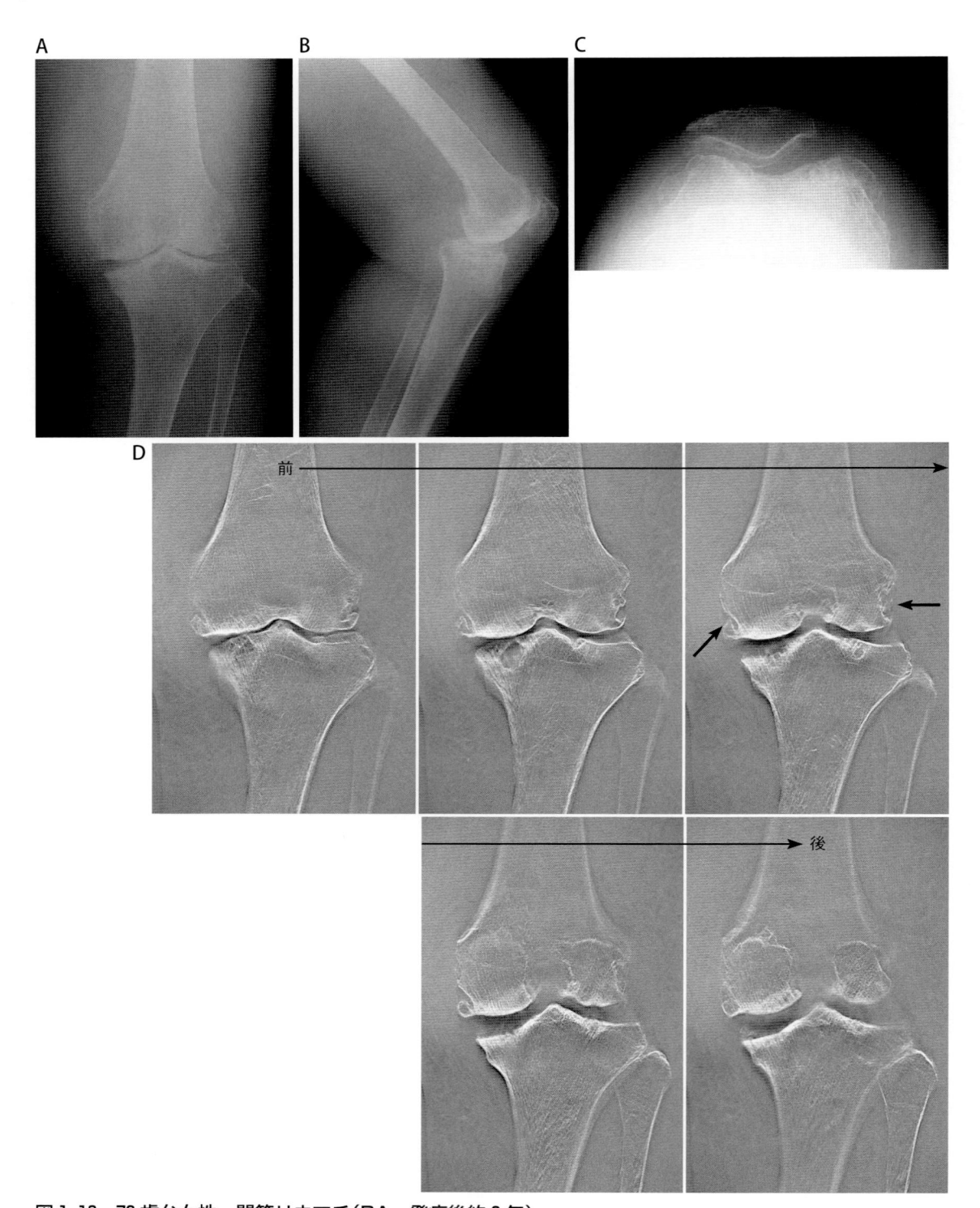

図 1-12　70 歳台女性　関節リウマチ（RA，発症後約 2 年）
A：左膝関節単純 X 線写真正面像，B：単純 X 線写真側面像，C：単純 X 線写真軸位像，D：トモシンセシス冠状断像　単純 X 線写真，トモシンセシス像（振角：40°，投影数：74）より，関節裂隙狭小化と骨侵食の所見を確認することができる．トモシンセシスは FBP 法を使用して再構成（再構成間隔は 3 mm）．複数のトモシンセシス正面像（D）にて骨侵食の状態を詳細に知ることができる（→）．トモシンセシス像は重複する骨構造の変化を詳細に抽出する．

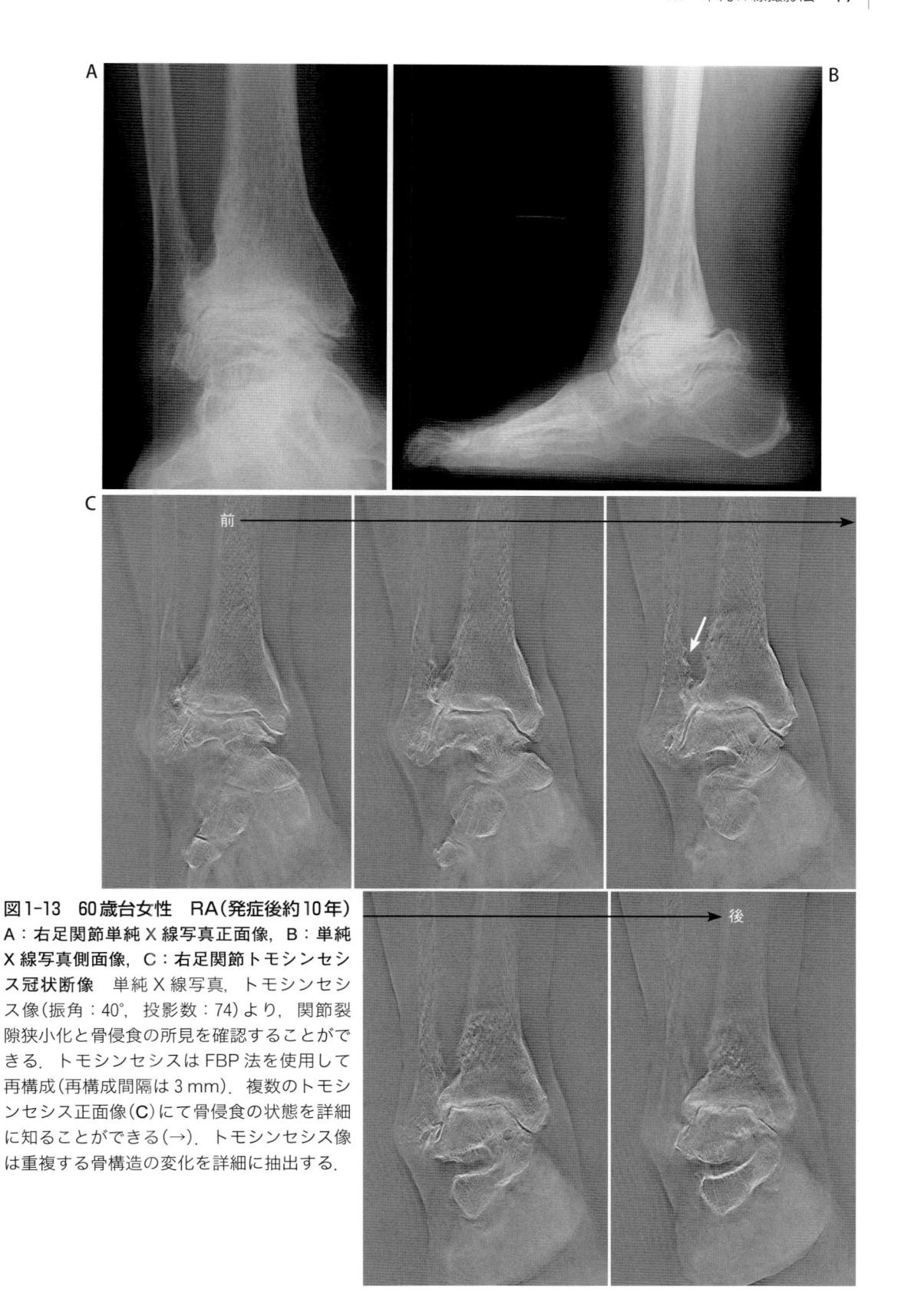

図1-13　60歳台女性　RA（発症後約10年）
A：右足関節単純X線写真正面像，B：単純
X線写真側面像，C：右足関節トモシンセシ
ス冠状断像　単純X線写真，トモシンセシ
ス像（振角：40°，投影数：74）より，関節裂
隙狭小化と骨侵食の所見を確認することがで
きる．トモシンセシスはFBP法を使用して
再構成（再構成間隔は3 mm）．複数のトモシ
ンセシス正面像（C）にて骨侵食の状態を詳細
に知ることができる（→）．トモシンセシス像
は重複する骨構造の変化を詳細に抽出する.

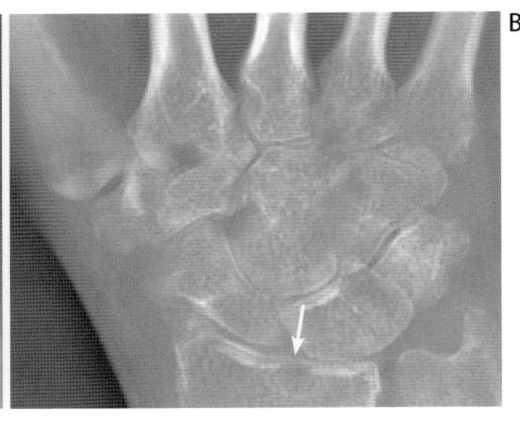

図 1-14　40 歳台女性　RA（発症後約 5 年）
A：右手関節単純 X 線写真正面像，B：トモシンセシス冠状断像　単純 X 線写真（A）では橈骨や
尺骨の遠位端などに骨侵食が疑われるが，トモシンセシス像（B）では橈骨遠位端に明瞭な骨侵食
像（→）が確認できる一方で，尺骨の骨侵食は不明瞭である．加えて，トモシンセシス像で複数の
骨侵食が手根骨や中手骨に確認可能である．このようにトモシンセシスは単純 X 線写真よりも
高感度かつ高確診度の骨侵食の診断が可能である．

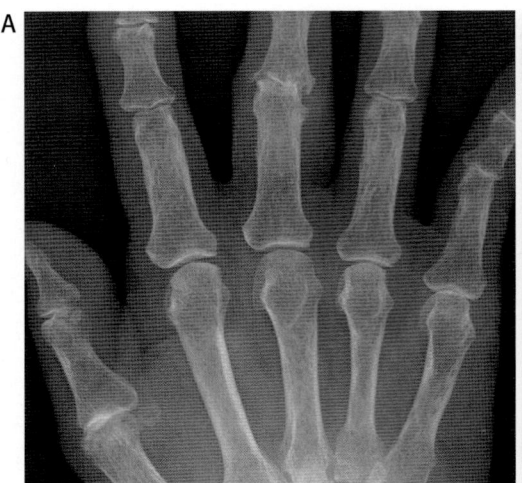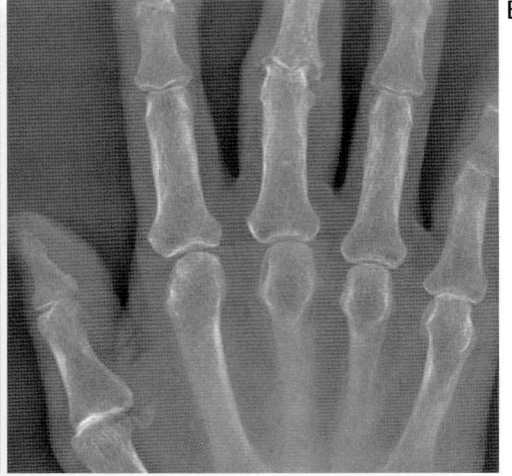

**図 1-15　70 歳台女性　RA（発症
後約 5 年）**
A：右手指単純 X 線写真正面像，B：
トモシンセシス冠状断像，C：単純
X 線写真正面像（示指 PIP 関節拡
大），D：トモシンセシス冠状断像
（示指 PIP 関節拡大）　単純 X 線写
真，トモシンセシス像にて，関節裂
隙狭小化の所見を確認することがで
きる．両者の裂隙狭小化スコアの結
果は概ね同等であったが，示指 PIP
関節ではトモシンセシス像において
単純 X 線写真よりも限局性の裂隙
狭小化を詳細に評価可能である（D,
→）．

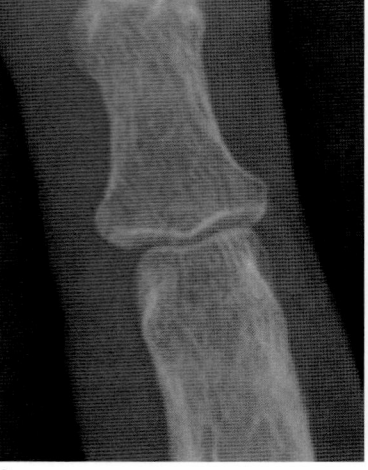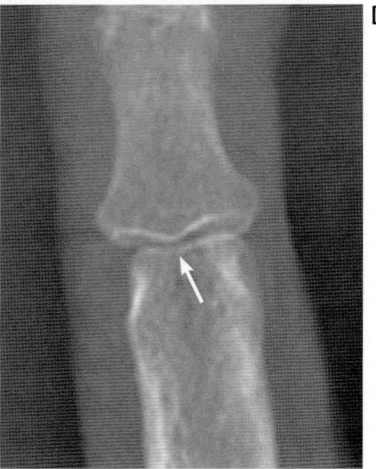

1.2 MRI 撮像法

a. RA 診断に必要な撮像シーケンス

　関節リウマチ(RA)は全身の関節を侵しうる疾患であるが,特に手足の罹患頻度が高い.そのほか,環軸関節,顎関節,肩関節,肘関節,股関節,膝関節が滑膜炎の好発部位であり,これらのすべての関節が MRI による評価対象になり,最もよく撮像される.MRI 装置に関しては現在,国内で 3.0 T(テスラ)までのさまざまな静磁場強度のシステムが使用可能であるが,得られる画像情報は本質的に等価で,その違いが臨床上問題になることは少ない.ただし,一般的に低磁場装置では撮像可能な範囲や使用できるシーケンスに制約がある.他方,低磁場装置では金属アーチファクトの少ない画像を得ることができる.

　手の関節リウマチ精査では,可能な限り両手を同時に撮像すべきであるが,装置(コイル)の制限があれば片手のみを撮像範囲に含める.両手撮像では仰臥位で骨盤部腹側に両手を並べるように配置するか,上肢を挙上させて頭上で固定する.あるいは側臥位で拝むように手を重ねて配置して撮像することも可能である.いずれにしても体動のアーチファクトの影響を最小限にするため,しっかりとした固定や被検者の協力が不可欠である.

　標準的なシーケンスは,造影前後の T1 強調像,脂肪抑制 T2 強調像,STIR〔short TI(tau) inversion recovery〕法であるが,造影後の T1 強調像は脂肪抑制下に撮像されることが多い.脂肪抑制 T2 強調像と STIR 法の選択については,一般的に脂肪抑制 T2 強調像のほうが画質良好であるが,特に末梢関節などで局所磁場強度不均一の影響で,不十分な脂肪抑制効果や水抑制効果が許容できない程度に生じることがあり,このような場合は STIR 法を選択する.T1 強調像は骨の破壊性変化(**図 1-16 A**),脂肪抑制 T2 強調像・STIR 法は骨髄浮腫(**図 1-16 B**),造影後(脂肪抑制)T1 強調像は滑膜炎の評価(**図 1-16 C**)に不可欠であるが,造影検査追加の有無は副作用発生リスクの観点からも症例ごとに検討する余地がある.撮像断面は冠状断を基本とし,横断(水平断)を適宜追加,2 mm 以下の撮像厚を選択する.滑膜炎の評価に関し,近年の造影剤を使用せず,脂肪抑制 T2 強調像での代用を試みた研究によると,滑膜炎の診断特異度や腱鞘滑膜炎の診断感度が低下することを認識する必要がある[10].なお,造影剤の投与量を半減させても,半定量的評価成績に影響がないことが報告されている[11].

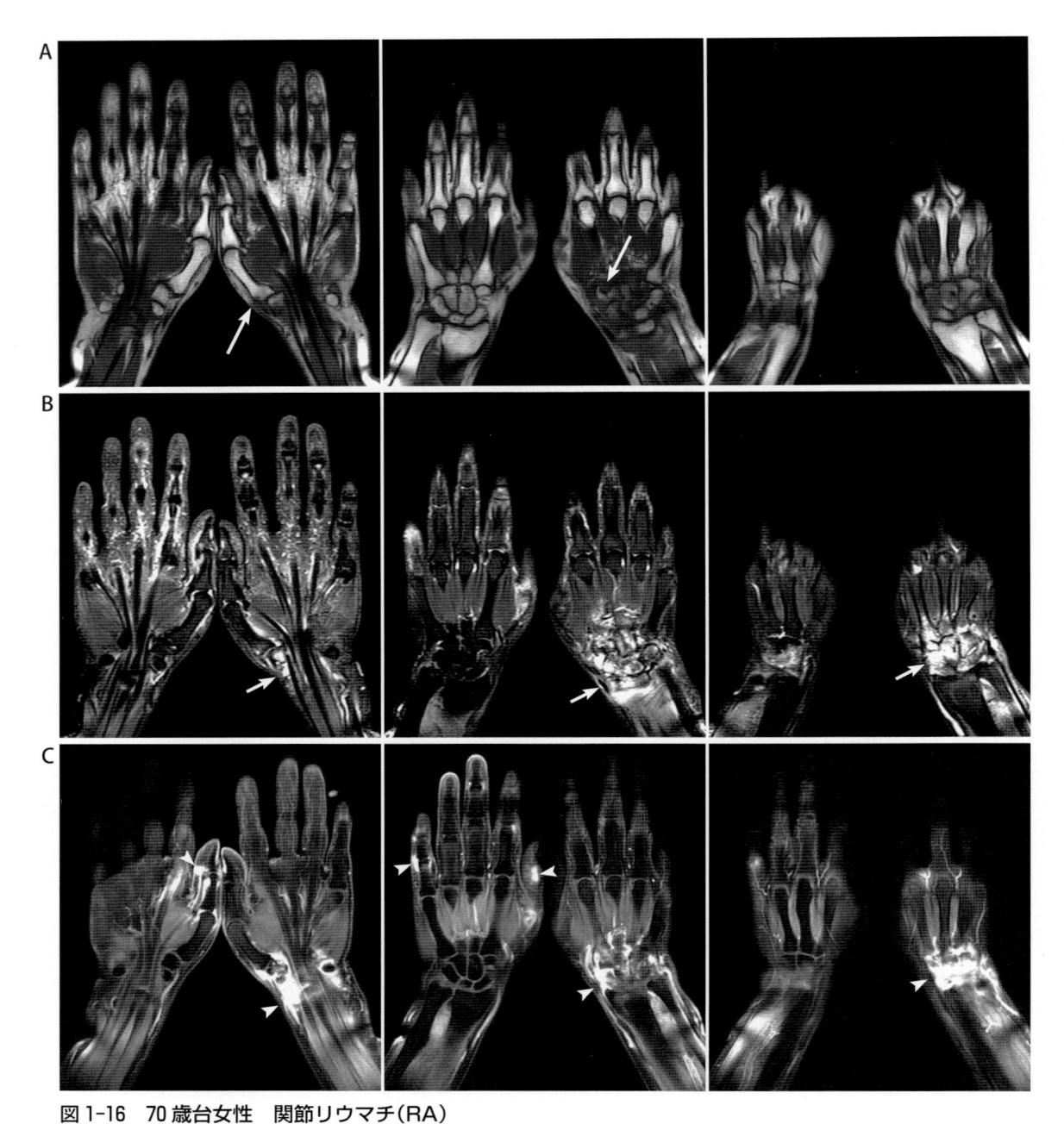

図 1-16　70 歳台女性　関節リウマチ(RA)

A：MRI, T1 強調冠状断像，B：STIR 法冠状断像，C：脂肪抑制造影 T1 強調冠状断像　T1 強調像(A)で骨侵食(大矢印)，STIR 法(B)で骨髄浮腫(小矢印)，脂肪抑制造影 T1 強調像(C)で滑膜炎(➤)が描出されている.

b. 新しい撮像法，画像処理法

1）ダイナミック MRI の撮像

　ダイナミック MRI は造影剤投与後の経時的変化に基づいた病変の病勢を含めた特徴づけが可能であるため，疾患活動性との関係について多くの研究が行われてきた．撮像部位は手が選択されることが多いが，関節構造がより大きく評価に有利な膝関節の報告もみられる．MRI では撮像範囲を拡大させると，画質は向上するが空間分解能(細かい構造を描出する能力)が制限され，撮像範囲を制限して空間分解能を向上させようとすると画質が劣化するので，検査の目的に応じて撮像範囲を適切に決定する必要がある．この関係はスライス厚や画素数と画質の関係においても成り立つ．すなわち，空間分解能向上にはスライス厚を薄くし，画素数を増やす必要があるが，これは評価可能な画質の範囲内でのみ可能となる．

　撮像シーケンスは高速撮像に対応した脂肪抑制 T1 強調像が選択されることが多い．近年では良好な脂肪抑制画像を取得するうえで，chemical shift selective(CHESS)法に対する Dixon 変法の有用性が報告されている[12]．脂肪抑制法を併用させない T1 強調像で画像を取得して差分法により造影効果を抽出する方法もある．ただし，この場合は撮像中に被検者の体動による，差分の不具合が発生しないように，撮像部位の固定の工夫や患者の協力を得るための十分な説明が必要となる．ダイナミック MRI では同じ撮像を複数回繰り返すことになるが，1 回あたりの撮像に要する時間は前述の設定で決定され，造影剤の局所到達直後では造影効果が急速に変化するので，時間分解能を十分に高く(1 相あたり 10 秒程度が理想的)設定する必要がある．そのうえで撮像間隔や撮像回数を決定するが，設定の詳細に関するコンセンサスはない．

2）ダイナミック MRI の解析

　得られた画像データは通常，ワークステーションなどの端末に送られて，ソフトウエアで解析される(詳細については「7　定量的解析」の「7.3　MRI」を参照)．なお，関節リウマチの評価において，ダイナミック MRI の画像を視覚的・定性的に検討して臨床的に有用な情報を抽出することもできる(図 1-17)が，詳細な評価には多数の画像を定量的に解析することとなり煩雑である．なお，rheumatoid arthritis MRI scoring system(RAMRIS)では視覚的検討による段階的評価による滑膜炎，骨髄浮腫，骨侵食の評価が基本であるが，造影前後の通常の MRI を想定しており，ダイナミック MRI の評価は含まれていない．

3）Whole body MRI（全身 MRI）

　関節リウマチは全身の関節を侵しうる疾患であるにもかかわらず，標準的な MRI 検査では片手の撮像に限定されるため，全身の他の関節の評価が不十分になるおそれがある．加えて，滑膜炎は無症状，無徴候の場合があり[13]，全身 MRI はそのような問題点を克服するために導入された方法である(図 1-18)．全身 MRI は，リウマチ性疾患と同じく全身臓器に進展しうる癌の画像診断として発達してきた経緯がある．癌の全身 MRI とリウマチ性疾患における全身 MRI との違いは，前者ではシームレスな撮像が求められるのに対

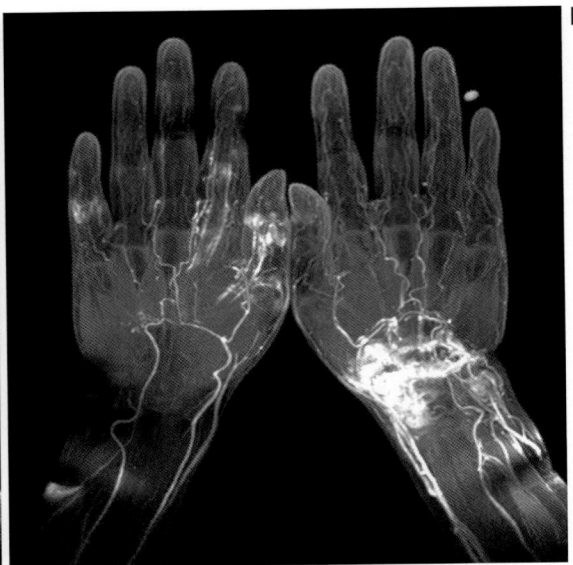

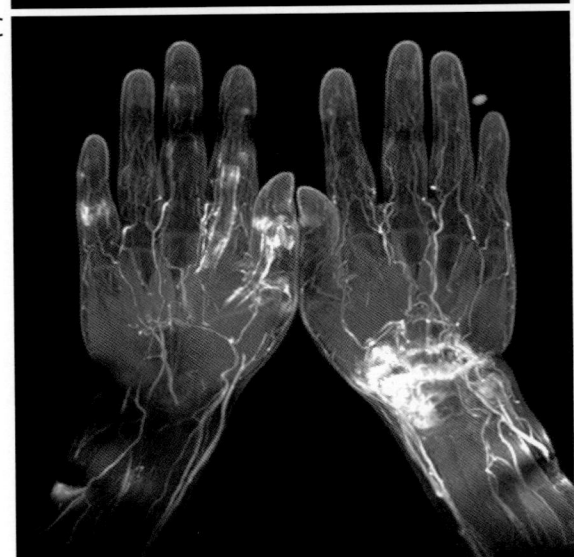

図 1-17　70 歳台女性　RA（図 1-16 と同一症例）
MRI 3 次元脂肪抑制造影 T1 強調像　A：造影剤投与前，B：造影剤投与後（1 分），C：造影剤投与後（3 分）
造影剤投与前（A）では不明瞭であるが，造影剤投与 1 分後（B）と 3 分後（C）の画像で右側手根部と左側母指 IP 関節，左側小指 PIP 関節，左側母指および示指屈筋腱周囲に異常増強像が観察される．関節と腱周囲の造影像はそれぞれ関節滑膜炎，腱鞘滑膜炎を示唆する．

し，後者では関節を中心とした撮像範囲設定が許容される点にある．また，前者では拡散強調像の応用が有力であるのに対して，後者ではコンベンショナルな撮像法が優先される点が異なっている．

　全身 MRI は広い範囲をターゲットとし，診察による全身評価による滑膜炎陽性関節検出に類似した情報を提供できることに加えて，局所における病変のより詳細な評価が可能で，蝕知しえない深部関節も対象としうるメリットがある．しかし一方で，造影後の時相が部位によって異なってしまうことや撮像や読影に時間がかかる点が問題である．加えて，現状では定性的評価法が主流であり，病勢評価や経過観察に必要な定量的解析法はもとより，半定量的スコアリングについても標準化されておらず[14, 15]，一般的な普及に際しては議論がある．

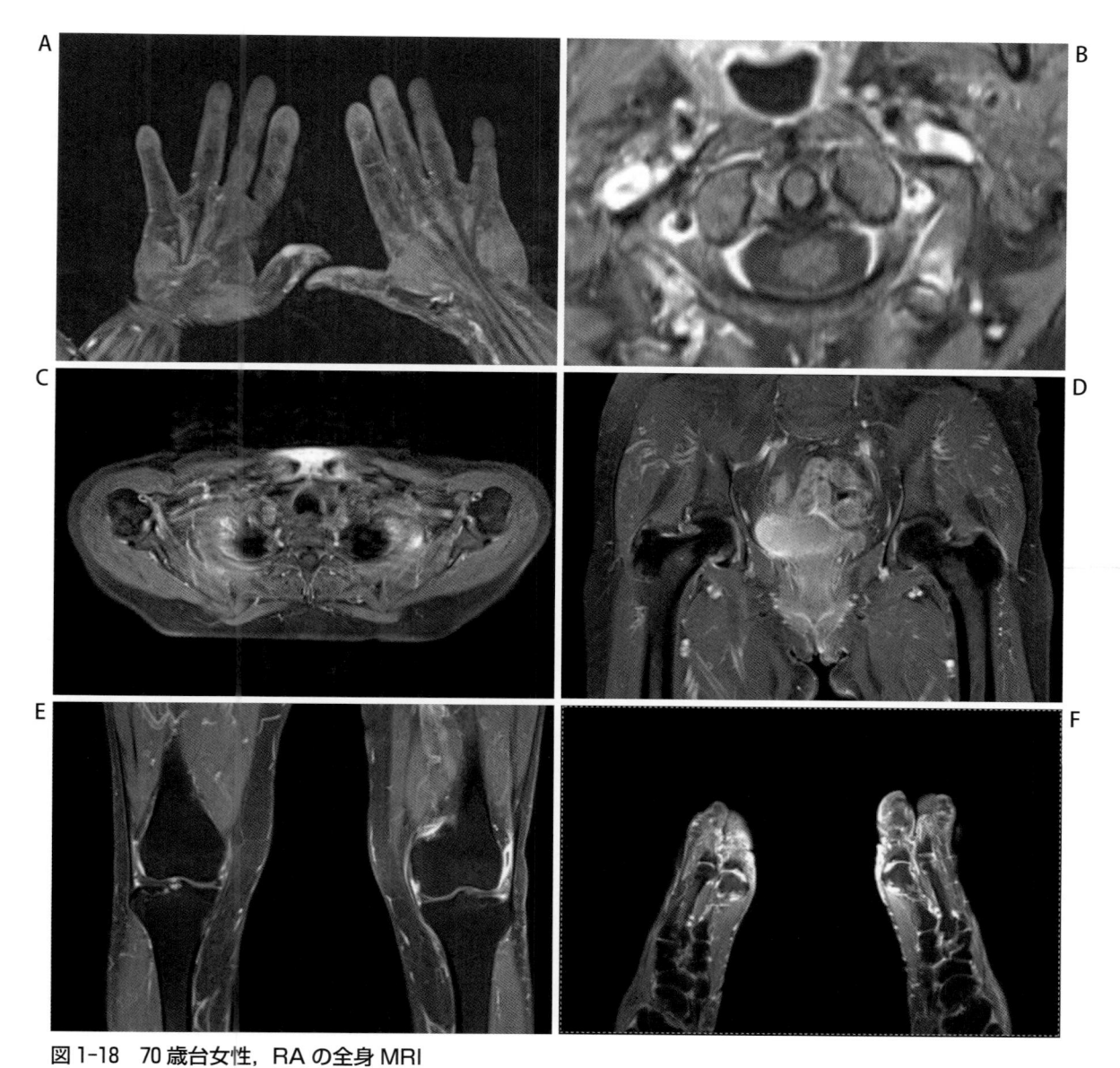

図 1-18　70 歳台女性，RA の全身 MRI
A〜F：MRI 脂肪抑制造影 T1 強調像　両手関節（**A**），環軸関節（**B**），両肩関節（**C**），両股関節（**D**），両膝関節（**E**），両前足関節（**F**）の評価が一度の検査で可能である．撮像法は造影後脂肪抑制 T1 強調像を用いている．

1.3 超音波検査

関節超音波検査は関節リウマチ(RA)の診療に，近年，広く利用され始めている．背景には生物学的製剤など，治療効果の高い薬剤が使用可能になったために，正確な診断や治療効果判定・関節破壊に関する予後予測が臨床的に必要になったことがある．加えて，超音波機器の発達により，RA の活動性の指標である滑膜炎・腱鞘滑膜炎や破壊性変化の指標である骨侵食を高感度に描出できるようになった．関節超音波で検出される滑膜炎の所見は，RA 診断における重要な情報を提供し，治療効果の判断に役立つのみならず，関節破壊の予後に関連している．ここでは,RA 診療における関節超音波撮像について述べる．

a. 超音波の原理

超音波とは，一般に 20 kHz を超える「人間の耳には聞こえない高い周波数(振動数)をもつ音波」とされている．超音波は，気体・液体・固体などの媒質中を伝わっていくが，真空中では伝らない．また，媒質により伝搬速度も変化し，「気体＜液体＜固体」の順で伝搬効率が高くなる傾向にある．また気体中ではエネルギーが減りやすく，一方，液体や固体のなかでは効率よく伝わっていくという性質をもっている．したがって，超音波が効率よく伝わるためには(粘)弾性の媒質が必要ということになる．

超音波は直進性に優れていて,身体にプローブが当てられたとき,表層から深部へ向かって，超音波パルスが伝播する．伝搬速度は概ね一定と見なすことができるので，パルスがプローブからある構造物の深さまで到達し，その構造物からの反射波(エコー)がプローブまで戻るのに要する時間から深さを推定することが可能となる．

超音波はまた，音響インピーダンスの異なる媒質間では反射を起こす性質がある．すなわち，音響インピーダンスに差が大きい媒質間ほど反射は強く，逆に差が小さい媒質間だと反射は弱くなり，一部は透過する．なお，音響インピーダンスとは，音圧(音波による媒質の圧力変動)に対する媒質粒子速度の比(音圧 / 速度)で定義され，音響インピーダンスが小さいほど，少ない音圧で粒子速度が大きくなる．つまり，音響インピーダンスは音に関する抵抗値を表現している．このような音響インピーダンス差に関連する反射波の強弱の差を利用すると，体の内部組織を画像化することが可能となる．なお，軟部組織 / 骨や軟部組織 / 空気などのインピーダンスの差が大きい媒質間では反射が著明となり，超音波伝播効率が低下する(ミスマッチ)．また，超音波は媒質を伝わっていく際に，次第に減衰し，周波数が高いほど減衰率が高くなる．通常の検査で使用される超音波のエネルギーレベルは非常に小さく，生体に安全に使用できる．

b. 関節超音波検査の装置・設定条件・撮像手順

　RA の関節超音波検査は手指，手関節，肘，肩，股関節，膝，足関節と足指など全身の評価可能関節が対象になりうる．血流シグナルの評価に際しては室温を 25℃に調節する．検査を始める前にモニターの輝度とコントラストを適切に設定する．

1）B モード法

　最近の機器では B モード法で骨皮質，関節包，軟骨の構造が鮮明に描出可能であり，小さな骨侵食(erosion)も描出できる．設定に関しては **BOX 1-3** に示す点に留意する

2）パワードプラ法

　パワードプラ法により関節腔内の血流シグナルを検出するには検出感度が高い機種を選択するとよい．パワードプラ法の設定条件は機種によって異なるが，**BOX 1-4** のように設定する．

BOX 1-3 ｜ B モードの設定法

1) Gain：ノイズの出ない明るさに設定する．Gain を下げると信号雑音比が向上するが，画像が暗くなりすぎないように注意する．患者ごと，部位ごとに適切に設定する．
2) Dynamic range：低輝度病変の検出のため，やや広めに設定する．
3) Focus：常に関心領域の深度に設定されていることを確認しながら撮像する．
4) Tissue harmonic imaging を使用することで良好な画像が得られる．

BOX 1-4 ｜ パワードプラ法の設定法

1) PRF(pulse repetition frequency)：関節腔内の異常血管の低流速の血流を捉える目的で，PRF は可能な限り低く設定すべきであるが，低すぎるとプローブの移動や患者の動きによるノイズが増えてしまう．装置の特性を踏まえ，画像背景に過剰なノイズが出現することを抑えた適正な条件に設定する．
2) Wall filter：低流速血流描出のため最低値に設定する．ただし，装置によってはいわゆる linked control によりパラメータを独立に設定できない場合があり，装置推奨値を参考に設定することになる．
3) Color gain：ノイズが出る状態から徐々に color gain を下げていき，ノイズが出なくなったところで設定する．
4) ROI サイズ：関節腔を適切に含むように調整する．大きな ROI では感度が低下する．

c. 走査手順

走査手順については，BOX 1-5 に示す点に留意する．

BOX 1-5 | 走査手順における留意点

1) 検査を開始する前に時計や指輪などの装飾品をはずす．被検者をベッド上で臥位，あるいは椅子に座らせた状態で走査する（撮像部位に応じて異なる．後出の「e. 各関節での撮像」で詳述）．
2) エコーゼリーを多めに使用する（組織圧排を避けるため）．
3) B モードの撮像を行う（先にパワードプラを行うと評価が不安定になりうる；脈拍が安定するまで，10〜15 分程度の安静後に行うことが望ましい）．
4) パワードプラの撮像を行う．

d. 超音波画像からわかること

骨軟部超音波検査において評価対象となる主要な組織は，軟骨，滑膜腔と関節腔，腱・付属器・靱帯，筋，神経，皮膚と皮下組織である．

1) 軟骨

硝子軟骨は，超音波で，薄く明瞭な高エコーにより境される均一な低〜無エコーの帯として容易に描出される．正常関節軟骨は，以下のような特徴により，明瞭に描出される（図1-19）．

1) 水分が多く含まれているので，透過性が高く，均一である．
2) 明瞭かつ連続的な滑膜腔と軟骨の境界（表層境界部）．
3) 明瞭で高輝度な軟骨・骨境界（深部の境界）．

骨・軟骨境界は超音波のビームが軟骨表面に対し垂直であるときに最もよく描出される．関節軟骨と軟骨下骨の間の音響インピーダンスは非常に異なっているため，深部境界は明瞭に描出される．一方，表面境界は，はっきりと描出するためには注意深く検査する必要がある．軟骨厚の測定には，軟骨境界の描出を適正化することが必須である．軟骨の厚みの測定は迅速に行うことができ，非侵襲的で再現性のある手技である．軟骨が正常かどうかの判断においては，境界が明瞭であることと，エコーテキスチャーが均一であることが大切な点である．

2) 滑膜腔と関節腔

正常では，関節包は非常に薄く，生理的な状況では超音波では，全く同定できない（図

図1-19　50歳台女性　示指 MP 関節の正常像

A：超音波 B モード像，B：パワードプラ像

B モード像（**A**）で，中手骨頭の軟骨が薄く明瞭な高エコーにより境される均一な無エコーの帯として描出されている（→）．パワードプラ像（**B**）で滑膜や軟骨に血流信号はなく，関節包の同定は困難である．

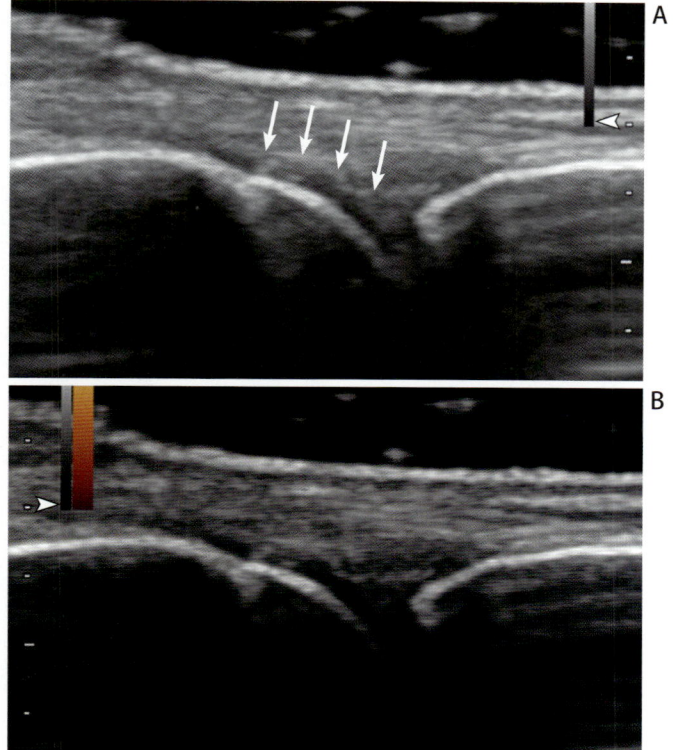

1-19）．一方，急性の炎症あるいは外傷後においては，関節液の貯留によりもたらされる天然のアコースティックウィンドウにより容易に認めることができる（**図1-20**）．関節包を同定するためには，関節ごとに詳細な解剖学的な目印が必要となる．正常関節包は，薄い高エコー層であり，エコー輝度が類似しているので，隣接する筋や腱と区別することは困難である．

3）腱，靱帯

　超音波は，腱の評価におけるゴールドスタンダードである．近年発達した高分解能プローブと，画像解析ソフトウエアにより腱の形態と構造を詳細に評価することが可能となった．加えて，超音波は画像的に腱の動的な検査を施行できる唯一の方法であり，それは，腱の病理診断にとって極めて重要である．縦画像（長軸断像）において，腱は腱傍組織に対応する高エコーの輪郭により境されるリボンのような帯状の高エコーとして認められ，筋原線維状の内部構造により特徴づけられる（**図1-21**）．筋原線維状のエコーテキスチャーは，薄く高エコーの平行に走行する帯の連続であり，やや波うち，腱の緊張が低いときには，互いに分離して，緊張が強いときには，付着して動く傾向がある．筋原線維状のエコーテキスチャーは内腱鞘の隔壁による音響反射により生じる．このような構造の数と厚さは，プローブの周波数に依存して変化する．横断（水平断）像（短軸断像）では，腱は，円形あるいは卵形であり，均一に存在する斑状エコーにより特徴づけられる．

　高分解能超音波は，形態的あるいは構造的な腱の変化や滑膜鞘の拡大を検出し，腱の変

図1-20 40歳台男性 関節リウマチ(RA)
A：超音波Bモード像，B：パワードプラ像
滑膜増殖に伴い，関節腔は拡張．Bモード像
(A)で関節包が明瞭化している(→)．パワード
プラ像(B)で，関節内腔には著明な血流信号が
観察される．

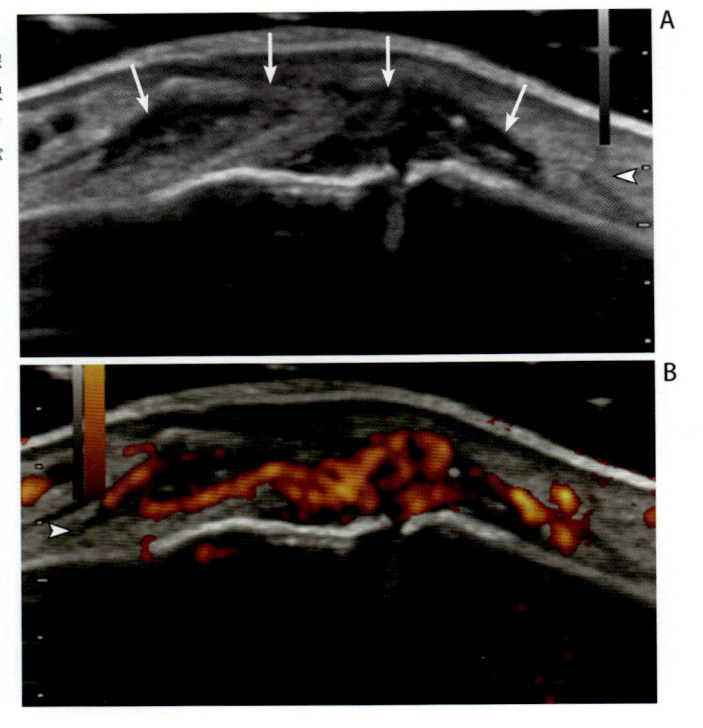

性や炎症性病変を評価するために施行される(**図1-22**)．Bモード超音波法のみでは，炎症所見を認識することができない．健常な状態では腱は代謝が低く，高抵抗性の動脈および細い静脈が分布するが，パワードプラ法では感度が不十分で評価不能である．炎症，外傷後，感染などの状態が，血流増加と血管抵抗性の低下を伴う血管性血流増加状態の原因となる．このような場合，腱の血流はカラーあるいはパワードプラ法により容易に観察可能になる(**図1-23**)．

　超音波上，支帯は薄い高エコーの構造で，滑脱腱よりも浅層に認められ，生体力学的観点から非常に重要な部位である．輪状靭帯性腱鞘は，線維性結合組織からなる生体力学的構造であり，屈曲伸展運動の際に，屈筋腱の位置を保持する．このため，靭帯性腱鞘の超音波的な評価は動的な状態で行われる．プローブは屈筋腱に対し，常に垂直な横断(水平断)で保持し，組織に対するいかなる圧力も避けるために，大量のゲルをスペーサーとして使用する．

　靭帯の構造は，腱のそれに非常に類似している．主たる違いは，厚みの違いと構造の規則性が少ないことである．このため，腱よりも靭帯の方が超音波で検査することは難しい．超音波による靭帯の検査は，腱と異なり，長軸断像を利用する．プローブは，靭帯の主軸に合わせる．短軸断像は，診断的価値が少ない．

4) 筋肉

　筋肉と内部構造は超音波により容易に観察可能である(**図1-24**)．筋肉周囲の結合性組織性の鞘(筋外膜)は，最大2〜3 mm厚みの高エコーの帯として認められる．線維脂肪性の隔壁(筋周膜)は連続する低エコーの筋肉束(筋線維束)を互いに分離するような，高エ

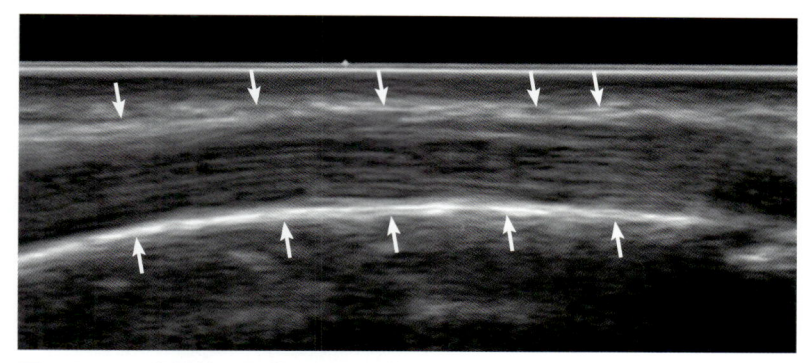

図 1-21　17 歳男性　正常の長母指伸筋腱
超音波 B モード縦画像（長軸断像）　長母指伸筋腱は高エコーの輪郭により
境される帯状の高エコーとして認められている（→）．

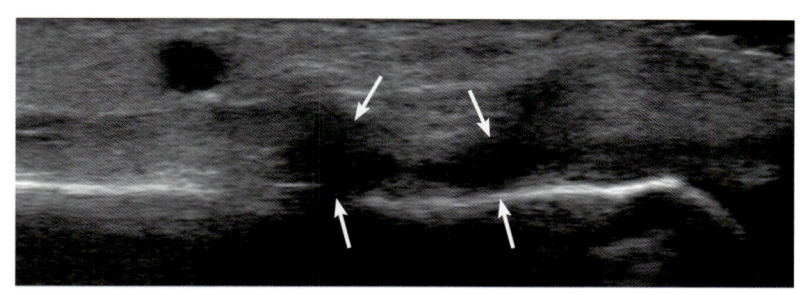

図 1-22　60 歳台女性　RA
超音波 B モード長軸断像　環指伸筋腱は MP 関節の近位部で腫脹，同部で
帯状の高エコーは消失，変形し，低エコーに認められる（→）．腱断裂の所見
である．

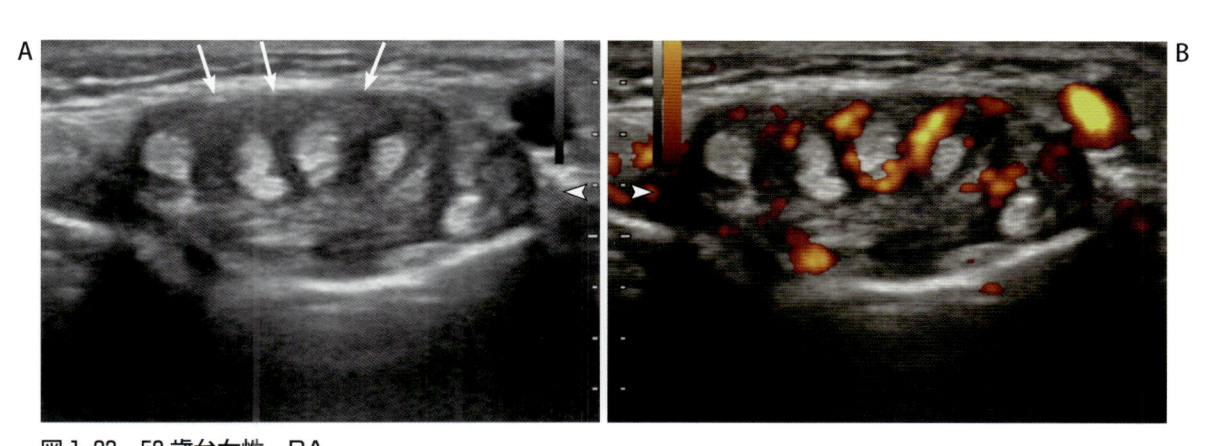

図 1-23　50 歳台女性　RA
A：超音波 B モード像，B：パワードプラ像　B モード像（A）で高エコーに描出される伸筋腱の周囲に著明な軟
部組織増生があり（→），パワードプラ像（B）で血流信号も多数観察される．腱鞘滑膜炎の所見である．

図 1-24　30 歳台女性　健常な肘部屈側の筋肉

超音波 B モード長軸断像　線維脂肪性の隔壁（筋周膜）は連続する低エコーの筋肉束（筋線維束）を互いに分離するような，高エコーの線として認められる．

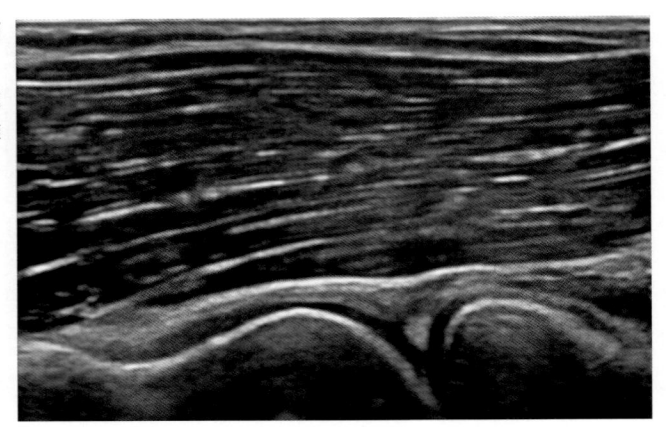

コーの線として認められる．典型的な羽状筋の構造は，長軸断像において容易に観察可能であるが，そこでは高エコーの線維脂肪性隔壁が覆っており，中心部の腱膜が，高度反射性の帯状構造として認められる．羽状角は筋肉の線維の方向と中心部の腱膜の方向（筋肉の長軸の方向に沿っている）とで測定され，その角度は，筋肉の機能に応じて異なっており，状態（収縮／弛緩）に応じても異なる．軸位断像において筋肉は線維束が，筋周膜の薄い高エコーの隔壁によって境される不均一な多角形として認められる．筋肉と腱の両者を検査する際には，低エコーのアーチファクト帯を避けるために，超音波を検査する筋肉面に対して常に垂直であるように傾けることが基本である．部位によっては超音波で副筋が検出できることがあるが病変であると誤解してはならない．たとえば，手関節の長掌筋や足関節のヒラメ筋である．

　超音波検査は対側と比較しながら，能動的あるいは受動的に動かして，収縮および弛緩状態で行うべきである．このことによって筋肉の機能的な評価が可能となる．筋肉の収縮の程度は，隔壁の斜走方向に影響を与える．筋肉が弛緩していると斜走が顕著となる．画像が等尺性収縮の間に得られると，筋肉の量が増加し，収縮中の筋肉側の厚みに応じて，エコー輝度の低下が増して認められる．筋肉側の過形成は，スポーツ選手で典型的には認められるが，エコー輝度の著明な低下に関連している．パワードプラ法は，収縮後の生理的な筋肉の血流増加を示すことができる．

5）神経

　神経は長軸断像において，典型的には，多数の水平に走行する線状低エコーの領域を伴う索状構造をとる（**図 1-25**）．これは神経内を長軸に沿って高エコーの部位によって分離されながら走行する神経束に相当する．短軸断像において，高分解能超音波では，高エコーの背景（神経束間神経内膜）の中に低エコーの丸い領域（神経束）からなる蜂巣状の構造として描出される．一般的に，神経は走行する解剖学的な空間の容量に従って圧排され形態を変化させうる．神経は，狭い解剖学的な通路を走行するので，神経の部位や周囲構造との関係に関する知識をもって神経を詳しく検査することが重要である．短軸において体系的に肢全体の神経を連続性に追うことが望ましい．ひとたび検出できたならば，神経を超音波短軸断像の中央部に置き，神経の走行に沿って，プローブを上下させて近位側と遠位側

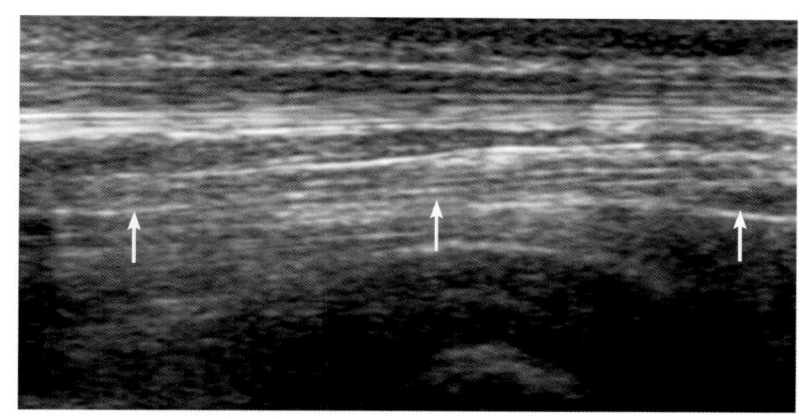

図1-25　16歳男性　健常な尺骨神経
超音波Bモード長軸断像　神経内を走行する神経束が確認できる(→).

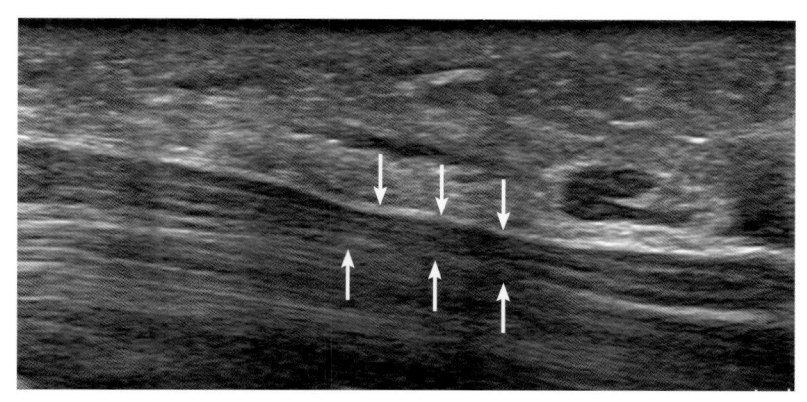

図1-26　50歳台女性　手根管症候群
超音波Bモード長軸断像　手根管部で圧排による神経の狭小化が観察できる(→). 正常の神経束は確認可能である.

を追う. この技術によって検者は四肢末端の長い神経を短時間で隈なく検索することができる(**図1-26**). 内的あるいは外的な神経の異常があった場合に, 斜位や長軸の超音波走査断面を使用して, 関心領域に適切に焦点を置き, 観察することができる. 末端の主要な神経は表在性であり, 骨によって遮られることがないので, 容易に描出可能であるが, さらに末梢の神経は, 超音波では, どこの部位においても検出することができない.

6) 皮膚と皮下組織

　皮膚はさまざまな厚みを有する表在性の帯状高エコーであり, 超音波では, 表皮と真皮を区別することは不可能である. 一方, 皮下組織は容易に同定可能である. 皮下脂肪は低エコーの層として認められ, 曲線状の隔壁により分割されているが, これは, 樹枝状の線維性支持組織に相当し, 内部にパワードプラ法で良好に描出される血管が含まれている. 皮下組織は, その下にある筋層と表在性の筋膜によって境されており, 2本の高エコーの

線として認められる．筋組織から脂肪組織を分離するには，動的な検査が有用である．

e. 各関節での撮像

　ここでは，欧州リウマチ学会(EULAR)のワーキンググループから提唱された全身関節の標準的撮像法について記載する[16]．関節超音波検査は，高品質・高解像度を実現する装置の使用が必須で，探触子(プローブ)は対象とする関節に応じて選択する必要がある，腱，靭帯，小関節など浅部の構造の観察には高周波数帯域(7.5〜20 MHz)リニア型を，肩や股関節などの深部構造では低周波数帯域(3.5〜5 MHz)の探触子を選択すべきである．

1) 肩関節

① 撮像姿位

　坐位・肘関節90°屈曲位，手は回外して自身の大腿部に置く．

　関節を自動・他動で回内外させて撮像．

② 撮像断面

1　腹側からの中立位横断像(図1-27)

2　腹側からの最大回内位横断像

3　腹側からの長軸断像

4　腹側からの最大回内位長軸断像

5　側方からの中立位長軸断像

6　側方からの最大回内位長軸断像

7　背側からの横断像

8　上肢挙上位腋窩撮像

9　肩鎖関節撮像

2) 肘関節

① 撮像姿位

　坐位・肘関節最大伸展位，前腕は回外位(腹側撮像)，肘関節90°屈曲位(背側撮像)．

　背側撮像時には患者の手を自身の腰に置き，上腕を軽く内旋位にしてもよい．

② 撮像断面

1　腹側からの腕橈関節長軸断像(図1-28 A, B)

2　腹側からの腕尺関節長軸断像

3　腹側からの腕橈関節短軸断像

4　背側からの長軸断像

5　背側からの水平断像

6　外側からの伸展位長軸断像

7　外側からの90°屈曲位長軸断像

8　内側からの長軸断像

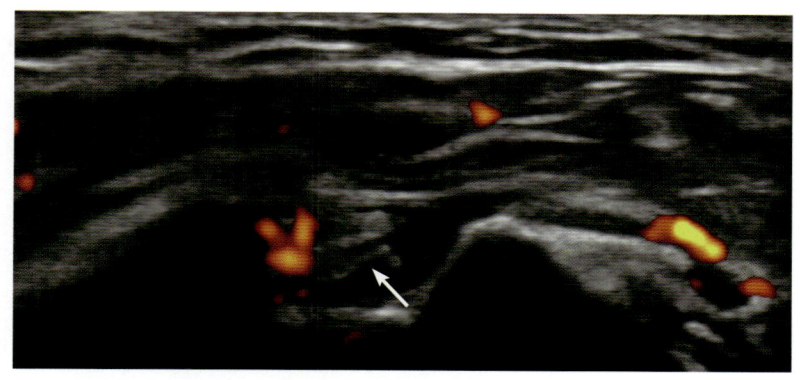

図 1-27　70 歳台男性　リウマチ性多発筋痛症
超音波パワードプラ横断像　6.5 MHz の探触子で肩の腹側横断像を撮像．結
節間溝に上腕二頭筋長頭腱があり（→），近接して血流信号が認められる．

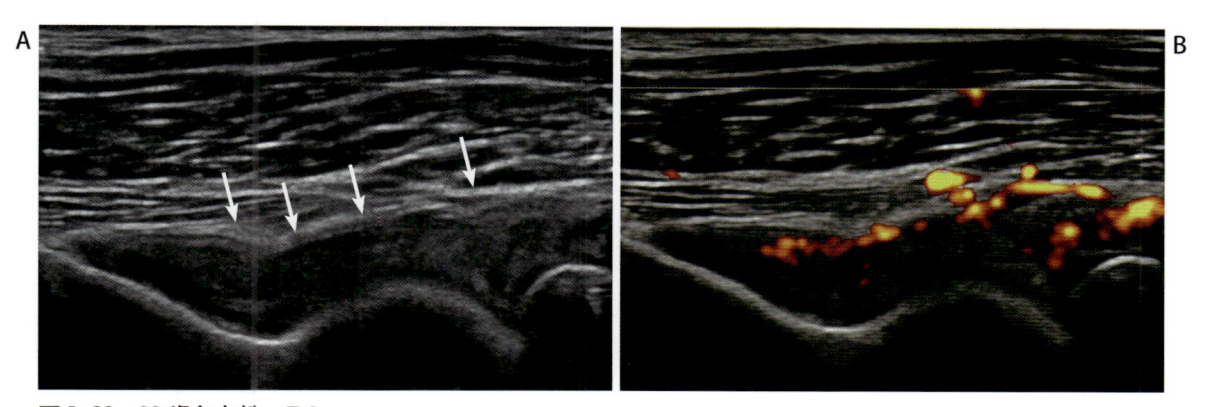

図 1-28　60 歳台女性　RA
A：超音波 B モード長軸断像, B：パワードプラ像　6.5 MHz の探触子で肘の腕橈関節長軸断像を腹側から撮像．
B モード像（**A**）で著明な関節腔の拡張があり（→），パワードプラ像（**B**）では，増殖滑膜の浅部に血流信号が観察
可能である．実際には深部領域の滑膜にも血流が存在すると考えられ，関節深部においては，パワードプラの感
度低下がピットフォールになる．

3）手関節
① 撮像姿位
　　坐位で手を検査台に載せる．
　　指を能動的に屈曲・伸展させながら撮像．

② 撮像断面
　　1　掌側からの横断像
　　2　掌側からの長軸断像
　　3　背側からの横断像（橈側）
　　4　背側からの横断像（尺側）
　　5　背側からの長軸断像（橈側，**図 1-29 A**）
　　6　背側からの長軸断像（中央部，**図 1-29 B**）

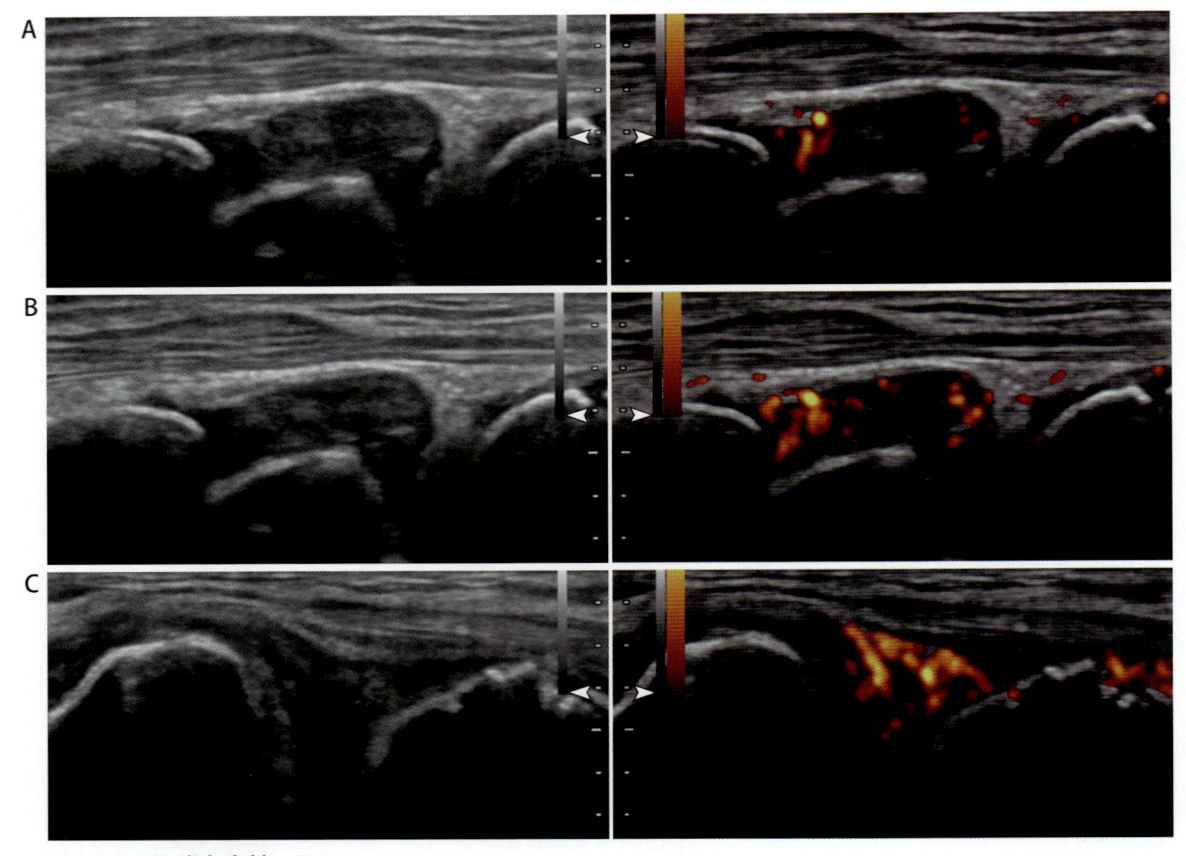

図1-29　70歳台女性　RA
超音波長軸断像（左：Bモード像，右：パワードプラ像）　A：橈側，B：中央部，C：尺側　7.5 MHz の探触子
で背側から撮像．いずれも豊富な血流信号を示す著明な滑膜増殖がある．

　　　7　背側からの長軸断像（尺側，**図1-29 C**）

4）手
① 撮像姿位
　　坐位で手を検査台に載せる．
　　指を能動的に屈曲・伸展させながら撮像．
② 撮像断面
　　1　背側からの長軸断像（**図1-30**）
　　2　背側からの横断像
　　3　掌側からの長軸断像
　　4　掌側からの横断像
　　5　母指球長軸断像
　　6　母指球横断像
　　7　小指球長軸断像

図1-30　60歳台女性　RA
超音波Bモード長軸断像　7.5 MHzの探触子で背側からの撮像．関節滑膜は増殖，中手骨に骨侵食（→）がある．

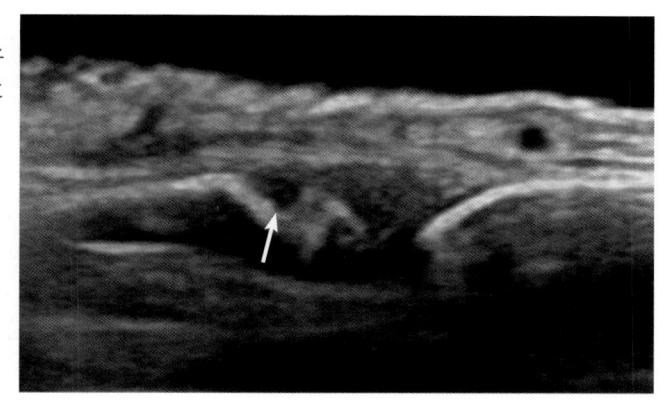

8　小指球横断像
9　外側からの長軸断像（PIP関節，MP関節）
10　内側からの長軸断像（PIP関節）
背側長軸断像（尺側），背側横断像（橈側），背側横断像（尺側），背側長軸断像（中央部）．

5）股関節
① 撮像姿位
背臥位．
股関節中立位．
② 撮像断面
1　腹側からの長軸断像
2　腹側からの横断像
3　外側からの長軸断像

6）膝関節
① 撮像姿位
背臥位（腹側・側方走査）．
伏臥位（背側走査）．
膝関節は中立位あるいは30°屈曲位．
最大屈曲位（顆間窩描出）．
四頭筋収縮・弛緩を繰り返しながら膝蓋上窩観察．
② 撮像断面
1　膝蓋上長軸断像（**図1-31**）
2　中立位膝蓋上横断像
3　最大屈曲位膝蓋上横断像
4　膝蓋下長軸断像
5　膝蓋下横断像

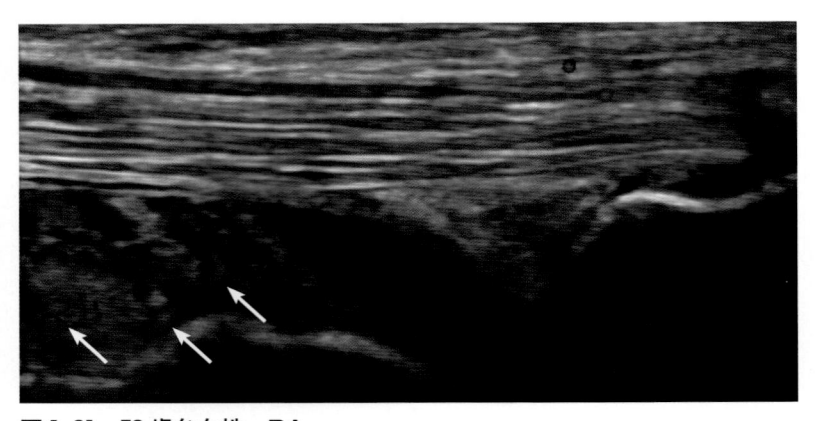

図1-31　50歳台女性　RA
超音波パワードプラ膝蓋上長軸断像　6.5 MHz の探触子による撮像．大量の
増殖滑膜と液貯留が膝蓋上滑液包に存在．パワードプラで著明に増殖した滑
膜の一部に血流信号が観察可能である（→）．

- 6　内側からの長軸断像
- 7　外側からの長軸断像
- 8　後方からの内側長軸断像
- 9　後方からの外側長軸断像
- 10　後方からの横断像

7）足関節・踵

① 撮像姿位

背臥位（腹側・側方走査）．
伏臥位（背側走査）．
股関節と膝関節は中立位．

② 撮像断面

- 1　腹側からの長軸断像（**図 1-32**）
- 2　腹側からの横断像
- 3　内果長軸断像
- 4　内果横断像
- 5　外果長軸断像
- 6　外果横断像
- 7　背側からの長軸断像
- 8　背側からの横断像

8）足

① 撮像姿位

背臥位（足背走査）．
伏臥位（足底走査）．

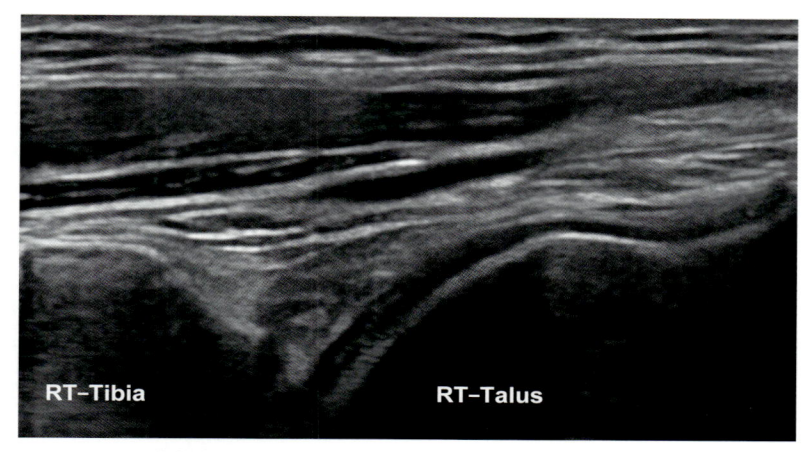

図 1-32　40 歳台女性　RA
超音波 B モード距腿関節長軸断像　6.5 MHz の探触子による腹側からの撮像．滑膜増殖所見はない．RT–Tibia：右脛骨，RT–Talus：右距骨．

図 1-33　40 歳台女性　RA
第 1 趾 MTP 関節長軸断像　A：B モード像，B：パワードプラ像　6.5 MHz の探触子による腹側からの撮像．大量の増殖滑膜と液貯留があり，パワードプラ像（**B**）で増殖した滑膜の一部に血流信号が観察可能である．

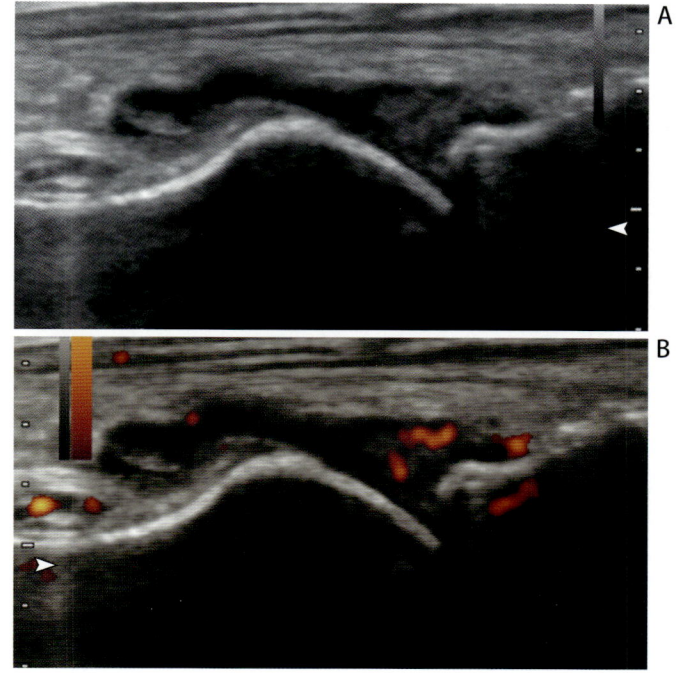

② **撮像断面**
　すべて近位側から遠位側に向かって撮像．
1　足底長軸断像
2　足底横断像
3　足背長軸断像（**図 1-33**）
4　足背横断像
5　側方撮影（1 趾，5 趾）

f. RA 超音波画像取得と報告

　実際の RA の超音波撮像に際して，疼痛・腫脹関節は必ず含むべきである．手指では，各関節を少なくとも背側から縦断面，横断面で走査する．縦断面では探触子は画面右が遠位側になるように走査・画像取得する．B モード法とパワードプラ法の両者を施行し，観察した関節は必ず静止画を保存する．

　正常像では，骨皮質には凹凸は認めず滑らかである．関節包内部は個人差があるが，低輝度でほぼ均一に描出される．骨皮質の外側には無エコー域の軟骨層を認めるが，関節包内部と明瞭に鑑別できないこともある．PIP 関節は MP 関節と比較すると小関節であり，画像はやや不明瞭となるが，同様の構造が描出される．扇状に探触子を動かすことにより，関節全体を観察し，骨侵食，骨棘，関節液貯留の有無を確認する．検査結果は視覚的にわかりやすく報告するべきである．専用のフォーマットがあると効率的な報告が可能となる（図 1-34）．

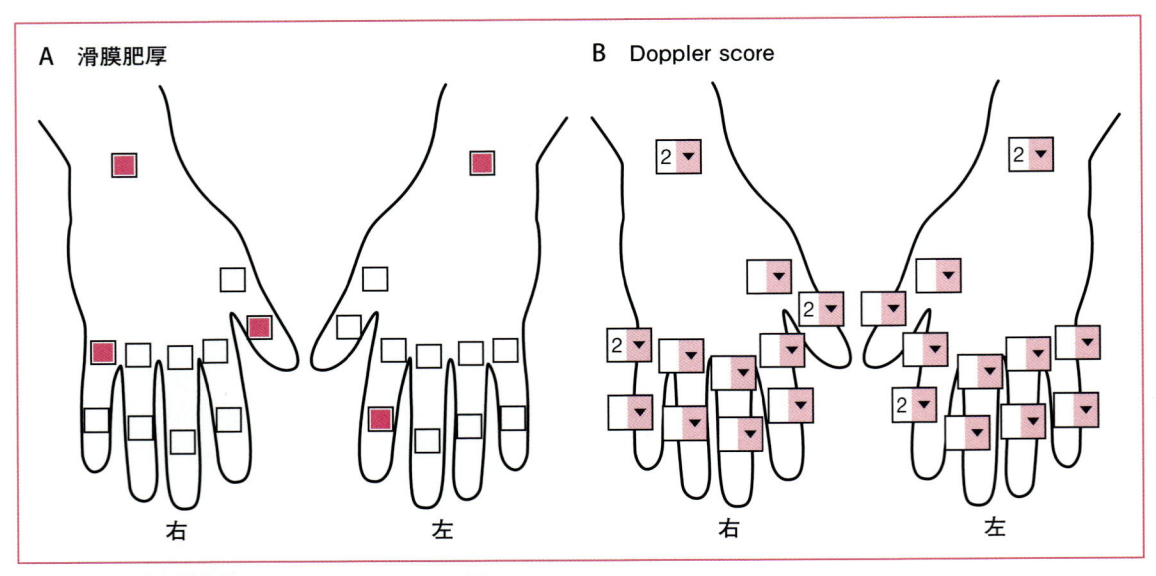

図 1-34　超音波検査報告フォーマット例（手関節と手）
A：滑膜増殖記録用，B：血流信号記録用　文章では煩雑になりがちな多関節の所見を，フォーマットを用いることで整理して報告可能である（北海道大学病院超音波センターで使用されているフォーマット）．

1.4 CT 撮像法

　関節リウマチ(RA)の早期診断において，CT の果たす役割はほとんどないと考えられていた時期があり，関節破壊が進行し関節再建術などの外科手術の適応となった場合の術前検査として用いられることが多かった．この場合，CT に求められるのは，骨を中心とした関節の 3 次元的な形態やアライメントの情報である．CT のメリットは，MRI と比較して比較的普及率が高く，安価で検査時間が短いこと，空間分解能の高さである．また，MRI が禁忌となるような患者(ペースメーカーなどの体内金属機器保持者，閉所恐怖症など)にも施行可能であることがあげられる．逆にデメリットは，関節を構成する骨以外の滑膜や軟骨，靱帯のなどの軟部組織の描出が苦手であること，放射線被曝を伴うことがあげられる．滑膜を主体とする関節リウマチの病態を考えると，早期病変の描出は難しいと考えられていた．

　炎症性関節炎において単純 X 線写真で診断を行い，変化を評価することは病期診断や治療効果判定に重要であったが，立体構造を平面で評価することには当然限界がある．また，古くより行われてきたスコアリングシステムにも弱点が指摘されており，関節破壊が進行した症例ではスコア以上の増悪を評価できないこと，2010 年の ACR/EULAR による関節リウマチの新分類基準からは早期の診断に画像所見が必須ではなくなったこともあり，近年増えている画像所見が認められないような初期の関節炎では治療に対する変化も小さいため，適切な評価ができないなどの問題(floor and ceiling effect)がある[17]．

　画像では単純 X 線写真に加え MRI がしばしば用いられる．これは近年になり，単純 X 線写真では異常が認められない早期症例の診断が必要となったことなどから，MRI がその高い空間分解能や組織コントラストにより，関節リウマチの病態の要となる滑膜をはじめとする関節内外の軟部組織構造の評価に有用とされているからであり，その評価方法も標準化されている[18, 19]．しかし，骨病変の評価を考えるときに MRI では骨髄の評価には優れているが，骨皮質を含む骨辺縁の病変である骨侵食(erosion)の評価が不良という根本的な欠点がある．骨皮質(緻密骨)は自由なプロトンの密度が低く，すべてのシーケンスで信号が低くなるからである．また，T1 強調像では骨侵食は低信号を示すが，bone marrow edema(骨炎 osteitis などと考えられている)も境界不明瞭な低信号を示し，骨侵食の辺縁に伴って認められることが多く，両者は密接に関連があるとされている．

　これに対して CT では X 線の吸収値の差によって画像を得ているため，骨皮質の病変である骨侵食の評価に適している(図 1-35)．しかし，ルーチンに MRI と CT の両方でリウマチ関節所見の評価を行うのは一般的ではなく，代わりに，対象として本来最適とはいえない骨皮質病変をも比較的近似した画像所見を呈する MRI で代用して評価してきた．ところが，ここ 10 年くらいの間で，CT の高い空間分解能を生かして，傍関節所見としての骨侵食，軟骨下嚢胞，関節裂隙狭小化，二次性の骨増生などについての詳細を評価する動きが出てきた．はじめは骨病変の評価のゴールドスタンダードとして一般的に普及している CT が用いられる研究が多かったが，近年ではより微細な評価を目的としたマイク

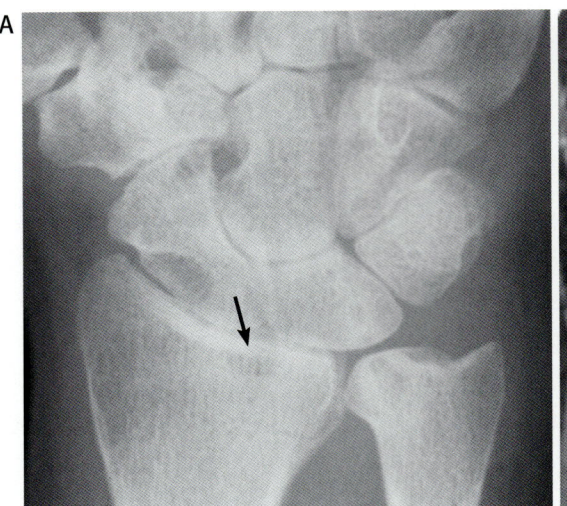
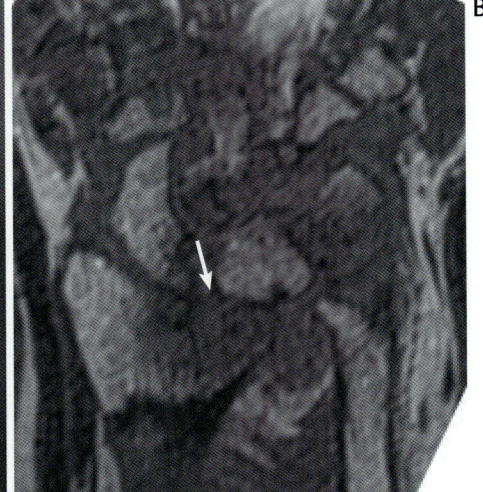
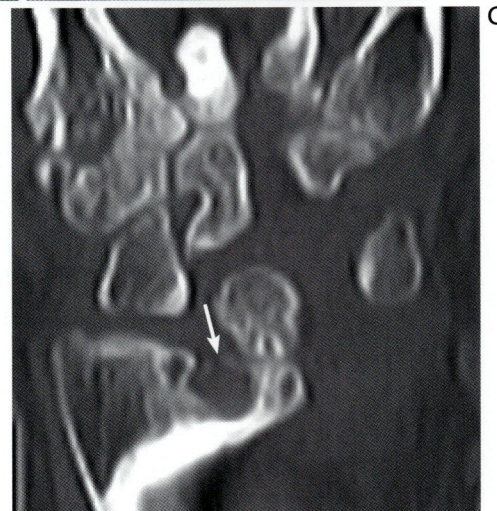

図1-35　RA 骨病変の評価における単純 X 線，MRI，CT の比較

A：単純 X 線写真，B：MRI，T1 強調冠状断像，C：CT 冠状断像　単純 X 線写真（**A**）で橈骨遠位骨端の関節面に低吸収域（→）があるが，骨皮質の断裂ははっきり指摘できない．MRI（**B**）では単純 X 線写真で認めたよりも広い範囲に低信号域（→）が認められるが，CT（**C**）では実際の骨侵食の範囲は MRI より小さいことがわかる（→）．MRI で認められた低信号域は骨侵食と周囲骨髄浮腫による所見であった．

ロ CT での骨密度や骨の微細構造の病態生理などの研究も盛んになっている．

a. 撮像方法

　通常の臨床で使用されている CT を用いる場合は，多列検出器型 CT（MDCT，マルチスライス CT）であることが大前提であり，スライス厚 1 mm 以下が望ましい．腹臥位で上肢は挙上し手掌を寝台に向ける．ただし，多発関節炎の患者や高齢者では肩関節の可動域制限があり，この姿勢をとることが難しい場合もある．体幹部の脇や腹部に上肢を下垂した状態では，体幹や動きによるアーチファクトを受けることがあり，小さな病変は評価できない可能性がある．

　いずれの場合でもバンドや重しなどで動きを抑制するような固定を心がける．評価項目

にもよるが，関節裂隙を評価する場合には，経時的な評価において同様のポジショニングができるように固定方法や位置を決めておく必要がある．マイクロ CT では専用キャストなどで手と肘を固定して，motion artifact を生じないように気をつける．

撮像範囲は目的により異なる．これまでの報告では手関節[20]や MP 関節[21]に限定して撮像を行っているものがある．ピッチ(pitch)は撮像範囲にも影響されるが，多関節症状を有する患者は長時間の姿勢保持が困難という特徴を鑑みて，ピッチはスキャン(scan)時間が適切となるように調整する．手関節の場合は構成する個々の骨や軟部組織の構造が小さく，また数が多いため，画像評価の際にアーチファクト低減やスライス枚数を多く得られるような撮像方法の工夫が必要である．骨条件での評価がほとんどであり，冠状断，矢状断などの再構成を作成する．骨侵食の評価の場合，OMERACT RAMRIS に準じて直交する 2 断面以上で骨皮質の断裂を認めるものとしている報告も多い．ポジショニングによっては手関節や手指の軸に合わせて横断像も再構成する必要となる場合がある．

b.　被曝

撮像を，腹臥位で撮像側を挙上した姿勢で行った場合の被曝は，撮像側の手関節にほぼ限局していると考えられ，被曝のリスク臓器は撮像範囲外となっている．撮像を繰り返し行う場合は，CTDI(computed tomography dose index)という CT のコンソール上で確認できる撮像の線量の指標を毎回，同程度になるように合わせておく．16 列 CT でスライス幅，間隔ともに 0.5 mm で撮像すると 23〜25 mGy 程度という報告がある[22]．自験例で過去に行った撮像は 64 列 dual energy MDCT, UHR(ultra-high resolution：超高分解能撮像)モード，スライス厚は 0.6 mm×16，管電流は 150 mAs，管電圧は 120 kV，ピッチは 0.9 であったが，手の表面線量は約 50 mGy であった．

近年，撮像機器の性能の向上とともに得られる 1 スライスの厚さが減少し，また逐次近似再構成法という新しい再構成方法が主流となり，空間分解能の向上，ノイズ低減，被曝線量の低減がなされている．

c.　マイクロ CT

High-resolution peripheral quantitative computed tomography(HR-pQCT)は，骨の微細構造(microarchitecture)や密度を精査するために 2004 年に開発され，皮質骨と海綿骨を分けて描出し，定量化して評価できるとされている．もともとは骨粗鬆症における全身性の骨密度と四肢の微細骨構造との関連で研究が行われていたが，最近ではそれを応用してさまざまな関節炎疾患での報告がみられる．空間分解能としては 82 μm のアイソトロピックイメージが得られる．推奨されているメーカーの in vivo のプロトコールは 9.02 mm, 110 スライス, 60 kV, 900 μA, 100 ms integration time で，スキャンタイムは 2.8 分である．被曝線量は 0.003〜0.005 mGy である[23]．最近になり，第 2 世代の HR-pQCT が開発され，空間分解能が 61 μm にさらに改良されたとのことである[24]．報告さ

れているものでは MP 関節で 18.04 mm，220 スライス，PIP 関節では 9.02 mm，110 スライス程度の ROI で撮像されているものが多い．

　これに対して ex vivo の研究用の microcomputed tomography（μCT）があり，空間分解能は 18 μm である．撮像は 9.45 mm，525 スライス，70 kVp，114 μA，300 ms integration time で行われる[25,26]．おもに検体や動物を対象とした撮像が行われている．

　2011 年以降，RA の四肢 CT の研究グループ〔SPECTRA collaboration（Study GrouP for xtrEme Computed Tomography in Rheumatoid Arthritis）〕が，HR-pQCT を関節破壊のバイオマーカーとしての役割を確立するための活動を行っている．2016 年にも撮像の標準化，画像評価，解析のガイド，臨床研究への応用などの発展を目的にメタアナリシスを施行している[27,28]．具体的には，1）MP 関節と手関節におけるさまざまな関節炎と正常の傍関節（periarticular）所見のまとめ，2）他のモダリティ（単純 X 線写真，超音波検査，MRI，μCT）と比較しての HR-pQCT の病変描出能の文献的考察，3）画像評価の再現性の検証，についての検討がなされている．これまでの報告で多いのは骨侵食，骨の微細構造，骨密度，関節裂隙の変化，骨棘形成などについてである．おおむね HR-pQCT の再現性の高さや他モダリティと比較したときのゴールドスタンダードとすることなどに肯定的であるとしているが，報告により病的所見の定義が異なること，生理的所見（血管孔など）との鑑別，ポジショニングの影響が大きいことなどが課題としてあげられている．また，手関節を研究対象としているものは少ないこと，これまでに取り上げられている対象疾患や病期が限られていること，経時的変化の報告が少ないことなども今後の課題である．

文 献

1) Brower AC：1-Imaging techniques and modalities. In Brower AC, Flemming DJ(eds)：Arthritis in black and white, 3rd ed. Philadelphia：Saunders, 2012：2.

2) Norgaard F：Earliest roentgen changes in polyarthritis of the rheumatoid type. Continued investigations. Radiology 1969；92：299-303.

3) van der Heijde DM：Radiographic imaging：the "gold standard" for assessment of disease progression in rheumatoid arthritis. Rheumatology(Oxford) 2000；39 Suppl 1：9-16.

4) McGonagle D, Tan AL, Møller Døhn U, et al：Microanatomic studies to define predictive factors for the topography of periarticular erosion formation in inflammatory arthritis. Arthritis Rheum 2009；60：1042-1051.

5) Reiser I, Glick S：Image reconstruction, In：Tomosynthesis imaging. New York：CRC Press, 2014：99-131.

6) Machida H, Yuhara T, Tamura M, et al：Whole-body clinical applications of digital tomosynthesis. RadioGraphics 2016；36：735-750.

7) Aoki T, Fujii M, Yamashita Y, et al：Tomosynthesis of the wrist and hand in patients with rheumatoid arthritis：comparison with radiography and MRI. AJR Am J Roentgenol 2014；202：386-390.

8) Canella C, Philippe P, Pansini V, et al：Use of tomosynthesis for erosion evaluation in rheumatoid arthritic hands and wrists. Radiology 2011；258：199-205.

9) Ono Y, Kashihara R, Yasojima N, et al：Tomosynthesis can facilitate accurate measurement of joint space width under the condition of the oblique incidence of X-rays in patients with rheumatoid arthritis. Br J Radiol 2016；89：20150967.

10) Axelsen MB, Poggenborg RP, Stoltenberg M, et al：Reliability and responsiveness of dynamic contrast-enhanced magnetic resonance imaging in rheumatoid arthritis. Scand J Rheumatol 2013；42：115-122.

11) van de Sande MG, van der Leij C, Lavini C, et al：Characteristics of synovial inflammation in early arthritis analysed by pixel-by-pixel time-intensity curve shape analysis. Rheumatology(Oxford) 2012；51：1240-1245.

12) Aoki T, Yamashita Y, Oki H, et al：Iterative decomposition of water and fat with echo asymmetry and least-squares estimation(IDEAL) of the wrist and finger at 3T：comparison with chemical shift selective fat suppression images. J Magn Reson Imaging 2013；37：733-738.

13) Kamishima T, Fujieda Y, Atsumi T, et al：Contrast-enhanced whole-body joint MRI in patients with unclassified arthritis who develop early rheumatoid arthritis within 2 years：feasibility study and correlation with MRI findings of the hands. AJR 2010；195：W287-292.

14) Axelsen MB, Eshed I, Ostergaard M, et al：Monitoring total-body inflammation and damage in joints and entheses：the first follow-up study of whole-body magnetic resonance imaging in rheumatoid arthritis. Scand J Rheumatol 2017；26：1-10.

15) Kono M, Kamishima T, Yasuda S, et al：Effectiveness of whole-body magnetic resonance imaging for the efficacy of biologic anti-rheumatic drugs in patients with rheumatoid arthritis：a retrospective pilot study. Mod Rheumatol 2017；1：1-8.

16) Backhaus M, Burmester GR, Gerber T, et al：Working Group for Musculoskeletal Ultrasound in the Guidelines for musculoskeletal ultrasound in rheumatology. Ann Rheum Dis 2001；60：641-649.

17) Aletaha D, Neogi T, Silman AJ, et al：2010 rheumatoid arthritis classification criteria：an American College of Rheumatology/European League Against Rheumatism collaborative initiative. Ann Rheum Dis 2010；69：1580-1588.

18) Freeston JE, Bird P, Conaghan PG：The role of MRI in rheumatoid arthritis：research and clinical issues. Curr Opin Rheumatol 2009；21：95-101.

19) Jimenez-Boj E, Nõbauer-Huhmann I, Hanslik-Schnabel B, et al：Bone erosions and bone marrow edema as defined by magnetic resonance imaging reflect true bone marrow inflammation in rheumatoid arthritis. Arthritis Rheum 2007；56：1118-1124.

20) Perry D, Stewart N, Benton N, et al：Detection of erosions in the rheumatoid hand；a comparative study of multidetector computerized tomography versus magnetic resonance scanning. J Rheumatol 2005；32：256-267.

21) Døhn UM, Ejbjerg BJ, Court-Payen M, et al：Are bone erosions detected by magnetic resonance

imaging and ultrasonography true erosions? A comparison with computed tomography in rheumatoid arthritis metacarpophalangeal joints. Arthritis Res Ther 2006；8：R110

22）石川　肇：3D-CT の有用性と課題―手病変への応用―. 分子リウマチ治療 2011；4：127-134.

23）Barnabe C, Buie H, Kan M, et al：Reproducible metacarpal joint space width measurements using 3D analysis of images acquired with high-resolution peripheral quantitative computed tomography. Med Eng Phys 2013；35：1540-1544. [Epub 2013 May 14]

24）http：//www.scanco.ch/fileadmin/webmaster_img/Applications/Poster_XTII_Hand_Phantom_red. pdf.

25）Antill AC, Ballard DH, Hollister AM, et al：Micro-CT evaluation of rheumatoid arthritis mouse model disease progression：manual tracings versus semi-automated routines. Diagn Interv Imaging 2016；97：651-655. [Epub 2016 Jan 15]

26）Scharmga A, Peters M, van Tubergen A, et al：Visual detection of cortical breaks in hand joints：reliability and validity of high-resolution peripheral quantitative CT compared to micro CT. BMC Musculoskelet Disord 2016；17：271.

27）Nagaraj S, Finzel S, Stok KS, Barnabe C：SPECTRA collaboration：high-resolution peripheral quantitative computed tomography imaging in the assessment of periarticular bone of metacarpophalangeal and wrist joints. J Rheumatol 2016；43：1921-1934.

28）Tam LS：The role of high-resolution peripheral quantitative computed tomography as a biomarker for joint damage in inflammatory arthritis. J Rheumatol 2016；43：1911-1913.

Part

II

関節炎の
画像診断

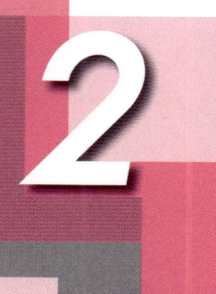

関節疾患読影の基本： 単純 X 線診断

2

　単純 X 線検査は関節疾患の画像診断で最も特異性の高い検査法である．関節疾患の単純 X 線写真の系統的読影は，関節の形態と分布を分析するという，2 つの視点から行う．形態分析による読影法は，注目すべきポイントから ABCs（alignment, bone density, cartilage space, soft tissue）としてまとめられている[1]．また，罹患関節の分布に基づいた診断法は，Target area approach として整理されている[2]．これらを総合したアプローチ法として，ABCDE's がある[3]（BOX 2-1）．また，炎症性関節炎の X 線像の基本パターンについて，シェーマに示した（BOX 2-2）．

BOX 2-1 ｜ 単純 X 線写真の系統的読影：ABCDE's

A：alignment
B：bone density
C：calcification／cartilage space
D：distribution（target area approach）
E：erosion
S：soft tissue swelling

BOX 2-2 ｜ 炎症性関節炎の X 線像の基本パターン

1. 関節裂隙開大（widening of radiologic joint space）：関節液貯留，関節内出血，関節包の緩み
2. 皮質の消失（loss of cortical white line）：骨侵食（erosion）に先行する所見
3. 骨侵食（marginal erosion）：bare area に生じる骨破壊
4. Alignment の異常：偏位（deviation），屈曲（flexion），過伸展（hyperextension），亜脱臼（subluxation），脱臼（dislocation）
5. ムチランス変形（mutilation）：関節構造の消失と荷重関節面における著しい変形.
6. 均等な関節裂隙狭小化（concentric joint space narrowing）
7. 線維性強直（fibrous ankylosis）：関節軟骨が完全に吸収された関節炎の最終段階で，関節腔が線維性に結合.
8. 骨性強直（bony ankyloses）：関節腔が骨性に結合.
9. 骨膜新生（periosteal new bone formation）：関節リウマチ（RA）ではまれで，脊椎関節炎（乾癬性関節炎，反応性関節炎，強直性脊椎炎など）に見る所見.
10. 関節近傍の嚢胞性変化（cystic defect）：関節液の関節下骨への侵入（attenuated cyst），パンヌスの骨内進展（pseudocyst formation），骨内リウマチ結節，局所の骨壊死（rheumatic necrosis）による.

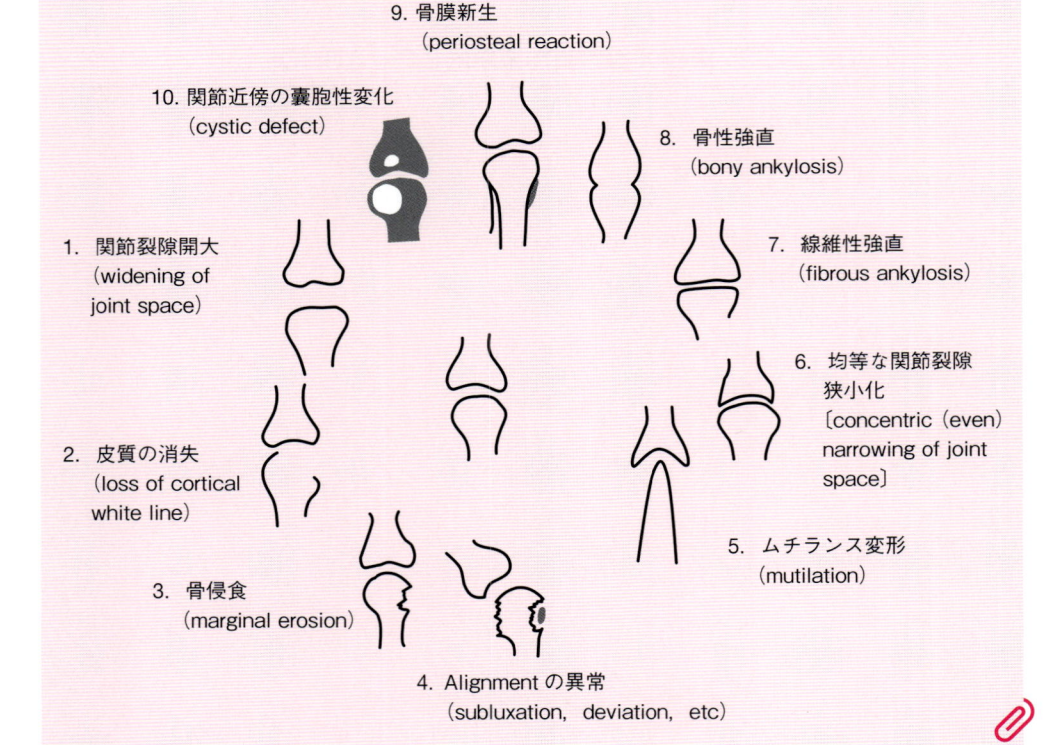

（文献 9 より改変）

2.1　A：Alignment(骨の変形や配列の異常)

　Alignment(アライメント)とは関節相互の配列である．alignment 異常は，関節包の緩みや非対称的な収縮，関節への荷重や，筋肉，腱による牽引により決まる．関節の偏位(deviation)，屈曲(flexion)，過伸展(hyperextension)，亜脱臼(subluxation)，および脱臼(dislocation)がある．以降の解説の理解を助けるために，手の関節の名称とシェーマをBOX 2-3 に示す．

　関節リウマチ(rheumatoid arthritis：RA)の手指における alignment の異常には，ボタン穴変形(boutonnière deformity：MP 過伸展 –PIP 屈曲 –DIP 過伸展，図 2-1, 2 A)，スワンネック(白鳥の首)変形(swan neck deformity：PIP 過伸展 –DIP 屈曲，図 2-2 B)，母指のヒッチハイカー変形(hitchhiker's deformity：MP 屈曲 –IP 過伸展)がある．1 つの手に同時に見ることがある．高度になると，MP 関節などに脱臼が起きる(図 2-3)．

　RA の手関節の変形は，尺骨遠位端の背側への脱臼，手根骨尺側偏位，手根骨の掌側亜脱臼，手根骨の橈側への回転(図 2-4)，手根骨の回外，という 5 つの因子でできる[4,5]．X線所見でもこれらを組み合わせた所見がみられる．手関節は橈側に，MP 関節は尺側に変位して，zigzag(ジグザグ)パターンが生じる．alignment の異常は足，特に前足部に好発し，外反母趾など多彩な変形が起きる．

　ムチランス型変形は，特定の疾患を意味するものではなく，進行した多関節炎の end-stage に生じる著しい破壊である．一般的には関節構造の消失と荷重関節面における著しい変形を表す[6]．X 線所見では，高度の関節周囲骨萎縮と骨粗鬆症により，骨端の "tapering"，"pencil in cup" 変形，指が短縮した状態(telescoping)が起きる(図 2-5)．関節リウマチのほか，若年性特発性関節炎，乾癬性関節炎，多中心性細網組織球症，特発性骨溶解症でもムチランス型変形を呈する．

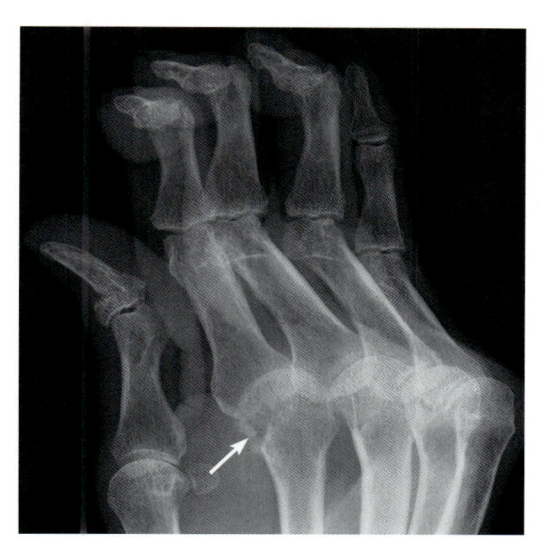

図 2-1　関節リウマチ(RA)：スワンネック変形

右手単純 X 線写真斜位像　示指から環指のPIP 関節は過伸展，DIP 関節は屈曲している．母指の MP 関節は屈曲，IP 関節には軽度過伸展がある．第 2 中手骨頭に骨侵食(erosion)がある(→)．

BOX 2-3 ｜ 手の関節

遠位橈尺関節 distal radioulnar joint（dRU）

橈骨手根関節 radiocarpal joint（RC）, wrist joint

手根間関節 intercarpal joint *

豆状三角骨間関節 pisotriquetral joint, pisiform joint

手根中手関節 common carpometacarpal joint（CCMC）

母指手根中手関節 carpometacarpal joint of thumb（CMC）, trapeziometacarpal joint

中手間関節 intermetacarpal joint

手根中央関節 midcarpal joint（MC）

中手指節間関節 metacarpophalangeal joint（MP）

母指指節間関節 interphalangeal joint of the thumb（IP）

近位指節間関節 proximal interphalangeal joint（PIP）

遠位指節間関節 distal interphalangeal joint（DIP）

＊手根間関節には，各手根骨間の可動性のある小さい狭義の手根間関節，および手根骨近位列と遠位
列の間の関節で比較的大きい可動域を有する手根中央関節の 2 種類がある.

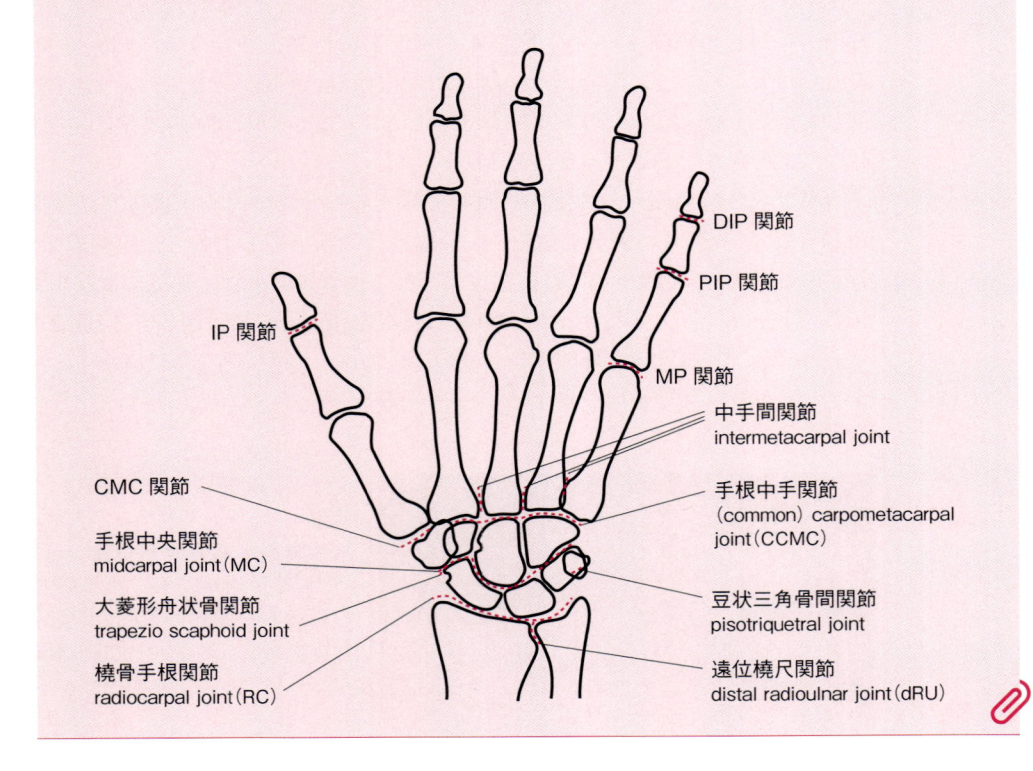

Jaccoud（ジャクー）変形は，関節包，腱，靱帯のゆるみから生じる，可逆的な関節の配
列異常で，さまざまなリウマチ性疾患で生じる（**BOX 2-4**）. MP 関節は尺側偏位し，PIP
関節は過伸展するパターンが多い（**図 2-6**）.

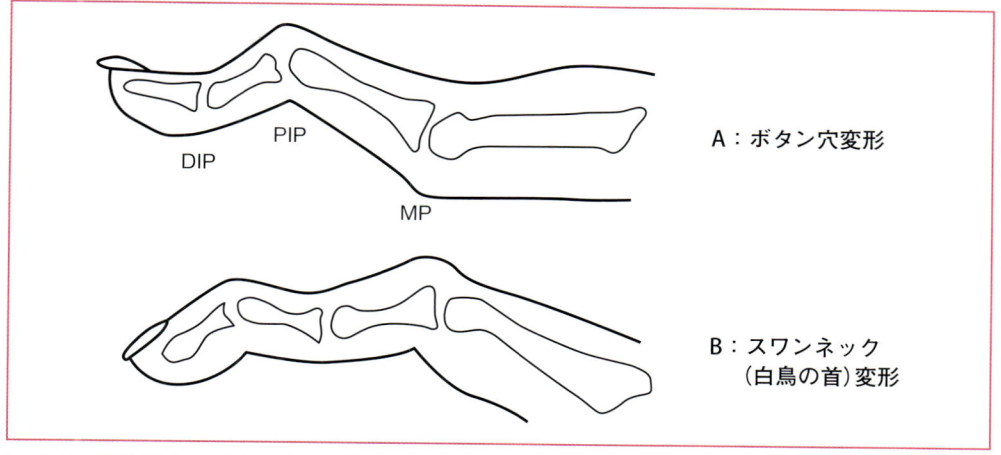

図2-2　関節リウマチ（RA）の手指における alignment 異常

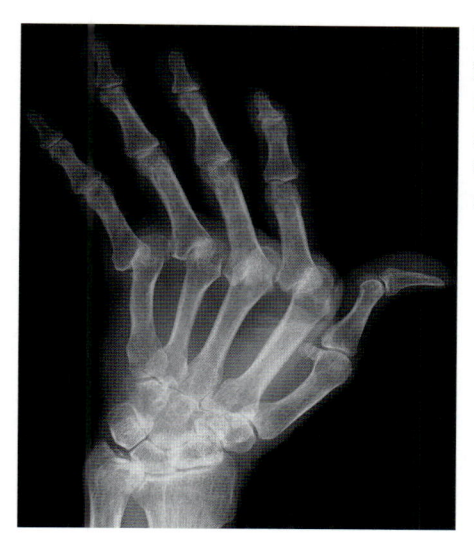

図2-3　RA：ジグザグ変形，示指〜小指 MP 関節の脱臼

単純 X 線写真　示指〜小指 MP 関節は脱臼して，尺側へ偏位．橈骨手根関節，手根中央関節，手根中手関節の関節裂隙は狭小化し，橈骨手根関節に高度の橈側偏位がある．

BOX 2-4　| Jaccoud 変形をきたす疾患

- リウマチ熱
- SLE
- Sjögren 症候群
- 成人 Still 病
- 強皮症
- 皮膚筋炎
- 乾癬性関節炎
- 補体蕁麻疹様血管炎
- HIV 感染

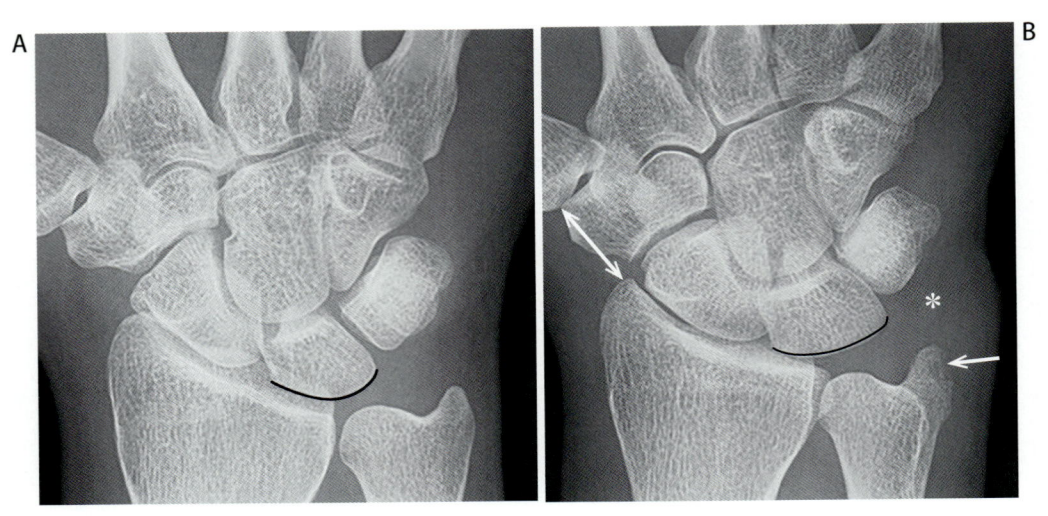

図 2-4 手関節の橈側偏位

単純 X 線写真　**A：20 歳台男性　正常例**　月状骨の橈骨手根関節面はその 1/2 以上が橈骨と接する（黒曲線）．**B：40 歳台女性　RA**　橈側偏位により，第 1 中手骨基部と橈骨茎状突起間は短縮し（↔），橈骨と接する月状骨関節面（黒曲線）は全体の 1/2 以下になっている．茎状突起に骨侵食があり（→），周囲に高度の軟部組織腫脹がある（＊）．

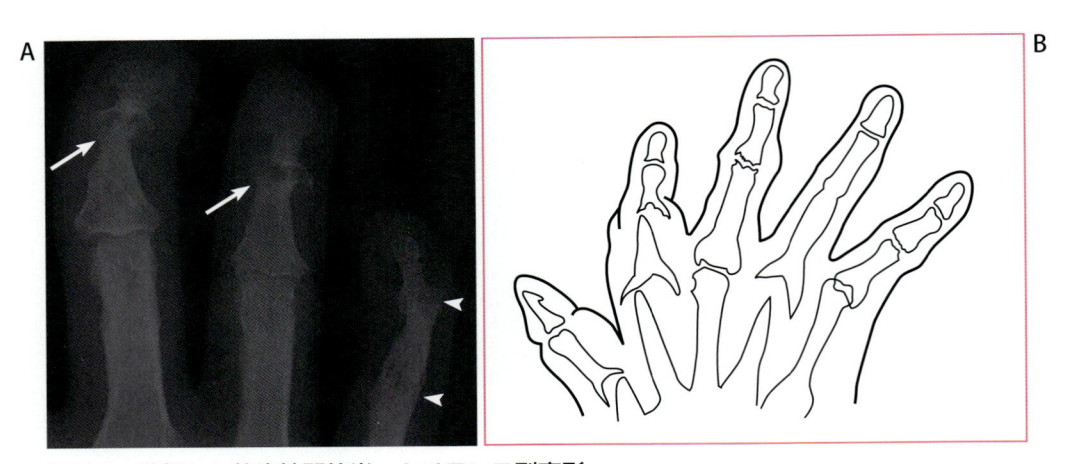

図 2-5 進行した乾癬性関節炎：ムチランス型変形

A：手指単純 X 線写真，B：シェーマ　中指，環指に pencil in cup 変形があり（→），指は短縮している．小指 PIP 関節，DIP 関節に骨性強直がある（►）．

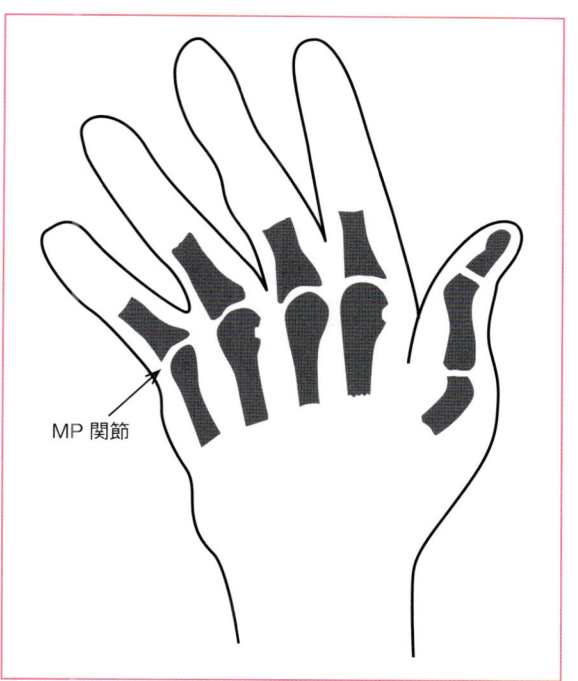

図 2-6　Jaccoud（ジャクー）変形
MP 関節は尺側偏位する．

MP 関節

2.2 B：Bone density（骨濃度）

　骨濃度は骨皮質の厚みや骨梁の状態で評価するが，撮影条件や軟部組織濃度に左右される．若年成人の管状骨では，骨皮質の輪郭は連続して平滑であり，骨幹部の中央部で最も厚くなる．metacarpal index（MCI）は単純 X 線による骨濃度評価法のひとつで，第 2 中手骨の中央部で計測した骨の幅（W）と皮質骨の厚さ（CT）の比である[7]．利き手ではない手の示指中節骨で計測する（**図 2-7**）．日本女性の MCI は年に 1.1％減少するため，関節疾患の X 線で骨濃度を評価する際には，年齢による骨皮質の菲薄化を考慮する必要がある[8]（**図 2-8**）．

　骨端の骨梁には無数の繊細な線状構造があり，骨端から骨幹に向かうにつれて，骨濃度は連続的に低下していく．正常所見から逸脱している場合を異常とするが，加齢による変化もあり，病的かどうかの客観的指標は乏しい．

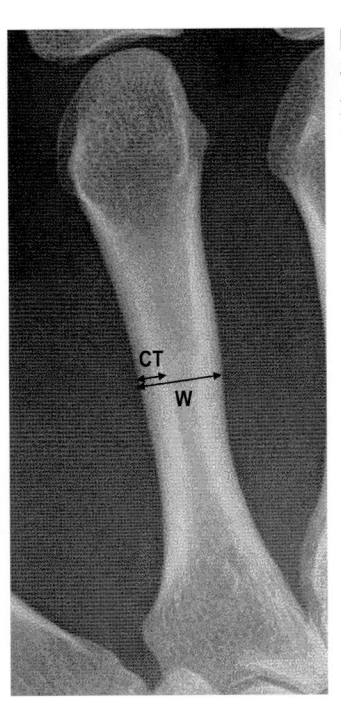

図 2-7　metacarpal index（20 歳台男性　正常例）
手指単純 X 線写真　計測法を示す．利き手ではない手の示指中節骨中央部の骨皮質の厚さ（CT）を計測して，骨幅（W）で正規化する．MC index（MCI）= 2 x CT/W.

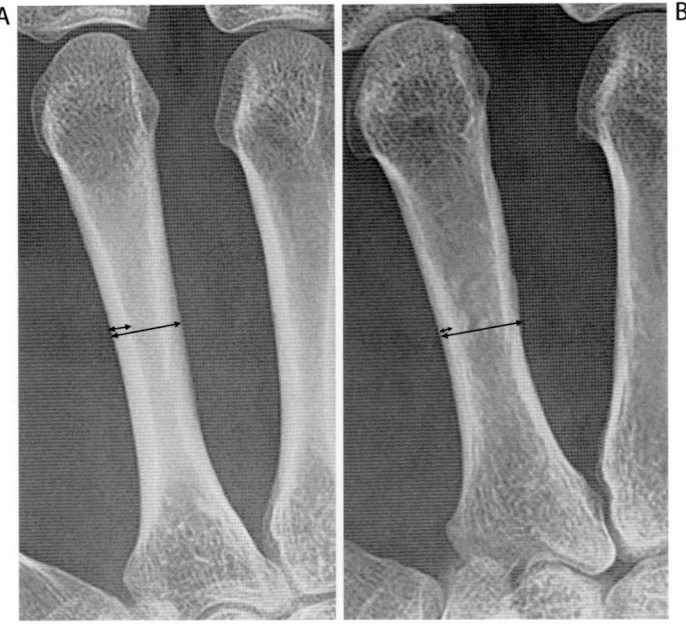

図 2-8　加齢による骨減少
手指単純 X 線写真　A：20 歳台女性　B：60 歳台女性　いずれも関節疾患はない．60 歳台例では，示指中央部の骨皮質が20 歳台と比較して菲薄化している．

a. 骨減少

　骨減少（osteopenia）は，骨吸収と remodeling の 2 つの過程で生じ，緩徐にあるいは急速に進行する．骨吸収は，骨膜下，皮質内，海綿骨に生じる．海綿骨の骨濃度減弱は，その分布から，びまん性（diffuse），関節周囲（juxta-articular），軟骨下骨減少（subchondral），局所の骨吸収に分けられる（**図 2-9**）．

　びまん性減弱は，廃用性萎縮や複合性局所疼痛症候群（complex regional pain syndrome：CRPS）などに起き，骨全体が脱灰する．関節周囲の骨減少は，RA のように，関

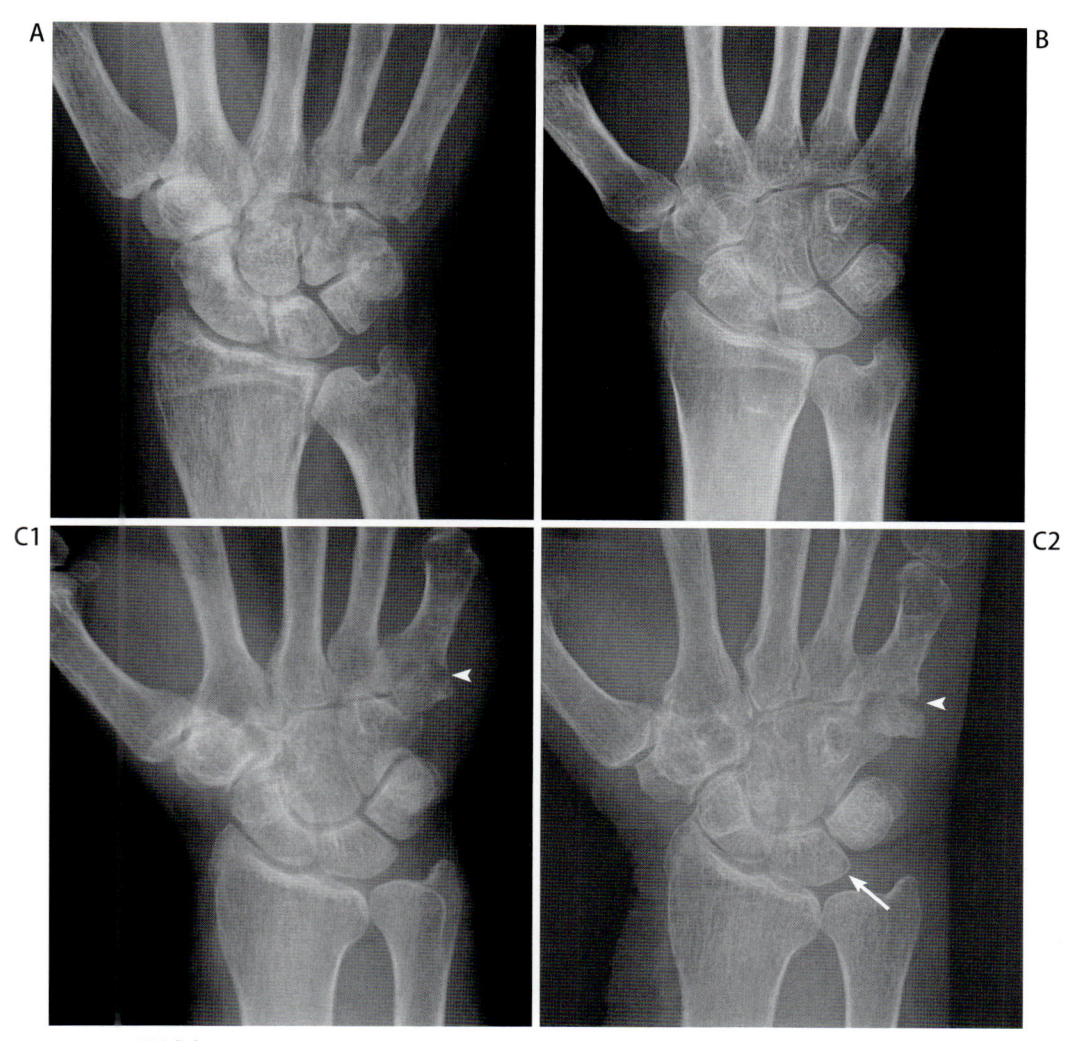

図 2-9　骨減少
手関節単純 X 線写真　A：60 歳台男性　複合性局所疼痛症候群　CRPS によるびまん性骨減少がみられる．B：40 歳台女性　RA による関節周囲の骨粗鬆症．C：60 歳台女性　第 5 中手骨基部の骨折（C1：受傷時，C2：1 か月後，➤）　急速な脱灰により，皮質の線状影（→）を残して脱灰している．

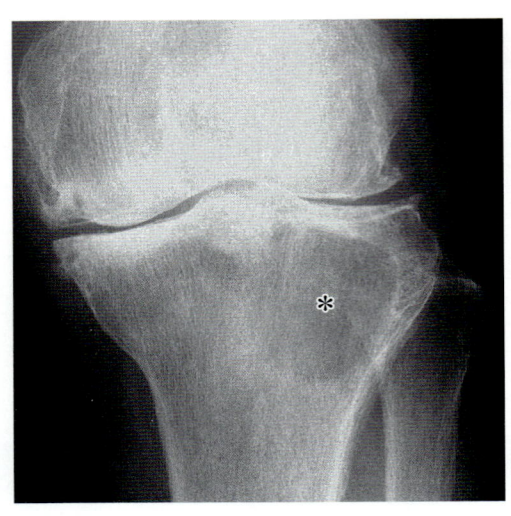

図 2-10　RA：骨嚢胞
膝関節単純 X 線写真　RA による pseudo-cyst. 膝関節の関節裂隙は均一に減少し，骨硬化は軽微である．脛骨骨端から骨幹端に円形透亮像がある（＊）．辺縁に硬化縁はない．パンヌスと関節液が骨内に進展してできた透亮像で，内部は必ずしも液体ではない．

節内の炎症により関節包内の骨と周囲の骨が脱灰した状態を意味する．軟骨下骨減少は，脱灰が急速に進んで皮質直下の海綿骨が脱灰した状態である．皮質下に透亮像が出現して，線状の皮質が残る．

　局所の骨吸収では骨内に境界明瞭な透亮像が形成される．透亮像と嚢胞（cyst）とは同義ではない．同じ容積であれば，球形は最も表面積が小さくなる．原因がなんであれ，円形透亮像は局所の防御反応と溶骨反応をきたす病変形成の妥協点として生じた変化と見なすことができる[9]．関節炎における軟骨下嚢胞は軟骨下海綿骨の虚脱，あるいは壊死，その変性産物が除かれた状態である[10]．pseudocyst formation は，パンヌス（pannus）が骨内に進展して，輪郭が比較的明瞭な溶骨性病変を形成した状態で，その内容は液体ではない（**図 2-10**）．関節液の骨内進展は，関節包の除圧に役立っている（**図 2-11**）．関節外に進展した場合は滑膜嚢胞（synovial cyst）になる．

　変形性関節症（osteoarthritis：OA）における軟骨下嚢胞形成では，変性によって生じた関節軟骨の亀裂部から関節液が骨内に入り込む，あるいは骨の contusion により空洞が形成される，という 2 つの機序が考えられている[10]．OA の軟骨下嚢胞は関節裂隙を挟んで対称性にできることが多い（**図 2-12**）．

b.　骨濃度上昇

　骨濃度上昇は骨膜反応，骨棘（spur），反応性骨硬化により生じる．
　骨膜反応では，骨皮質に新たな骨が付加される．反応性骨硬化では骨全体の濃度が上昇する．骨膜反応は RA ではまれで，脊椎関節炎（SpA）に見る所見である．骨皮質が毛羽立ったようにみえる骨膜反応は SpA に特徴的な所見である．肥厚した骨膜は最終的に骨皮質と一体化し，骨は太くなる．骨膜反応による骨硬化が進むと骨全体が白くなる．指節間関節の骨性癒合も SpA の特徴で，これは骨新生による変化である（**図 2-13**）．
　骨棘は腱靱帯や関節包付着部にできた新たな骨である．OA ではストレスにより腱・靱

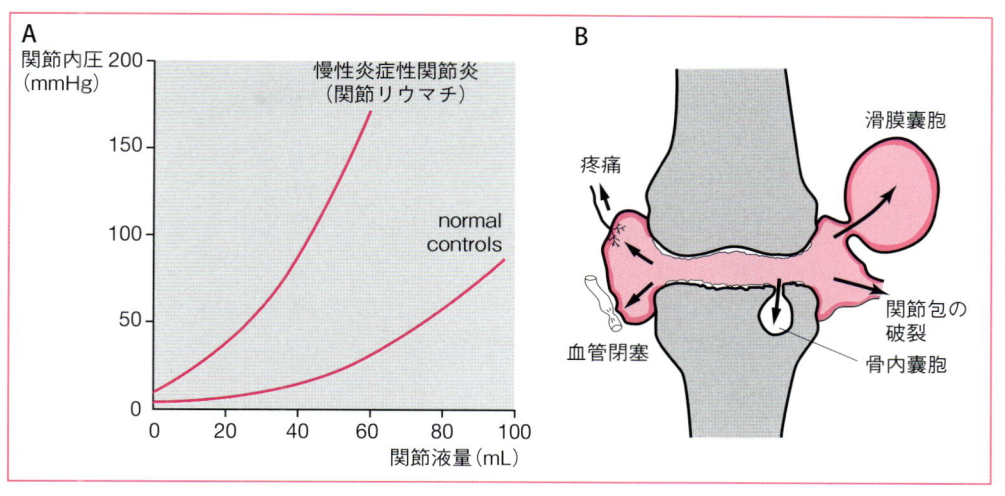

図2-11　関節液の骨内進展
A：関節内圧と関節液の量の関係　正常関節には微量の関節液がある．関節内圧は大気圧と等しい．慢性炎症性関節炎では，関節包の線維化により関節内圧は正常例よりも上昇する．**B：関節内圧の上昇により疼痛が生じる．炎症性関節液はタンパク分解酵素を含むため，炎症による血管閉塞（深部静脈血栓：DVT）が生じる．また，骨内嚢胞（geode），滑膜嚢胞（例：Baker 嚢胞），関節包の破裂により pseudocyst が形成される．

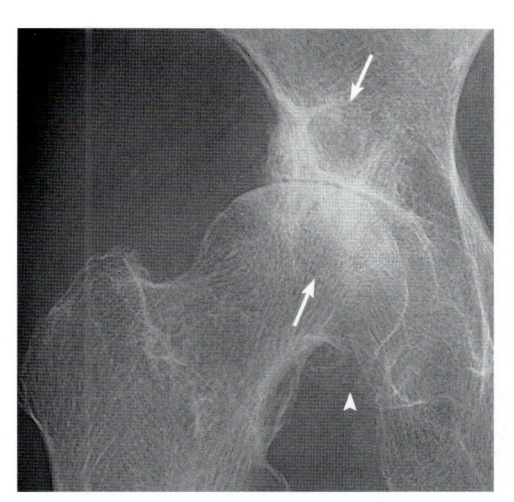

図2-12　変形性関節症：軟骨下嚢胞
股関節単純 X 線写真　荷重面の関節裂隙は狭小化し，大腿骨頭は上外側へ偏位．骨頭内側に骨棘形成がある（▶）．骨頭と臼蓋に，対向するように分布する嚢胞性変化がある（→）．

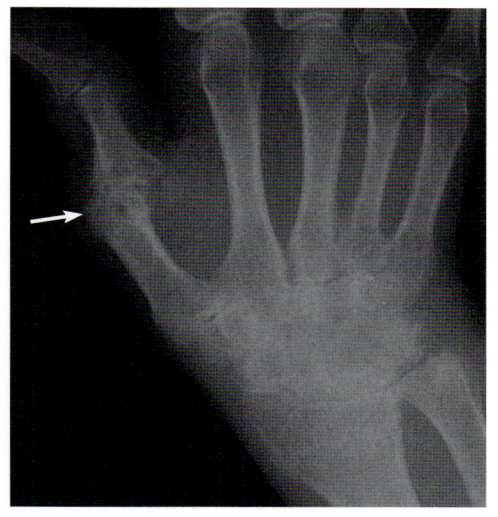

図2-13　7歳男児　乾癬性関節炎：骨膜反応，骨硬化，骨性強直
手関節単純 X 線写真　橈骨手根関節，手根中手関節はびまん性に狭小化している．手根中央関節には骨性強直がある．骨粗鬆症はない．第1中手指節関節は強直し（→），中手骨，基節骨に骨膜反応がある．

帯付着部に骨棘が形成され関節全体が白くみえる（**図 2-14**）．骨棘表面は平滑で，内部は海綿骨である．この特徴を最も顕著に認める疾患はびまん性特発性骨増殖症（diffuse idiopathic skeletal hyperostosis：DISH）である（**図 2-15**）．これ以外にも pachydermoperiostosis, acromegaly, hypoparathyroidism, hyperphosphatesia, 低リン血症性くる病などで認める（**図 2-16**）．

SpA における反応性骨硬化は慢性骨髄炎に似た比較的均一な骨濃度上昇を生じる．SpA の靱帯付着部病変も骨硬化性変化に寄与する．炎症反応を伴うため，形成された靱帯骨棘の表面は不整で，毛羽立っている．靱帯付着部近傍の骨にも硬化性変化が生じる．骨形成変化に先立ち，骨吸収性変化が起きる点が，OA による骨棘との相違点である[11]．

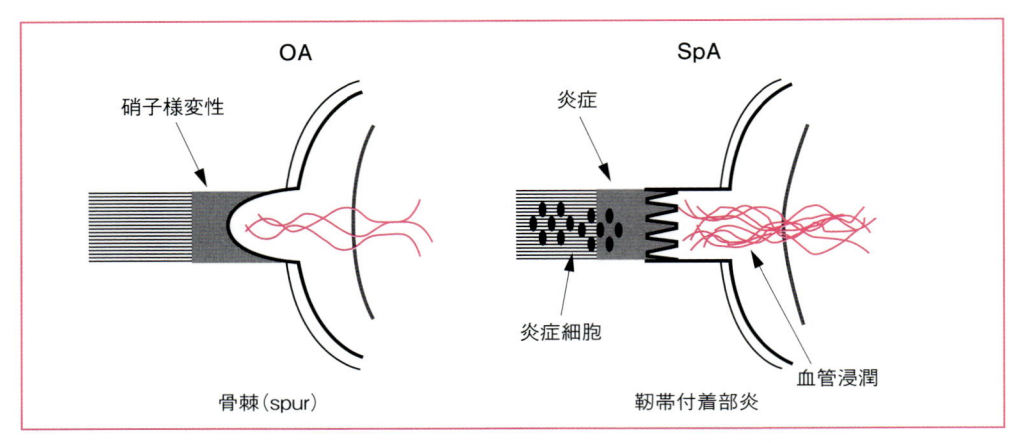

図 2-14　変形性関節症（OA）と脊椎関節炎（SpA）における骨棘形成の違い
［Dihlmann 原図（1986 International Skeletal Society Annual Meeting, Vancouver）をもとに作成］

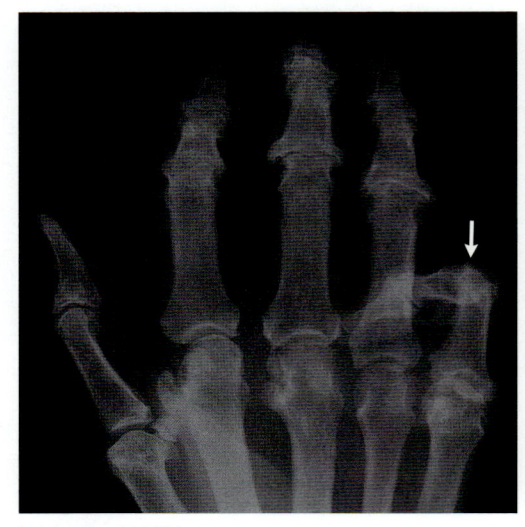

図 2-15　DISH
手指単純 X 線写真　関節周囲に高度の骨形成性変化がある．小指 PIP 関節は Dupuytren 拘縮により屈曲している（→）．

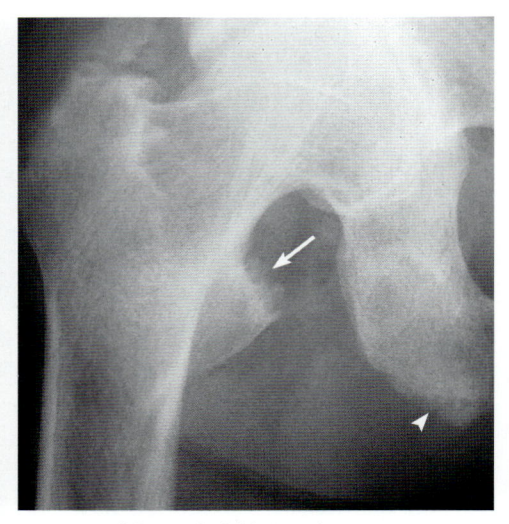

図 2-16　低リン血症性くる病
股関節単純 X 線写真　成人例で，骨梁は粗糙になり，骨全体が硬化性変化を示している．大転子，小転子に付着部症による骨形成がある（→）．坐骨にも骨形成性変化がある（▶）．

2.3 C：Calcification（石灰化）

a. 石灰化

　軟部組織石灰化には，組織変性による石灰化（dystrophic　calcification）とカルシウム濃度上昇による石灰化（metastatic　calcification）がある（**BOX 2-5**）．関節炎に伴う石灰化は結合組織病に共通して認める所見で，関節内，関節周囲，および皮下に生じる．RA やSpA で石灰化を見ることはない．RA で皮下石灰化を見た場合には overlap 症候群を考える．臨床的に RA に類似した関節症状があり，関節軟骨に石灰化がある場合，CPPD 結晶沈着症による関節炎を考える．尿酸結晶は radiopaque ではないが，石灰沈着が生じるためやや白くみえる．ハイドロキシアパタイト（hydroxyapatite：HA）は全身性硬化症，皮膚筋炎，renal　osteodystrophy の石灰沈着で，腱，滑液包に沈着する（**図 2-17**）．沈着した HA の近傍には圧迫により骨侵食（erosion）ができる．

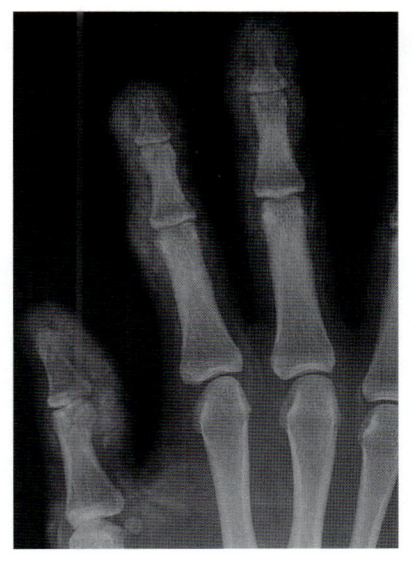

図 2-17　二次性副甲状腺機能亢進症
手指単純 X 線写真　母指から中指皮下，関節包に石灰化がある．

BOX 2-5 ｜ 軟部組織石灰化

1) **組織変性による石灰化（dystrophic calcification）**
   - 外傷
   - 炎症
   - 壊死
   - 結合組織疾患：scleroderm, CREST, MCTD, SLE, PM, DM
2) **カルシウム濃度上昇による石灰化（metastatic calcification）**

b. 関節裂隙

　関節裂隙狭小化(cartilage space narrowing)は軟骨の融解，摩耗，代謝産物の浸潤により生じ，それぞれ，炎症性関節炎，変性，代謝性関節炎というカテゴリーに分けられる(**表2-1**)．

　炎症性関節炎では関節裂隙は均一に狭小化する(**図2-18**)．化膿性関節炎のような単関節炎では急速に，RAのような炎症性多関節炎では緩徐に，関節軟骨が均等に破壊され関節裂隙は均一に狭小化する．

　OAでは，軟骨変性と機械的ストレスにより，関節軟骨は不均等に減少する．同時に骨棘が形成され，関節面には硬化性変化(骨形成)が起きる(**図2-19**)．荷重関節における非対称性で不均一な狭小化はOAの特徴であるが，MP関節では例外的に均一に狭小化する．これは軟骨の萎縮による．

　痛風などの代謝性関節炎では，滑膜や関節周囲に非対称，結節状の軟部組織腫脹が生じる(**図2-20**)．軟骨は最終的には骨侵食により破壊されるが，軟骨自体の病変ではないため，関節軟骨の厚み(関節裂隙)は最後まで比較的よく保たれる．

　関節の強直は関節炎の最終段階で，関節腔が線維性に結合した線維性強直と骨性に結合した骨性強直がある．

　関節裂隙は，関節液貯留，関節内出血，関節軟骨の肥大(acromegaly)により開大することがある(**図2-21**)．関節包の緩みがあることも関節裂隙開大に必要である．実際，RAで最も早期に認める所見は滑膜増生と関節液による関節裂隙の開大である．

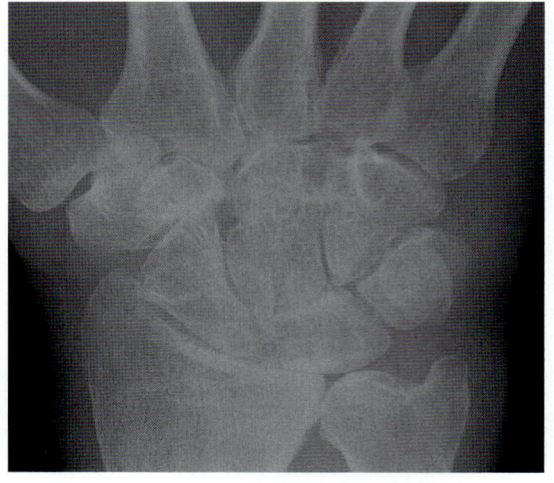

図2-18　RA：手関節のびまん性関節裂隙狭小化
手関節単純X線写真　手関節にびまん性関節裂隙狭小化がある．明確な骨侵食はない．

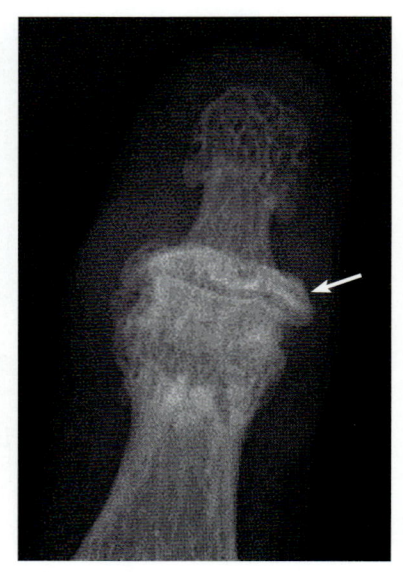

図2-19　変形性関節症
手指単純X線写真　中指DIP関節に骨棘形成(→)，関節裂隙狭小化，軟部組織腫脹がある．

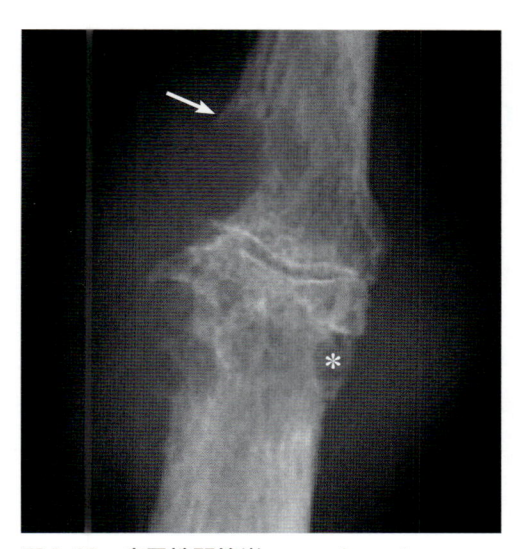

図 2-20　痛風性関節炎：overhanging marging
手指単純 X 線写真　示指 PIP 関節の overhanging marging（→）と punched out lesion（＊）を認める．骨粗鬆症や関節裂隙狭小化はない．

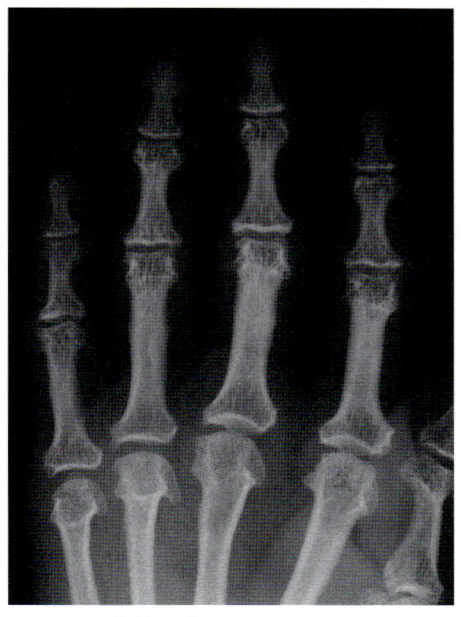

図 2-21　末端肥大症
手指単純 X 線写真　MP 関節，PIP 関節，DIP 関節の関節裂隙は開大している．

■ **表 2-1　関節裂隙狭小化の分類**

病態	特徴的 X 線所見
炎症性（inflammatory）	関節辺縁の骨破壊（marginal erosion） 関節周囲の骨粗鬆症（periarticular osteoporosis） 軟部組織腫脹（soft tissue swelling） 均一な関節裂隙狭小化（uniform loss of articular space）
変性（degeneration）	骨棘形成（osteophyte） 軟骨下の骨硬化（subchondral sclerosis） 軟骨下嚢胞（subchondral cysts） 不均一な関節裂隙狭小化（uneven loss of articular space） 軟骨石灰化症（chondrocalcinosis）
代謝性（metabolic deposition）	非対称結節性軟部組織腫脹（lumpy-bumpy soft tissue swelling） chronic bony erosion with overhanging margin

2.4　D：Distribution（病変の分布）

a.　Hand：示指〜小指 PIP，DIP 関節，母指の IP 関節

　RA は MP，PIP 関節を侵す．早期には示指，中指 MP 関節，中指 PIP 関節が侵される．RA の骨侵食の好発部位は中手骨骨頭の橈側である（**図 2-22**）．DIP 関節病変は比較的少なく，変化も軽度である．非典型部位の骨侵食は男性，seronegative RA（RF 因子，ACPA 陰性の RA）の女性に多い．

　変形性関節症（OA）は両側対称性で，PIP 関節，DIP 関節に多く，MP 関節単独に生じることはない．erosive OA（EOA）は MP 関節には生じない．OA の変化が MP 関節単独に生じた場合，CPPD 結晶沈着症やヘモクロマトーシス，職業に関連した関節症，Kashin-Beck 病など特異な関節疾患の可能性を考える必要がある[12]（**図 2-23**）．

　ピロリン酸性関節症（pyrophosphate arthropathy）の所見は OA に類似するが，第2,3 MP 関節に骨棘があることが OA との相違点になる．ヘモクロマトーシスでは示指〜小指 MP 関節に hook 状の骨棘形成を伴う OA 所見を示す．乾癬性関節炎（PsA）の分布は多様で，非対称性，片側性，DIP 関節優位，あるいは ray like distribution を示す．鑑別診断には炎症性変形性関節症（EOA）があり，時に両者の鑑別は困難である．第1 CMC（carpometacarpal joint）病変は SSc，SLE など筋腱のバランス不良をきたす疾患に生じる．

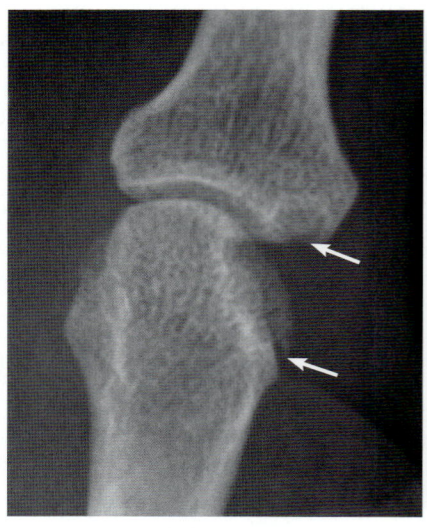

図 2-22　30 歳台女性　RA
手指単純 X 線写真　示指 MP 関節の橈側に骨侵食がある（→）．

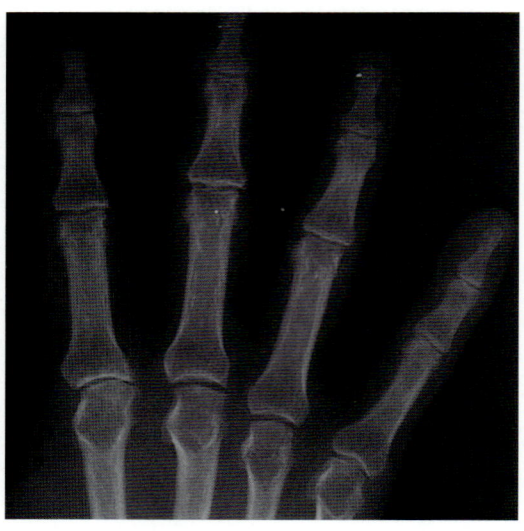

図 2-23　30 歳台女性　Kashi-Beck 病
手指単純 X 線写真　中国黒竜江省生まれ．すべての MP 関節に狭小化，中手骨頭の変形がある．骨端症による二次的 OA 例である．PIP 関節，DIP 関節に異常はない．（ももい整形外科 桃井康晴先生のご厚意による）

b. 手関節

　手関節には，CMC，母指 MP，midcarpal（MC），RC，distal RU（dRU）joint の 5 つの
コンパートメントがある（**図 2-24 A**）．大菱形骨と舟状骨の関節を別に扱うこともある．

　RA はすべてのコンパートメントを侵す．分布は両側性，対称性である（**図 2-24 B**）．す
べてのコンパートメントに病変がある場合，化膿性関節炎（特に結核）を忘れてはならない．

　OA では CMC と大菱形舟状骨関節（TS）が侵される（**図 2-25 A**）．外傷性，職業性の
OA では分布は異なる．

　CPPD 結晶沈着症では橈骨手根関節，手根中手関節（midcarpal）がターゲットになる（**図
2-25 B**）．SLAC 様変化があれば，石灰化がなくとも CPPD 結晶の沈着によるピロリン酸
性関節症を考える．

　痛風はすべてのコンパートメントを侵すが，手根中手関節（CCMC）が一番重症となるの
が特徴である．

　PsA も RA と同じくすべてのコンパートメントを侵す．RA との違いは骨形成性変化を
伴う点である．

　多中心性細網組織球症は DIP 関節から始まる．副甲状腺機能亢進症は DIP 関節，PIP
関節，MP 関節に骨侵食を伴う関節炎を生じる．

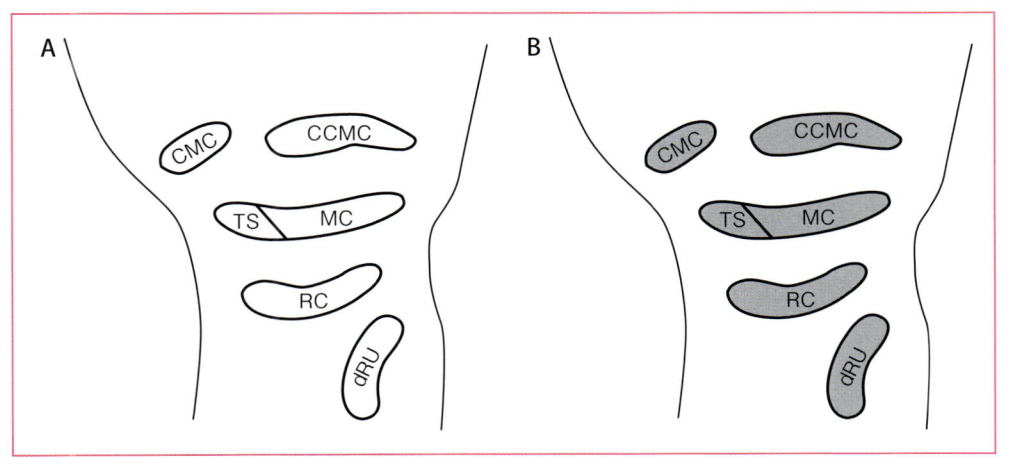

図 2-24　手関節の 5 つのコンパートメント（A）と RA の発生部位（B）
CMC：first carpometacarpal compartment（母指手根中手関節），CCMC：common carpo-
metacarpal compartment（手根中手関節），MC：midcarpal compartment（手根中央関節），
RC：radiocarpal compartment（橈骨手根関節），dRU：distal radioulnar compartment（遠
位橈尺関節），TS：trapezioscapnoid region（大菱形舟状骨関節）

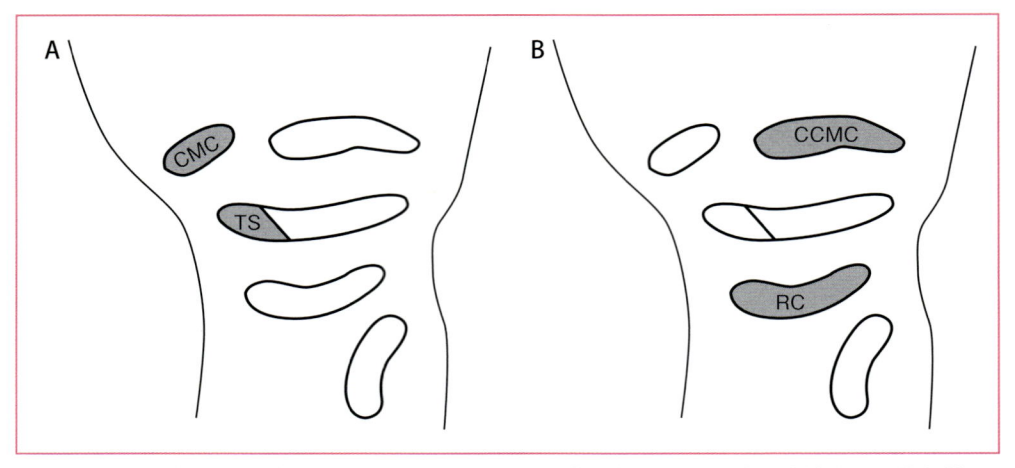

図 2-25　手関節のコンパートメントと変形性関節症(OA)，CPPD 結晶沈着症の発生部位
A：OA　第1CMC と大菱形舟状骨関節(TS)が侵される．**B：CPPD 結晶沈着症**　橈骨手根関節
(RC)，手根中手関節(CCMC)がターゲットになる．

c. 膝関節

　膝関節には，内側大腿脛骨関節(medial femorotibial：mFT)，外側大腿脛骨関節(lateral femorotibial：lFT)，膝蓋大腿関節(patellofemoral：PF)，および近位脛腓関節の4つのコンパートメントがある．

　RA ではすべてのコンパートメントを侵し，両側性，対称性である．骨粗鬆症 (osteoporosis)により関節面が崩れ，靱帯の弛みにより，内反あるいは外反変形が生じる．

　OA では2〜3のコンパートメントに変化が生じる(**図 2-26**)．膝蓋大腿関節の単独病変はまれで，CPPD 結晶沈着症や軟骨軟化症(chondromalacia)，脱臼後に生じる．CPPD 結晶沈着症の分布は多様で，通常は両側性である．OA と同じく内側膝関節と膝蓋大腿関節に変化が生じるが，より高度である．内側・外側膝関節に所見がなく，膝蓋大腿関節に高度の OA 変化がある場合は CPPD 結晶沈着症である．

d. 股関節

　内方，上方，求心性の関節裂隙狭小化がある．

　RA は関節軟骨が均一に菲薄化し，関節裂隙は求心性に狭くなる(**図 2-27**)．早期に骨棘形成を見ることはない．

　強直性脊椎炎でも求心性関節裂隙狭小化が生じる．RA と異なり，骨頭を縁取るような襟状の骨棘が形成される．これは CPPD 結晶沈着症でも認める所見である．

　乾癬性関節炎，反応性関節炎でも求心性関節裂隙狭小化が生じる．乾癬性関節炎では高度の骨破壊を認めることがある．

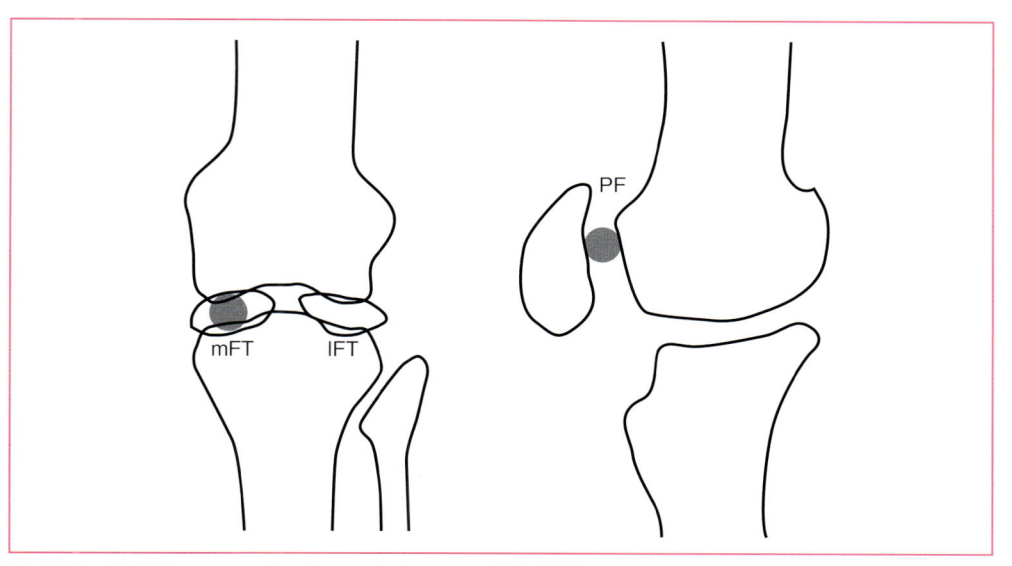

図 2-26　膝関節のコンパートメントと OA の発生部位
mFT：内側大腿脛骨関節 , lFT：外側大腿脛骨関節 , PF：膝蓋大腿関節

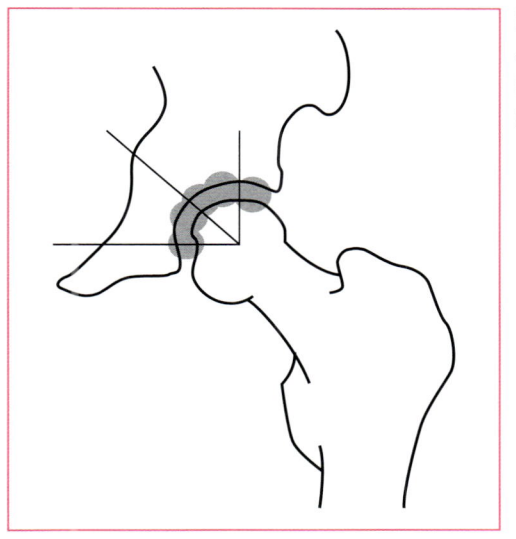

図 2-27　股関節の RA における関節裂隙狭小化
RA では関節軟骨が全体に菲薄化して，関節裂隙は求心性に狭くなる．

　OA では骨頭は上方へ，まれに内方へ偏位する（**図 2-28**）．
　求心性関節裂隙狭小化をきたす股関節の単関節病変には，滑膜軟骨腫症と色素絨毛結節性滑膜炎（pigmented villonodular synovitis：PVNS）がある（**図 2-29**）．

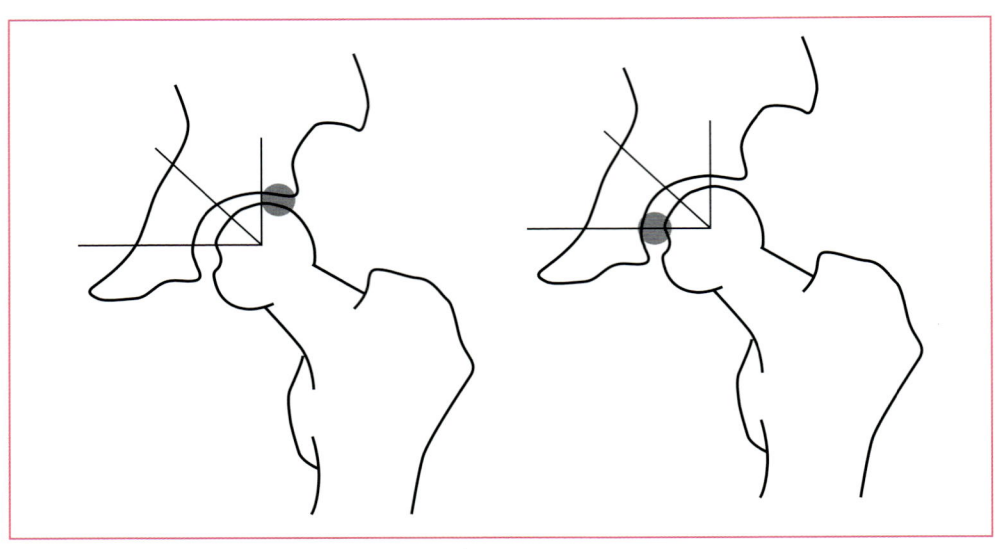

図 2-28　股関節の OA における骨頭の移動
OA では骨頭は上方へ，まれに内方へ偏位する.

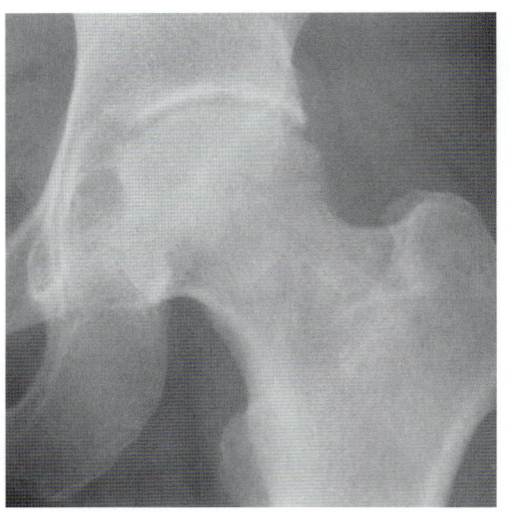

図 2-29　40 歳台女性　色素絨毛結節性滑膜炎(PVNS)
左股関節単純 X 線写真　関節裂隙は均一に狭小化している.

e.　足関節

　　RA では第 5 中足骨外側，第 1〜4 中足骨骨頭の内側が侵される．PIP 関節，DIP 関節病変は RA ではまれで，ここに病変がある場合は，RA 以外の関節炎(PsA)を考える(**図 2-30**)．

　　OA では第 1 中足指節関節が好発部位である(**図 2-31**)．

　　第 1 中足骨頭，母趾指節間関節は痛風の好発部位である．

　　PsA は非対称性，片側性，Ray 分布で．IP 関節を侵す(**図 2-32**)．第 5 中足骨頭と母趾指節間関節に病変がある場合は，RA ではなく PsA である．

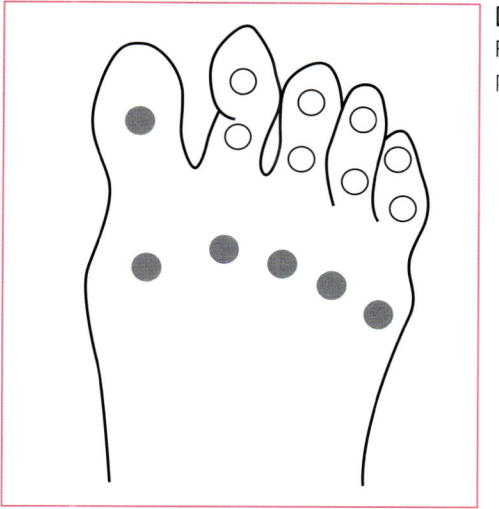

図 2-30　足関節における RA の発生部位
RA では第 5 中足骨外側，第 1〜4 中足骨骨頭の
内側が侵される．

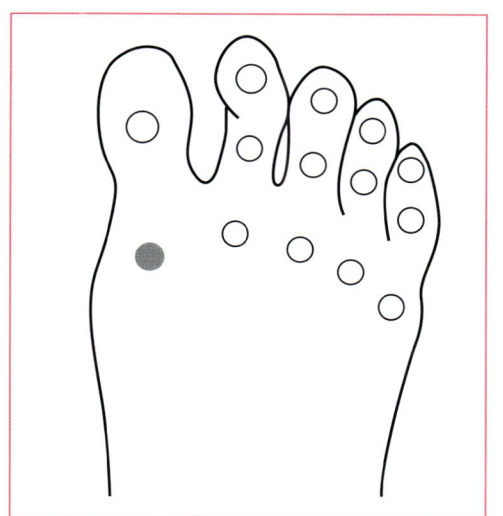

図 2-31　足関節における OA の発生部位
OA では，第 1 中足指節関節が好発部位である．

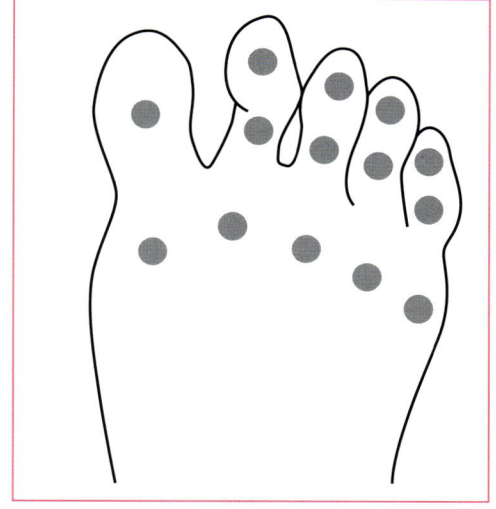

図 2-32　足関節における SpA の発生部位
PsA は非対称性，片側性，Ray 分布で．IP 関
節を侵す．

f. 中足部：距骨下・距踵舟関節，踵骨立方骨関節

　　RA は手と同じくすべてのコンパートメントを侵す．
　　距骨：距骨後部は SpA，Haglund disease の好発部位である．

2.5 E：Erosion（骨侵食）

a. Marginal erosion

　　Marginal erosion は，RA や結核性関節炎に生じる関節辺縁の骨侵食である．関節を構成する骨の近位部，すなわち MP 関節では中手骨頭，PIP 関節では近位指節骨頭の橈側掌側に最も高度に現れる．母指では，遠位指節骨の長母指屈筋腱付着部に深い骨侵食が生じる．骨侵食は必ずしも対称性ではなく，片側性のこともある．

b. Compressive（pressure）erosion

　　Compressive（pressure）erosion も RA に特徴的な骨侵食である．骨粗鬆症になった骨に対して作用する筋力により生じる．この力は，MP 関節で特に大きく，軟骨が破壊された状態では関節面は容易に陥凹し，時に中手骨骨頭が対側の骨頭に陥入する（図 2-33）．遠位橈尺関節では橈骨遠位端に広基性の切痕様の骨侵食を見ることがあるが，これも compressive erosion の 1 例である．compressive erosion のひとつとして，パンヌスが骨内に進展した偽囊胞（pseudocyst）様にみえることがある．股関節では骨頭ならびに臼蓋軟骨の均一な菲薄化により骨頭は求心性に変位し，股臼底突出を示す（図 2-34）．
　　関節外の滑液包や腱鞘の滑膜炎でも近接する骨に変化が起きる．superficial surface resorption は長管骨の骨膜下皮質表面の骨吸収である．手の第 1 中手骨背側，母指基節骨の短母指屈筋と母指内転筋付着部によく見る変化である．
　　RA の滑液包炎の好発部位は，尺骨茎状突起周囲，膝窩部，肩峰下包 – 三角筋下包，肘の皮下滑液包，踵骨腱包である．腫脹した滑液包により，周囲の骨に骨侵食が生じる．尺骨茎状突起では，下橈尺関節，茎状前陥凹の bare area，尺側手根伸筋腱の近傍の 3 か所に骨侵食が生じる（図 2-35）．肩峰下包炎と踵骨腱包炎では，近接する鎖骨遠位端，踵骨後方に骨吸収が起きる．

c. その他の骨侵食（erosion）

　　Enthesial erosion は靭帯付着部直下や近傍の骨吸収で SpA の特徴のひとつである．PsA の関節病変は骨侵食に加えて骨増殖性変化による所見の修飾を受ける．手の DIP 関節では骨侵食の周囲に骨新生が生じるため，"mouse ear" という特徴的な所見が生じる．
　　Central erosion は炎症性変形性関節症に特徴的な骨侵食で，関節面の中央が陥凹（崩れ落ちたような）したような骨透亮像ができる．

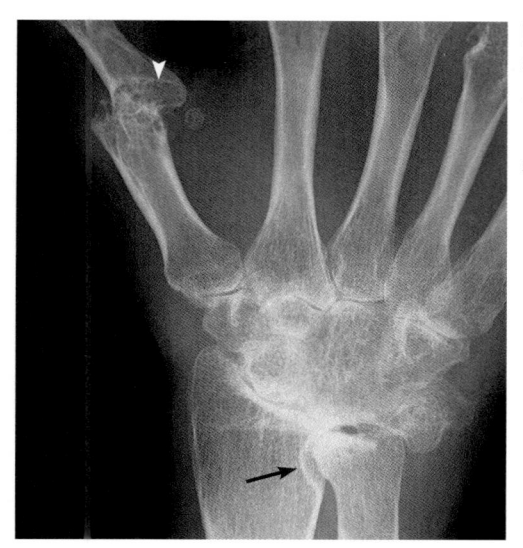

図2-33　RA：尺骨茎状突起の骨侵食
手関節単純X線写真　尺骨茎状突起に硬化縁のあるcompressive erosionがある（→）．第1中手指節（MP）関節にもcompressive erosionがある（▶）．

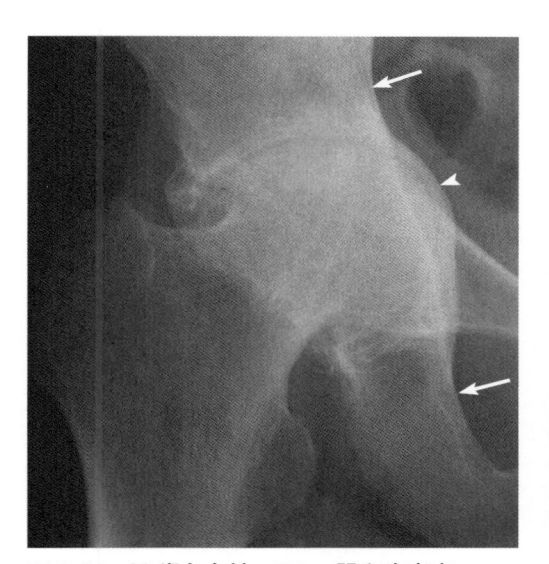

図2-34　20歳台女性　RA：股臼底突出
股関節単純X線写真　股臼底（▶）は腸坐骨線（ili-oischial line，→）より内方へ突出（股臼底突出）．股関節の関節裂隙は均一に狭小化し，骨頭は求心性偏位を示している．

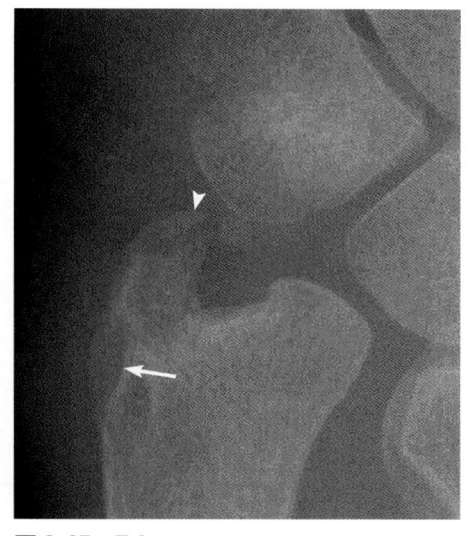

図2-35　RA
手関節単純X線写真　尺骨外側の辺縁に尺側手根伸筋腱の腱鞘滑膜炎によるsuperficial surface resorptionがある（→）．▶：茎状前陥凹の骨侵食．

　痛風性関節炎では，骨から張り出すような（overhanging　margin）骨形成を伴う骨侵食が特徴的である．

　Hook erosionはSLEのようなnon-erosive arthritisにみられる変化である．

　Pseudoerosionは OA でみられる，骨棘により生じた骨侵食様の陥凹をいう．

2.6　S：Soft tissue（軟部組織腫脹）

　関節における軟部組織の評価は，常に左右を比較して，関節周囲あるいは関節近傍に限局した腫脹（左右差）を評価する．片側のみの撮影では，軟部組織腫脹の診断は困難である．手が浮腫により左右均等に腫脹している例では，単純 X 線写真の所見だけでは異常かどうか判定できない．

　関節周囲の腫脹は，基本的に RA による紡錘状（左右対称）の腫脹（**図 2-36**），混合性結合組織病（MCTD）や PsA によるびまん性（ソーセージ指）の腫脹，OA の Heberden 結節による不均等な腫脹，の 3 パターンをとる．代謝性関節炎では，異常組織（尿酸結晶，xanthomaous tissue，アミロイド，肉芽腫組織）の沈着により，lumpy bumpy と形容される，結節状の腫脹が関節面からやや離れた位置で左右非対称性に生じる．

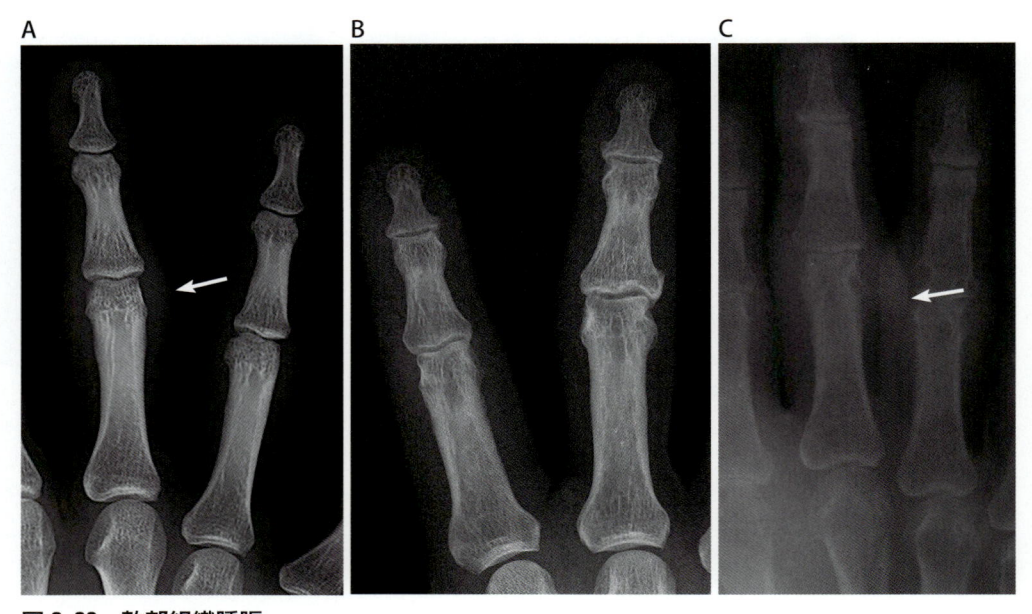

図 2-36　軟部組織腫脹
手指単純 X 線写真　A：RA　PIP 関節に紡錘状軟部組織腫脹がみられる（→）．**B：乾癬性関節炎**示指，中指がソーセージ状に腫脹している．**C：痛風性関節炎**　中指 PIP 関節周囲に非対称の腫脹を認める（→）．

文 献 ■

1) Forrester DM, Brown JC：The radiology of joint disease. Philadelphia：WB Sauders, 1987.
2) Resnick D：Target area approach to articular diseases. In：Resnick D(ed)：Diagnosis of bone and joint disorders. 2. 4th ed. Philadelphia：WB Saunders, 2002：1755-1779.
3) Strickland C：Radiographic and imaging modalities. In：West SG(ed)：Rheumatology secrets, 3rd ed. Philadelphia：Elsevier, 2015：63-75.
4) Ishikawa H, Abe A, Murasawa A, et al：Rheumatoid wrist deformity and risk of extensor tendon rupture evaluated by 3DCT imaging. Skeletal Radiol 2010；39：467-472.
5) Taleisnik J：Rheumatoid synovitis of the volar compartment of the wrist joint：its radiological signs and its contribution to wrist and hand deformity. J Hand Surg Am 1979；4：526-535.
6) 首藤敏秀：ムチランス型リウマチの発症機序 2008[available from：http://www.hakatara.net/images/no9/9-1.pdf.]
7) Bottcher J, Pfeil A, Petrovitch A, et al：Metacarpal index estimated by digital x-ray radiogrammetry as a tool for differentiating rheumatoid arthritis related periarticular osteopenia. Int J Biomed Sci 2006；2：241-250.
8) Huachou Z, Kitazawa A, Kushida K, Nagano A：Longitudinal study of age- and menopause-related metacarpal index changes in Japanese adult females. J Clin Densitom 2001；4：43-49.
9) Dihlmann W：General radiographic diagnosis of the gliding tissues. In Joints and vertebral connections. Stuttgart：Thieme, 1985：1-62.
10) Resnick D, Niwayama G, Coutts RD：Subchondral cysts(geodes) in arthritic disorders：pathologic and radiographic appearance of the hip joint. AJR Am J Roentgenol 1977；128：799-806.
11) Sugimoto H, Tamura K, Fujii T：The SAPHO syndrome：defining the radiologic spectrum of diseases comprising the syndrome. Eur Radiol 1998；8：800-806.
12) Altman R, Alarcon G, Appelrouth D, et al：The American College of Rheumatology criteria for the classification and reporting of osteoarthritis of the hand. Arthritis Rheum 1990；33：1601-1610.

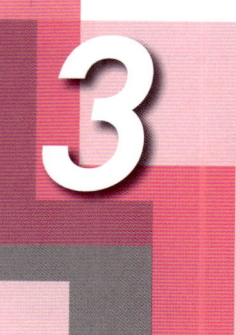

早期関節リウマチ

　関節リウマチ(rheumatoid arthritis：RA)はおもに手足の小関節を侵す，慢性の対称性多関節炎である．いくつかの遺伝的要因のもと，未知の原因により免疫異常と炎症が生じる．滑膜由来の炎症組織である炎症性肉芽組織(パンヌス pannus)が形成され，関節が破壊される．パンヌスによる骨破壊(骨侵食 erosion)が RA の最も中心となる病変である[1](図 3-1)．

　RA の有病率は人口の 0.8％(0.3〜2.1％)で，男女比は 1：3 と女性に多い．年間の発症率は 10 万人当たり 25〜50 人と推定されている[2]．年齢とともに有病率は高くなり，男女差は小さくなる．80％は 35〜50 歳の間に発症する．RA の発症には遺伝的要因がおよそ 2/3，環境要因が 1/3 関与している．遺伝的リスク因子として 100 以上の遺伝子が知られており，その大部分は ACPA(抗シトルリン化ペプチド抗体 anti-cyclic citrullinated peptide antibody：以下，抗 CCP 抗体とする)陽性の患者にある．喫煙は環境要因として認知されている．過去 10 年間で，早期の強力な治療により RA が寛解することが証明され，早期に RA の治療を開始して寛解を維持することが治療目標となっている．

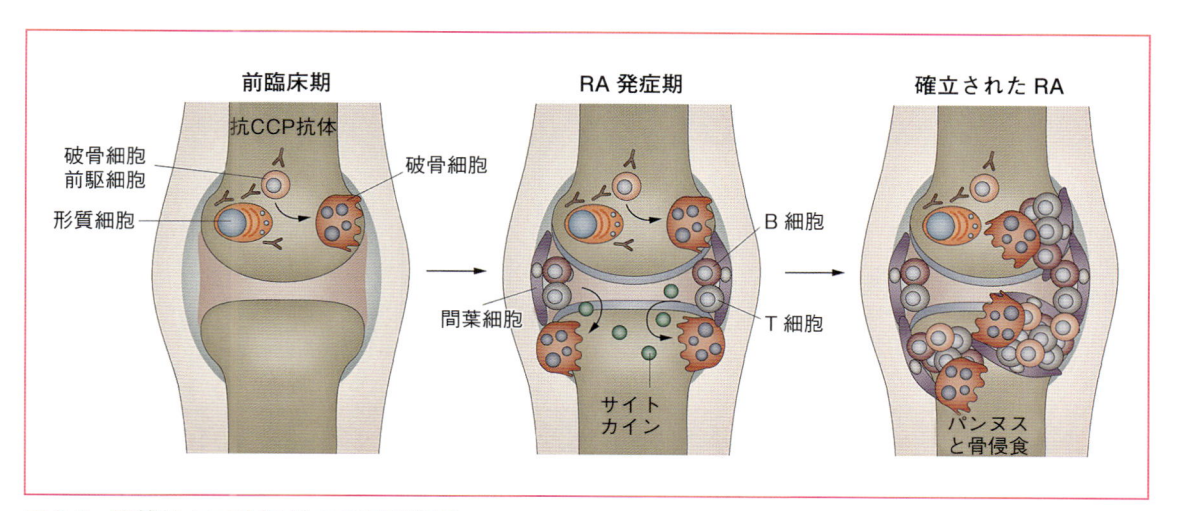

図 3-1　関節リウマチ(RA)の骨侵食進展
前臨床期(preclinical phase)では形質細胞(plasma cell)で抗 CCP 抗体がつくられ，破骨細胞(osteoclast)の分化を促し骨減少がはじまる．この変化は関節近傍の骨髄内で始まる．RA 発症期(clinical disease onset)では，滑膜炎が RANKL(receptor activator of nuclear factor κ B ligand)の発現を誘導することにより，破骨細胞形成を刺激するサイトカインの産生をもたらし，サイトカインと RANKL の相乗作用で破骨細胞による骨侵食(erosion)が増強される．確立された RA(established RA)になるとパンヌスにより明確な骨侵食が生じる．破骨細胞による骨破壊は RA 発症期(あるいはそれ以前)から生じている．(文献 1)より改変)

3.1 関節リウマチの診断基準

　　関節リウマチ(RA)は subclinical synovitis，未分類関節炎(undifferentiated arthritis：UA)を経て，骨侵食により関節破壊が生じた RA として診断される[3]（**図 3-2**）．RA を発症した患者の 2/3 には滑膜炎に先行して疲労感，食欲不振，漠然とした骨関節症状(subclinical synovitis)が生じる．また臨床的に RA が明らかになる前にリウマチ因子(rheumatoid factor：RF)や抗 CCP 抗体が陽性になることを systemic autoimmunity という[4]．

　　米国リウマチ学会(ACR)と欧州リウマチ学会(EULAR)が合同で策定した 2010 年改訂の ACR/EULAR 分類基準(以下，新基準)では，RA は関節炎の数と病悩期間，身体所見，および血清学的所見により診断される[5]（巻末の Appendix 参照）．X 線所見は 1987 年 ACR 診断基準(旧基準)では診断項目のひとつであったが，X 線検査による骨侵食は新基準の診断項目には含まれていない．これは，RA の発症期(clinical disease onset)，すなわち骨侵食が生じる前の段階で RA を診断・分類することを目指しているためである．ただし，診断時，あるいはその前になんらかの理由で X 線検査が行われ，典型的な骨侵食が証明されていれば，その所見単独で RA と診断・分類される[6]（**図 3-3**）．新基準は"典型的な骨侵食"をより重視したものになっている．

3.2 早期関節リウマチ(early RA)の画像診断

　　画像診断では，subclinical synovitis，MRI で骨髄浮腫や滑膜炎を認める undifferentiat-

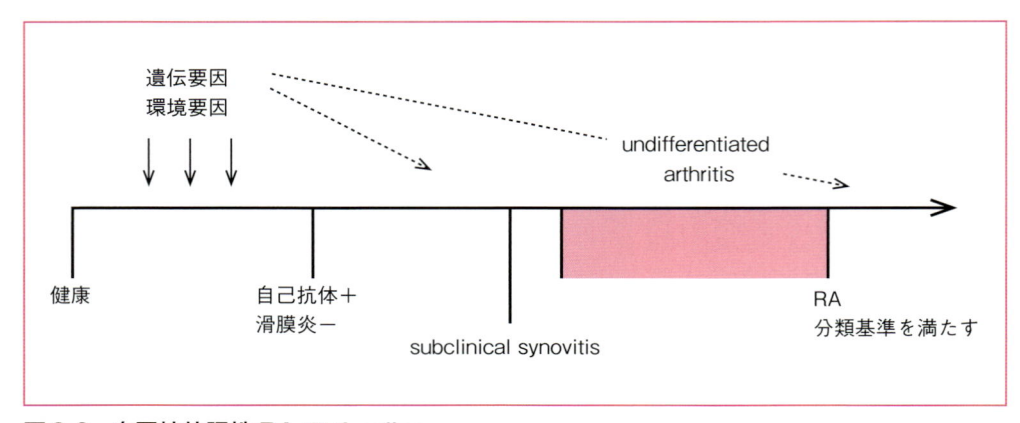

図 3-2　自己抗体陽性 RA の timeline
自己抗体は RA の臨床症状や徴候が明らかになる数年前に出現する．subclinical synovitis の期間はおそらく数週間である．(文献 3)より改変)

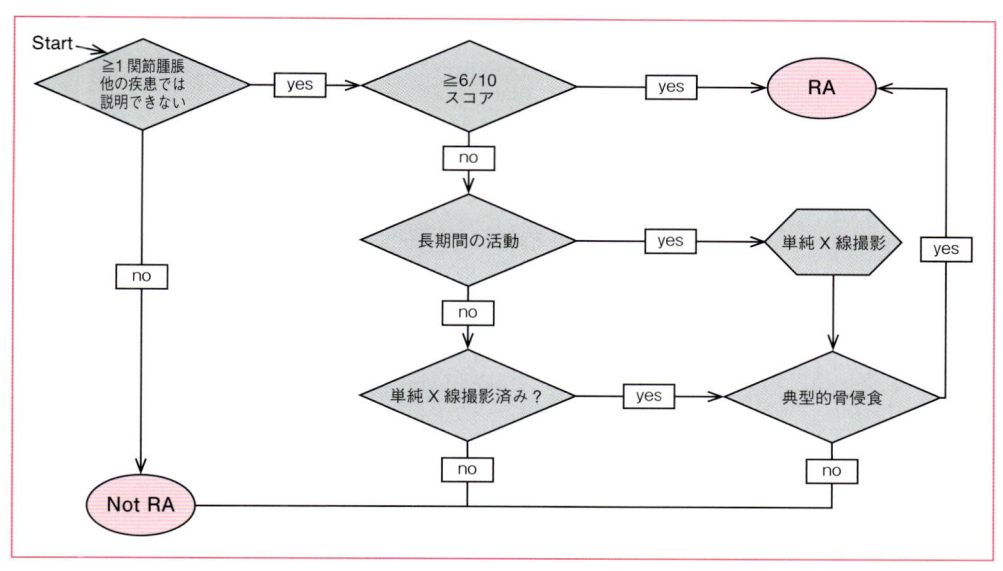

図 3-3　2010 ACR/EULAR 分類基準のアルゴリズム
2010 ACR/EULAR 分類基準における単純 X 線撮影の位置づけ．大部分は早期 RA を対象とするため，単純 X 線撮影による骨侵食の証明は新分類では中核となる項目ではない．臨床的に発症から長期間経過した，活動性のない RA が疑われる例，あるいは一度も分類が行われていない例では，単純 X 線所見が直接分類のために使われることがある．また，長期間の病歴がなくとも，単純 X 線検査で典型的な RA の所見があれば RA に分類される．（文献 6）より改変，with permission of Springer）

ed arthritis, MRI（超音波検査）で滑膜炎や骨髄浮腫（骨炎）が証明される早期 RA，典型的な骨侵食が生じた RA の 4 段階に分けられる．

a. Subclinical synovitis

　抗 CCP 抗体陽性例では，臨床的に関節炎が明らかになる前に MRI で小関節に滑膜炎，骨髄浮腫，微細な骨侵食を認める[4,7]．しかし，微細な骨侵食は無症候対照群でも描出されるため，この所見が RA の先行病変か，normal variation の範疇かどうかはわからない[4]．

b. Undifferentiated arthritis：UA

　UA は除外診断（diagnosis of exclusion）である．旧基準で UA と診断（分類）される患者も抗 CCP 抗体陽性なら新基準で RA と診断（分類）される例がある．逆に旧基準で RA と診断されても，抗 CCP 抗体陰性なら新基準では RA と診断されないこともある[8]．
　新基準で UA と診断される患者の大多数は抗 CCP 抗体陰性であり，その 25％は 1 年後に RA を発症する．抗 CCP 抗体陰性例でも，手関節と MP 関節に MRI で骨髄浮腫が証

明されれば，それは RA 発症の予測因子となる．デジタル X 線画像分析(digital　X-ray radiogrammetry：DXR)では骨密度の低下が RA 発症の予測因子であることが示されている[9]．

c. 関節リウマチの典型的骨侵食

　RA を他の炎症性関節炎と区別する病理学的特徴はパンヌス形成である．パンヌスには高度の血管新生があり，軟骨の細胞外基質を破壊する．これを chondrolysis という．パンヌスは腫瘍様の増殖を示し，関節辺縁の滑膜付着部から関節表面を覆うように這いのびて骨を侵食する[10]．骨侵食(erosion)は局所の骨吸収と骨形成のバランスが崩れた状態である．骨侵食は X 線が発見される前に記載された RA の特徴的病理所見であり，現在でも RA の診断と治療効果判定における中心的な所見である．新基準では画像診断(単純 X 線，MRI，超音波検査)で典型的骨侵食があれば RA と診断される．RA の典型的骨侵食には，発生部位，サイズ，辺縁の性状に明確な特徴がある．

　破骨細胞による骨破壊(骨侵食)は RA 発症時，あるいは発症前から生じるが，画像診断で認識できる骨侵食は関節面の辺縁(marginal　erosion)とまれに関節面の中央部に生じるものである．marginal　erosion が最初に生じる部位は bare　area という関節構造で説明されることが多い．bare　area とは，解剖学的には関節軟骨の辺縁にあり，軟骨に覆われていない一定の広がりのある面をさす[11](図 3-4)．しかし，関節辺縁の骨侵食は，bare area にランダムに起きるのではなく，特定の部位(hot spot)に生じる．

　MP 関節では，中手骨橈側の関節包付着部近傍と基節骨の関節包(側副靱帯)付着部近傍に最初に骨侵食が生じる(図 3-5)．尺側に生じることは少なく，はじめに掌側や背側にで

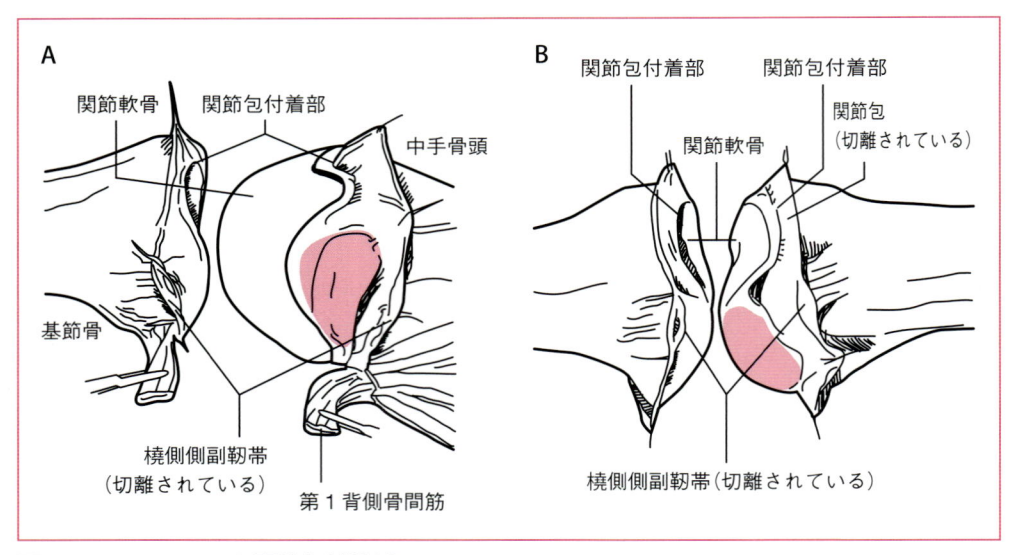

図 3-4　bare area と関節包付着部
A：MP 関節　bare area(赤アミ)は中手骨頭の関節軟骨辺縁と関節包付着部の間を指す．基節骨側に bare area に相当する部位はない．**B：PIP 関節**　MP 関節と同様の構造を示す．(文献11)より改変)

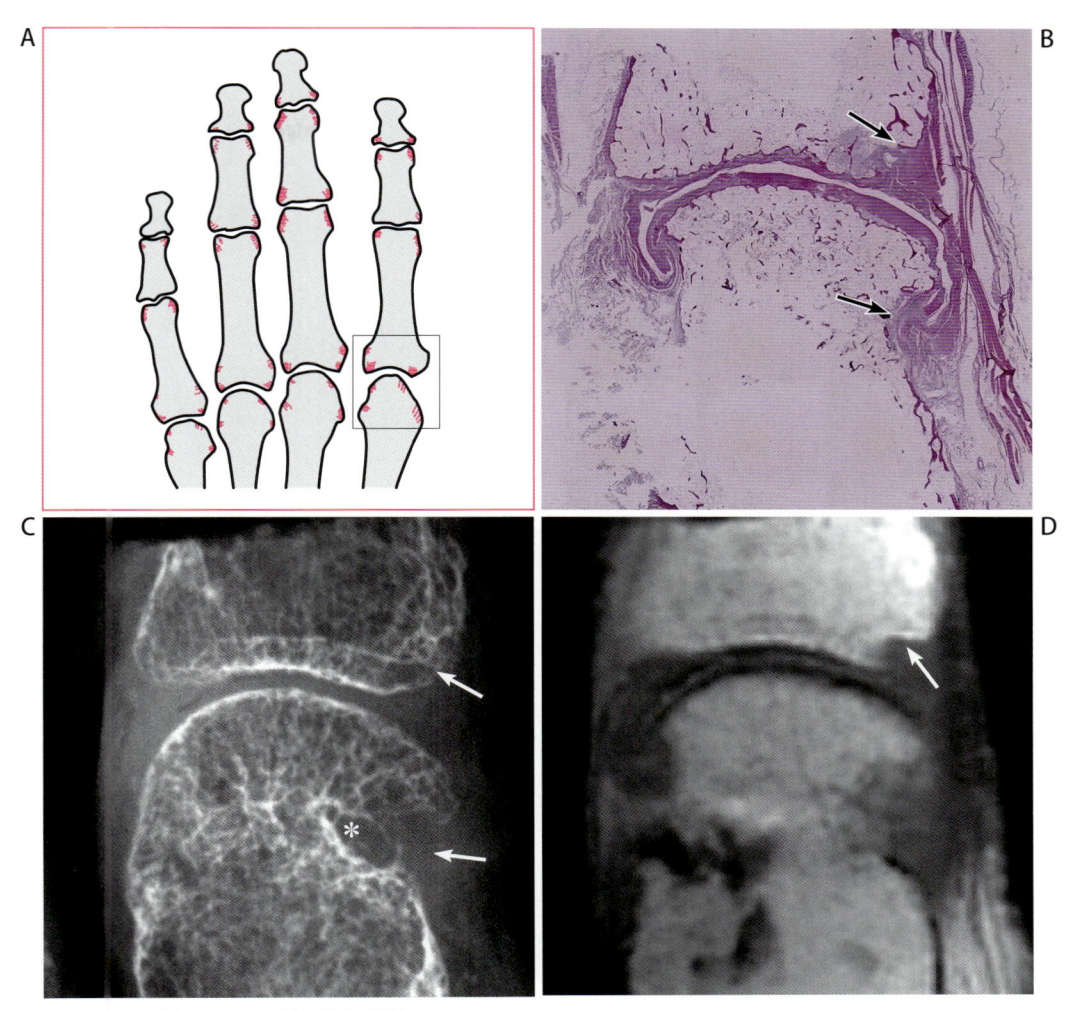

図 3-5　早期 RA の骨侵食好発部位
A：骨侵食の好発部位（hot spot），B：RA の既往がある解剖用遺体の示指 MP 関節のマクロ像
骨侵食の中心部が側副靱帯（関節包）の付着部に対応している（→）．C：単純 X 線写真　中手骨と
基節骨に骨侵食（→）と骨内嚢胞（＊）がある．D：MRI, T1 強調冠状断像　骨侵食では，骨皮質を
示す無信号が途絶し，骨髄内に低信号域がある（→）.（A は文献 13）より改変）.

きることはない．PIP 関節でも同様である．また，MP，PIP 関節の遠位側には bare area
に相当する部位はなく，骨侵食は側副靱帯付着部から始まる[11,13,14]．この部位は側副靱帯
付着部の機械的ストレスが加わり，microtrauma（微小外傷）が生じる部位と一致する[14]（**図
3-6**）．病理学的には，早期 RA で骨侵食が生じる部位は硝子軟骨のパンヌスによる血管新
生に対する相対的な耐性（anti-angiogenic　property）と関節包付着部の繰り返される mi-
crotrauma により説明される[12]．

　手関節で骨侵食が最初に生じる部位は，橈骨・尺骨茎状突起，舟状 – 月状関節とこれに
接する橈骨関節面，各手根骨の辺縁，第 2 中手骨近位関節面，有頭骨 – 有鈎骨 – 第 3 中手
骨 – 第 4 中手骨間，第 5 中手骨近位部である（**図 3-7**）.

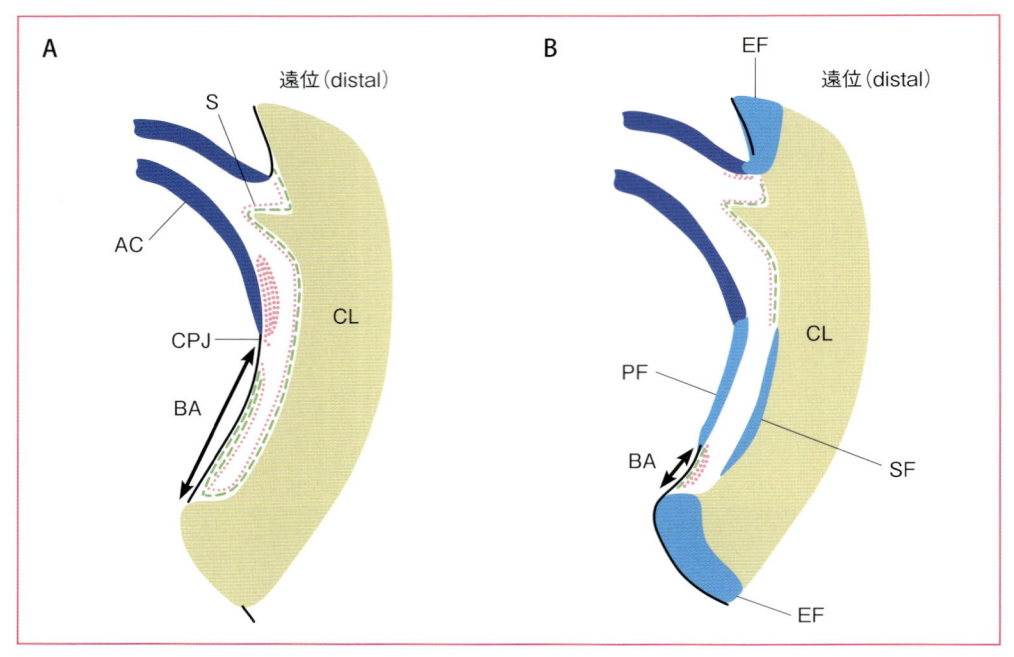

図 3-6　MP, PIP 関節橈側のシェーマ
A：従来の考え方　bare area（BA）は軟骨の境界部（cartilage-pannus junction：CPJ）から滑膜（S：緑点線）の折り返しまでを含む一定の広さを有する領域である．AC：関節軟骨，CL：側副靱帯．**B：側副靱帯付着部の微小外傷による骨侵食形成（ligament compression concept）**　関節近位側では関節包面側に線維軟骨（sesamoid fibrocartilage：SF）と骨膜側の線維軟骨（periosteal fibrocartilage：PF）があり，運動時に互いに圧迫し合う（compression）．bare area（BA）は側副靱帯（collateral ligament：CL）が線維軟骨（enthesial fibrocartilage：EF）を介して骨に付着する部位の近傍にある．この部位に反復するストレスにより微小外傷（microtrauma）が生じる．ここは初期の骨侵食が生じる部位に一致する．遠位側（基節骨，中節骨の近位部）に bara area に相当する構造はない．（文献 14）より改変）

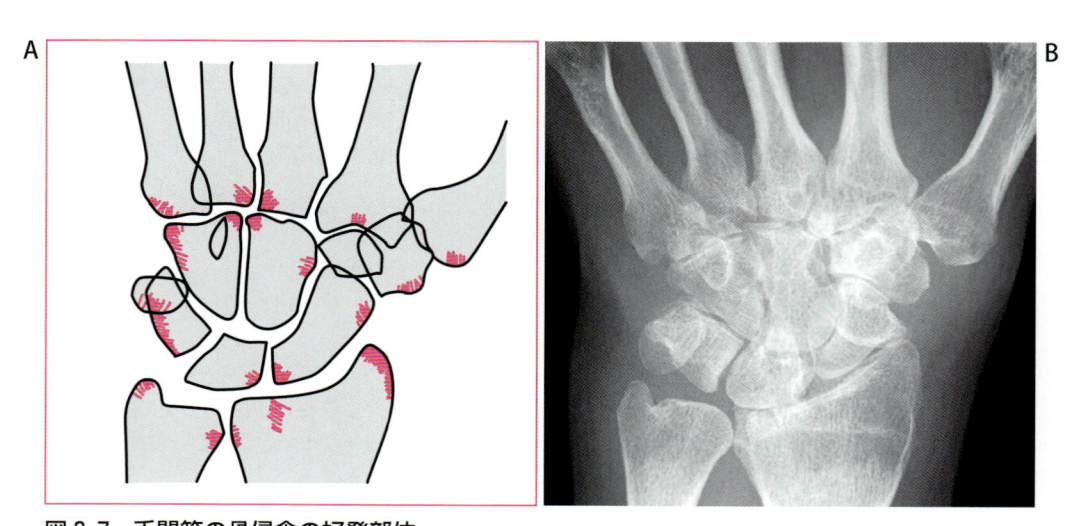

図 3-7　手関節の骨侵食の好発部位
A：骨侵食の好発部位（hot spot）．B：RA 症例の手関節単純 X 線写真　典型的な骨侵食を示す．hot spot に一致して骨侵食がある．（文献 13）より改変）

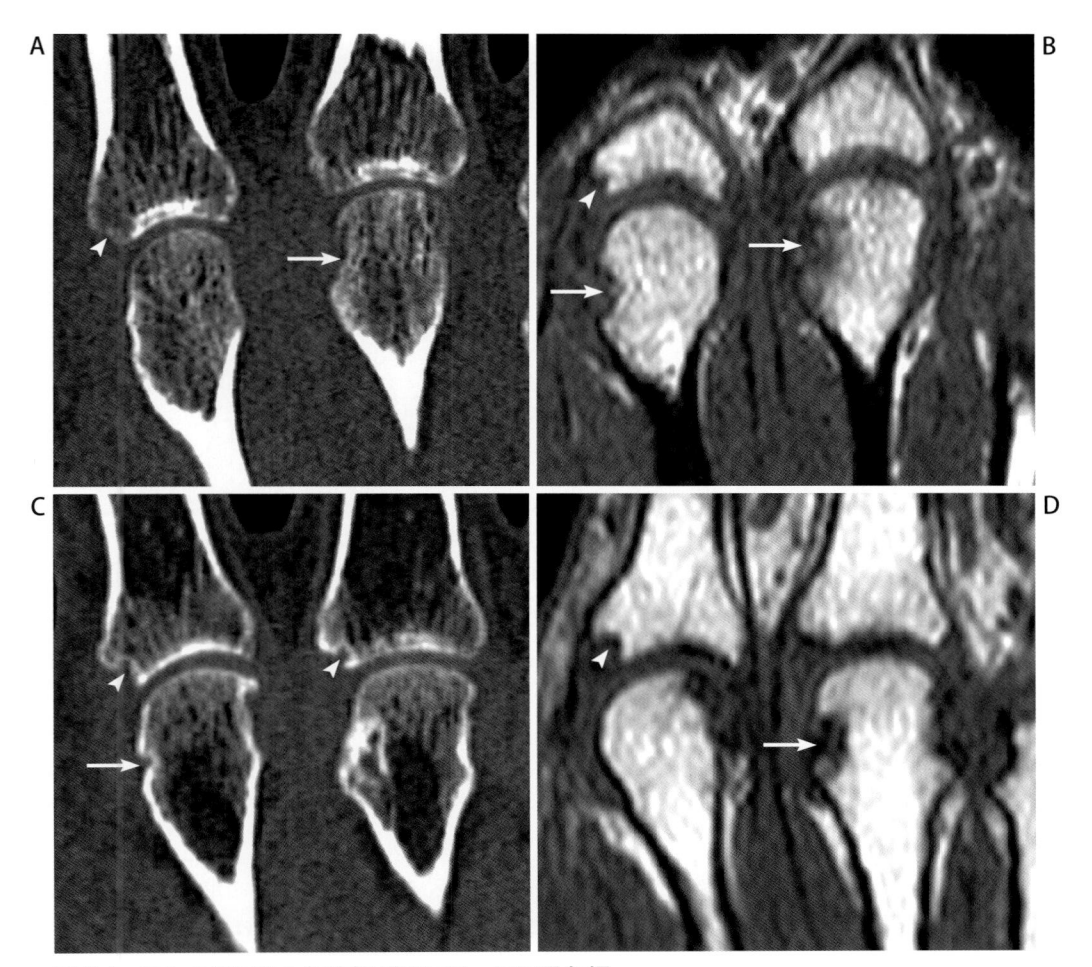

図 3-8　RA の骨侵食と無症候ボランティアの骨欠損
上段：早期関節リウマチ，下段：無症候ボランティア　右手第 2, 3MP 関節の CT，MRI（A, C：
CT 冠状断再構成像，B, D：MRI, T1 強調冠状断像，CT と MRI のスライス厚，ピクセルサイズ
はほぼ同じ）　早期関節リウマチの CT（**A**）では，示指基節骨橈側の骨皮質が不連続で（➤）．第 3
中手骨骨頭橈側に明らかな骨侵食がある（→）．hot spot に生じた骨侵食である．MRI（**B**）では，第
2, 3 中手骨骨頭（→），示指基節骨基部（➤）の橈側に骨侵食による皮質の断裂がある．無症候ボラ
ンティアでもほぼ同じ部位，第 2, 3 中手骨骨頭橈側（→），示指基節骨基部橈側（➤）に骨皮質の断裂
がある（**C, D**）．CT（**C**）では RA と異なり，"骨侵食様"の defect の骨皮質は連続しており，修
復された骨侵食のようにみえる．

　RA では，中手骨頭の骨侵食なしに，基節骨基部に骨侵食が生じることはまれであ
る[15]．また，正常例でも基節骨近位部の橈側には Nørgaard's erosion とよばれる透亮像が
出現する[16]．これは正常変異であることが多い．したがって，基節骨近位部の骨皮質が不
明瞭にみえても，他に所見がない場合には RA の骨侵食ではない．

　正常人の手指の骨には小さい（1.9 mm 以下の）骨皮質欠損が生じることがある[16]．この
部位は，側副靱帯の付着部に一致する[17]．靱帯付着部に生じる微細な骨皮質の途絶像は
RA に特異的な所見ではなく，繰り返される microtrauma により生じる現象である．同

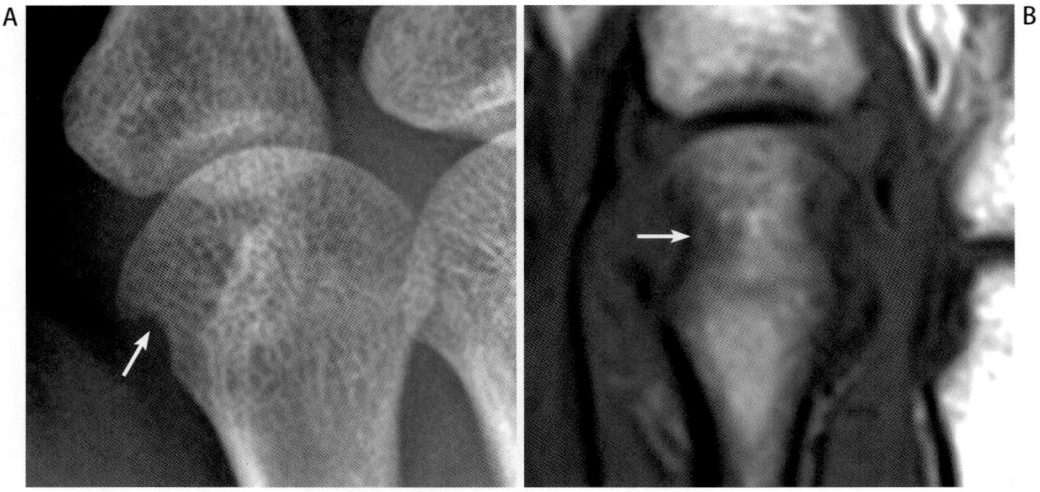

図 3-9　50 歳台女性　発症 1 か月の早期 RA
A：示指 MP 関節単純 X 線写真斜位像，B：MRI, T1 強調像　単純 X 線写真（A）では，骨侵食の辺縁は骨吸収のため，不明瞭である（→）．T1 強調像（B）では，骨侵食の辺縁は低信号で，修復の有無は評価できない（→）．

時に，この部位は早期 RA で骨侵食ができる部位とも一致する（**図 3-8**）．したがって，小さい（1.9 mm 以下の）骨皮質の欠損部を骨侵食と診断することに慎重であるべきである．逆に，これよりも大きい欠損は骨侵食の確率が高くなる．

　骨侵食では，骨吸収のため単純 X 線像や CT 像で辺縁は不鮮明になる（**図 3-9**）．修復が起きている骨侵食，あるいは活動性のなくなった骨侵食では辺縁に骨硬化変化が生じる．骨侵食辺縁の不鮮明さについて，MRI と超音波検査では文献的記載はない．

3.3 早期 RA：MRI 所見

RA の MRI 所見は，骨侵食（MRI bone erosion），骨髄浮腫，滑膜増生である[19]．

a. MRI bone erosion

　パンヌスは線維化や鉄沈着の程度により T1 強調像で低〜中等度の信号を示す．パンヌスにより生じた骨侵食を MRI bone erosion というが，それは骨皮質の断裂，骨髄内の低信号域として描出される．MRI は，断層像であること，およびコントラスト分解能に優れていることから，単純 X 線と比較してより早期に，またより多くの骨侵食を診断できる（図 3-10）．MRI bone erosion に一致して骨皮質の断裂があることは，X 線像や CT で証明されている（図 3-11）．しかし，MRI bone erosion が，単純 X 線や CT の骨侵食と一致しない例もある（図 3-12）．また，骨侵食に接する骨髄に浮腫・炎症性変化による信号変化があると骨侵食と骨髄との境界ははっきりしなくなる．

　MRI bone erosion は異なる撮像断面で確認することにより確診度が高まる．そのため，RAMRIS（rheumatoid arthritis magnetic resonance imaging score）の診断基準では骨侵食を 2 方向から証明することが求められている（図 3-13）．

　手の MRI では骨侵食と同様の信号を示す正常構造がある．これには，骨間靱帯付着部の陥凹，生理的陥凹，栄養血管孔が含まれる（図 3-14）．これらの構造は，MRI や CT で骨侵食様の所見を呈する（図 3-15）．また，舟状骨月状骨インピンジメント，有鉤骨月状骨インピンジメント，尺骨突き上げ症候群など，慢性反復性外傷でも骨皮質の不整が生じる（図 3-16）．

　MRI の解像度の不足やアーチファクトにより MRI bone erosion がマスクされることがある．アーチファクトには，化学シフトアーチファクト（chemical shift artifact）と脂肪抑制の不良がある．化学シフトアーチファクトが大きい撮像法では，小さい骨皮質の欠損が描出されない可能性がある（図 3-17）．

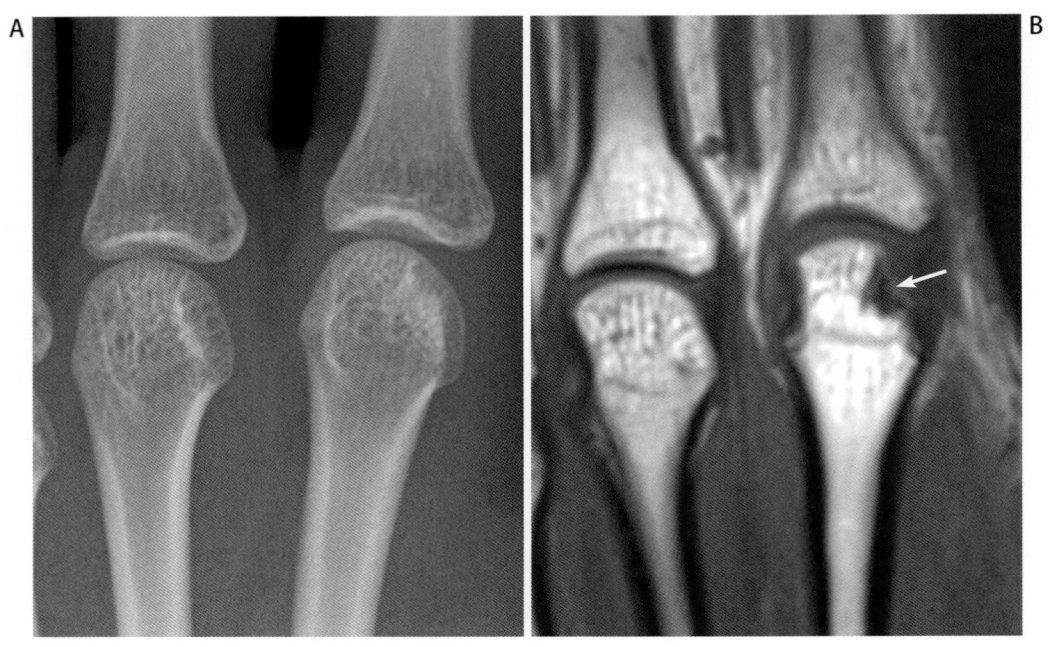

図 3-10　50 歳台女性　早期 RA
A：単純 X 線写真，B：MRI, T1 強調冠状断像　単純 X 線写真（A）では，骨侵食は同定できない．
T1 強調像（B）では，第 2, 3 中手骨頭に皮質の無信号が途絶し，骨髄内に低信号がある（→）．

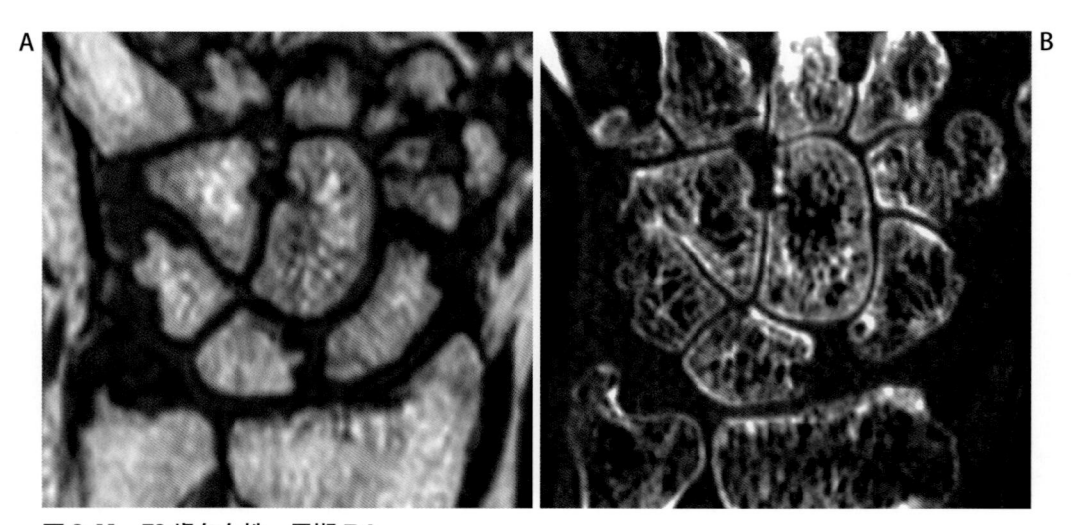

図 3-11　70 歳台女性　早期 RA
A：MRI, T1 強調冠状断像，B：CT 冠状断再構成像　T1 強調像（A）では，尺骨茎状突起，舟状–
月状関節とこれに接する橈骨関節面，各手根骨の辺縁，第 2 中手骨近位関節面，有頭骨–有鉤骨
–第 3 中手骨–第 4 中手骨間に骨侵食がある．MRI bone erosion と CT（B）の骨侵食は概ね一致し
ている．

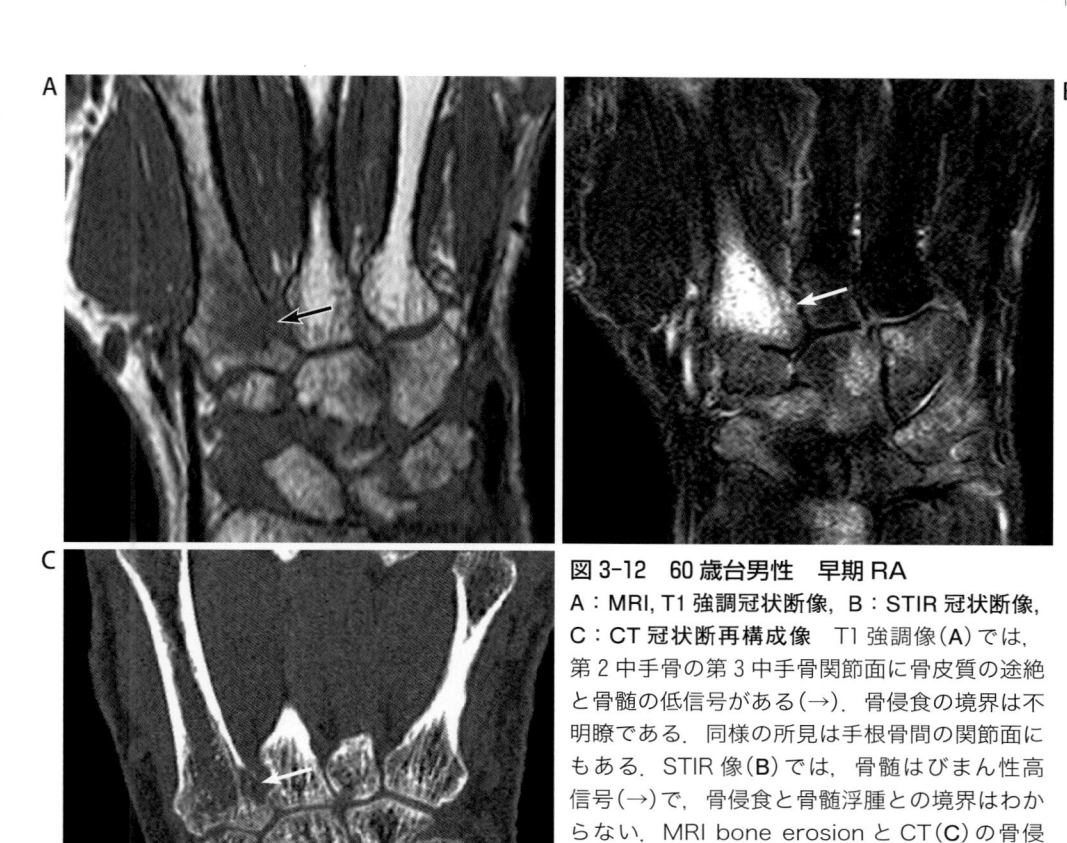

図 3-12　60 歳台男性　早期 RA
A：MRI, T1 強調冠状断像，B：STIR 冠状断像，
C：CT 冠状断再構成像　T1 強調像（A）では，
第 2 中手骨の第 3 中手骨関節面に骨皮質の途絶
と骨髄の低信号がある（→）．骨侵食の境界は不
明瞭である．同様の所見は手根骨間の関節面に
もある．STIR 像（B）では，骨髄はびまん性高
信号（→）で，骨侵食と骨髄浮腫との境界はわか
らない．MRI bone erosion と CT（C）の骨侵
食の分布，サイズに解離がある例である．

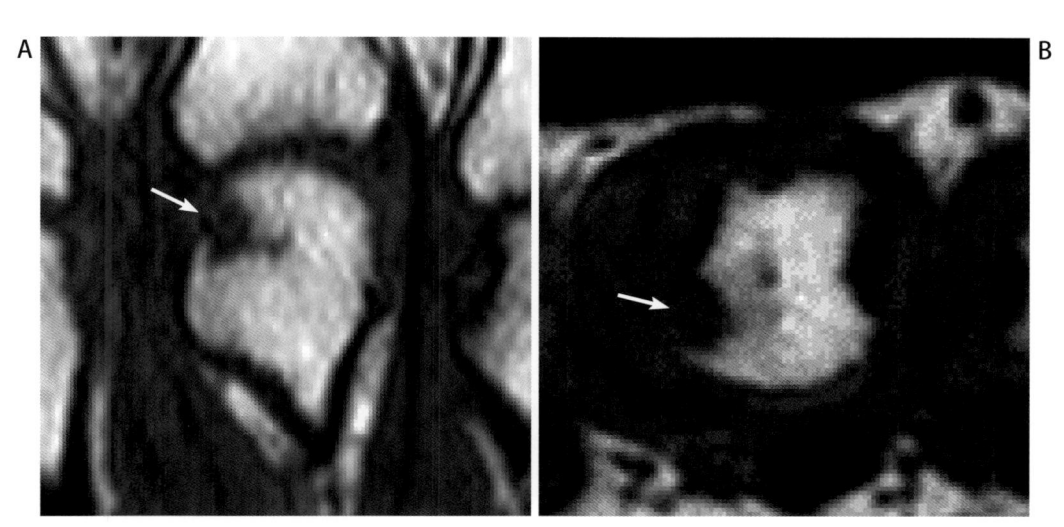

図 3-13　50 歳台女性　早期 RA
MRI, 3D T1 強調像（isotropic data の再構成像）　A：冠状断像，B：横断像　中手骨頭の骨侵食（→）
で，2 方向で観察することで，確診度が高くなる．

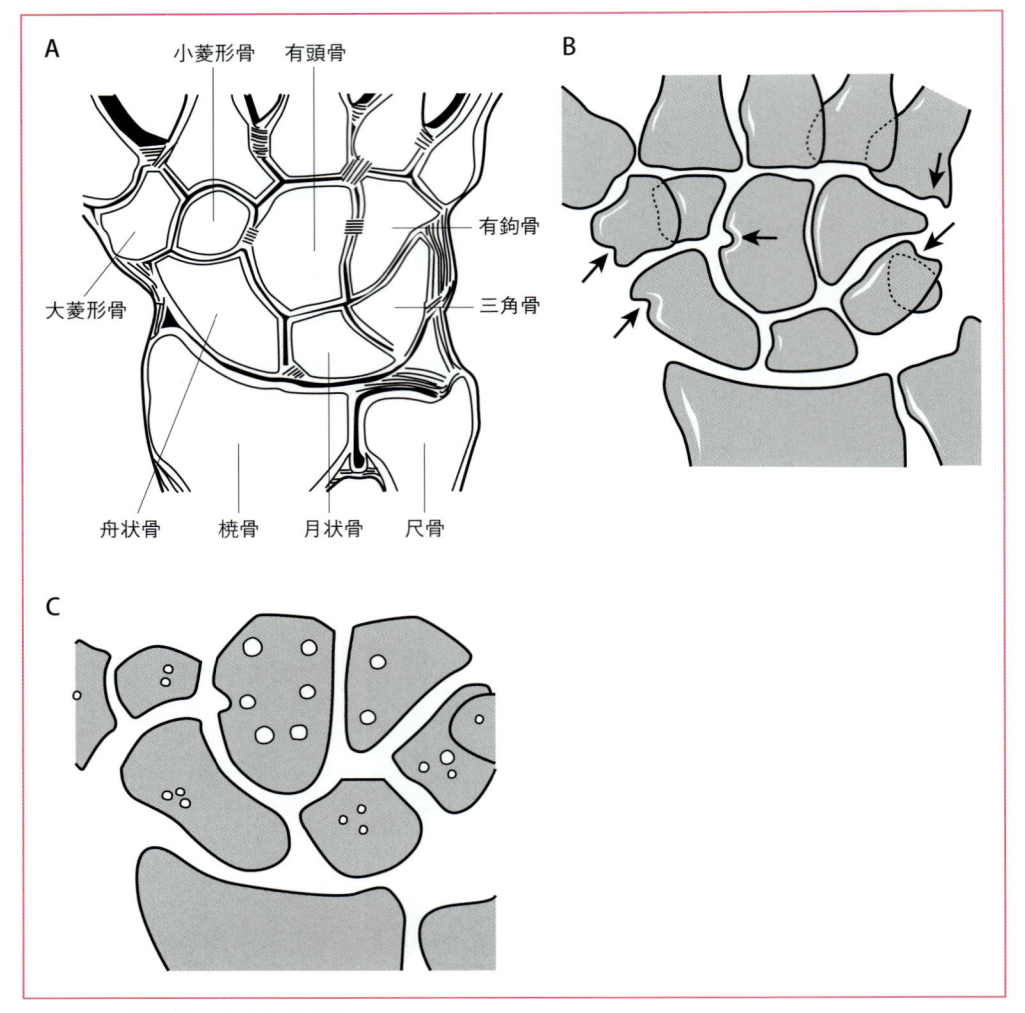

図 3-14　手関節にある正常構造
A：骨間靱帯　手根骨や中手骨の骨間靱帯付着部には骨皮質がないため，皮質は不連続になる．
B：生理的陥凹　手根骨，中手骨基部の生理的陥凹．大菱形骨，舟状骨，有頭骨，三角骨，第 5 中手骨基部にある（→）．**C：血管孔**　栄養血管孔の位置を示す．辺縁には皮質がある．（B, C は文献 38）©Georg Thieme Verlag KG，より許可を得て転載）

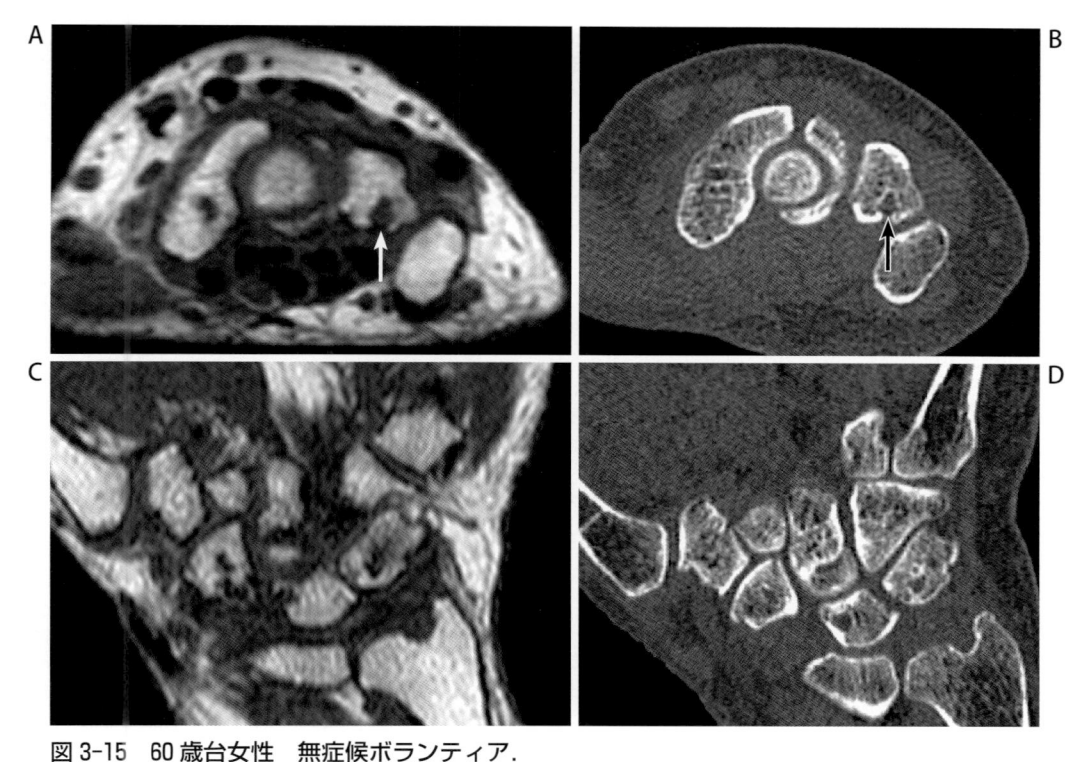

図 3-15　60 歳台女性　無症候ボランティア.
A：MRI, T1 強調横断像，B：CT 横断像，C：T1 強調冠状断像，D：CT 冠状断再構成像　血管
孔(→)など，骨皮質の欠損像が多数ある.

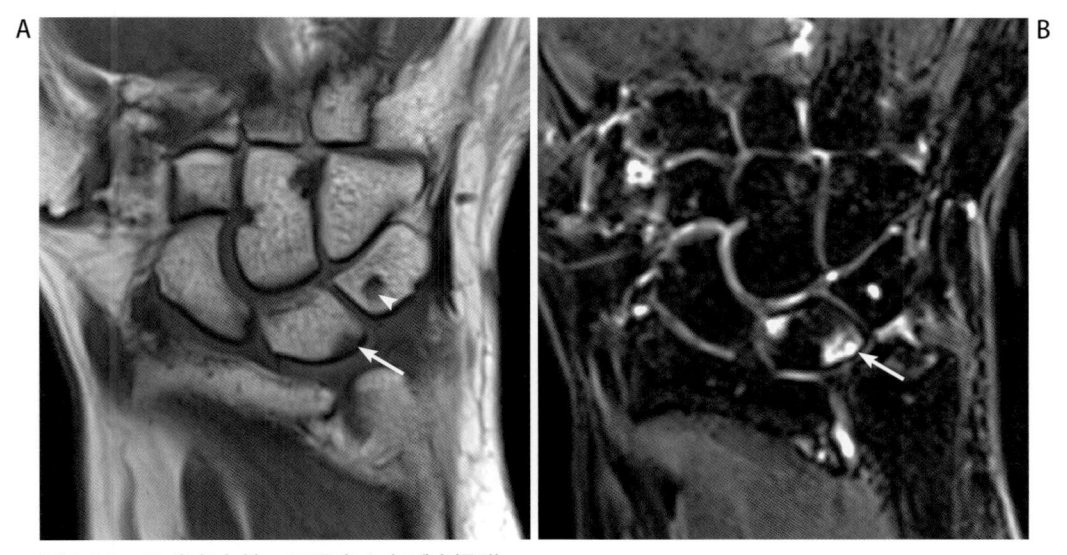

図 3-16　60 歳台女性　尺骨突き上げ症候群
A：MRI, T1 強調冠状断像，B：STIR 冠状断像　T1 強調冠状断像(A)では，月状骨の尺側関節面
に低信号がある(→)．三角骨には血管孔がある(►)．STIR 冠状断像(B)では，月状骨の尺側関節
面は高信号を示す(→).

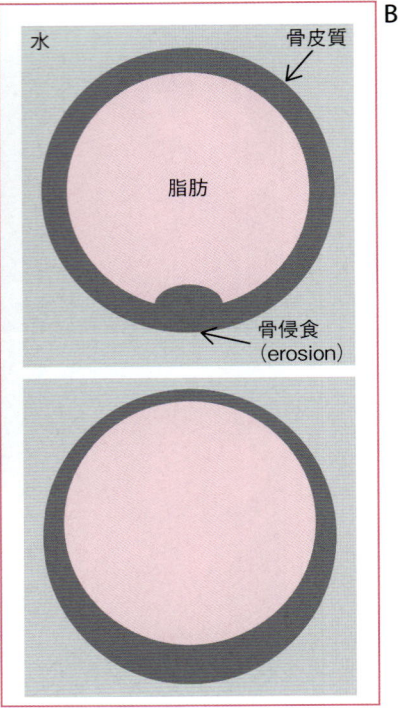

図3-17　化学シフトによる骨侵食のマスク
A：T1強調冠状断像　手根骨の辺縁に化学シフトによる無信号帯がある(→)．**B：手根骨の皮質と骨髄のシェーマ**　化学シフトにより，骨皮質に相当する無信号帯が拡大して骨侵食がマスクされる(**下図**)．

b.　骨髄浮腫　bone marrow edema（骨炎 osteitis）

　骨髄浮腫はMRIでしか描出できない所見である．骨髄浮腫は，脂肪抑制T2強調像，あるいはSTIR像で関節下骨髄の境界不明瞭な高信号域，T1強調像で均一な低信号域として描出される(**図3-18**)．骨髄浮腫は滑膜炎により生じる例と滑膜炎なしに生じる場合があり，骨髄浮腫は，関節破壊を予見する強力な指標である．

　骨髄浮腫は病理学的には軟骨下骨の炎症細胞浸潤に対応する[20]．しかし，STIR像で骨髄浮腫が高信号域として描出されるためには相当量の炎症細胞浸潤と浮腫がなければならないことから，MRI所見と病理所見が解離する可能性が指摘されている[21]．

c.　滑膜炎　synovitis

　滑膜炎はガドリニウム(gadolinium：Gd)により強く増強される(**図3-19**)．造影される組織は，滑膜炎の hyperemia, vascularity, villous proliferation とよく相関する[22]．造影MRIで，両手の小関節に対称性に増強効果があればRAと診断する有力な根拠となる．旧基準で，MRIによる手・手指の滑膜炎の描出の有無を診断基準に組み込むことにより早期RAの診断能は改善する[23,24](**図3-20**)．また，造影により関節液と滑膜炎を区別できる．しかし，静注された造影剤は炎症性滑膜から関節液中に速やかに拡散していくため，

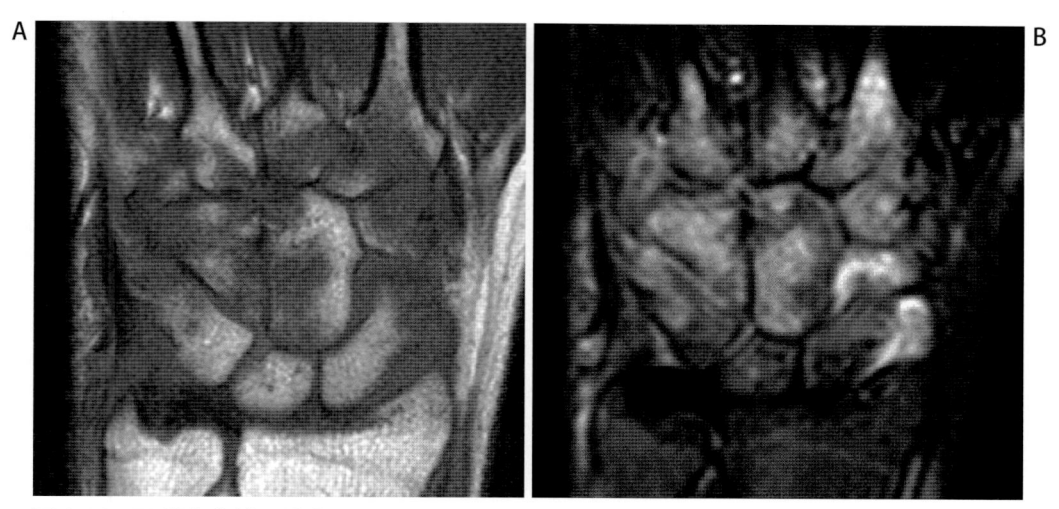

図 3-18　20 歳台女性　発症 4 か月の RA：骨髄浮腫
A：MRI, T1 強調冠状断像，B：STIR 冠状断像　T1 強調冠状断像(A)では，手根骨，中手骨近位部骨髄に低信号域がある．STIR 像(B)では，低信号に一致して高信号を認める．

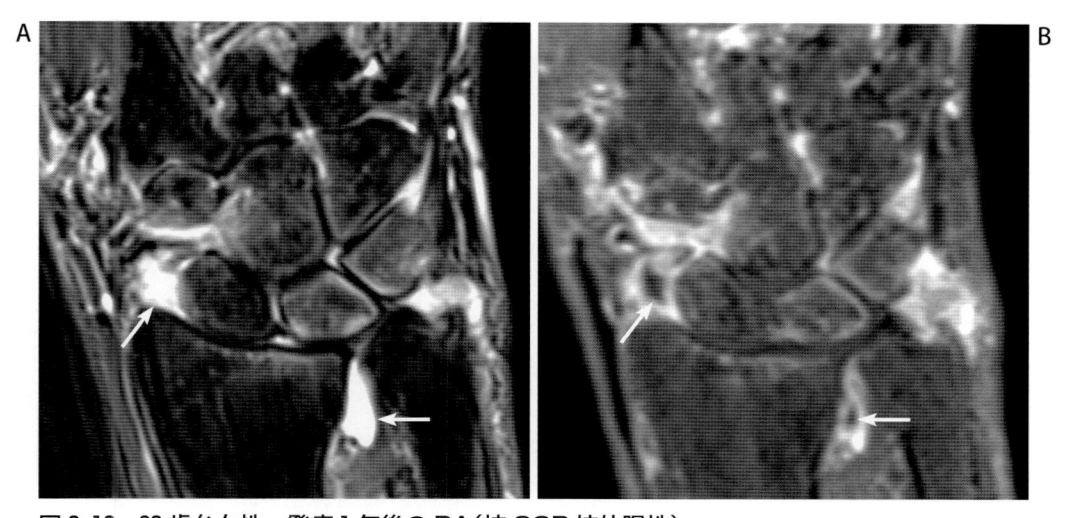

図 3-19　60 歳台女性　発症 1 年後の RA(抗 CCP 抗体陽性)
A：MRI, STIR 冠状断像，B：脂肪抑制造影 T1 強調冠状断像　STIR 冠状断像(A)では，手根骨周囲に高信号があり(→)，滑膜炎と関節液は区別できない．脂肪抑制造影 T1 強調像(B)では，遠位橈尺関節，舟状骨内側に関節液を示す低信号がある(→)．

静注後遅いタイミングで撮像された画像における造影範囲は滑膜炎の真のサイズよりも大きくなる．
　RA では腱鞘滑膜や滑液包の滑膜もパンヌスの特徴を示すため，MRI で拡張した腱鞘や滑液包がよく描出される(**図 3-21**)．

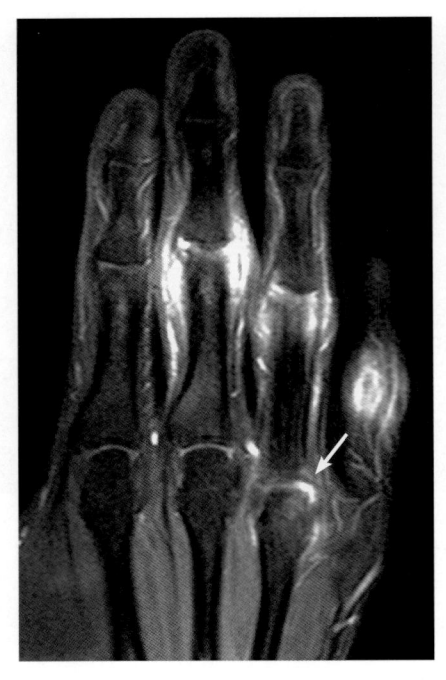

図 3-20　20 歳台女性．早期 RA：滑膜炎をおもな所見とする RA

MRI，脂肪抑制造影 T1 強調冠状断像　中指〜小指 PIP 関節，環指 MP 関節(→)に滑膜炎を示す増強効果がある．このような所見が両側にあれば RA の確率が高い．

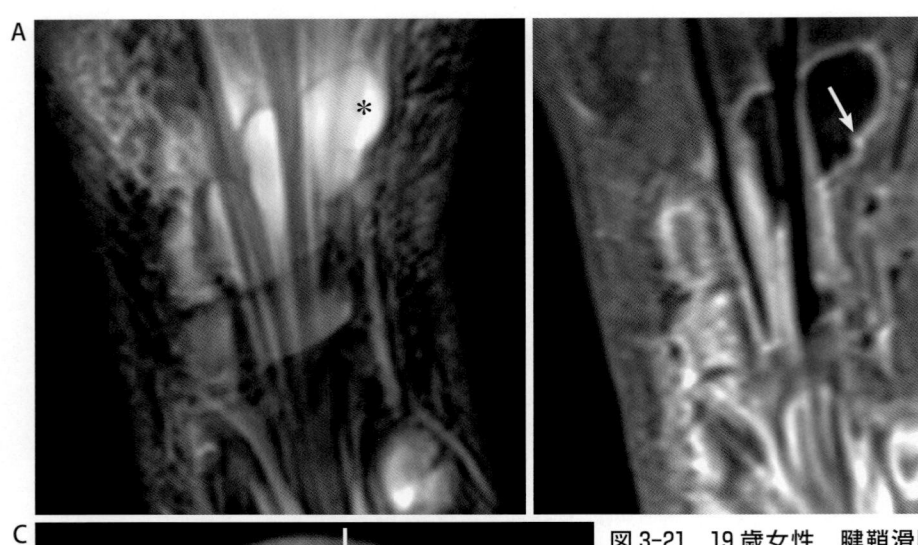

図 3-21　19 歳女性　腱鞘滑膜炎を示す早期 RA

A：MRI，STIR 冠状断像，B：脂肪抑制造影 T1 強調冠状断像，C：脂肪抑制造影 T1 強調横断像　STIR 冠状断像(A)では，手根部伸筋腱鞘に液体貯留がある(＊)．脂肪抑制造影 T1 強調像(B)では，腱鞘に高度の増強効果を認める(→)．横断像(C)では，腱鞘内に液体貯留がある(→)．

3.4 早期 RA：単純 X 線所見

　早期 RA の単純 X 線所見には，骨侵食，関節裂隙狭小化，骨粗鬆症(osteoporosis)の 3 つがある．骨侵食は発症から数週間で生じる例がある．

　単純 X 線において正常骨皮質は連続する白い線(cortical white line)としてみえる[24]（**図 3-22**）．早期の骨侵食では，bare area に相当する部位の cortical white line が不明瞭で不連続になる．これは "dot-and-dash pattern" と表現される所見である（**図 3-23**）．病変が進行するにつれ，dot-and-dash を示す関節面に骨侵食が現れる．基節骨や中節骨近位部の辺縁にある側副靱帯付着部の骨皮質には軽微な不明瞭さが現れる[26]（**図 3-24**）．ここに生じる小さい骨侵食は rat-bite erosion といい，RA に特徴的所見である（**図 3-25**）．

　超早期の RA では関節液貯留や滑膜炎により関節裂隙は開大するが，後方視的に理解できる所見で早期診断に使うことは困難である（**図 3-26**）．従来，骨侵食は関節裂隙狭小化よりも関節破壊の支配的な要因であり，両者は独立した変化とみなされてきた[27,28]．しかし，関節裂隙狭小化自体も骨侵食に代わる関節破壊の指標となる[29]．また，関節裂隙狭小化は早期から生じる変化で，機能的障害に関して重要な変化である[30〜32]．

　骨粗鬆症(osteoporosis)は骨侵食とともに骨の構造変化を示す重要な所見である（**図 3-27**）．関節周囲の骨減少は骨破壊の予測因子でもある[33,34]．骨粗鬆症は骨全体，あるいは関節周囲(periarticular)に生じる．この両者は互いに関連した変化である[35]．ただし，海綿骨において骨減少を X 線で捉えるには，骨量が 30〜50％ 以上減少することが必要であり[36]，X 線による骨粗鬆症の診断能は低い．

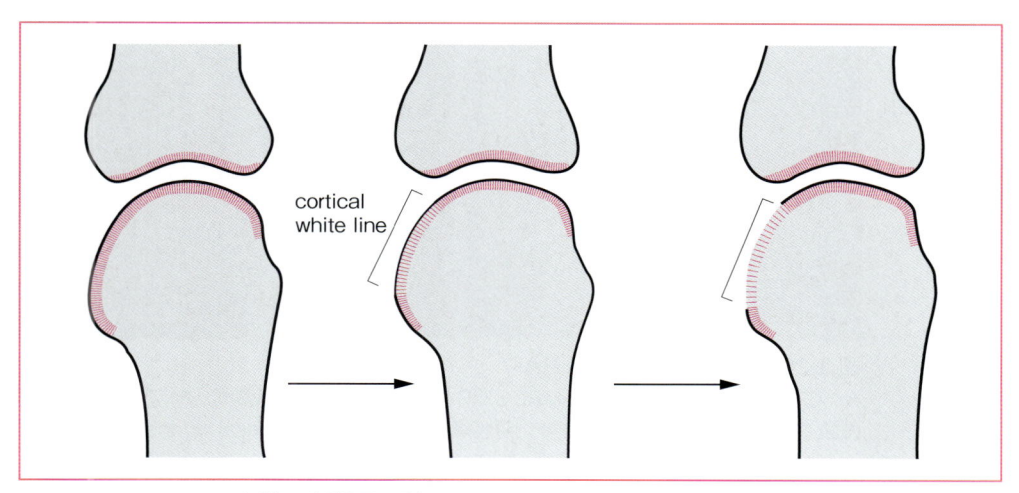

図 3-22　RA による皮質，皮質下の脱灰
中手骨頭の内側部では，軟骨下の緻密骨は X 線で均一で，輪郭は白い線状にみえる(cortical white line)．脱灰が進むと cortical white line は不連続になり，緻密骨の濃度も低下する．

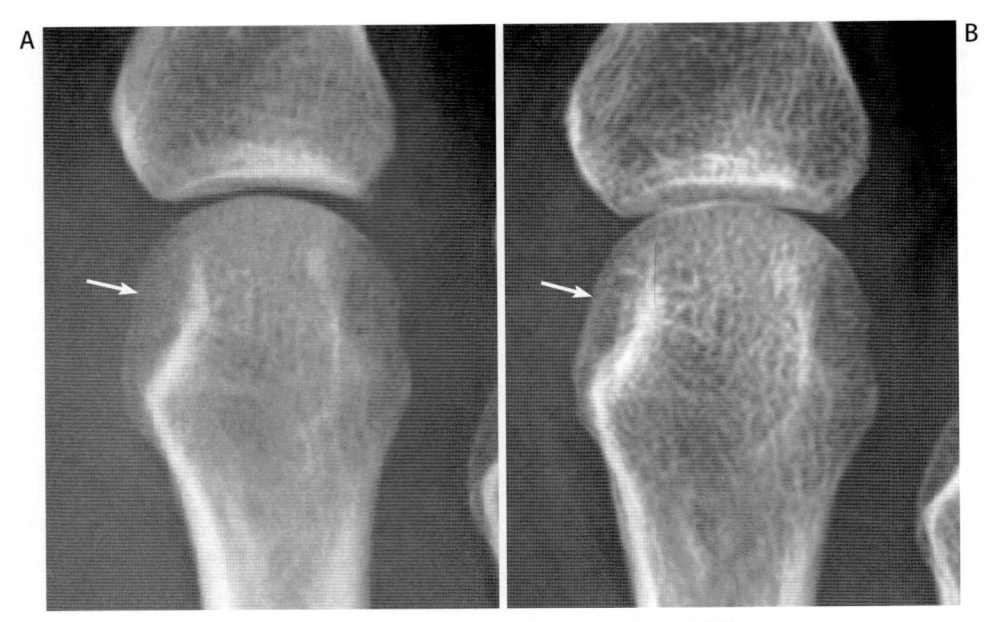

図 3-23　50 歳台女性　発症 1 か月の早期 RA（図 3-9 と同一症例）
A：単純 X 線写真，B：単純 X 線写真（生物製剤による治療開始 16 か月後）　第 3 中手骨頭
橈側の骨皮質を示す白線が不明瞭化している（→）．生物製剤による治療開始 16 か月後（**B**），
骨皮質が再生し，本来の濃度になっている（→）．

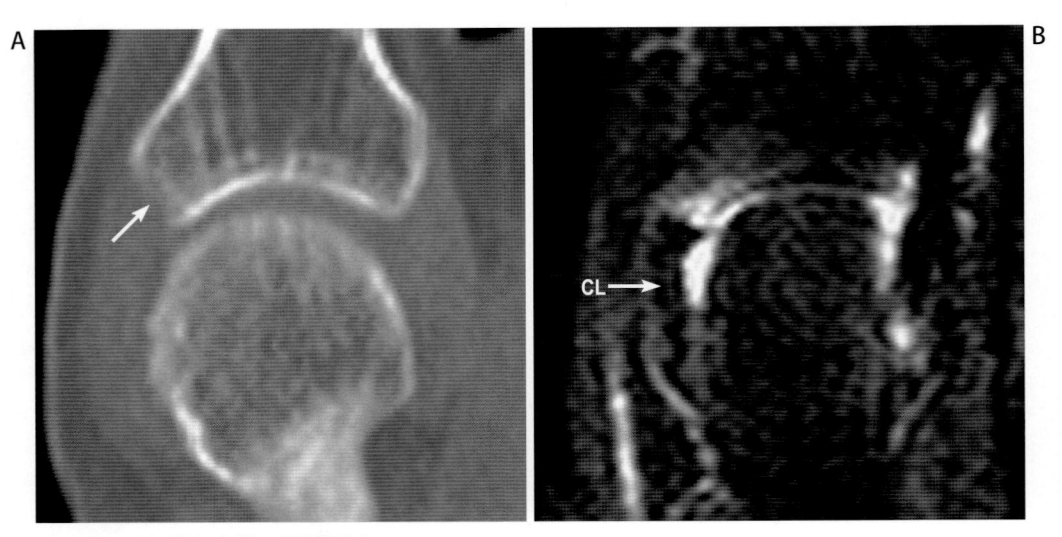

図 3-24　60 歳台女性　早期 RA
A：CT 冠状断再構成像，B：MRI, STIR 冠状断像　CT 冠状断像（**A**）では，小指基節骨尺側に骨
侵食がある（→）．STIR 像（**B**）で，骨侵食は側副靱帯（collateral ligament：CL）付着部にあるこ
とがわかる．

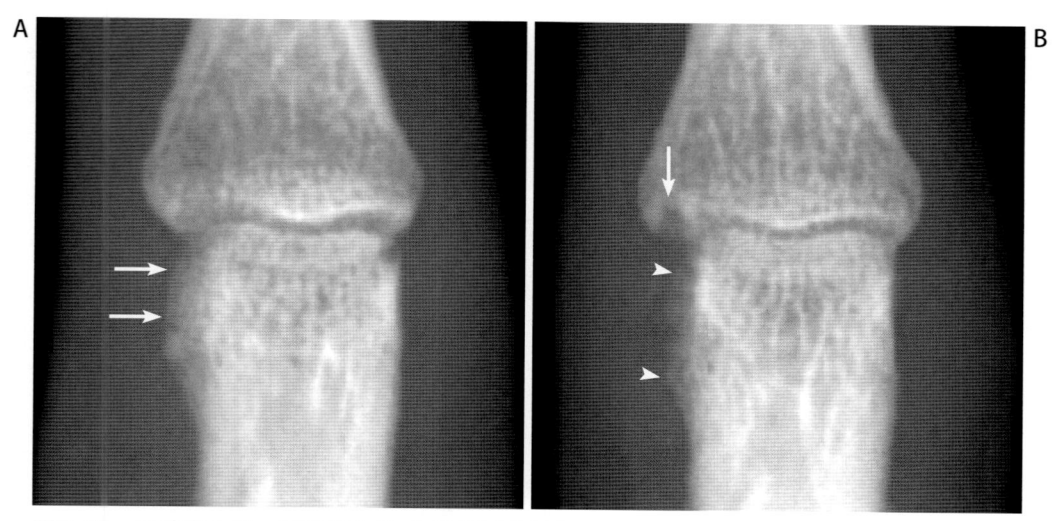

図 3-25　40 歳台女性　早期 RA（右中指 PIP 関節）
A：単純 X 線写真, B：単純 X 線写真（3 年後）　中指基節骨骨頭に骨皮質の白線が不明瞭（**A**, →）.
3 年後（**B**）, 基節骨関節面の橈側（bare area）に骨侵食が出現している（►）. 中節骨基部の側副
靭帯付着部に小さい骨侵食がある（→）. 関節裂隙は狭小化している.

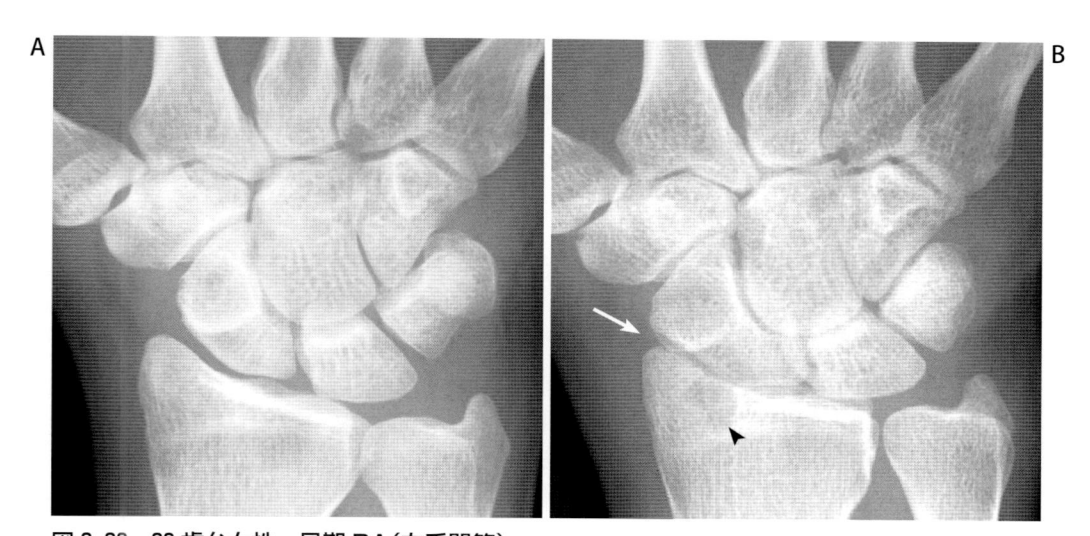

図 3-26　20 歳台女性　早期 RA（右手関節）
A：単純 X 線写真（発症時），B：単純 X 線写真（11 か月後）　発症時（**A**）, 橈骨手根関節の関節裂
隙が開大している以外, 所見はない. 11 か月後（**B**）, 橈骨手根関節（→）, 手根中央関節は狭小化
している. 橈骨遠位端に粗大な透亮像がある（►）. びまん性の骨粗鬆症（osteoporosis）がある.

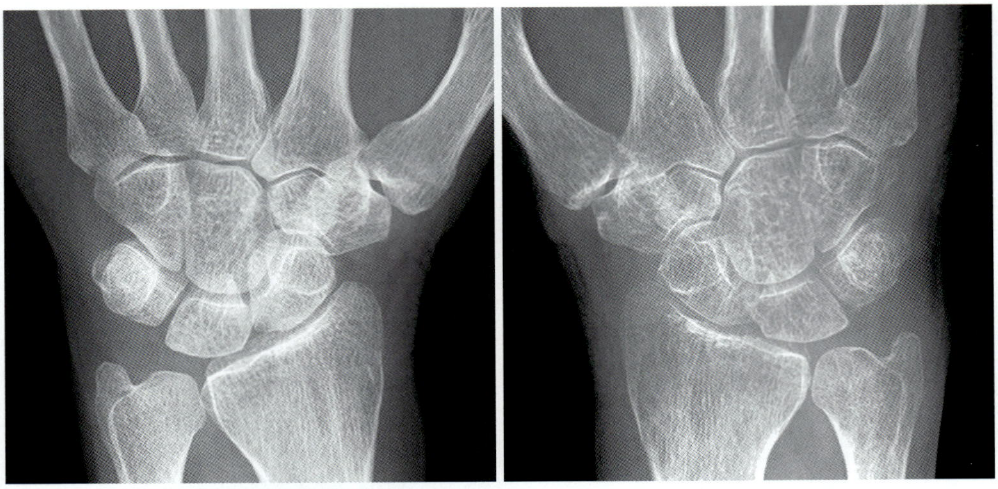

図 3-27　60 歳台女性　発症 1 年の RA（抗 CCP 抗体，図 3-19 と同一症例）
単純 X 線写真　A：左手関節，B：右手関節　MRI で右手関節の骨髄浮腫，滑膜炎を証明．右手
関節に高度の骨粗鬆症がある（B）．

3.5　早期 RA：超音波所見

a.　早期 RA の超音波像

　　関節リウマチ（RA）の診断はリウマチ医によって臨床的に確定される．すなわち，現状
では朝のこわばりや，関節の疼痛や腫脹などの症状を有する患者がリウマチ医を受診，診
察や ACPA（抗 CCP 抗体）や RF（リウマチ因子）などの検査結果を経て総合的に診断され
ることが多い．診察に際して，関節の自覚的・他覚的所見は極めて重要であるが，熟練し
たリウマチ専門医でも滑膜炎の存在の有無を正確に判定することに苦慮する場合がある．
その意味で超音波検査（US）による滑膜炎を示唆する客観的な所見の検出は重要で，B モー
ド上の関節腔拡大やパワードプラでの関節内血流信号増加は，滑膜炎存在の確かな証拠に
なりうる（**図 3-28**）．また，腱鞘滑膜炎・腱鞘炎も RA の初期像で高頻度に観察される所
見で，B モードでは腱周囲の軟部組織増生や液貯留がみられ，パワードプラで血流信号が
観察できることがある（**図 3-29**）．ただし，滑膜炎や腱鞘滑膜炎・腱鞘炎は RA 以外のリ
ウマチ性疾患のみならず，外傷や感染症を含むさまざまな疾患で生じうる非特異的な所見
である．したがって，リウマチ医の総合的な判定が不可欠である．

　　一方で，単純 X 線写真で観察される骨侵食（erosion）は RA により特異的と考えられて

図 3-28　60 歳台女性　関節リウマチ（RA）
A：超音波 B モード像，B：パワードプラ像
環指 PIP 関節は著明に腫脹，パワードプラ法
（B）で多数の血流信号が観察される．中節骨に
は骨侵食が存在する（A，→）．

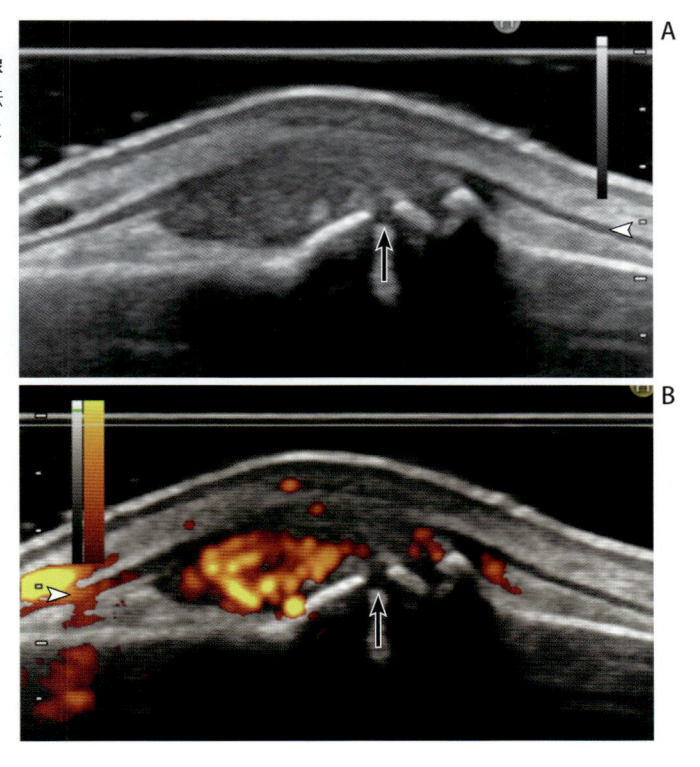

図 3-29　60 歳台女性　RA
A：超音波 B モード像，B：パワードプラ像
手根部で高エコーの伸筋腱周囲に低エコーの腱
鞘滑膜の増殖が顕著で（A），パワードプラ法（B）
で多数の血流信号が観察される．腱鞘滑膜炎の
所見である．

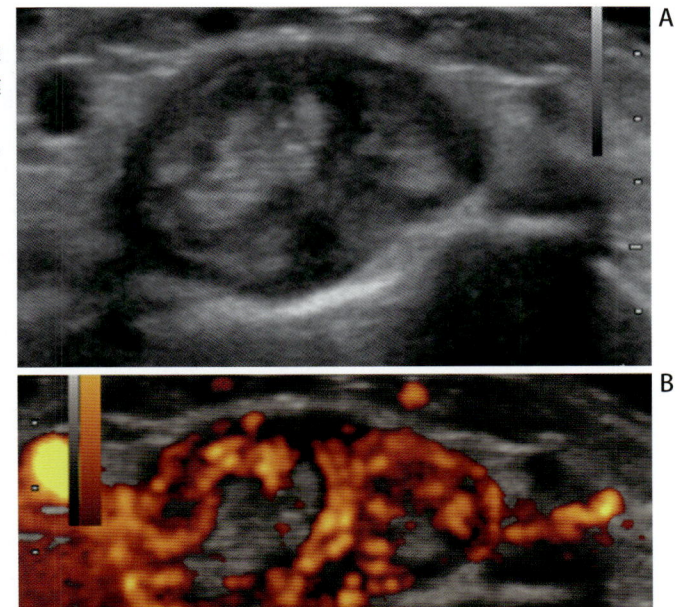

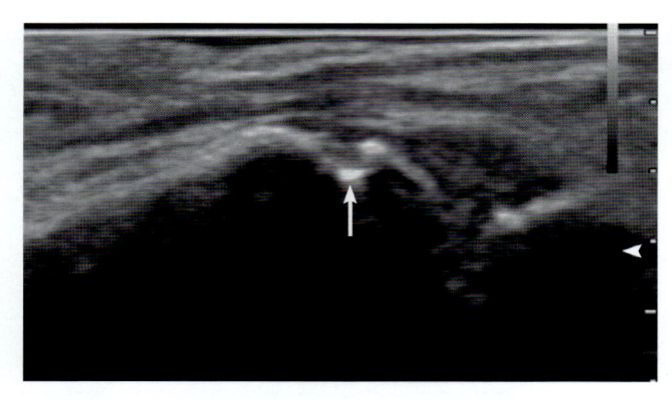

図 3-30　50 歳台女性　RA
超音波 B モード像　小指 MP 関節の撮像. 中手骨頭に骨侵食像が認められる(→).

おり，その検出は診断におけるインパクトが大きい. すなわち，RA に特徴的で，かつ確定診断に寄与しうる特異的な病理像である骨侵食を早期から正しく診断できれば，超音波検査は早期診断に有用な手法になりうるはずである. また，RA の破壊性変化は発症後 2 年で急速に進行することが多いことが指摘されており，超音波で骨侵食の進行を評価できれば治療効果判定や予後予測にも役立つことになる.

　このような仮説に対し，Hoving らは早期 RA 患者において超音波，MRI，単純 X 線写真の成績を比較し，骨侵食の検出感度は MRI が最高で，超音波と単純 X 線写真は同等であると結論付けた[39]. 一方で，Wakefield らは早期を含む RA 患者における骨侵食の検出能は超音波が単純 X 線写真よりも優れることを報告している[40]. Dohn らは CT をゴールドスタンダードに設定するとともに，超音波によるアクセスの困難さを考慮に入れて，骨の位置も加味して RA 患者の骨侵食検出能を詳細に検討している. その結果，超音波のアクセスが容易な部位(たとえば示指 MP 関節橈側)では好成績で，困難な部位では検出感度が不良であった[41].

　骨侵食にも真に RA に伴って出現するものと，形態的に骨侵食に類似するが病的意義の低いものが存在することはよく知られている. これらを詳細に区別することは困難であり，骨侵食の病的意義が問題にある. この臨床的な疑問に対し，やはり超音波で検出できる骨侵食は RA に特異的ではないが，示指や小指の MP 関節(**図 3-30**)や 5 趾 MTP 関節，尺骨遠位端の骨侵食は RA に特異的であることが報告されている[42].

b.　ピットフォール

　関節超音波検査の問題点として，良好に評価できる関節，ある程度評価できる関節，全く評価できない関節が存在することである. また，評価法が報告によりまちまちで統一されていないことがあげられる(「6　スコアリング」で詳述). 理学的診察よりも少ないとはいえ，検者間不一致も関節超音波検査の問題点のひとつである. 根源的な事項として，関節超音波の診断をするときには，画像を取得する段階と，その画像を評価する段階の 2 段階があり，それぞれに検者間不一致が潜在している. この 2 段階のどちらで不一致が生じやすいのかを検討すると，画像取得段階に関する不一致は「熟練者同志の間」よりも「熟練

者と初心者との間」で大きいことが判明した．一方で，画像評価(grading)に関する不一致は「熟練者同士」と「熟練者と初心者との間」で差がなかった[43]．不一致の原因はさまざまあると推察される．たとえば，関節超音波施行時にパワードプラ信号は関節内のみならず，関節外にも出現する．本来は関節内の信号のみを評価すべきであるが，関節内外の判断が時として困難で，これが画像取得時に発生する不一致の一因であると考えている．そのほか，画像取得時のプローブによる関節圧排程度が検者により異なることも不一致の原因と考えられる．

c. 病理との比較

　パワードプラ超音波所見と病理所見との対比は容易なものではない．2001 年に Walther らは膝関節の変形性関節症(OA)あるいは RA の 23 例を対象に，パワードプラ超音波グレードと病理組織像(factor VIII 免疫組織染色)を対比させ，両者に強い相関(r = 0.89)があることを示した[44]．一方で，2006 年に報告された同様の研究では，パワードプラ陽性関節における病理学的滑膜炎の陽性率は高かったが，ドプラ信号の多寡と病理組織の定量的評価間の相関はなかった[45]．このような画像と病理の定量評価間の乖離にはいくつかの原因が考えられる．第一に超音波で捉えている病変の部位を組織上で正確に一致させることの困難さがある．この問題は検体と画像とでどの程度部位を一致させられているかに関わるが，一般的には一定の範囲内で最も所見が顕著な部位同士で対比すれば相関が改善する可能性がある．さらに，超音波所見は患者の体位や検査時の循環状態によって変動しうるものであり，画像検査と組織採取のタイミングの差も変動要因となりうる．最近の検討は，パワードプラ超音波が捉えている RA の血流情報は毛細血管径であり，毛細血管数ではないことを示唆している[46,47]．

3.6 早期 RA：核医学所見

核医学の利点は生体の生理的な機能を画像化することにある．したがって，RA においても早期診断や経過観察への応用が期待される．骨シンチグラフィに始まり，single photon emission computed tomography（SPECT）や positron emission tomography（PET）がこの領域で検討されてきた．さらにハイブリッド法として SPECT/CT や PET/CT が開発され，近年では PET/MRI が臨床応用されはじめている．

a. 骨シンチグラフィ

骨シンチグラフィで RA の滑膜炎を検出できることが知られているが，この関節周囲の骨への集積は血流の増加と化骨細胞活性の上昇に関連すると考えられている（**図 3-31**）．したがって，早期リウマチにおける関節周囲の骨への集積がその後の骨破壊を予測することが期待されるが，これまでの報告ではそれほどよい成績ではない[48]．他検査との比較検討のなかで，Palosaari らは早期 RA 患者の検討で，骨シンチグラフィにおける手根関節の集積亢進がその後 2 年間の骨侵食スコアの上昇に関連していることを示したが，MRI の骨髄浮腫を凌駕することはなかった[49]．

骨シンチグラフィは近年，RA に関連する生理活性を有する分子とラジオアイソトープを結合させる応用が進んでいる[50]．将来的には適切な生物学的製剤選択の根拠として使用できるかもしれない．

b. PET

^{18}F-FDG-PET 検査で活動性 RA の関節炎を検出可能である[51]．半定量的手法に加え，定量的な手法である standardised uptake value（SUV）も炎症マーカーとよい相関がある．一般に炎症性疾患では，活性化により糖消費の亢進した多形核白血球の ^{18}F-FDG 取り込みが集積機序と考えられている．^{18}F-FDG の輸送を仲介する glucose transporters（GLUT）も炎症細胞表面に多数発現している．RA でも全身関節の滑膜炎に関連する炎症細胞浸潤により ^{18}F-FDG が集積する．

^{18}F-FDG PET/CT は全身関節やリンパ節の評価に有用で（**図 3-32,33**），その定量的評価は症状とも相関することが報告されている[52]．PET/MRI については初期経験が報告されている[53]．

図3-31 40歳台女性 RA

骨シンチグラム 両肩，右肘，両手首，両手指，左股関節，足首にRAに関連する集積亢進所見がある．本症例は両膝人工関節置換術後で，感染除外目的に検査が施行されたが，術後感染の所見はなかった．

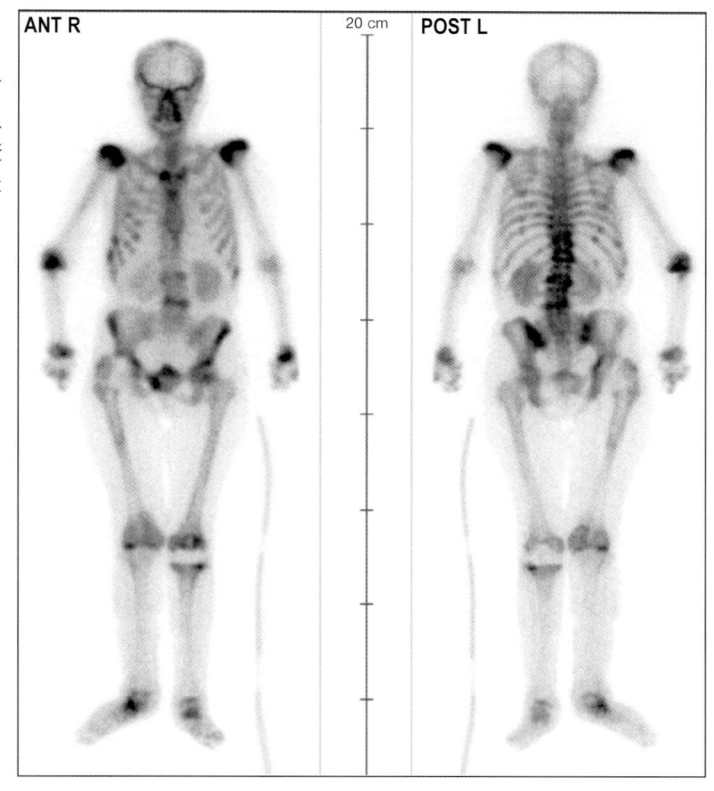

図3-32 50歳台女性 RA

PET/CT 両肩，両肘，両手首，両手指にRAに関連する集積亢進所見がある．本症例は下顎骨骨髄炎の経過観察目的に検査が施行されたが，炎症残存の所見はなかった．

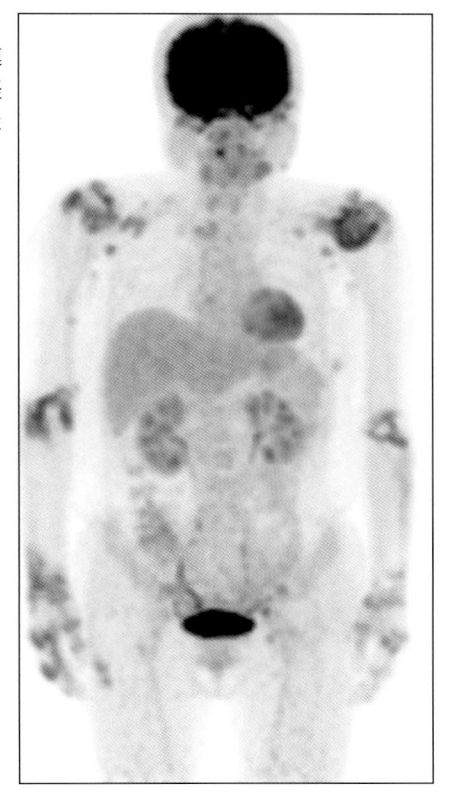

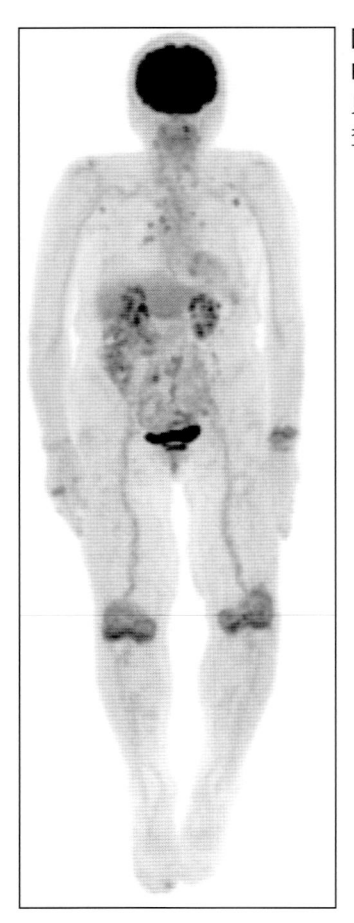

図 3-33　70 歳台女性　RA
PET/CT　左手首，右手指，両膝に RA に関連する集積亢進所見がある．本症例は右足背部メラノーマの staging 目的に検査が施行されたが，リンパ節転移や遠隔転移の所見はなかった．

　RA の破壊性変化や疾患活動性変化を把握するために，単純 X 線写真，超音波検査，MRI を用いるのが一般的であるが，その他にもトモシンセシス，CT，HRqCT（high resolution quantitative CT），骨シンチグラフィ，PET/CT などさまざまな検査法が存在する．個々の検査法には評価者間一致率，診断能，アクセス・コスト，被曝の観点から利点と欠点があるので，施設の状況に合わせて，無理のない組み合わせを選択すべきである（**表 3-1**）．

■ 表3-1　RA の破壊性変化・疾患活動性変化に対する各種検査法の比較

臨床的問題	撮影法	評価者間一致率	診断能	アクセス・コスト	被曝
骨侵食の有無	単純 X 線写真	○	△	◎	◎
	トモシンセシス	○	○	○	○
	CT	○	○	○	○
	HRqCT	◎	◎	×	○
	MRI	○	○	△	なし
	超音波検査（US）	△	△	○	なし
	骨シンチグラフィ	該当なし	該当なし	該当なし	該当なし
	PET/CT	該当なし	該当なし	該当なし	該当なし
滑膜炎の有無	単純 X 線写真	該当なし	該当なし	該当なし	該当なし
	トモシンセシス	該当なし	該当なし	該当なし	該当なし
	CT	該当なし	該当なし	該当なし	該当なし
	HRqCT	該当なし	該当なし	該当なし	該当なし
	MRI	○	◎	△	なし
	超音波検査（US）	△	○	○	なし
	骨シンチグラフィ	データなし	△	△	△
	PET/CT	データなし	○	×	△

◎：大変優れている，○：優れている，△：やや劣る，×：劣る

文 献 ◼

1) Schett G, Gravallese E：Bone erosion in rheumatoid arthritis：mechanisms, diagnosis and treatment. Nat Rev Rheumatol 2012；8：656-664.

2) Uhlig T, Kvien TK：Is rheumatoid arthritis disappearing? Ann Rheum Dis 2005；64：7-10.

3) van de Sande MG, de Hair MJ, van der Leij C, et al：Different stages of rheumatoid arthritis：features of the synovium in the preclinical phase. Ann Rheum Dis 2011；70：772-777.

4) Nielen MM, van Schaardenburg D, Reesink HW, et al：Simultaneous development of acute phase response and autoantibodies in preclinical rheumatoid arthritis. Ann Rheum Dis 2006；65：535-537.

5) Aletaha D, Neogi T, Silman AJ, et al：2010 Rheumatoid arthritis classification criteria：an American College of Rheumatology/European League Against Rheumatism collaborative initiative. Arthritis Rheum 2010；62：2569-2581.

6) Aletaha D：Classification of rheumatoid arthritis. In：Emery P（ed）：Atlas of rheumatoid arthritis, 1. London：Springer Healthcare Ltd, 2015：1-19.

7) Kraan MC, Versendaal H, Jonker M, et al：Asymptomatic synovitis precedes clinically manifest arthritis. Arthritis Rheum 1998；41：1481-1488.

8) Krabben A, Huizinga TW, van der Helm-van Mil AH：Undifferentiated arthritis characteristics and outcomes when applying the 2010 and 1987 criteria for rheumatoid arthritis. Ann Rheum Dis 2012；71：238-241.

9) Bottcher J, Pfeil A, Petrovitch A, et al：Metacarpal index estimated by digital x-ray radiogrammetry as a tool for differentiating rheumatoid arthritis related periarticular osteopenia. Int J Biomed Sci 2006；2：241-250.

10) 石田　剛, 今村哲夫：4. 滑膜・関節腔の病変. 非腫瘍性骨関節疾患の病理. 文光堂, 2003：35-70.

11) Martel W, Hayes JT, Duff IF：The pattern of bone erosion in the hand and wrist in rheumatoid arthritis. Radiology 1965；84：204-214.

12) Klein MJ, Bonar SF, Freemont T, et al：Joint diseases. In：King DW（ed）：Non-neoplastic diseases of bones and joints. 1. Washington, DC：Armed Forces Institute of Pathology, Reumatoid Disease 2011：685-752.

13) Buckland-Wright JC：Microfocal radiographic examination of erosions in the wrist and hand of patients with rheumatoid arthritis. Ann Rheum Dis 1984；43：160-171.

14) McGonagle D, Tan AL, Moller Dohn U, et al：Microanatomic studies to define predictive factors for the topography of periarticular erosion formation in inflammatory arthritis. Arthritis Rheum 2009；60：1042-1051.

15) Martel W, Snarr JW, Horn JR：The metacarpophalangeal joints in interphalangeal osteoarthritis. Radiology 1973；108：1-7.

16) Stelling CB, Keats MM, Keats TE：Irregularities at the base of the proximal phalanges：false indicator of early rheumatoid arthritis. AJR Am J Roentgenol 1982；138：695-698.

17) Finzel S, Rech J, Schmidt S, et al：Interleukin-6 receptor blockade induces limited repair of bone erosions in rheumatoid arthritis：a micro CT study. Ann Rheum Dis 2013；72：396-400.

18) Marzo-Ortega H, Tanner SF, Rhodes LA, et al：Magnetic resonance imaging in the assessment of metacarpophalangeal joint disease in early psoriatic and rheumatoid arthritis. Scand J Rheumatol 2009；38：79-83.

19) Jimenez-Boj E, Nobauer-Huhmann I, Hanslik-Schnabel B, et al：Bone erosions and bone marrow edema as defined by magnetic resonance imaging reflect true bone marrow inflammation in rheumatoid arthritis. Arthritis Rheum 2007；56：1118-1124.

20) McQueen FM, Gao A, Ostergaard M, et al：High-grade MRI bone oedema is common within the surgical field in rheumatoid arthritis patients undergoing joint replacement and is associated with osteitis in subchondral bone. Amm Rheum Dis 2007；66：1581-1587.

21) Appel H, Loddenkemper C, Grozdanovic Z, et al：Correlation of histopathological findings and magnetic resonance imaging in the spine of patients with ankylosing spondylitis. Arthritis Res Ther 2006；8：R143.

22) Ostendorf B, Peters R, Dann P, et al：Magnetic resonance imaging and miniarthroscopy of metacarpophalangeal joints：sensitive detection of morphologic changes in rheumatoid arthritis. Arthritis Rheum. 2001；44：2492-2502.

23) Sugimoto H, Takeda A, Hyodoh K：Early-stage rheumatoid arthritis：prospective study of the

effectiveness of MR imaging for diagnosis. Radiology 2000；216：569-575.

24) Sugimoto H, Takeda A, Masuyama J, Furuse M：Early-stage rheumatoid arthritis：diagnostic accuracy of MR imaging. Radiology 1996；198：185-192.

25) Dihlmann W：Arthritis. In Dihlmann W(ed)：Joints and vertebral connections. New York：Thieme 1985：80-86.

26) Norgaard F：Earliest roentgen changes in polyarthritis of the rheumatoid type：continued investigations. Radiology 1969；92：99-303.

27) Smolen JS, van der Heijde DM, et al：Progression of radiographic joint damage in rheumatoid arthritis：independence of erosions and joint space narrowing. Ann Rheum Dis 2009；68：1535-1540.

28) Kirwan J, Byron M, Watt I：The relationship between soft tissue swelling, joint space narrowing and erosive damage in hand X-rays of patients with rheumatoid arthritis. Rheumatology(Oxford) 2001；40：297-301.

29) Landewe R, Smolen JS, Florentinus S, et al：Existing joint erosions increase the risk of joint space narrowing independently of clinical synovitis in patients with early rheumatoid arthritis. Arthritis Res Ther 2015；17：133.

30) Smolen JS, van der Heijde DM, Keystone EC, et al：Association of joint space narrowing with impairment of physical function and work ability in patients with early rheumatoid arthritis：protection beyond disease control by adalimumab plus methotrexate. Ann Rheum Dis 2013；72：1156-1162.

31) Lillegraven S, van der Heijde D, Uhlig T, et al：What is the clinical relevance of erosions and joint space narrowing in RA? Nat Rev Rheumatol 2012；8：117-120.

32) Koevoets R, Dirven L, Klarenbeek NB, et al：Insights in the relationship of joint space narrowing versus erosive joint damage and physical functioning of patients with RA'. Ann Rheum Dis 2013；72：870-874.

33) Bottcher J, Malich A, Pfeil A, et al：Potential clinical relevance of digital radiogrammetry for quantification of periarticular bone demineralization in patients suffering from rheumatoid arthritis depending on severity and compared with DXA. Eur Radiol 2004；14：631-637.

34) Zhu TY, Griffith JF, Qin L, et al：Bone density and microarchitecture：relationship between hand, peripheral, and axial skeletal sites assessed by HR-pQCT and DXA in rheumatoid arthritis. Calcif Tissue Int 2012；91：343-355.

35) Goldring SR：Periarticular bone changes in rheumatoid arthritis：pathophysiological implications and clinical utility. Ann Rheum Dis 2009；68：297-299.

36) Harris WH, Heaney RP：Skeletal renewal and metabolic bone disease. N Engl J Med 1969；280：193-202 contd.

37) Buckland-Wright JC：Microfocal radiographic examination of erosions in the wrist and hand of patients with rheumatoid arthritis. Ann Rheum Dis 1984；43：160-171.

38) Freyschmidt J, Wiens J, Brossmann J, Sternberg A：The hand. Borderlands of normal and early pathological findings in skeletal radiology, 1. Stuttgart：Thieme, 2003：16-184.

39) Hoving JL, Buchbinder R, Hall S, et al：A comparison of magnetic resonance imaging, sonography, and radiography of the hand in patients with early rheumatoid arthritis. J Rheumatol 2004；31：663-675.

40) Wakefield RJ, Gibbon WW, Conaghan PG, et al：The value of sonography in the detection of bone erosions in patients with rheumatoid arthritis：a comparison with conventional radiography. Arthritis Rheum 2000；43：2762-2770.

41) Dohn UM, Terslev L, Szkudlarek M, et al：Detection, scoring and volume assessment of bone erosions by ultrasonography in rheumatoid arthritis：comparison with CT. Ann Rheum Dis 2013；72：530-534.

42) Zayat AS, Ellegaard K, Conaghan PG, et al：The specificity of ultrasound-detected bone erosions for rheumatoid arthritis. Ann Rheum Dis 2015；74：897-903.

43) Kamishima T, Tanimura K, Henmi M, et al：Power Doppler ultrasound of rheumatoid synovitis：quantification of vascular signal and analysis of interobserver variability. Skeletal Radiol 2009；38：467-472.

44) Walther M, Harms H, Krenn V, et al：Correlation of power Doppler sonography with vascularity of

the synovial tissue of the knee joint in patients with osteoarthritis and rheumatoid arthritis. Arthritis Rheum 2001 ; 44 : 331-338.

45) Koski JM, Saarakkala S, Helle M, et al : Power Doppler ultrasonography and synovitis : correlating ultrasound imaging with histopathological findings and evaluating the performance of ultrasound equipments. Ann Rheum Dis 2006 ; 65 : 1590-1595.

46) Abe A, Ishikawa H, Nakazono K, et al : A comparison of the ultrasonography images of the joints of patients with rheumatoid arthritis and the corresponding synovial histological findings. Mod Rheumatol 2016 ; 26 : 534-539.

47) Saito K, Abe A, Kamishima T, et al : Relationship between power Doppler grade and the pathological blood vessel features in long-standing rheumatoid arthritis. Rheumatol Int 2016 ; 36 : 1689-1690.

48) de Bois MH, Arndt JW, Speyer I, et al : Technetium-99m labelled human immunoglobulin scintigraphy predicts rheumatoid arthritis in patients with arthralgia. Scand J Rheumatol 1996 ; 25 : 155-158.

49) Palosaari K, Vuotila J, Takalo R, et al : Bone oedema predicts erosive progression on wrist MRI in early RA : a 2-yr observational MRI and NC scintigraphy study. Rheumatology (Oxford) 2006 ; 45 : 1542-1548.

50) van der Laken CJ, Huisman MH, Voskuyl AE : Nuclear imaging of rheumatic diseases. Best Pract Res Clin Rheumatol 2012 ; 26 : 787-804.

51) Palmer WE, Rosenthal DI, Schoenberg OI, et al : Quantification of inflammation in the wrist with gadolinium-enhanced MR imaging and PET with 2-[F-18]-fluoro-2-deoxy-D-glucose. Radiology 1995 ; 196 : 647-655.

52) Kubota K, Ito K, Morooka M, et al : FDG PET for rheumatoid arthritis : basic considerations and whole-body PET/CT. Ann N Y Acad Sci 2011 ; 1228 : 29-38.

53) Miese F, Scherer A, Ostendorf B, et al : Hybrid ^{18}F-FDG PET-MRI of the hand in rheumatoid arthritis : initial results. Clin Rheumatol 2011 ; 30 : 1247-1250.

4 進行期関節リウマチ

4.1 上肢

　関節リウマチ(rheumatoid arthritis：RA)は "関節の滑膜を病変の主座とする慢性の炎症性疾患" と定義される．四肢の関節リウマチ病変に対する外科治療においては，滑膜切除を適切に行うことが必須である．滑膜炎の結果，軟部組織が伸長され，関節に屈曲・伸展のバランス不良が存在する場合には，軟部組織に対する処置(腱・靱帯の剥離・切離・縫縮・固定など)が追加される．すでに関節が破壊されてしまった場合には関節形成・人工関節置換・関節固定を，部位や変形の程度に応じて選択する．上記に加え，腱断裂に対して，腱移行・移植が選択される．

　RA 上肢に対する手術は "変形が生じたから行う" のではなく，愁訴があって初めてその改善を目的に行うものである．したがって，いかに変形が強かったとしても，それに適応し使用されている手に対して手術を勧めることはない(**図 4-1**)．一方，患者および内科の医師に RA 上肢に対する手術治療が十分周知されておらず，手術治療の時期を逸してしまう例も残念ながら存在する．変形が高度な症例や長期に及ぶ症例では，手術により疼痛や変形を軽減できたとしても，機能的に変形が生じる前の状態を獲得できるわけではない．RA 上肢に対する手術治療を担当する医師は，手術によって期待できる効果と限界を理解し，患者への情報提供を十分行ったうえで治療方針を決定することが重要である．

　手術治療の目的は，対象となる関節の除痛，安定性，可動性，整容の改善であり，その結果として QOL の改善が期待される．RA 患者の多くは複数の関節が障害されているため，手術も複数に分けて行うことが多い．その際，どの部位から手術を行うかの判断も重要となる．特に前腕以遠では手指の屈筋や伸筋が手関節をまたいで手指に停止するため，手指の変形を矯正した後，手関節の治療を行った場合，筋腱のバランスが乱れ，初回の治療効果が失われてしまう可能性もある．また，上肢の関節において手関節および遠位橈尺関節の障害は著しい QOL 障害を引き起こすため，その治療が優先される．手術の順序についての考え方を **BOX 4-1** に示す．

　肩，肘関節については両側罹患例における片側上肢を優先的に治療する．

　手術治療を考えるうえで単純 X 線写真による Larsen 分類[1](**BOX 4-2**)は現在も汎用されている．一般的に Larsen 分類 Grade II 以上の症例で滑膜切除術，Grade III 以上の症

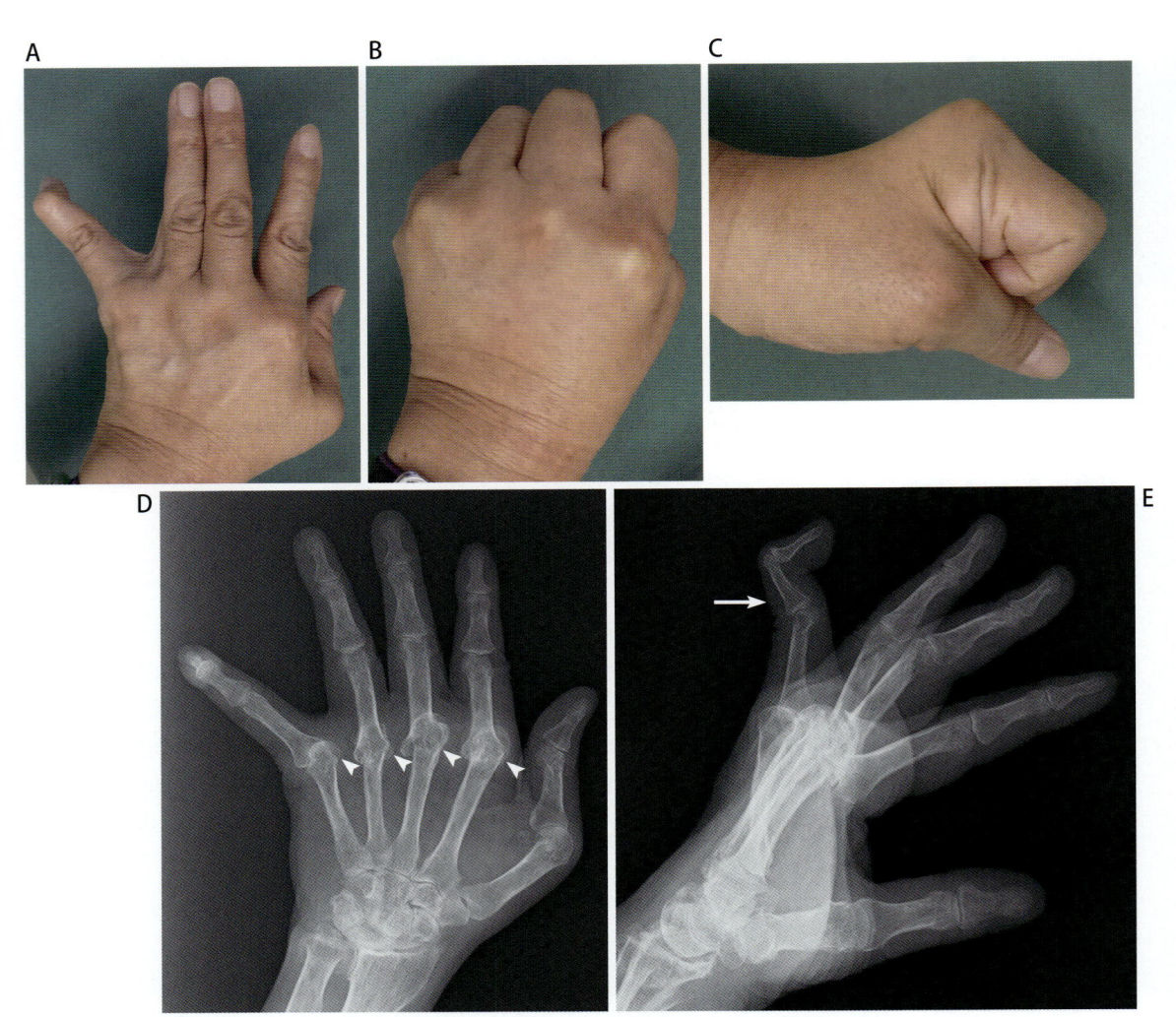

図 4-1　50 歳台女性　関節リウマチ（RA）上肢に対する手術非適応例
A〜C：左手肉眼所見，D, E：単純 X 線写真　中手骨頭の背側への突出，小指 MP 関節の尺側偏位を認める（**A**）．手指の可動域は比較的保たれており，手術治療の希望はない（**B, C**）．手部単純 X 線正面像（**D**）で示指から小指の MP 関節は掌側に亜脱臼している（►）．側面像（**E**）では MP 関節掌側亜脱臼に加え，小指のスワンネック変形が確認できる（→）．

BOX 4-1 ｜ 前腕以遠に対する手術の一般的順序

1) 手関節および遠位橈尺関節に対する手術
   安定化術，腱の滑膜切除，尺骨遠位端切除など．
2) 母指の手術（CM・MP 関節形成術または固定術，IP 関節固定術）
3) 手指の DIP 関節固定術，MP 関節形成術
4) PIP 関節形成術

＊手指の手術を初めて受ける患者には，術後リハビリが比較的楽で，満足度が高い母指の手術を勧める．

BOX 4-2 | X線病期分類（Larsen 分類）

Grade 0 ：正常．関節炎と関係のない異常はあってもよい．
Grade I ：軽度の変化（関節周囲軟部組織の腫脹，骨萎縮，関節裂隙の狭小化）
Grade II ：初期変化（骨侵食，関節裂隙の狭小化，荷重関節以外に骨侵食が存在）
Grade III ：中等度の破壊（すべての関節に骨侵食が存在）
Grade IV ：高度の破壊（荷重関節に骨変形を伴う）
Grade V ：ムチランス型変形（脱臼・強直は考慮しない）

例で関節形成術や人工関節置換術，関節固定術が選択される．超音波検査やMRIはRAの早期診断に有用であるが，手術に際しては腱断裂の有無や滑膜炎の局在を把握するなど，補助診断として用いられることが多い．CTは大きな骨欠損を伴う症例などにおいて術前計画を立てるうえで有用である．

a. 手関節

　初期の病変では単純X線写真での変化はわずかであり，むしろ視診や触診により伸筋腱あるいは屈筋腱周囲の滑膜炎を捉えることができる．薬物治療の効果が乏しく滑膜切除が必要となる際には，MRIにより切除すべき滑膜炎の存在する部位を容易に把握できる（**図4-2**）．手関節（橈骨手根間関節）や遠位橈尺関節に滑膜炎が存在する際には，それらの切除も同時に予定する．また，伸筋腱の断裂を合併している例も多いので事前に注意深く診察をする．

　手関節に対する手術法としては，**BOX 4-3**に示すような術式があげられる．通常，滑膜切除が単独で行われることはなく，尺骨遠位端切除や他の術式が併用される．これは尺骨遠位端切除を行うことで，背側の皮切から掌側の滑膜切除を確実に行うことができるためである．

　リウマチ手関節では滑膜炎に伴う各靱帯の弛緩や破綻により，手根骨の橈側回転・回外変形・尺側移動・掌側亜脱臼，尺骨遠位端の背側亜脱臼といった変形が生じる．手根骨の橈側回転はMP関節の尺側偏位を増悪させ，いわゆるzigzag変形の原因となる（**図4-3**）．

　RA手関節病変ではしばしば伸筋腱断裂の合併が確認される．これは背側へ亜脱臼した尺骨遠位端と伸筋腱の磨耗，あるいは腱周囲に増生した滑膜炎自体によって生じる．単純X線写真でみられる"scallop sign"（橈骨の遠位橈尺関節面拡大と深化，骨硬化）は伸筋腱断裂のリスク因子として知られている[2]（**図4-4**）．伸筋腱断裂は尺側指より順次発生し，放置すると4指の断裂に至り，その治療成績は不良となる．最も尺側に存在する固有小指伸筋腱が断裂すると，小指単独での伸展は不能になるが，総指伸筋による他指との同時伸展は可能である．そのため，手関節病変を有するRA患者では，小指単独での伸展が可能かどうか確認し[3]，伸筋腱断裂が複数指に及ぶ前に滑膜切除，および伸筋腱の滑走床となる尺骨頭や遠位橈尺関節に対する処置を考慮するべきである．

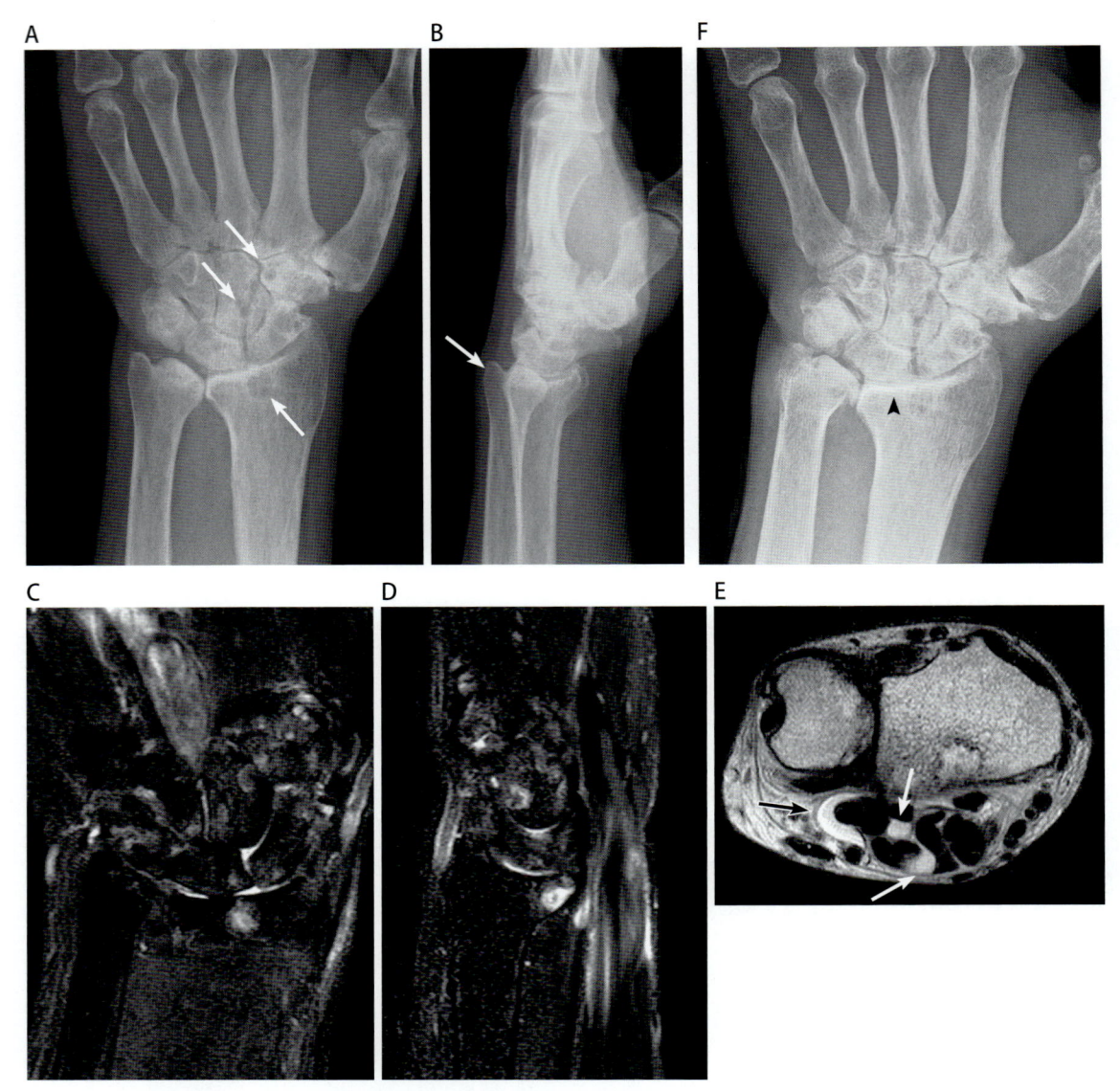

図 4-2　60 歳台男性　左手指屈筋腱周囲の滑膜炎による左手根管症候群
A, B：手関節単純 X 線写真，C：MRI, STIR 冠状断像，D：STIR 矢状断像，E：T2 強調横断像，F：単純 X 線写真（術後 5 年）　術前の単純 X 線写真（A）では橈骨遠位端，手根骨内に骨侵食（erosion）を認める（→）．側面像（B）で尺骨頭は背側へ亜脱臼している（→）．術前の MRI では橈骨手根関節，手根中央関節内の滑膜炎の所見は乏しいが（C, D），屈筋腱周囲に高信号の病変を認め，腱周囲の滑膜炎が疑われる（E, →）．術後 5 年の単純 X 線写真（F）では骨侵食の増加，橈骨手根関節・遠位橈尺関節の関節裂隙狭小化の進行，軟骨下骨の骨硬化（►）がみられる．

BOX 4-3 ｜ 手関節に対する手術法

1）滑膜切除術
2）尺骨遠位端切除，遠位橈尺骨関節の再建術
3）部分的あるいは全手関節固定術
4）全人工手関節置換術

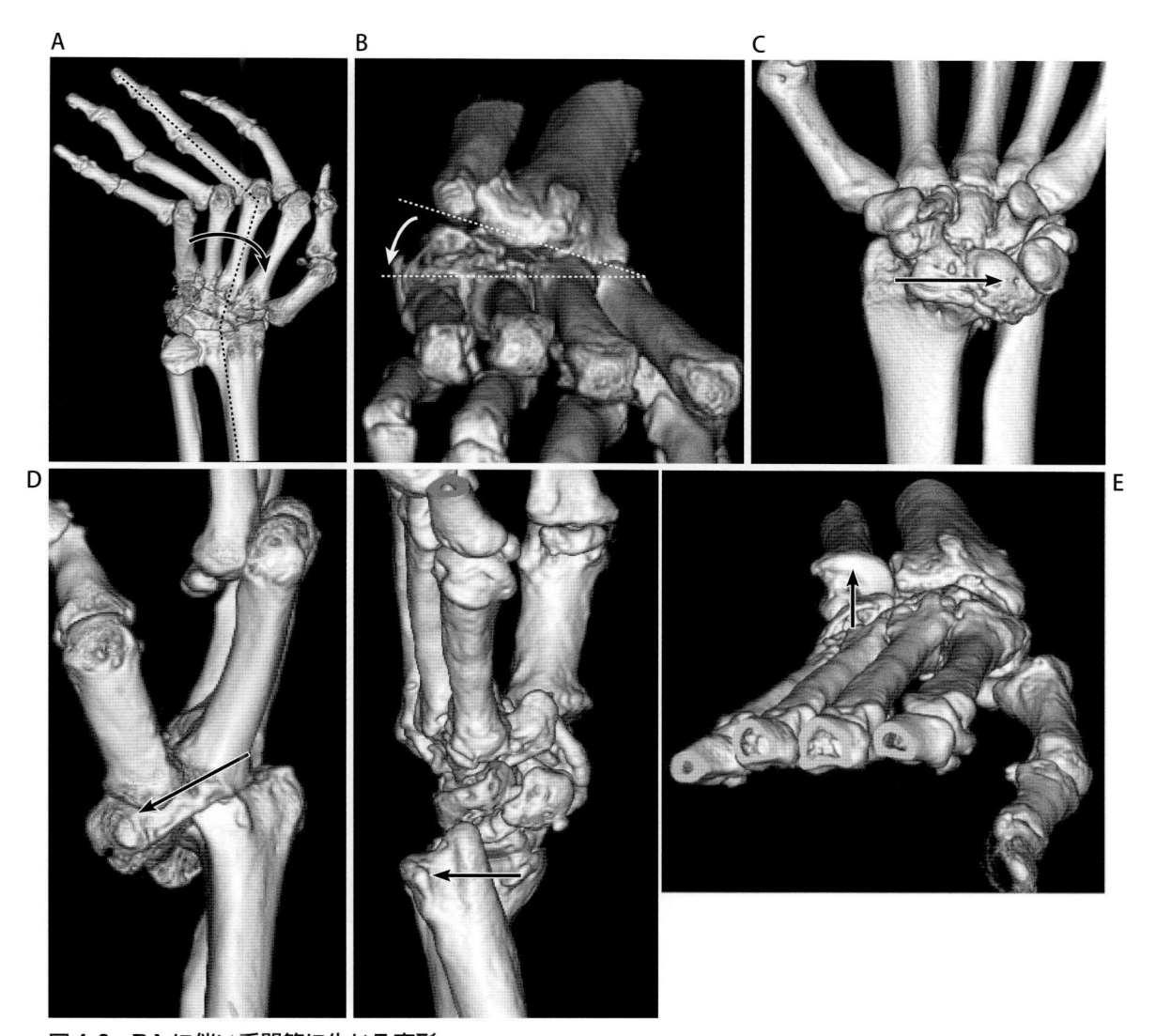

図 4-3　RA に伴い手関節に生じる変形
A〜E：手関節単純 3D-CT　A：60 歳台女性　**手根骨橈側回転, zigzag 変形**　手根骨・中手骨が橈側回転し（→），
示指から小指の MP 関節は尺側偏位している．zigzag 変形（点線）を呈している．B：70 歳台女性　**手根骨回外
変形**　橈骨に対して手根骨が回外している（→）．C：40 歳台女性　**手根骨尺側移動**　手根骨全体が橈骨に対し尺
側へ移動している（→）．D：70 歳台女性　**手根骨掌側亜脱臼**　近位手根列が掌側へ亜脱臼している（→）．E：70
歳台女性　尺骨遠位端の背側亜脱臼　遠位橈尺関節で尺骨頭が背側へ亜脱臼し突出している（→）．

1）尺骨遠位端切除（**Darrach 法**）

　　手関節の滑膜切除や，後述する部分関節固定術，全関節固定術などと同時に行われる．
また，伸筋腱断裂の症例に対して腱移行術とあわせて行われることも多い．尺骨頭の背側
脱臼など，遠位橈尺関節障害による疼痛がある高齢，あるいは日常生活活動度が低い患者
がよい適応である．

　　術後，尺側の骨性支持がなくなることによる手根骨の尺側移動・脱臼，手関節部が細く
なることによる整容的な問題，握力低下が欠点としてあげられる．橈骨月状骨間が術前か

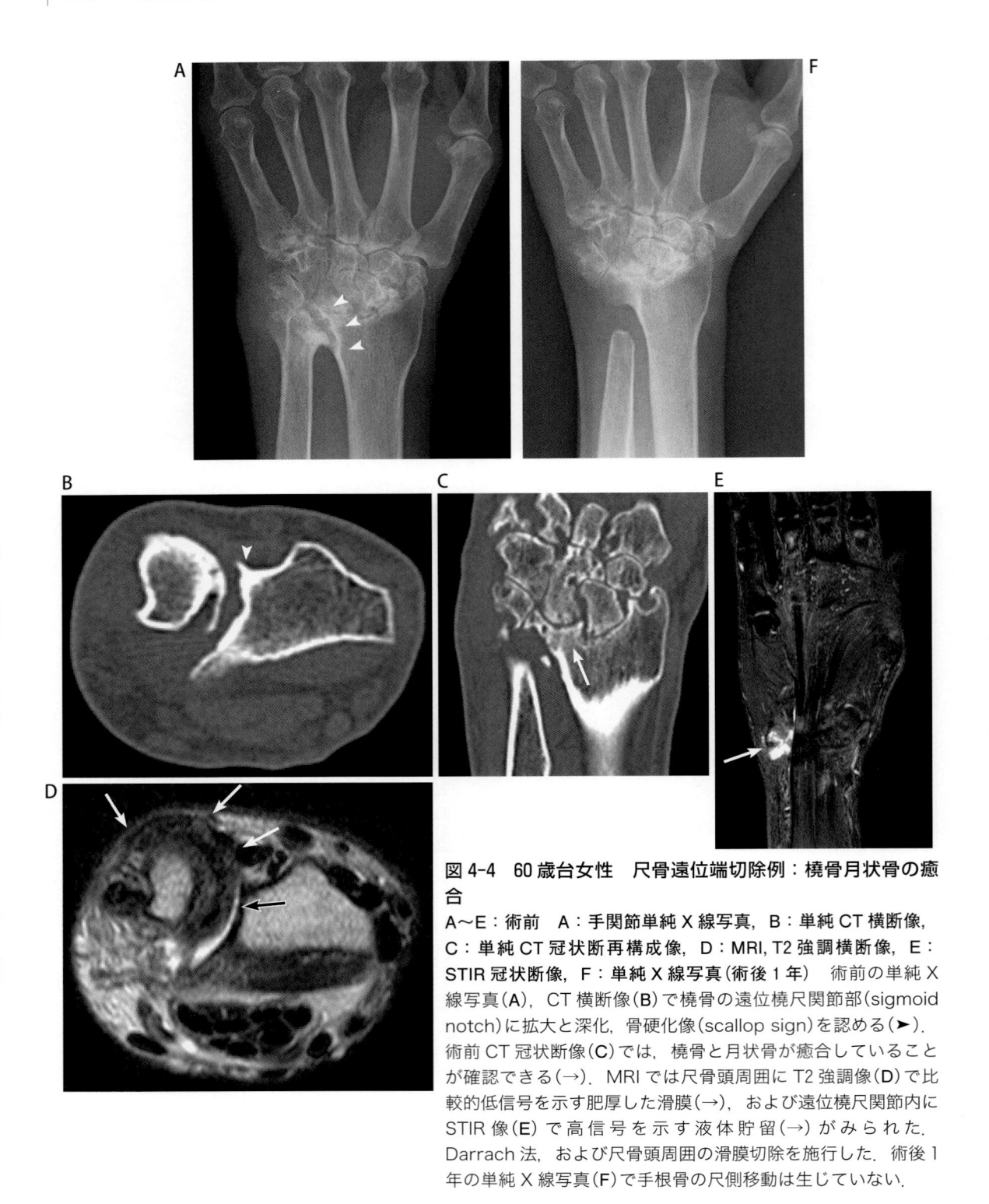

図 4-4　60 歳台女性　尺骨遠位端切除例：橈骨月状骨の癒合

A〜E：術前　A：手関節単純 X 線写真，B：単純 CT 横断像，C：単純 CT 冠状断再構成像，D：MRI, T2 強調横断像，E：STIR 冠状断像，F：単純 X 線写真（術後 1 年）　術前の単純 X 線写真（A），CT 横断像（B）で橈骨の遠位橈尺関節部（sigmoid notch）に拡大と深化，骨硬化像（scallop sign）を認める（►）．術前 CT 冠状断像（C）では，橈骨と月状骨が癒合していることが確認できる（→）．MRI では尺骨頭周囲に T2 強調像（D）で比較的低信号を示す肥厚した滑膜（→），および遠位橈尺関節内に STIR 像（E）で高信号を示す液体貯留（→）がみられた．Darrach 法，および尺骨頭周囲の滑膜切除を施行した．術後 1 年の単純 X 線写真（F）で手根骨の尺側移動は生じていない．

ら癒合している症例，橈骨遠位端の尺側縁に棚（radial shelf）が形成されている症例では，術後の手根骨不安定性発生のリスクが少ない[4]（**図 4-4,5**）．

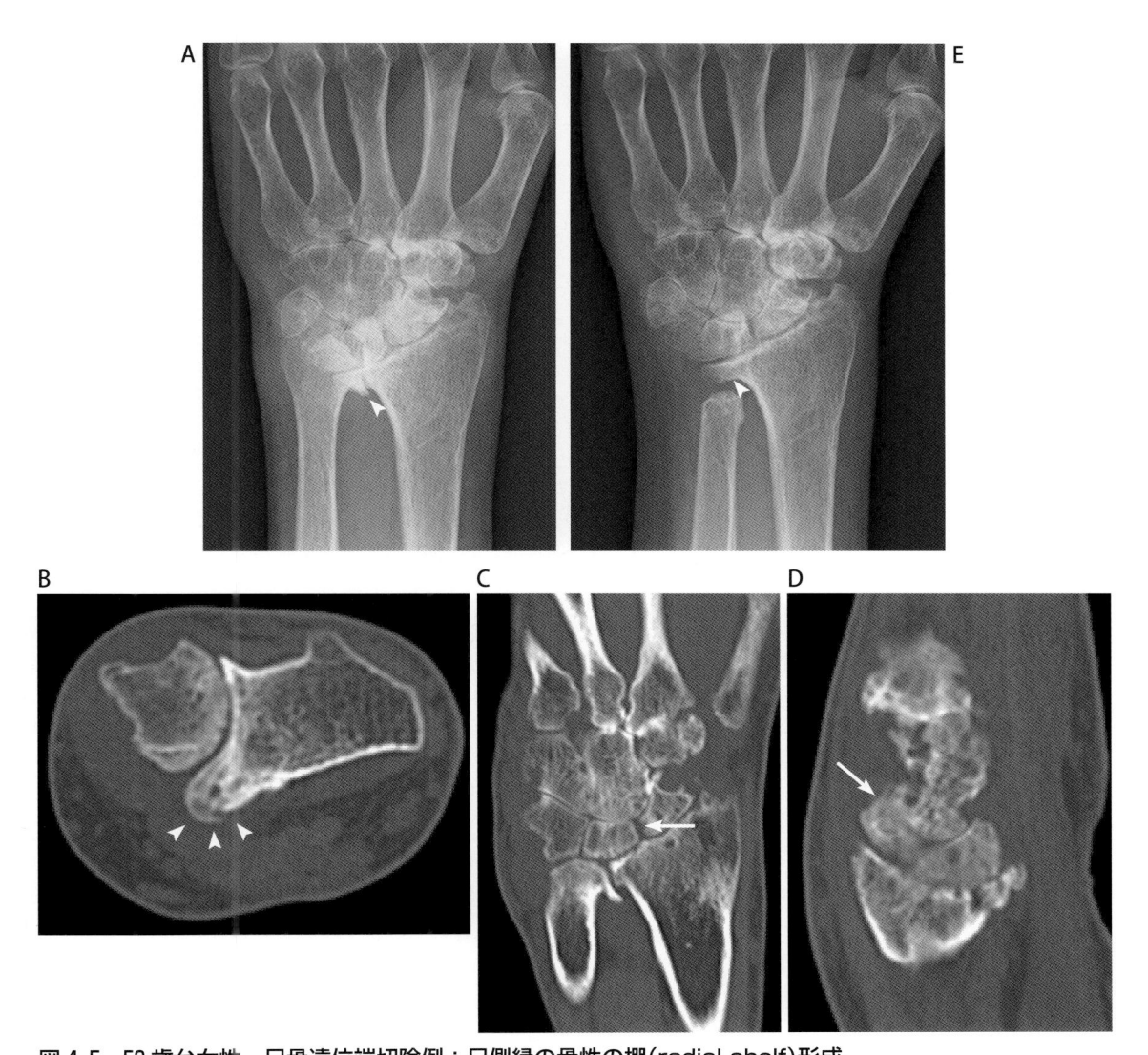

図 4-5　50 歳台女性　尺骨遠位端切除例：尺側縁の骨性の棚（radial shelf）形成
A～D：術前　A：手関節単純 X 線写真，B：単純 CT 横断像，C：単純 CT 冠状断再構成像，D：単純 CT 矢状断再構成像，E：単純 X 線写真（術後 1 年）　術前の単純 X 線写真（A），CT 横断像（B）で橈骨の遠位尺側部に骨性の棚（radial shelf）が形成されている（►）．CT 冠状断像（C），矢状断像（D）では手根中央関節の関節裂隙が狭小化（一部消失）しているため（→），部分関節固定術（橈骨月状骨間固定）の適応はないと判断し，Darrach 法，および関節内の滑膜切除を施行した．術後 1 年の単純 X 線写真（E）で手根骨の尺側移動は生じていない．

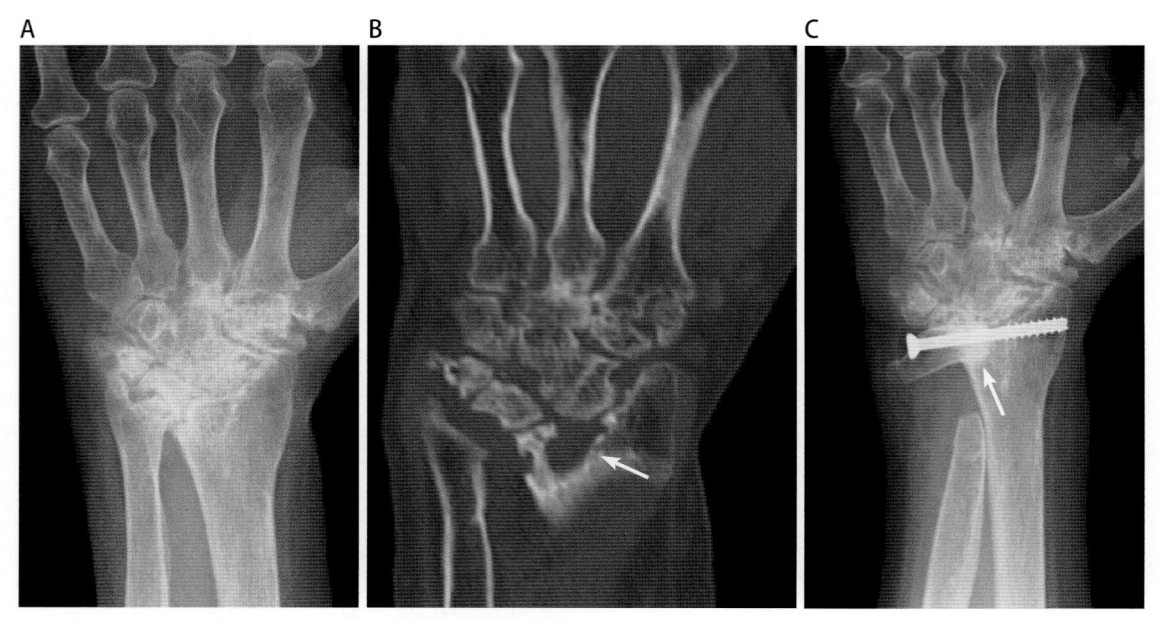

図4-6　60歳台女性　Sauvé-Kapandji法施行例

A, B：術前　A：手関節単純X線写真，B：単純CT冠状断再構成像，C：単純X線写真（術後1年）　術前の単純X線写真（**A**）では，橈骨手根関節，手根中央関節の関節裂隙が狭小化し一部消失している．手根骨は尺側へ偏位している．単純CT冠状断像（**B**）では橈骨遠位端に巨大な骨侵食があり（→），橈骨手根関節面が欠損している．尺骨遠位部を90°回転し橈骨遠位端と固定，先の橈骨欠損部を補うようにSauvé-Kapandji法を行った．術後1年の単純X線写真（**C**）で橈骨と尺骨遠位端の間に骨癒合が得られている（→）．

2）Sauvé-Kapandji法

　　遠位橈尺関節を固定し，尺側の骨性支持を得る．同時に尺骨遠位部を部分切除し，前腕回旋を可能とする．

　　Darrach法における欠点を克服できる術式であるが，尺骨頭の骨破壊が強い症例では骨接合が難しくなる，Darrach法に比べ尺骨断端がより近位となるため，断端の不安定性が問題となるなど，同術式特有の問題点もある．Darrach法とSauvé-Kapandji法の術式選択について見解の一致は得られていない．当科ではLarsen Grade Ⅱ程度で，遠位橈尺関節の障害が変形性手関節症の要素を有するものを現在の適応としている．骨破壊の強い症例に対して本法を行う際，尺骨頭を90°回転させて骨接合を行う変法が報告されている[5]（**図4-6,7**）．

3）手関節部分固定術

　　橈骨手根関節において手根骨の掌尺側偏位がある例や舟状月状骨解離を認める例で，手根中央関節が残存している症例を適応とする．術前に単純X線やCTの機能写で手根中央関節における可動性が残存していることを確認しておく（**図4-8**）．橈骨月状骨間固定術が多く行われる．固定は，橈骨−移植骨−月状骨間にヘッドレススクリューや鋼線による固定と，三角骨−月状骨−橈骨間（移植骨は貫かなくてもよい）の鋼線による一時的固定を行う．当科では，切除した尺骨頭を橈骨−月状骨間に移植し，橈骨−舟状骨間の距離が開大することで術後の可動域温存を期待している[6]（**図4-8,9**）．

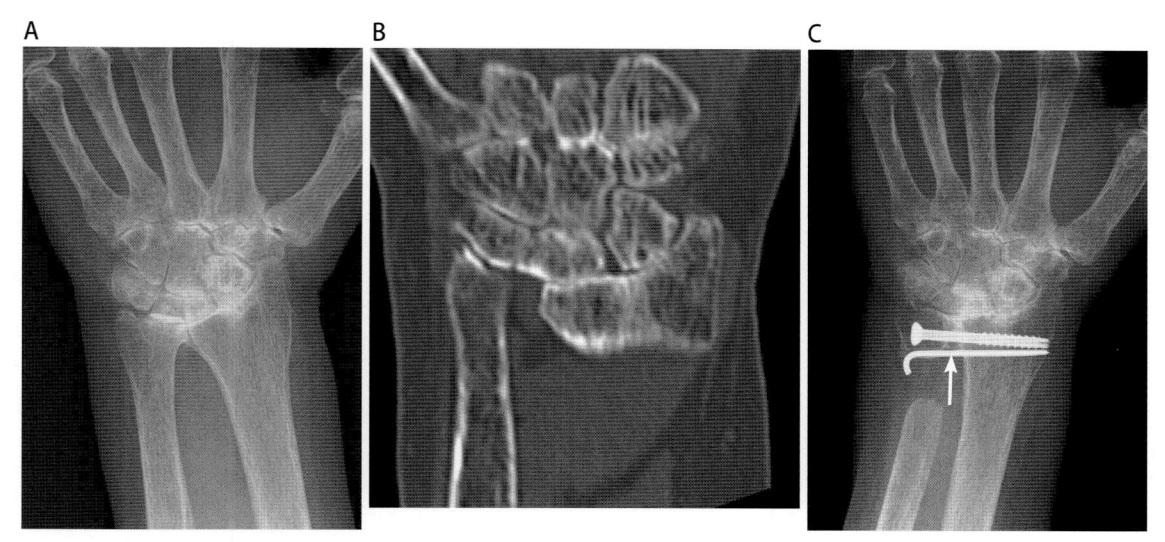

図 4-7　60 歳台女性　Sauvé-Kapandji 法（尺側棚形成術）施行例
A,B：術前　A：手関節単純 X 線写真，B：単純 CT 冠状断再構成像，C：単純 X 線写真（術後 1 年）　術前の単純 X 線写真（A）では，橈骨手根関節，遠位橈尺関節の関節裂隙が狭小化し，手根骨は尺側へ偏位している．単純 CT 冠状断像（B）で手根中央関節にも痛みがあり，radial shelf の形成も乏しいことから Sauvé-Kapandji 法を行った．手関節部の横径を保つため橈骨・尺骨頭間に切除した尺骨を移植している．術後 1 年の単純 X 線写真（C）で橈骨手根関節の変性変化は若干進行しているが，橈骨と尺骨遠位端の間に骨癒合が得られている（→）．

4）手関節全固定術

　橈骨手根関節，手根中央関節ともに破壊されており，強い運動制限と運動痛を有する症例が適応となる．内固定法には鋼線，プレート，髄内釘などがある．プレートと髄内釘で臨床成績に大きな違いはない[7]．固定肢位は中間位から軽度背屈とするが，術前に外固定などを行い，至適な角度を患者と相談しておくことが望ましい（図 4-10,11）．

5）全人工手関節置換術　total wrist arthroplasty：TWA

　本稿執筆時現在，国内で実用化されている手関節の人工関節は存在しない．当科では本邦初となる人工手関節の開発を行ってきた[8]．当科で開発した人工手関節は，正常手関節の生理的運動である投げ矢運動（dart throw motion），すなわち手関節橈背屈 – 掌尺屈を得られるようにデザインされ，表面置換半拘束型の構造である．コンポーネントは橈骨ステム（超高分子量ポリエチレン），手根骨・中手骨ステム（チタン合金），骨頭（コバルト合金）の 3 つで構成されている（図 4-12）．いずれのコンポーネントもセメント固定を行い，手根骨・中指中手骨へ刺入する遠位のコンポーネントは，さらにキャンセラススクリューを示指，環指中手骨に刺入・固定する構造になっている．35°の掌屈，50°の背屈が可能なようにデザインされている．今後，厚生労働省からの製造承認が得られ次第，臨床応用が可能となる．現在，関節固定術しか選択肢がない症例で可動域を温存し，かつ ADL（日常生活動作）を改善できる治療法としての役割が期待される（図 4-12）．

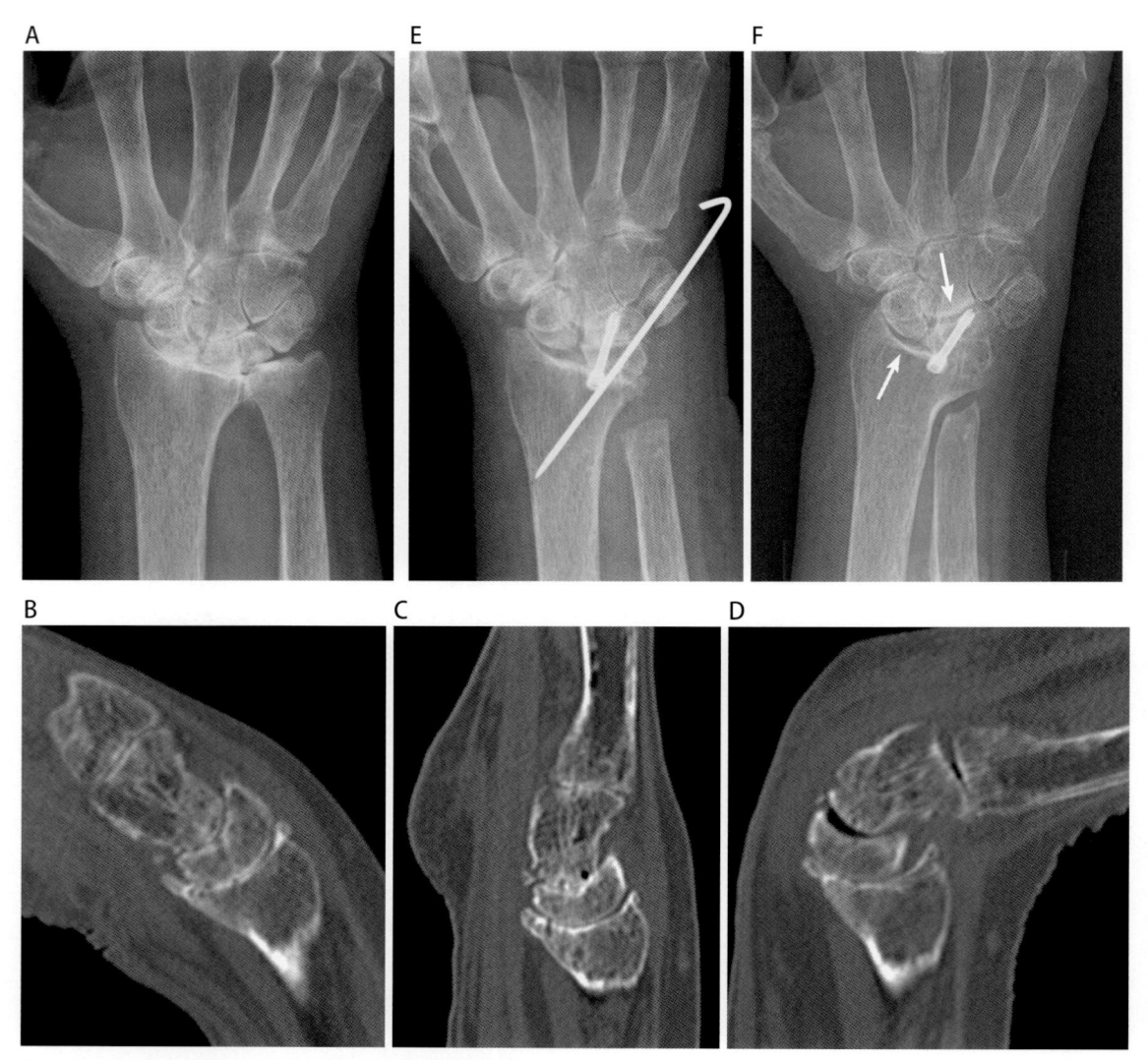

図4-8 60歳台女性 橈骨月状骨間固定術施行例

A～D：術前 A：手関節単純X線写真，B～D：単純CT矢状断再構成像，E：単純X線写真（術直後），F：単純X線写真（術後1年） 術前の単純X線写真（A）では，手根骨の尺側偏位を認め，橈骨手根関節の関節裂隙が狭小化している．手根中央関節も狭小化しているが関節は保たれている．手関節掌屈（B）・中間位（C）・背屈位（D）でのCT撮像を施行し，矢状断再構成像で手根中央関節の可動性を確認した．手根中央関節は狭小化しているものの掌背屈で55°程度の可動性が確認された（D）．橈骨月状骨間固定術を施行した．橈骨と月状骨間に尺骨を移植し，固定にはヘッドレススクリューと鋼線を使用．手根骨の尺側偏位が矯正されている（E）．鋼線は術後6週で抜去した．術後1年の単純X線写真（F）で手根中央関節，および橈骨舟状骨間の関節裂隙は比較的良好に保たれている（→）．

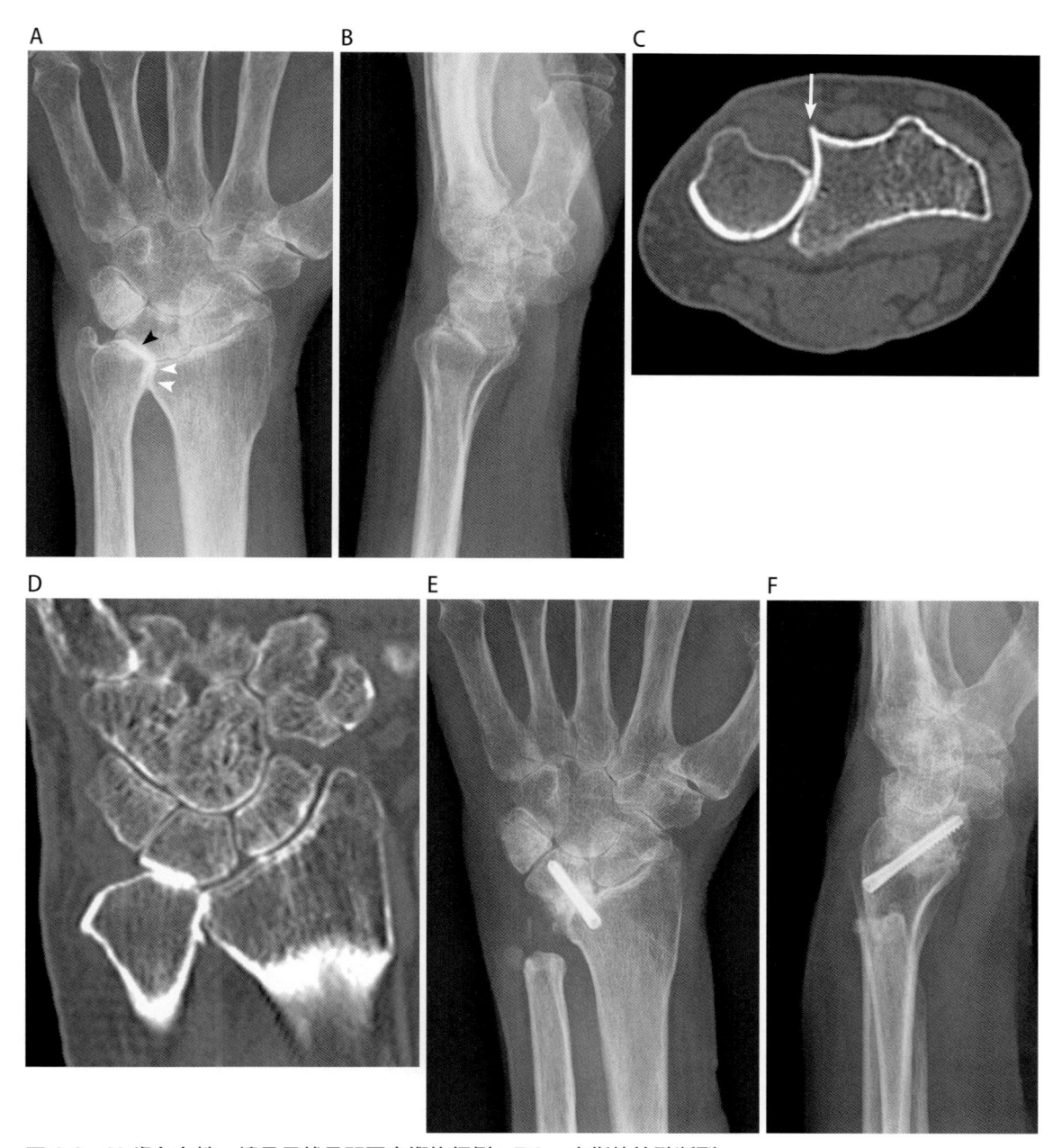

図4-9 60歳台女性 橈骨月状骨間固定術施行例：RA・小指伸筋腱断裂

A〜D：術前 A，B：手関節単純X線写真（A：正面像，B：側面像），C：単純CT横断像，D：単純CT冠状断再構成像，E，F：術後単純X線写真（E：正面像，F：側面像） 術前の単純X線写真（A，B）では，尺骨手根間隙が消失し月状骨・尺骨間に関節を形成している。月状骨および橈骨の遠位橈尺関節面には軟骨下骨の骨硬化を認める（►）。CT横断像（C）では，遠位橈尺関節の関節裂隙が狭小化し，橈骨背側に骨棘形成がみられる（→）。CT冠状断像（D）で手根骨は尺側へ偏位し，手根中央関節は保たれている。RAによる手根骨の尺側移動と尺骨突き上げ症候群を合併している症例と考えられた。橈骨月状骨間固定術を施行し，断裂した小指伸筋腱には腱移行術を行った。橈骨と月状骨間に尺骨を移植し，固定にはヘッドレススクリューを使用した（E，F）。

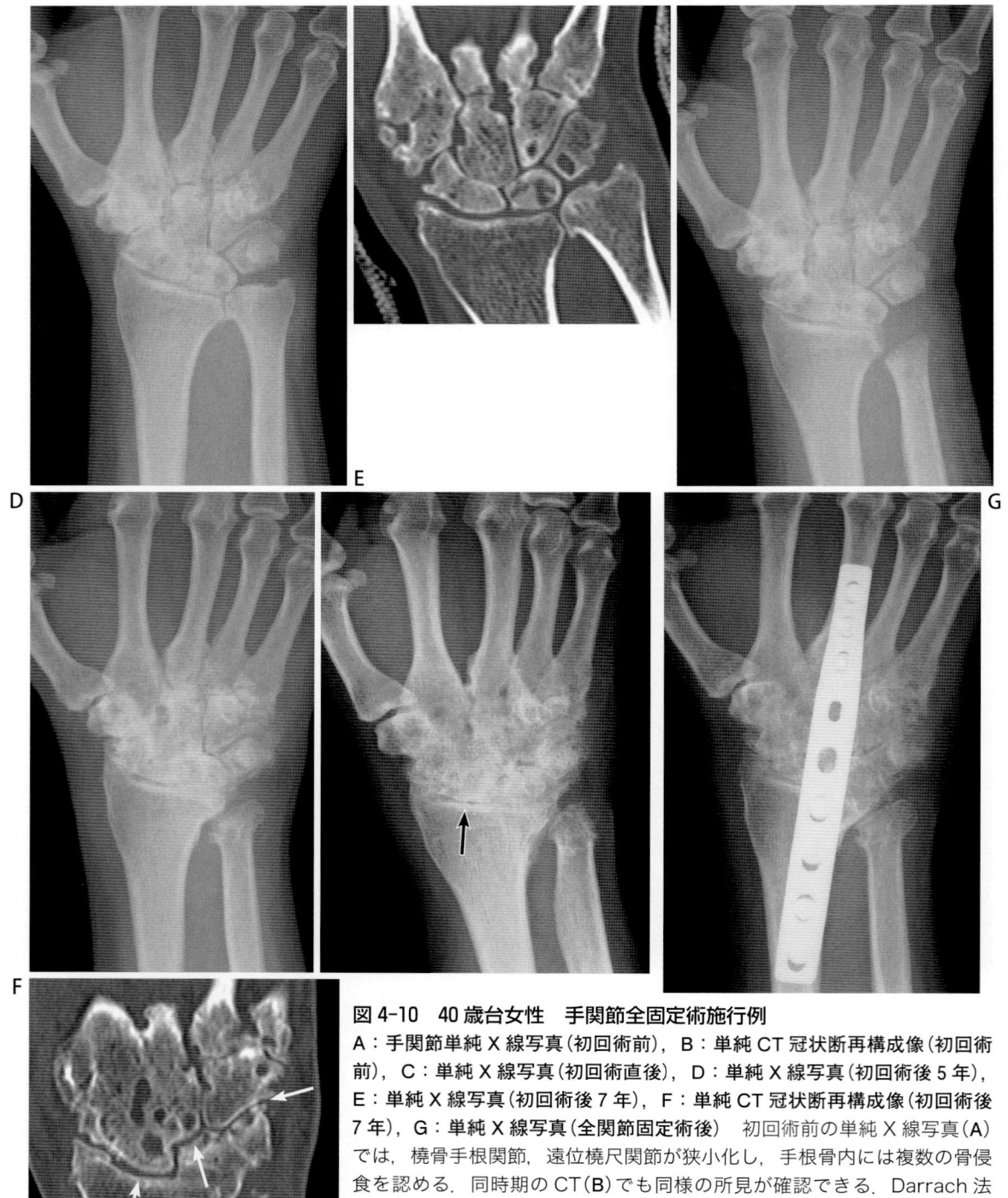

図4-10　40歳台女性　手関節全固定術施行例

A：手関節単純X線写真（初回術前），B：単純CT冠状断再構成像（初回術前），C：単純X線写真（初回術直後），D：単純X線写真（初回術後5年），E：単純X線写真（初回術後7年），F：単純CT冠状断再構成像（初回術後7年），G：単純X線写真（全関節固定術後）　初回術前の単純X線写真（A）では，橈骨手根関節，遠位橈尺関節が狭小化し，手根骨内には複数の骨侵食を認める．同時期のCT（B）でも同様の所見が確認できる．Darrach法および滑膜切除術を施行（C）．術後に手関節の滑膜炎が再燃．初回術後5年の単純X線（D）では橈骨月状骨間の関節裂隙がほぼ消失している．初回術後7年（E），CM関節，手根中央関節が強直し，橈骨舟状骨間にわずかに関節裂隙が確認できる（→）．同時期のCT（F）では橈骨舟状骨間，月状骨有頭骨間，三角骨有鉤骨間で関節が残存しているのが確認できる（→）．残存する関節の疼痛が強く，プレートによる全関節固定術を施行した（G）．

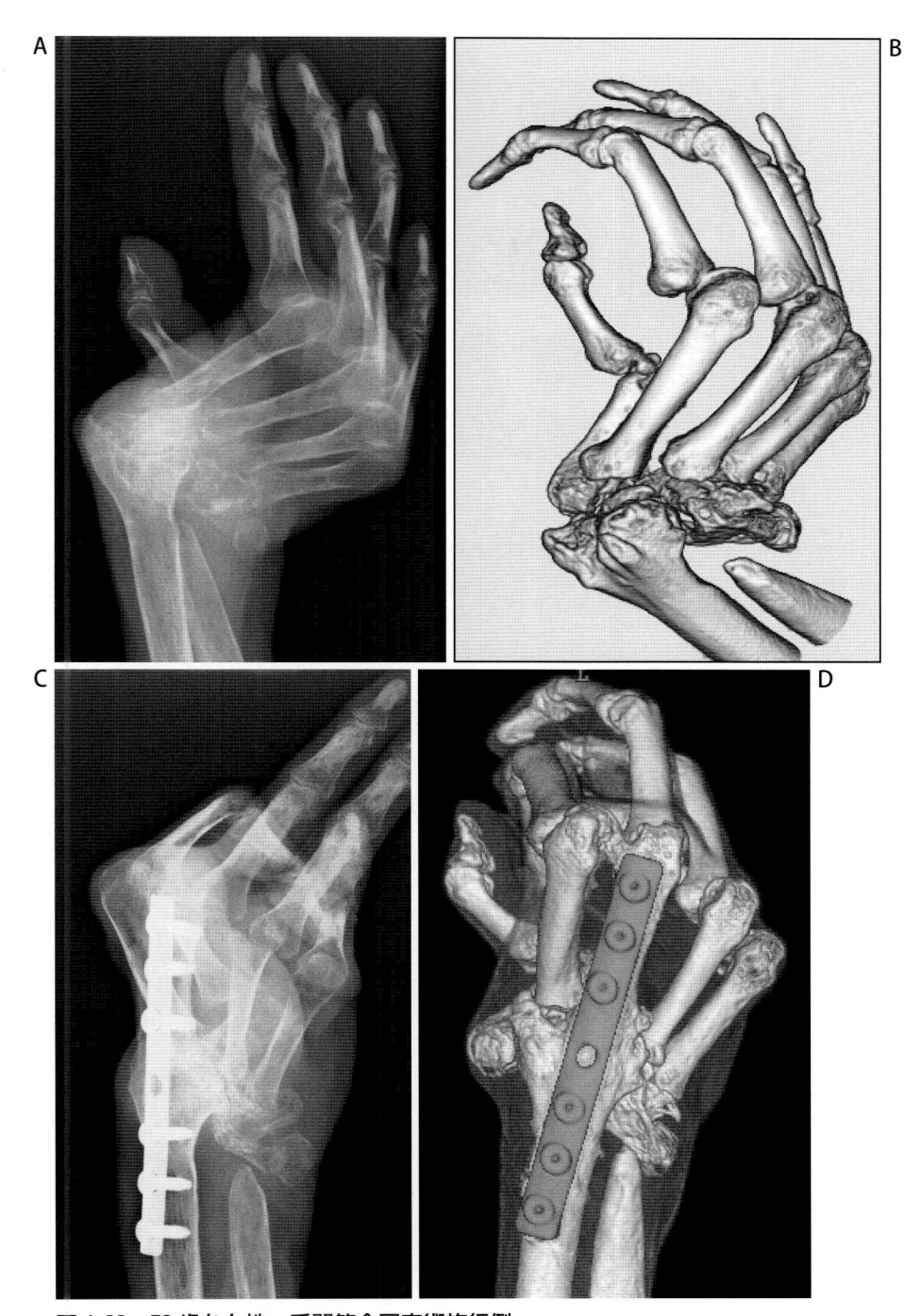

図 4-11　50 歳台女性　手関節全固定術施行例
A：手関節単純 X 線写真（術前），B：単純 CT 3D 再構成像（術前），C：単純 X 線写真（術後），D：単純 CT 3D 再構成像（術後）　術前の単純 X 線写真（A）では，手根骨の破壊が著しく近位手根列は消失している．橈骨遠位端の破壊も強く手根骨は掌尺側へ脱臼し，90°近く尺屈している．同時期の 3D–CT（B）では上記の変形がより鮮明に確認できる．橈骨と中指中手骨間をプレートで固定（C, D）．手関節部での著しい尺屈変形が改善された．

A

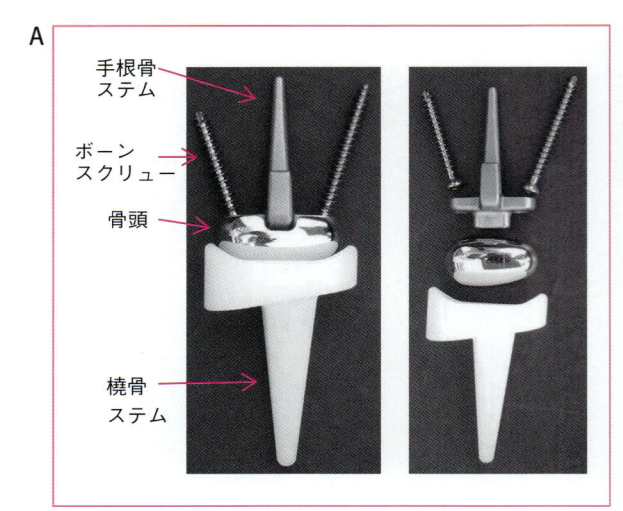

図4-12　60歳台女性　全人工手関節置換(TWA)術施行例

A：人工手関節外観，B〜F：手関節単純X線写真(B, C：初回術前，D, E：術後2年，F, G：人工手関節置換術後)　初回術前の単純X線写真(B, C)では，骨が全体的に萎縮し橈骨手根関節は著しく狭小化している．橈骨関節面直下に大きな骨侵食を認める(→)．手根中央関節にも変性が生じていたため部分関節固定術の適応はなく，可動性の温存を期待してDarrach法を施行した．術後2年経過時(D, E)，橈骨手根関節はさらに狭小化し，疼痛によるADL制限が著明となったため人工手関節置換術を施行した．環指CM関節が強直していなかったため，尺側のボーンスクリューは有鉤骨内へとどめている(F, G)．

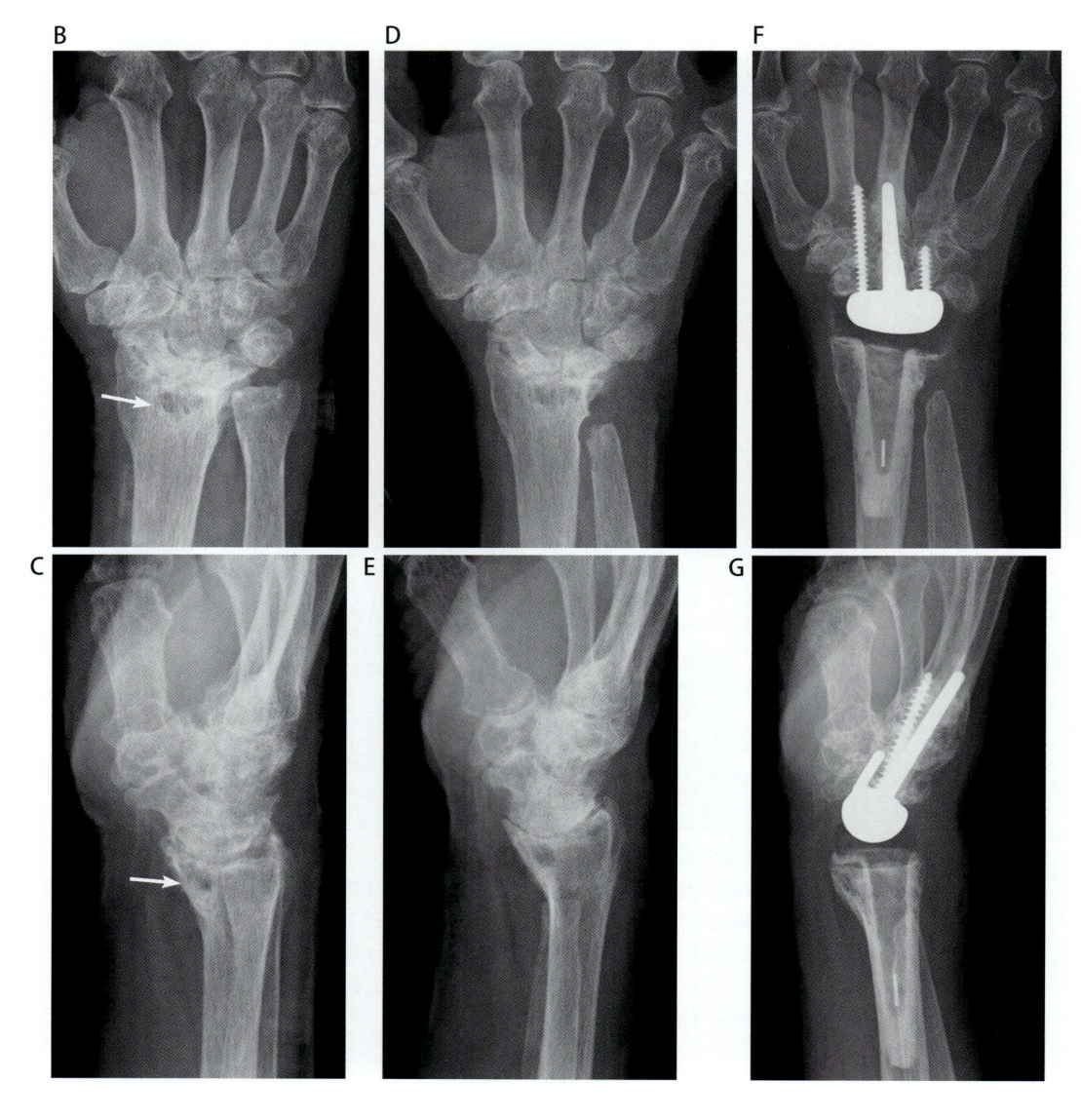

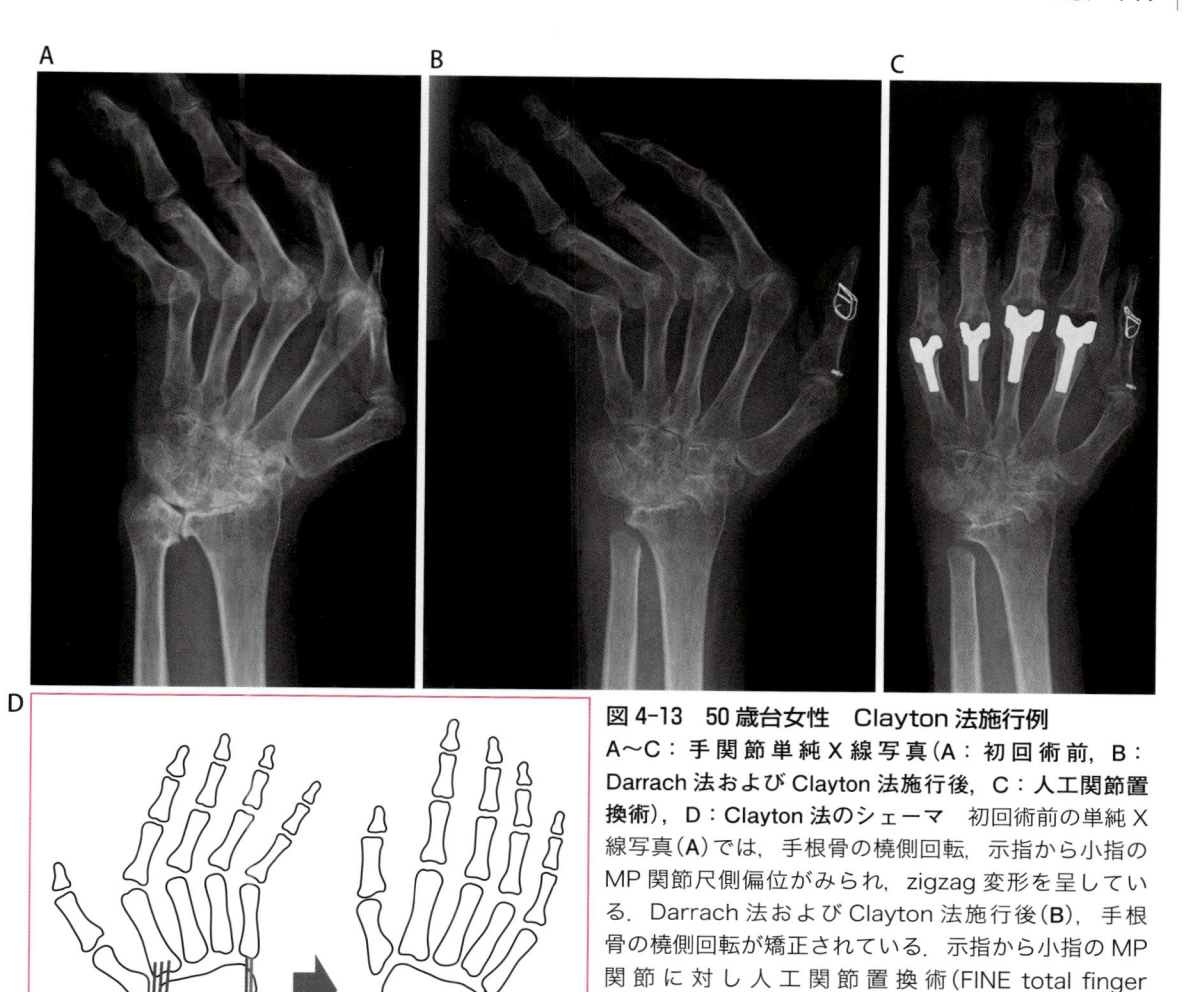

図 4-13　50 歳台女性　Clayton 法施行例
A～C：手関節単純 X 線写真（A：初回術前，B：Darrach 法および Clayton 法施行後，C：人工関節置換術），D：Clayton 法のシェーマ　初回術前の単純 X 線写真（A）では，手根骨の橈側回転，示指から小指の MP 関節尺側偏位がみられ，zigzag 変形を呈している．Darrach 法および Clayton 法施行後（B），手根骨の橈側回転が矯正されている．示指から小指の MP 関節に対し人工関節置換術（FINE total finger system）を施行（C）．Clayton 法では第 2 中手骨基部に停止している長橈側手根伸筋（ECRL）腱を尺側手根伸筋（ECU）腱の停止している第 5 中手骨基部に移行することで手根骨の橈側回転を矯正する（D）．

6）Clayton 法

　手関節自体に対する手術ではないが，手根骨の橈側回転を矯正する目的で施行される．手指の項で述べる MP 関節の尺側偏位に対する治療の前段階として選択されることがある[9]（図 4-13）．

7）腱断裂

　RA に伴う腱断裂の原因として，滑膜炎による腱の脆弱化と変形し突出した骨との磨耗の 2 つがあげられる．腱断裂に対する画像診断には超音波検査や MRI が用いられることが多いが，3D-CT による診断も可能である[10]．関節滑膜切除の術前と同じく，腱周囲の

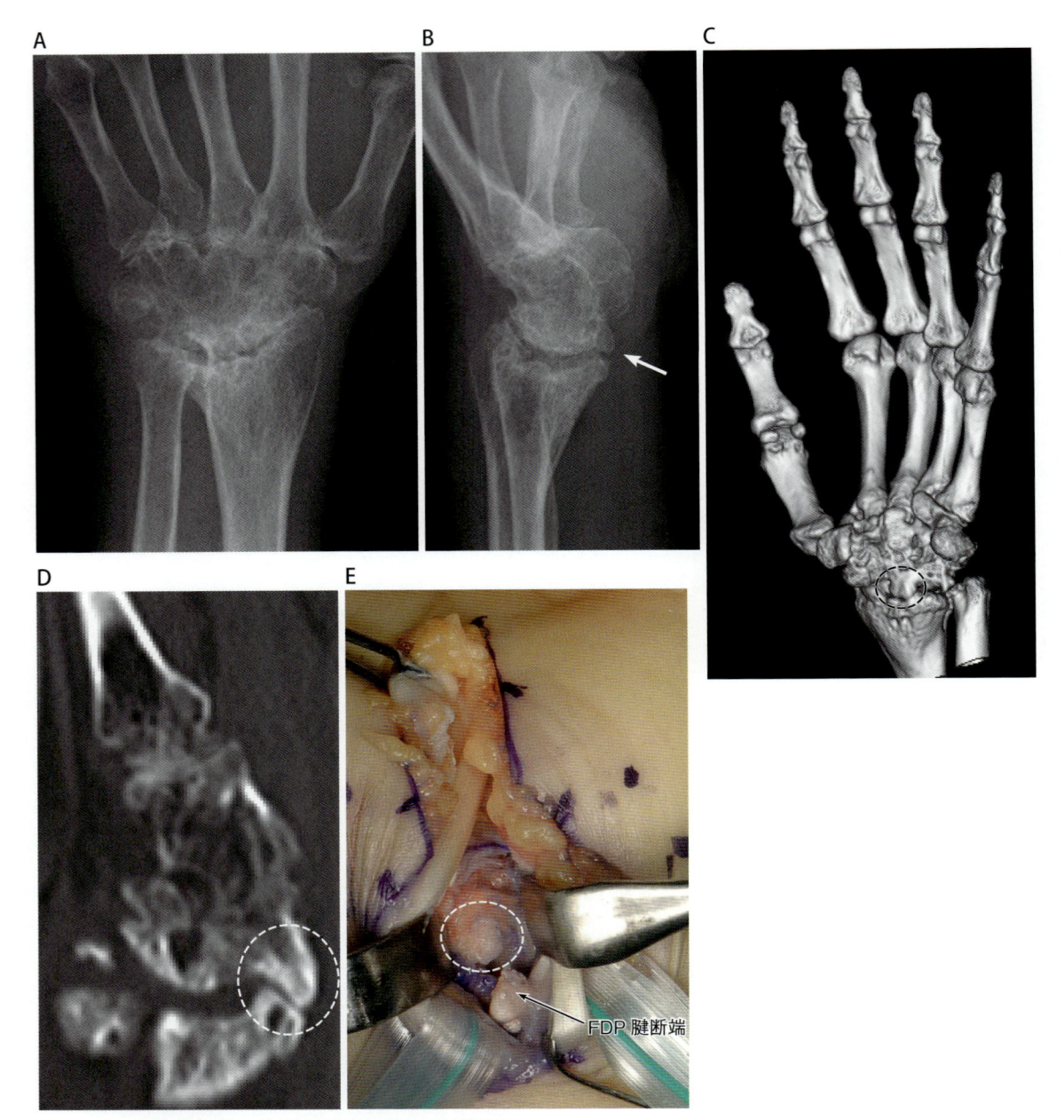

図 4-14　50 歳台女性　示指深指屈筋（FDP）腱断裂
A, B：手関節単純 X 線写真（A：正面像，B：側面像），C：単純 CT 3D 再構成像，D：単純 CT 矢状断再構成像，
E：**術中写真**　術前の単純 X 線写真正面像（A）では，手根骨が癒合し一塊となっている．側面像（B）では近位手
根列に嘴状の骨の突出を認める（→）．3D-CT（C），単純 CT 矢状断像（D）で嘴状の骨突出がより明らかに描出さ
れている（楕円内）．術中所見（E）では，手関節背屈時に X 線・CT で確認された骨が掌側に突出し，同部で示指
FDP 腱が断裂していることが明らかとなった．

　　　　滑膜炎の局在を把握するには MRI が有用である．骨との磨耗が原因で生じた腱断裂の場
　　　合には，術前に CT で原因となった骨病変を把握しておくことで，術中に断裂部の同定や
　　　突出した骨の切除を確実に行うことができる（**図 4-14**）．

b. 母指

　母指は手の機能を発揮するうえで重要であり，その機能障害により手の機能は40％が失われるともいわれる．RAで生じる母指の変形にはいくつかの典型的なパターンがあり，Nalebuffらはそれらを4つのタイプに分類し[11]，その後，2つのタイプが新たに追加されている（**表4-1**）．なかでも頻度が高く代表的なものは母指ボタン穴変形（Nalebuff type I）と母指スワンネック変形（Nalebuff type III）である．前者はMP関節，後者はCM関節の滑膜炎をもとに生じる．各変形が生じる機序を理解することは治療法を検討するうえでも有用である．RA母指に対する手術治療法を決定する際には，母指の3つの関節，すなわちCM・MP・IP関節の状態をそれぞれ評価し，総合的に検討することが重要である．RAでは手術治療を行った時点で破壊が軽度であった関節でも，その後の経過で変形が生じる可能性がある．そのため，ほかに有効な選択肢がないIP関節を除いて，関節固定術は極力避け，可動性を温存できる治療法を選択するべきである．

1）ボタン穴変形　boutonnière deformity

　RAの母指病変で最も多くみられる変形である．MP関節の滑膜炎により短母指伸筋（EPB）腱が伸長される．次いで長母指伸筋（EPL）腱が尺側へ脱臼し，MP関節が屈曲位をとる．さらに母指−示指間でのピンチ動作がIP関節に作用することでIP関節が過伸展していく．手術法の選択肢は，MP関節については関節固定術か人工関節置換術である．MP・IP関節両関節とも固定することは避ける（**図4-15**）．

2）スワンネック変形　swan neck deformity

　ボタン穴変形に次いで多くみられる．CM関節の滑膜炎に始まり，靭帯や関節包の弛緩によりCM関節の亜脱臼が生じる．母指中手骨が内転し，MP関節が代償性に過伸展する．IP関節は長母指屈筋腱が作用し屈曲位をとる．CM関節に対して，関節固定術あるいは関節形成術が選択される．MP関節とCM関節をどちらも固定することは避ける．過度のMP関節過伸展変形に人工関節置換術を行うことは困難であるため，CM関節には関節形成術を選択し可動性を温存することが多い．CM関節形成術には多くの術式がある

■ 表4-1　リウマチ母指変形の分類

タイプ	名称	CM関節	MP関節	IP関節
I	ボタン穴変形	―	屈曲	過伸展
II		屈曲・内転	屈曲	過伸展
III	スワンネック変形	亜脱臼・屈曲・内転	過伸展	屈曲
IV	ゲームキーパー母指	屈曲・内転	橈屈	―
V		＋／−	過伸展	―
VI	ムチランス変形	骨欠損	骨欠損	骨欠損

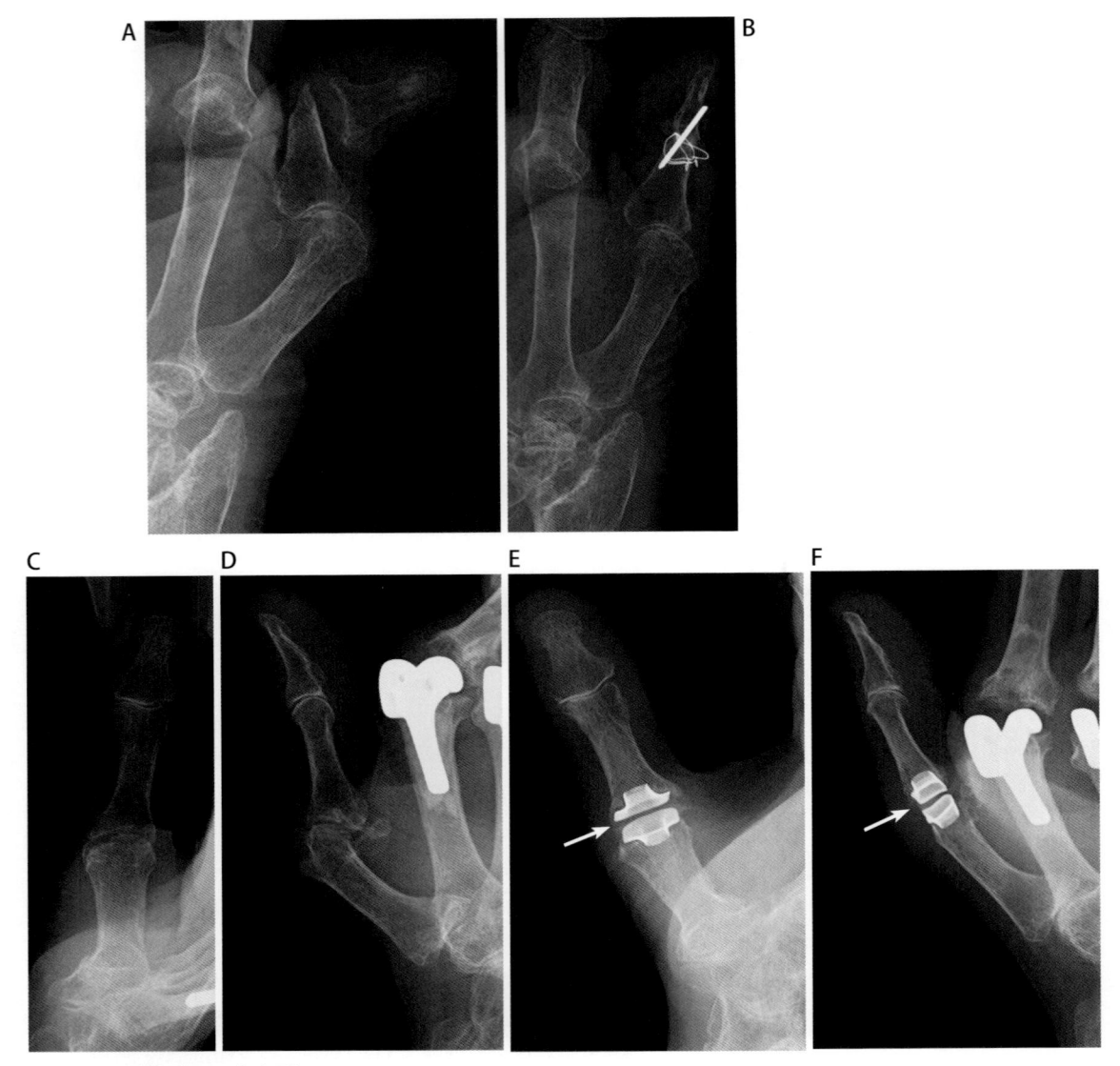

図 4-15　母指ボタン穴変形
A〜F：手指単純 X 線写真　A, B：50 歳台女性　IP 関節病変，C〜F：50 歳台女性　MP 関節病変　IP 関節が破壊されている症例（**A**）に対し intraosseus wiring による IP 関節固定術が施行されている（**B**）．IP 関節が保たれており，MP 関節が破壊されている症例（**C, D**）に対し，シリコンインプラント（→）による MP 関節置換術を行った（**E, F**）．

が，当科では大菱形骨切除後に長母指外転筋腱を用いて母指中手骨を安定化させる Thompson 法[12]を第一選択としている（図 4-16, 17）．

3）IP 関節橈屈変形

　Nalebuff の分類には当てはまらないが，IP 関節が著明な橈屈変形をきたしている症例も多くみられる．IP 関節固定を行うことで母指指尖部を使ったつまみが可能となる（**図 4-18**）．

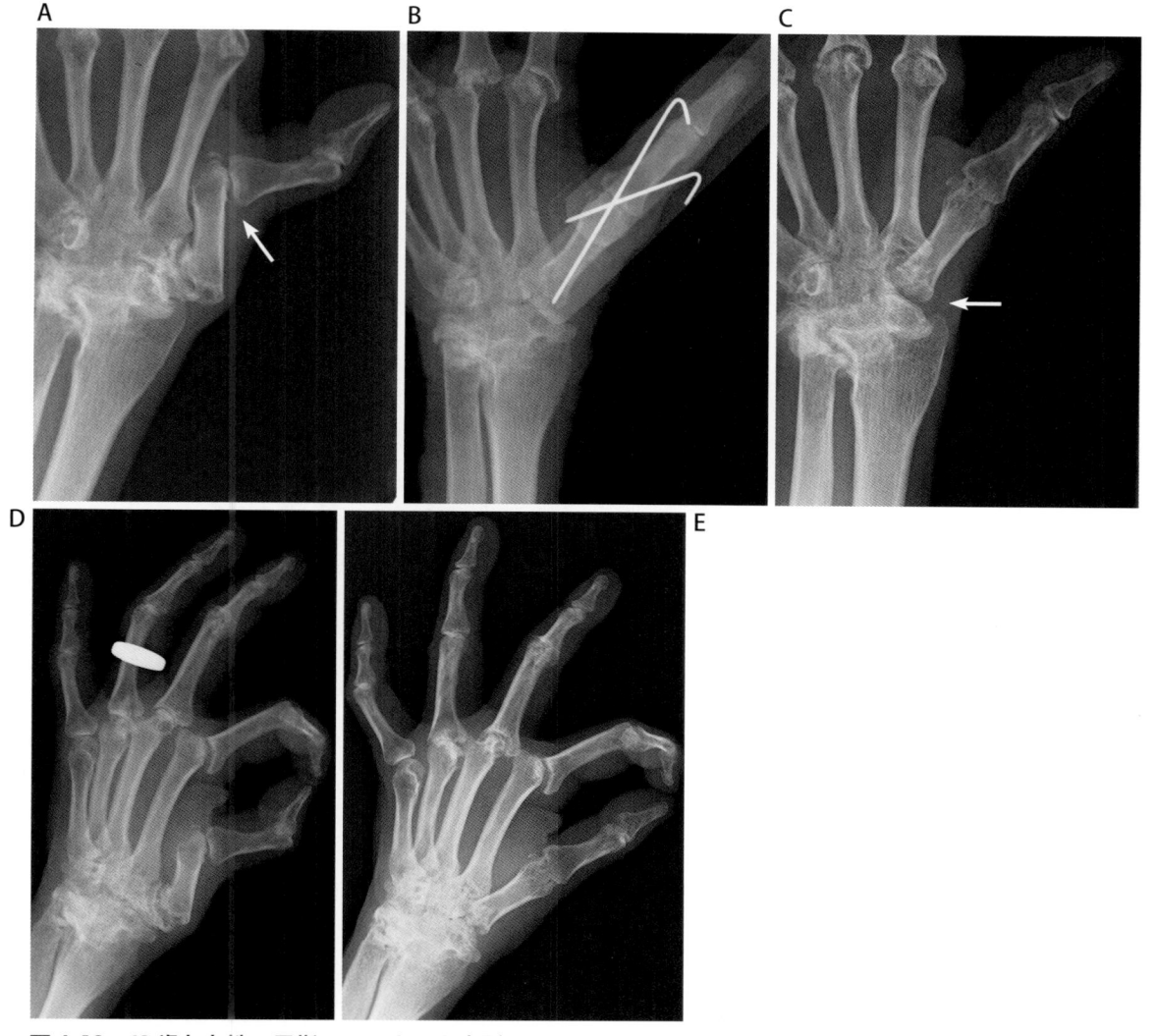

図 4-16　40 歳台女性　母指スワンネック変形
A〜E：手関節単純 X 線写真（A, D：術前，B：術直後，C, E：術後 2 年）　母指単純 X 線写真側
面像（A）では，母指 CM 関節が背側へ亜脱臼し母指中手骨は内転している．MP 関節は 80°程度
過伸展している（→）．CM 関節形成術（Thompson 法）を施行し，MP 関節は鋼線により関節固
定術を行った（B）．術後 2 年時の単純 X 線写真（C）で大菱形骨切除部は癒合することなく保たれ
ており（→），MP 関節は伸展位で固定されている．術前と比較しピンチ力が改善した（D：術前，
E：術後）．

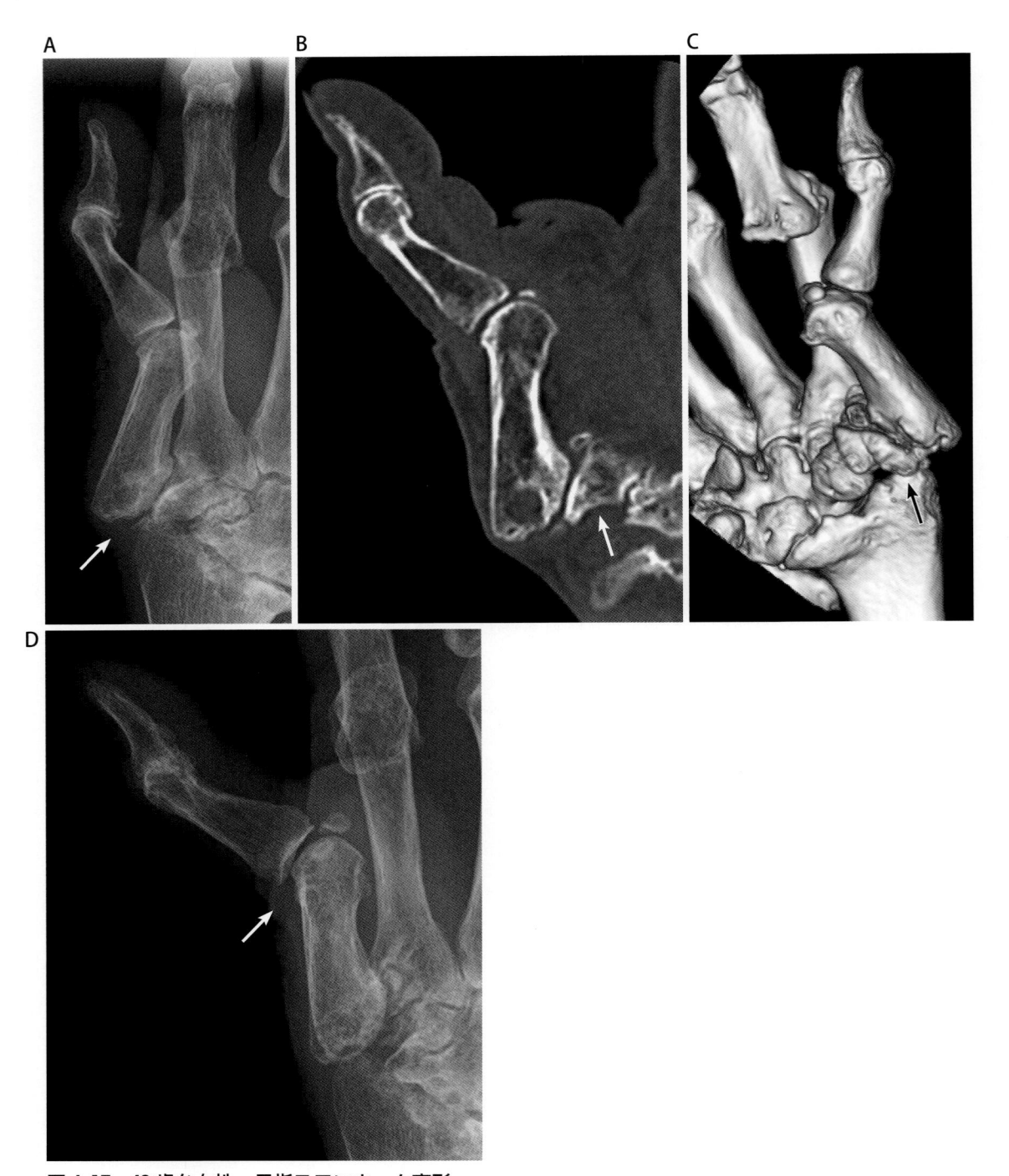

図 4-17　40 歳台女性　母指スワンネック変形
A〜C：術前　A：手関節単純 X 線写真，B：単純 CT 矢状断再構成像，C：単純 CT 3D 再構成像，D：単純 X
線写真（術後 1 年）　母指単純 X 線写真側面像（A）では，母指 CM 関節が背側へ亜脱臼し（→），母指中手骨は内
転している．CT 矢状断像（B），3D-CT（C）では大菱形骨の変形など詳細が明らかとなった（→）．CM 関節形成
術（Thompson 法）を施行し，MP 関節過伸展変形に対する処置は行わなかった．術後 1 年の単純 X 線写真（D）
では，母指 MP 関節の過伸展変形が軽度増悪している（→）．CM 関節部の疼痛は軽減しているものの，MP 過伸
展によると思われるつまみづらさが残存した．MP 関節過伸展に対する制動術を追加すべき症例であった．

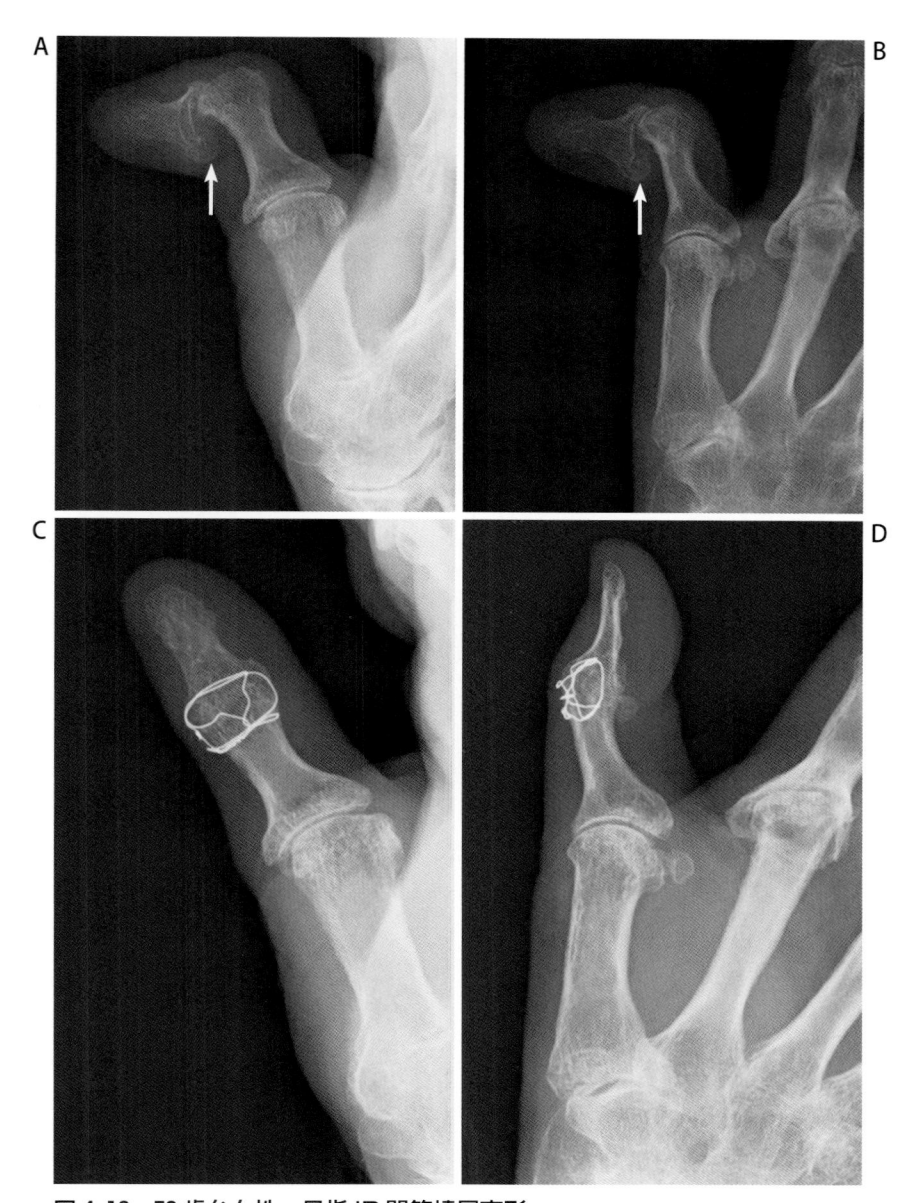

図4-18 50歳台女性 母指IP関節橈屈変形

A〜D：手関節単純X線写真（A, B：術前，C, D：術後） 術前の母指単純X線写真（A, B）では，母指IP関節が橈側・背側へ亜脱臼している（→）．MP関節にも変形はあるが，可動性が温存されている．IP関節に対しintraosseus wiringによる固定術を行った（C, D）．

c. 示指から小指（母指以外）

　示指から小指の代表的な変形として MP 関節尺側偏位（掌側亜脱臼），スワンネック変形，ボタン穴変形があげられる．

1）MP 関節尺側偏位

　MP 関節の掌側亜脱臼が強いもの，尺屈が強いものなど，症例によって多様な形態をとる．MP 関節の滑膜炎により軟部組織が伸長され，中手骨頭の形態（尺側へ傾斜）や屈筋腱の作用により尺側偏位を呈する．手関節の項で述べた zigzag 変形も MP 関節尺側偏位を増強させる因子であるため，症例によっては MP の治療に先立ち手関節に対する手術治療を優先する（図 4-13 参照）．
　関節軟骨が保たれている症例については，MP 関節の滑膜切除と尺側へ偏位した伸筋腱の中央化を行う（図 4-19）が，骨の変形が生じている場合には人工関節置換術が行われる．MP 関節に使用されるインプラントとして，Swanson flexible implant をはじめとするシリコン製インプラントが 1960 年代の登場から現在まで長く使用されている[13]（図 4-20）．シリコンインプラントには術後の沈み込みや破損という問題点があるため，最近では各種の表面置換型人工関節も使用されている[14, 15]（図 4-21）．

2）スワンネック変形

　PIP 関節が過伸展位，DIP 関節が屈曲位をとる変形で，PIP 関節の自動屈曲が困難になってくると整容のみならず把持機能が障害されるようになる．MP 関節の掌側亜脱臼に加え，内在筋の拘縮や PIP 関節掌側板の弛緩など複合的な要因で変形が進行する（図 4-22）．骨の変形を伴わない軽度の変形では，軟部組織に対する処置により PIP 関節の過伸展を矯正する手術が行われる．MP 関節の掌側亜脱臼を伴う症例に対しては，MP 関節に対する人工関節置換術に加え，拘縮した内在筋の解離術や伸筋腱に対する処置を追加することで矯正される．

3）ボタン穴変形

　PIP 関節が滑膜炎により腫大することで，PIP 関節背側の組織が長軸方向，橈尺側方向に伸長される．
　中央索による PIP 関節の伸展力が弱まり，側索が PIP 関節の運動軸よりも掌側に移動することで PIP 関節は屈曲位をとる．側索からの伸展力が集中する DIP 関節は過伸展位となる．
　変形を矯正するための手術には軟部組織を用いた術式が多数存在するが（図 4-23），骨変形を伴う高度な変形においては良肢位での関節固定術が選択される．

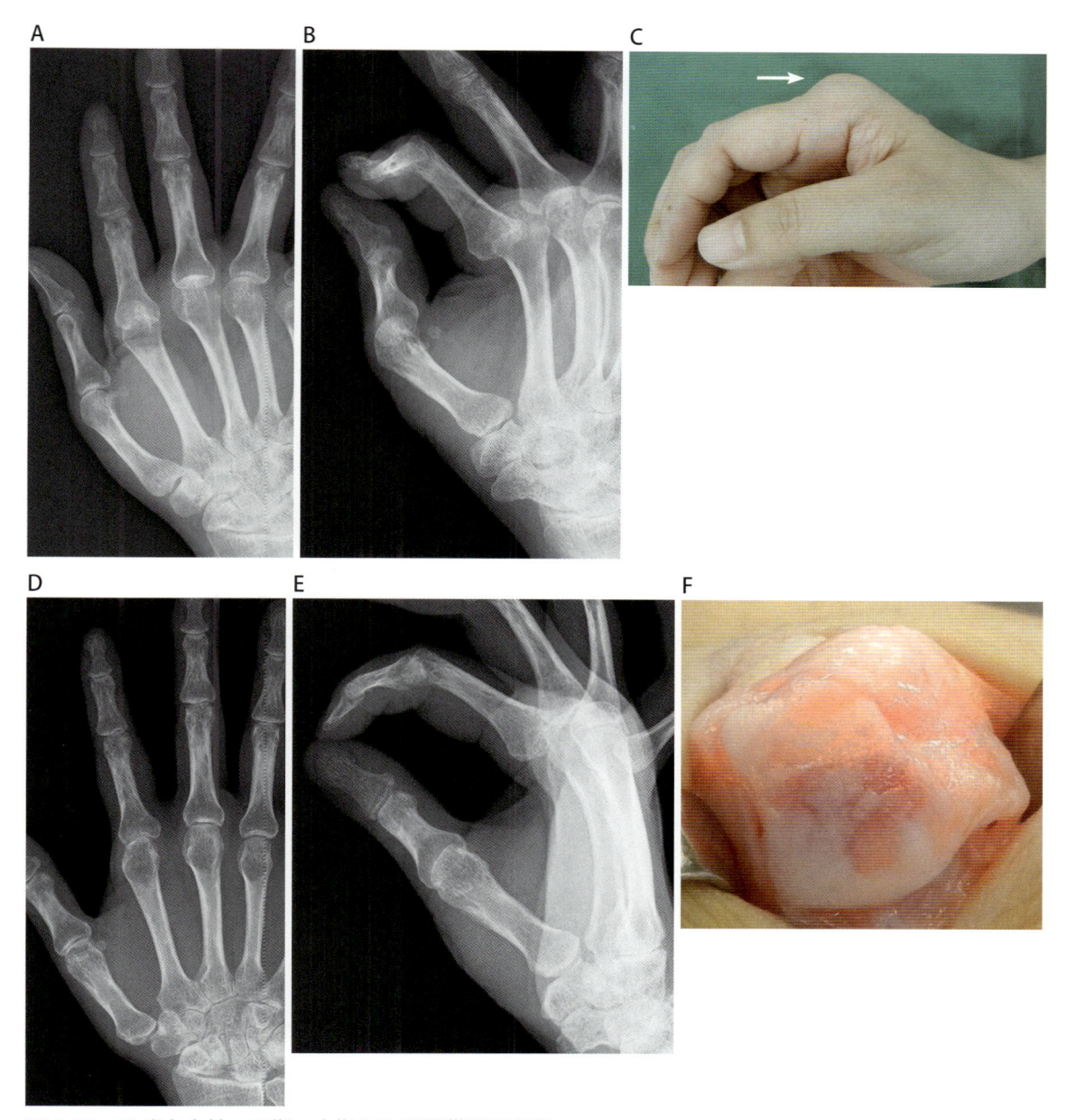

図 4-19　30 歳台女性　示指・中指 MP 関節掌側亜脱臼

A, B：手指単純 X 線写真（術前），C：肉眼所見（術前），D, E：手指単純 X 線写真（術後），F：術中写真　術前の単純 X 線写真（A, B）では，示指・中指の MP 関節が掌側へ亜脱臼している．肉眼所見（C）からも示指 MP 関節亜脱臼に伴い示指中手骨頭が背側へ突出していることが確認できる（C, →）．術中，示指中手骨頭の関節軟骨は広範囲に欠損していたが，年齢を考慮し関節置換は行わなかった（F）．術後（D, E），MP 関節裂隙の狭小化は認めるものの，亜脱臼は整復されている．

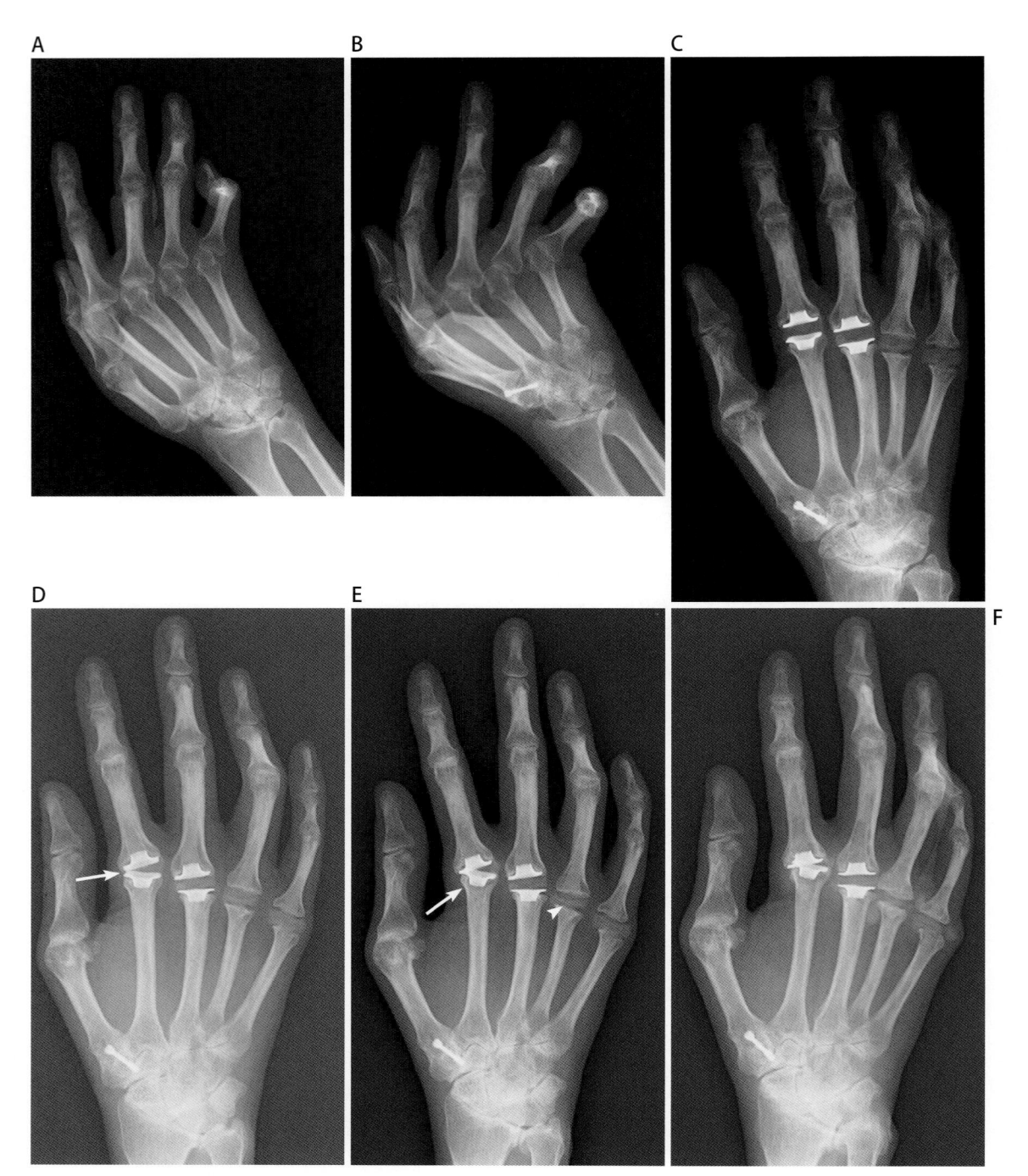

図 4-20　30 歳台女性　MP 関節尺側偏位

A〜F：手指単純 X 線写真　A：初診時，B：6 か月後の再診時，C：術後 1 年，D：術後 3 年，E：術後 5 年，F：術後 8 年　初診時（**A**），示指から小指の MP 関節掌側亜脱臼と尺側偏位が存在し，6 か月後の再診時（**B**）には変形が増強している．シリコンインプラントを用いた示指 – 小指 MP 関節置換術を施行．示指と中指にはグロメットを使用した．術後 1 年時の単純 X 線写真（**C**）では MP 関節のアライメントが改善されている．術後 3 年（**D**）で示指 MP 関節に橈屈変形が生じている（→）．術後 5 年経過すると（**E**），示指 MP 関節の橈屈はさらに増強（→）．示指の近位グロメットが中手骨に陥入し，環指のシリコンは破損している（▶）．術後 8 年経過時（**F**）には環指・小指のシリコンインプラントは破損し分節化している．示指では掌側亜脱臼が再発している．

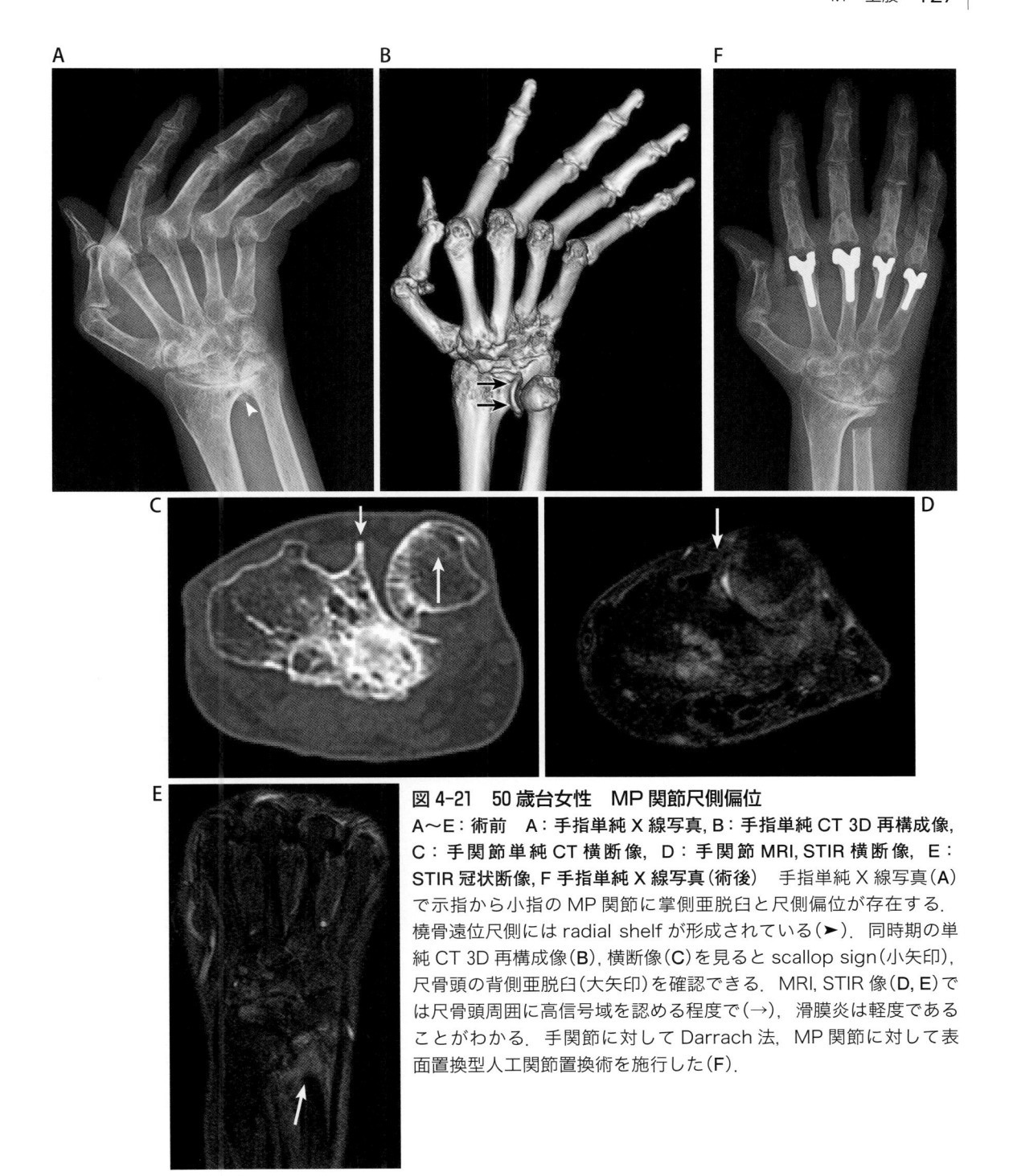

図 4-21　50 歳台女性　MP 関節尺側偏位

A〜E：術前　A：手指単純 X 線写真，B：手指単純 CT 3D 再構成像，C：手関節単純 CT 横断像，D：手関節 MRI, STIR 横断像，E：STIR 冠状断像，F 手指単純 X 線写真（術後）　手指単純 X 線写真（A）で示指から小指の MP 関節に掌側亜脱臼と尺側偏位が存在する．橈骨遠位尺側には radial shelf が形成されている（▶）．同時期の単純 CT 3D 再構成像（B），横断像（C）を見ると scallop sign（小矢印），尺骨頭の背側亜脱臼（大矢印）を確認できる．MRI, STIR 像（D, E）では尺骨頭周囲に高信号域を認める程度で（→），滑膜炎は軽度であることがわかる．手関節に対して Darrach 法，MP 関節に対して表面置換型人工関節置換術を施行した（F）．

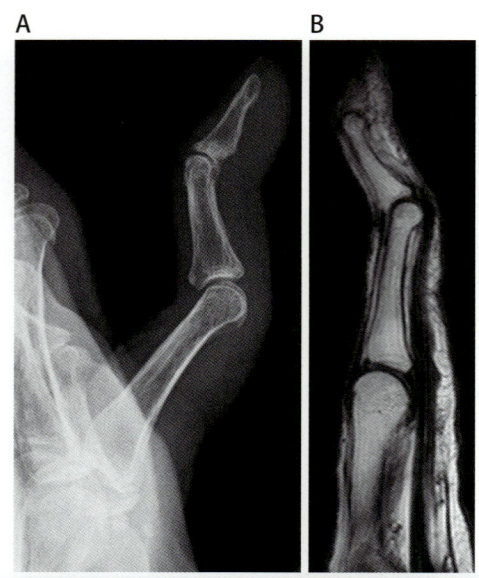

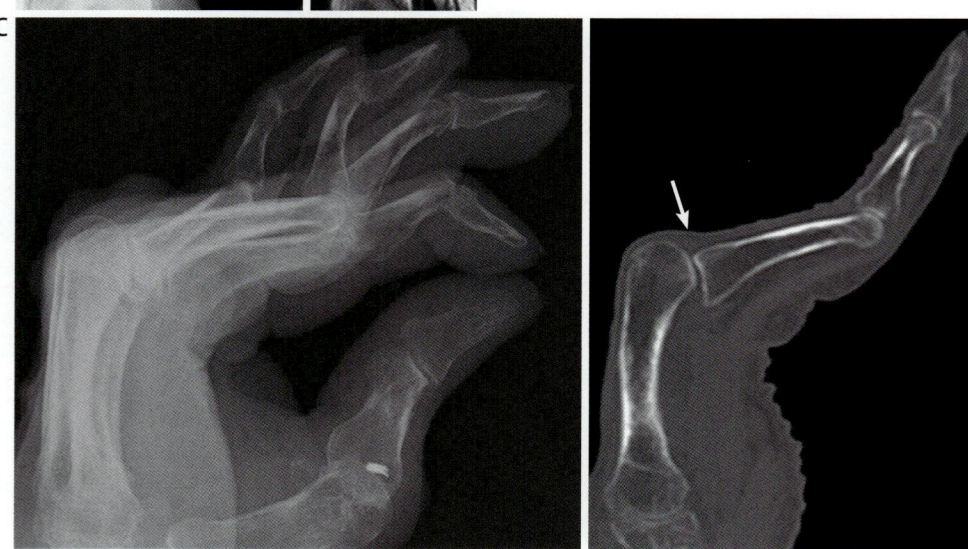

図 4-22　スワンネック変形

A, B：50 歳台女性　A：手指単純 X 線写真，B：MRI, T2 強調矢状断像　単純 X 線写真（A），MRI（B）ともに MP 関節亜脱臼はみられない．内在筋の拘縮や PIP 関節掌側板の弛緩などが誘因となって生じたスワンネック変形と考えられる．C, D：70 歳台男性　C：手指単純 X 線写真，D：単純 CT 矢状断再構成像　MP 関節掌側亜脱臼（→）を伴ったスワンネック変形であることがわかる．

d.　肘関節

　肘関節は手を必要な場所へ届けるリーチ機能を有している．肘関節が十分機能を発揮するためには，痛みなく安定して屈伸動作ができる必要がある．滑膜炎や関節破壊による疼痛，不安定性，可動域制限が著しい場合，手術治療が必要となる．肘関節に対して行われる手術法としては滑膜切除術と人工関節置換術があげられる．滑膜切除術は Larsen 分類 Grade II〜III，人工関節置換術は Grade III 以上の症例に対して年齢や活動性を考慮したうえで選択される．

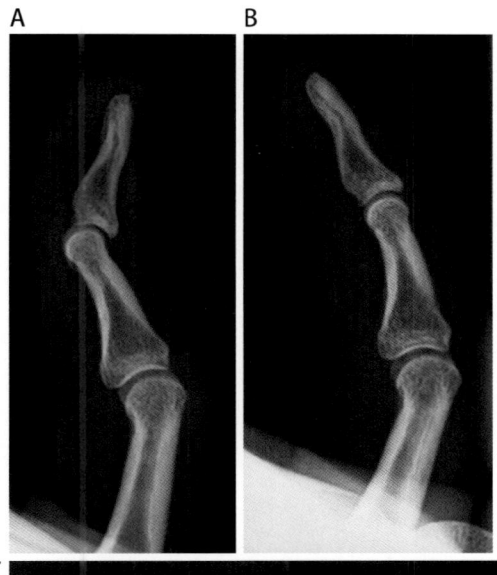

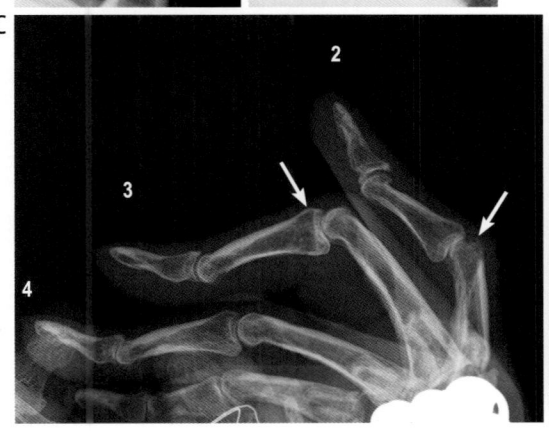
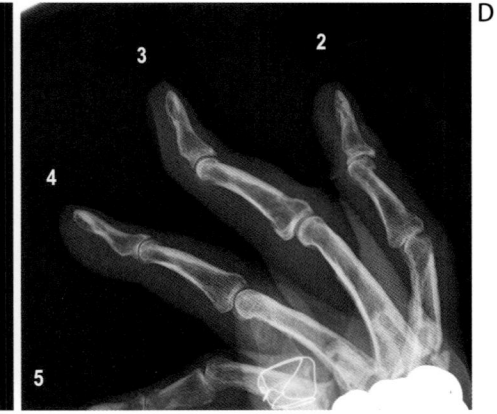

図 4-23　ボタン穴変形
A〜D：手指単純 X 線写真，A, B：40 歳台男性
術前単純 X 線写真（A）で骨の変形はほぼない．腱移行術（Matev 法[8]）を行いアライメントが矯正された（B）．**C, D：70 歳台男性**　術前の単純 X 線写真（C）では PIP 関節の関節裂隙狭小化，DIP 関節過伸展に伴う中節骨頭の変形（→）がみられる．変形は示指，中指に比べ環指（4）でやや軽度である（C）．示指（2）・中指（3）には浅指屈筋腱（FDS）の半裁腱を使用した伸展機構再建を，環指には中節骨レベルでの側索切離[19]を行った．術後単純 X 線写真（D）で DIP 関節の過伸展傾向は残存しているがアライメント異常は軽減している．

1）滑膜切除術

　単純 X 線写真で関節破壊の程度を評価する（**図 4-24**）．切除すべき滑膜炎の局在は MRI により評価する．MRI ではパンヌスや骨髄浮腫の評価も可能である（**図 4-25**）．

2）人工関節置換術

　肘の人工関節は，上腕骨コンポーネントと尺骨コンポーネントが連結している linked type と，連結していない unlinked type（**図 4-26**）に大別される．関節破壊が高度な症例に対し人工関節置換術が選択されるが，著しい骨欠損を伴う症例では脱臼などのリスクを避けるため linked type が選択される．

　人工関節置換術施行前の症例においても，MRI による滑膜炎やパンヌスの局在評価は有用であるが，術前計画を立てるうえでは CT の有用性が高い（**図 4-24**）．単純 X 線よりも詳細なコンポーネントのサイズ選択や設置位置のシミュレーションが可能となる．関節面の特徴的な凹凸など，術中のメルクマールとして利用できる部位を術前に把握しておくことで，術前計画に沿った正確な人工関節設置が可能となる．3D-CT を利用したより詳細な術前シミュレーションも報告されており，今後の普及が期待される[16]．

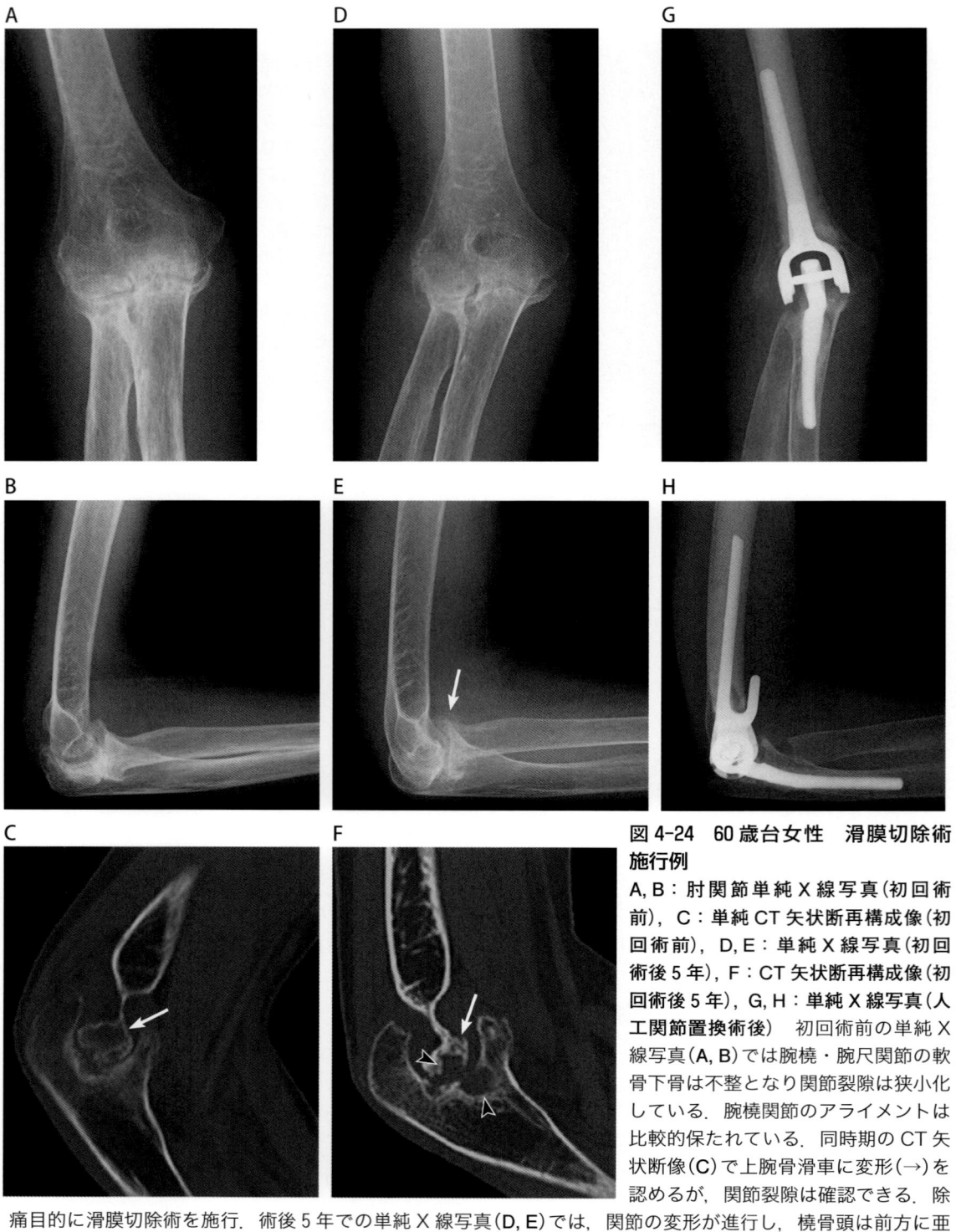

図 4-24　60 歳台女性　滑膜切除術施行例

A, B：肘関節単純 X 線写真（初回術前），C：単純 CT 矢状断再構成像（初回術前），D, E：単純 X 線写真（初回術後 5 年），F：CT 矢状断再構成像（初回術後 5 年），G, H：単純 X 線写真（人工関節置換術後）　初回術前の単純 X 線写真（A, B）では腕橈・腕尺関節の軟骨下骨は不整となり関節裂隙は狭小化している．腕橈関節のアライメントは比較的保たれている．同時期の CT 矢状断像（C）で上腕骨滑車に変形（→）を認めるが，関節裂隙は確認できる．除痛目的に滑膜切除術を施行．術後 5 年での単純 X 線写真（D, E）では，関節の変形が進行し，橈骨頭は前方に亜脱臼（→）している．CT 矢状断再構成像（F）では上腕骨滑車に骨侵食（→）を認め，軟骨下骨が部分的に欠損（▶）している．Linked type の人工関節置換術が施行された（G, H）.

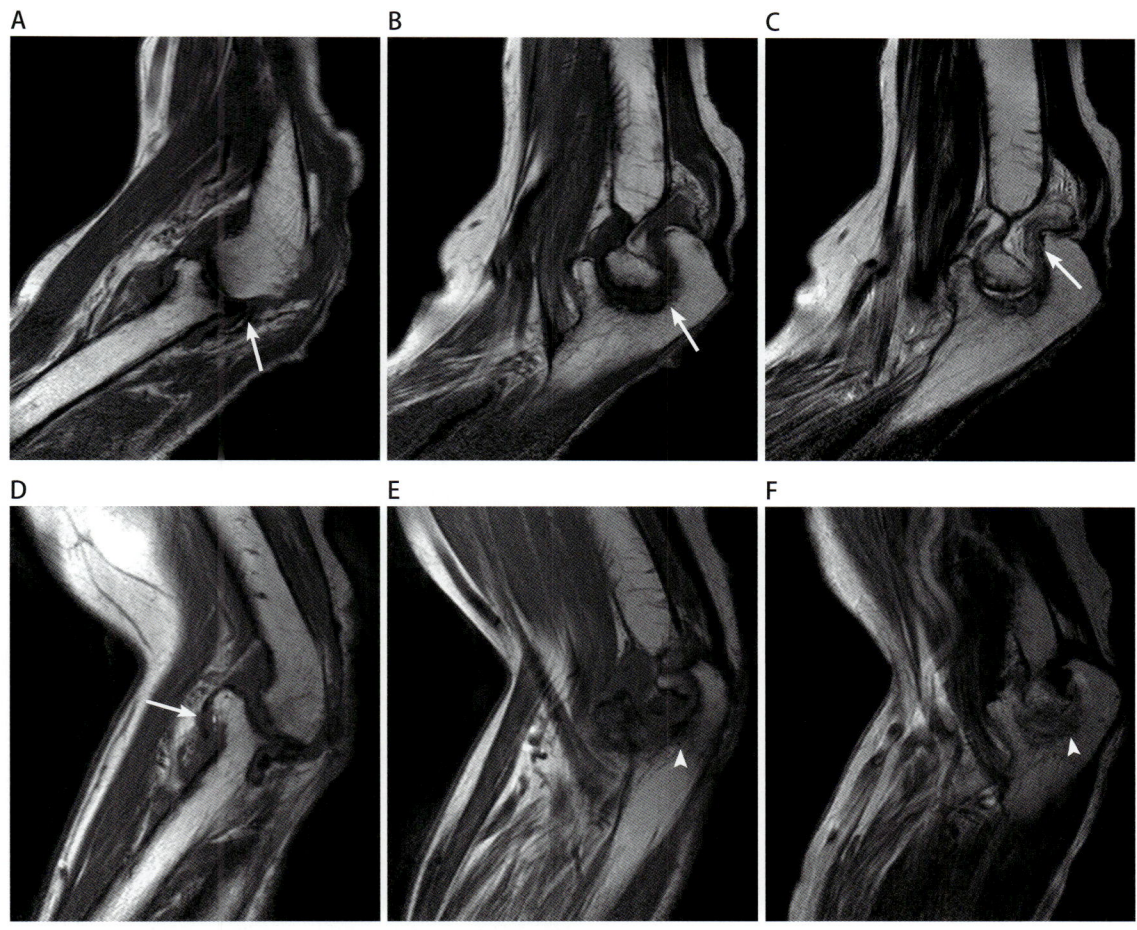

図 4-25　60 歳台女性（図 4-24 と同症例）　**滑膜切除術施行例**
A〜C：滑膜切除術前，D〜F：術後 5 年時　肘関節 MRI　A, B, D, E：T1 強調矢状断像，C, F：T2 強調矢状断像
初回術前の時点で橈骨頭の変形が生じ，腕尺関節内には T1 強調像（**A, B**）で低信号，T2 強調像（**C**）で高信号を示す滑膜炎を認める（→）．滑膜切除後 5 年の MRI（**D〜F**）では橈骨頭の変形が進行し，橈骨頭は前方に亜脱臼（→）している．尺骨滑車切痕は T1 強調像（**D, E**）で低信号を示し（▶），骨髄浮腫の状態と考えられる．

---

e.　肩関節

　肩関節も肘関節同様，手のリーチ機能を担っており，RA 肩関節病変に対する外科治療の目的は除痛と可動域の改善である．生物学的製剤の登場以降，大関節に対する手術治療は減少傾向にあり[17]，肩関節においても滑膜切除術のみが施行される症例は減少傾向にある．人工骨頭置換術や人工肩関節置換術により除痛の点では良好な治療成績が得られるが，腱板機能の影響を強く受ける可動域についてはその成績が安定しない（**図 4-27, 28**）．RA 肩関節病変の特徴として，肩甲骨関節窩が滑膜炎により侵食され骨欠損を伴う例が多く，肩甲骨へのグレノイドコンポーネントの設置や，術後の緩みが問題となる．

　近年，本邦でも条件付きではあるがリバース型人工肩関節の使用が可能となったため，腱板機能不全を伴う患者においても，除痛と可動域の改善が期待される（**図 4-29**）．

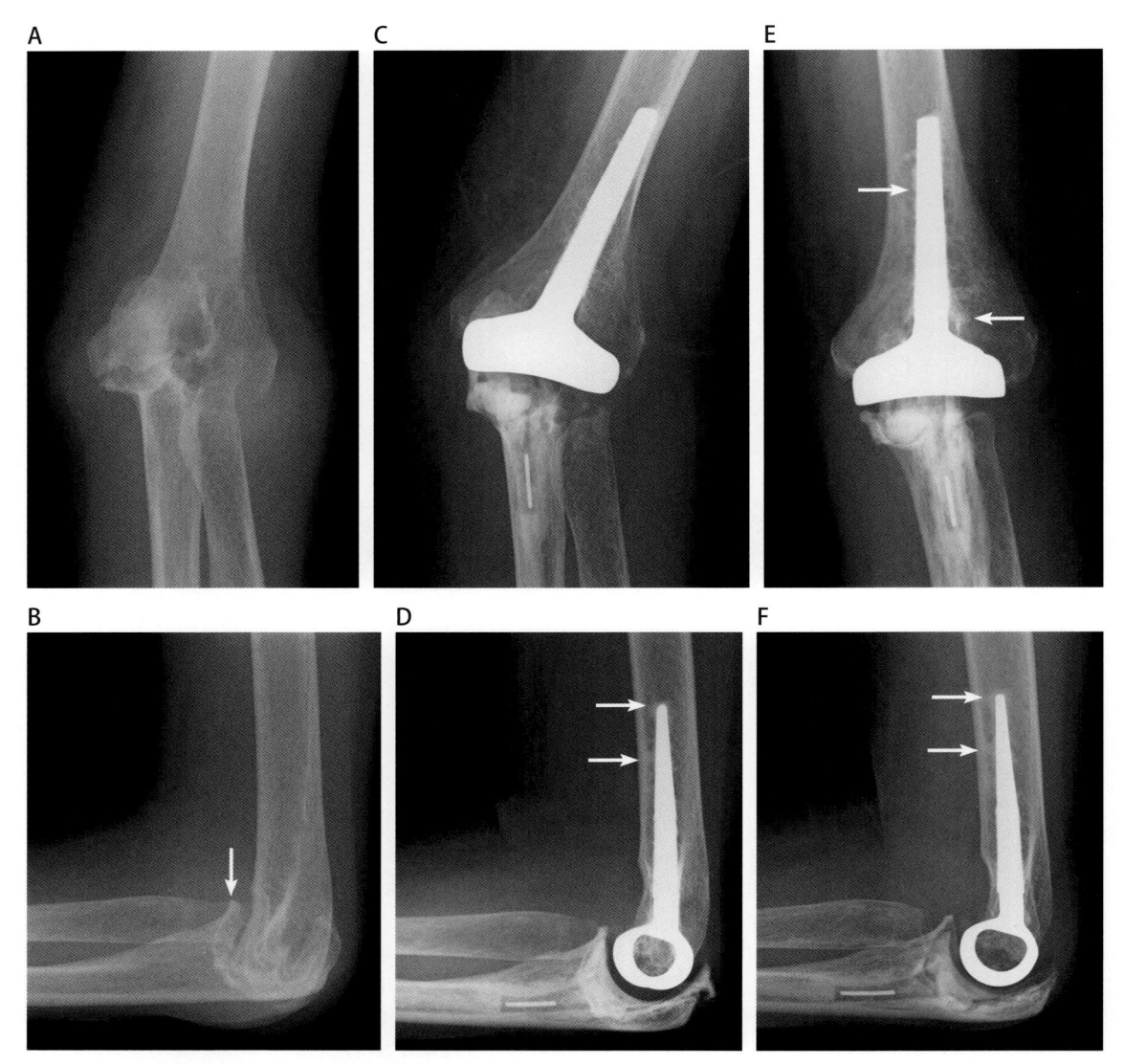

図 4-26　60 歳台女性　人工関節置換術施行
A〜F：肘関節単純 X 線写真　A, B：術前，C, D：術後 5 年，E, F：術後 13 年　術前の単純 X 線写真（A, B）では腕橈・腕尺関節面は骨の破壊が強く，橈骨頭が前方に亜脱臼（→）している．Unlinked type の人工関節置換術を施行し，5 年後（C, D），13 年後（E, F）の単純 X 線写真では，経過でインプラントの破損，緩みは生じていない．セメントレスで設置された上腕骨コンポーネントのステム周囲に spot welds（人工関節表面のポーラス面への骨固着反応）を認める（→）．経時的に増加，増大しており良好な固着状態と考えられる．

▶**図 4-27　60 歳台女性　人工骨頭置換術施行例**
A〜G：術前　A：肩関節単純 X 線写真，B：単純 CT 横断像，C：単純 CT 冠状断再構成像，D：MRI, T2 強調矢状断像，E：T1 強調冠状断像，F：T2 強調冠状断像，G：STIR 冠状断像，H：単純 X 線写真（術後）　術前の単純 X 線写真（A）と CT（B, C）で肩甲骨関節窩に吸収性変化を認める（→）．上腕骨頭内には巨大な骨嚢胞が存在する．T2 強調矢状断像（D）では棘上筋・肩甲下筋の筋腹が高信号を示し（→），筋への脂肪浸潤が疑われる．棘下筋にも軽度ではあるが同様の筋への脂肪浸潤の所見を認める．いずれも腱板断裂を示唆する所見である．MRI 冠状断像では骨嚢胞の部位，肩峰下滑液包に T1 強調像（E）で低信号，T2 強調像（F），STIR（G）では高信号，内部が一部低信号を示す著明な滑膜炎の所見を認める（→）．疼痛軽減目的に人工骨頭置換術を施行．術後の単純 X 線写真（H）では骨頭が上方へ偏位しており，腱板機能不全を示唆する所見である．

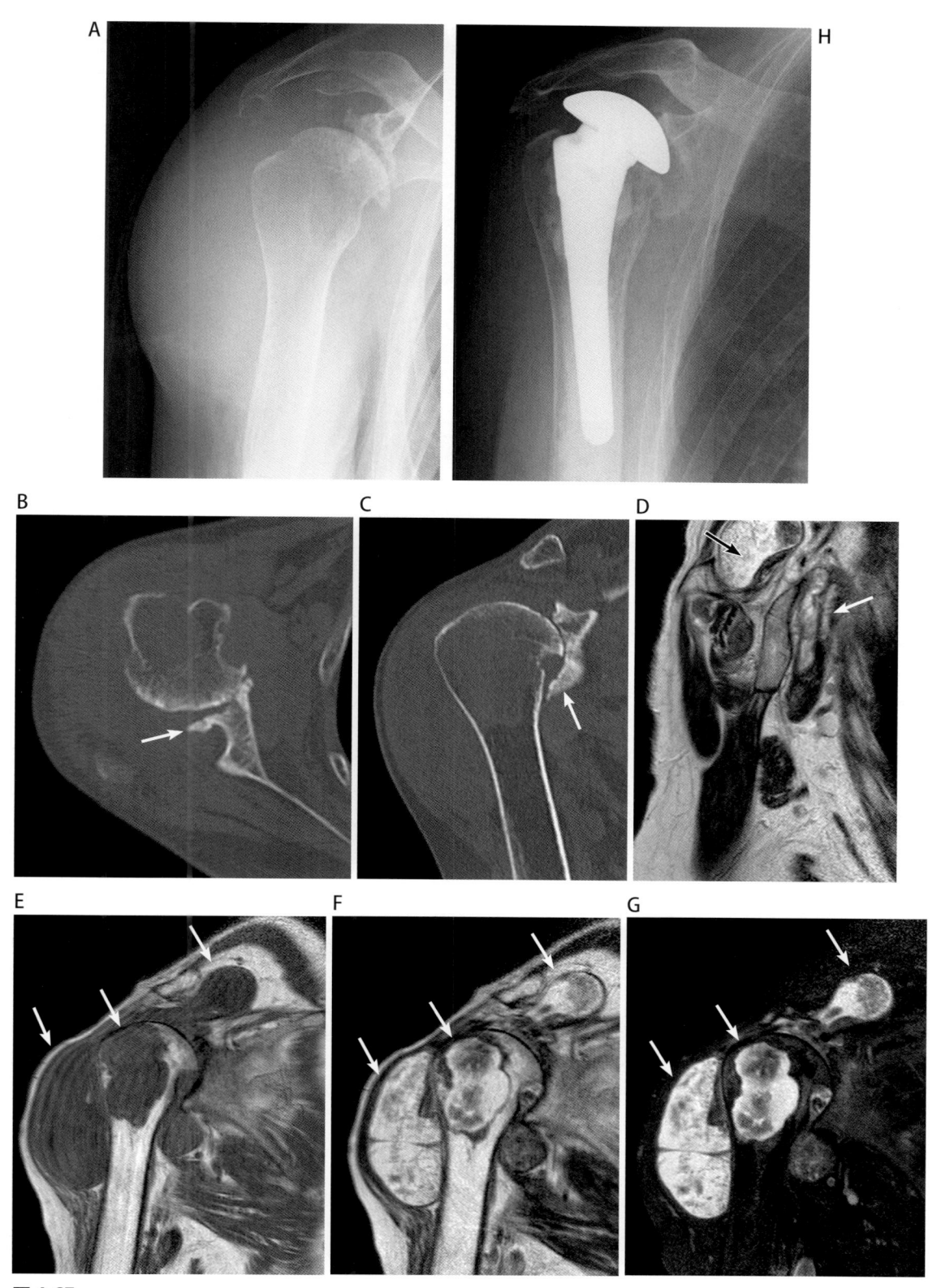

図 4-27

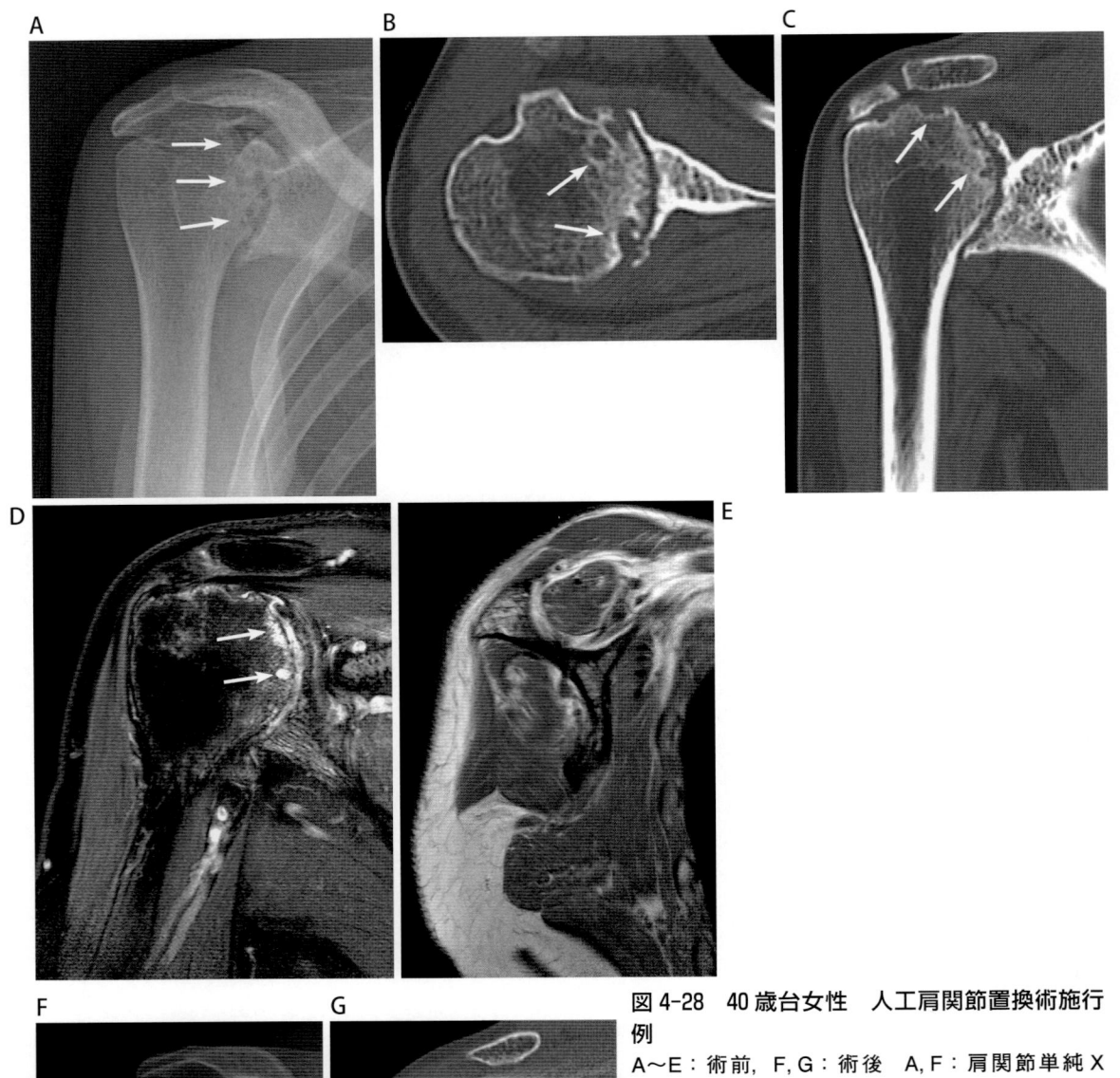

図 4-28　40 歳台女性　人工肩関節置換術施行例

A〜E：術前，F, G：術後　A, F：肩関節単純 X 線写真，B：単純 CT 横断像，C, G：単純 CT 冠状断再構成像，D：MRI, STIR 冠状断像，E：T2 強調矢状断像　術前単純 X 線写真（A）では上腕骨頭関節面の軟骨下骨に複数の骨侵食を認める（→）．肩甲骨関節窩には吸収性変化を認める．CT（B, C）でも同様の所見を認める（→）．MRI, STIR 冠状断像（D）では上腕骨頭軟骨下骨の骨侵食の部位に一致して高信号を認める（→）．棘上筋腱は停止部で菲薄化している．T2 強調矢状断像（E）では棘上筋筋腹にわずかな脂肪浸潤を認めるのみで，腱板機能が温存されていることが示唆される．腱板機能が十分維持されていると判断し人工肩関節置換術を施行．術後 5 年経過時の単純 X 線写真（F），および CT 冠状断像（G）で明らかなインプラントの緩みを示唆する所見は認めない．

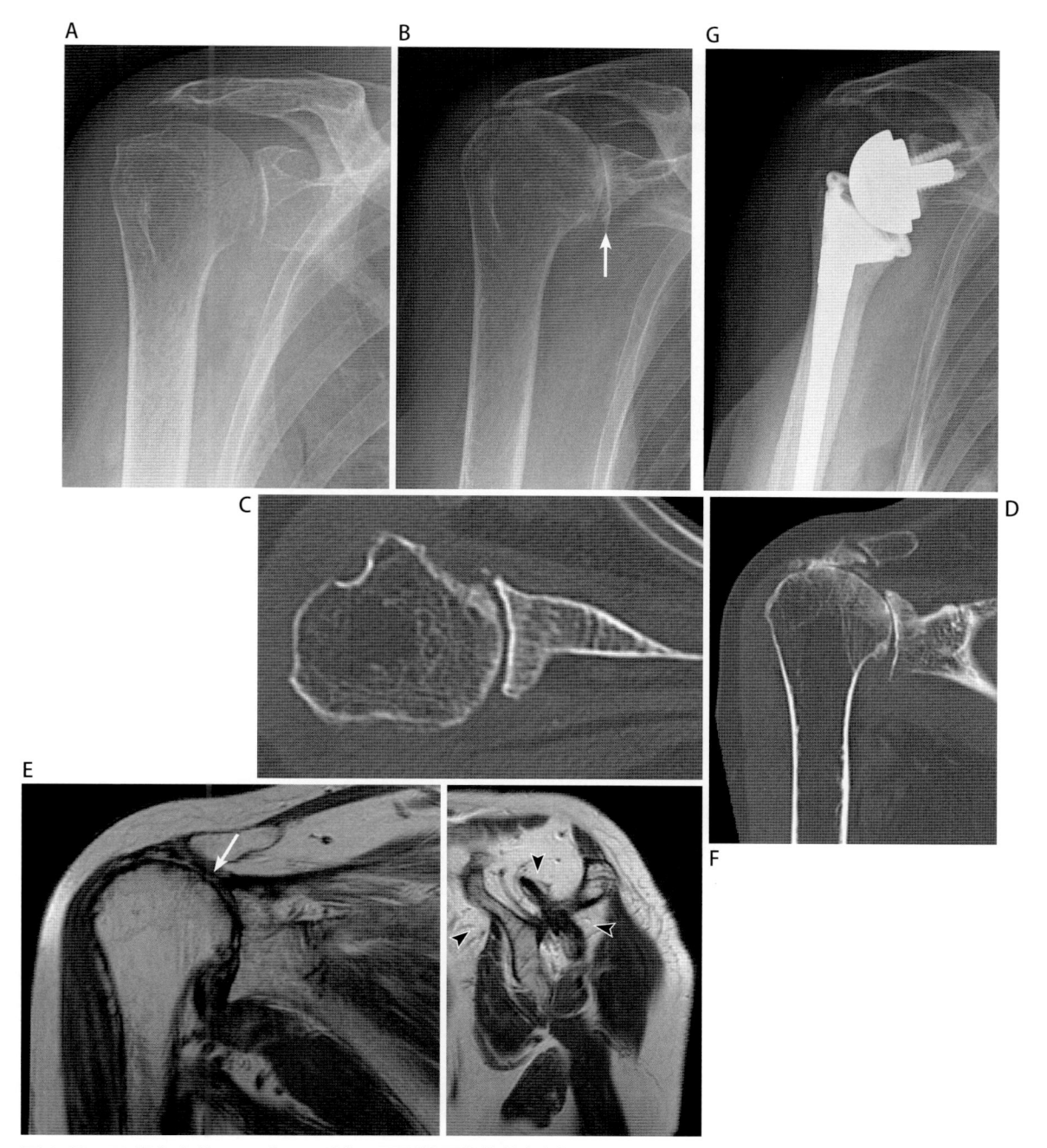

図 4-29　70 歳台女性　リバース型人工肩関節置換術施行例
A：初回検査時，B〜F：9 年後，G：術後　A, B, G：肩関節単純 X 線写真，C：単純 CT 横断像，D：単純 CT
冠状断再構成像，E：MRI, T2 強調冠状断像，F：T2 強調矢状断像　単純 X 線写真（**A**）では上腕骨頭へのパンヌ
スの浸潤によると思われる骨透亮像を複数認める．上腕骨頭の上方化はみられない．その後，9 年経過時の単純
X 線写真（**B**）では，上腕骨頭は上方化し，肩甲上腕関節の関節裂隙は狭小化している（→）．上腕骨頭の
femoralization を認め，腱板断裂関節症を呈している．CT（**C, D**）でも同様の所見を認める．肩甲骨関節窩の吸
収性変化は乏しい．MRI, T2 強調冠状断像（**E**）では，棘上筋腱の断裂（→）と上腕骨頭の上方化が確認できる．関
節内に滑膜炎を示唆する所見はない．T2 強調矢状断像（**F**）では棘上筋，棘下筋，肩甲下筋の上方で筋腹が高信号
を示し（▶），筋への脂肪浸潤が生じている．以上より，関節リウマチに腱板断裂を合併し腱板断裂関節症を主と
した病態と考えられる．腱板機能の再建が不能と判断し，リバース型人工関節置換術が施行された（**G**）．

4.2　下肢

　関節リウマチ(RA)に対する内科的治療法は，生物学的製剤をはじめとする新規抗リウマチ薬の普及によるパラダイムシフトにより劇的な変化を遂げた．内科的パラダイムシフトに伴い，RA における画像評価は以前より早期診断・早期治療に重点が置かれるようになり，初期病変をいかに鋭敏に捉えることができるかが重要視されるようになった．しかし，進行期関節リウマチや，関節炎が burn out し，関節症性変化がおもな病態となった症例に対しても，画像評価の価値が低下したわけではなく，臨床所見・機能評価を含めて臨床医としてのトータルマネジメント能力を問われる病態と考える．薬物加療によって関節炎のコントロールが良好な症例や，手術加療後であっても画像評価は RA の病態を捉えるために依然として重要な手段である．この項では，下肢リウマチ罹患症例のなかでも手術加療を考慮すべき症例や，手術加療後の症例に焦点を絞り，その画像診断の意義について解説する．

a.　股関節

　RA における股関節の単純 X 線写真は，変形性股関節症とは異なり，骨棘の形成や臼底の肥厚に乏しく，変形性股関節症と比べて骨棘の形成に乏しい(**図 4-30**)．進行例においてはむしろ臼底は菲薄化する．高度破壊例となると，臼底は破綻し骨盤腔内に突出することにより，大腿骨頭は中心性脱臼をきたす(protrusion acetabuli, **図 4-31**)．リウマチ性股関節に対する外科的治療では，人工股関節置換術(total hip arthroplasty：THA)は安定した除痛効果が見込めるため，選択されることが多いが，近年では内科的 RA 疾患コントロールの飛躍的な改善により，リウマチ性股関節症に対する THA 実施率は低下傾向にある．高度破壊・中心性脱臼例では骨移植やメッシュの使用など，臼蓋の再建が困難となるため，股関節の単純 X 線写真を定期的に撮影する．股関節破壊の程度を確認し，適切な時期に手術加療を行うことが望ましい．

　人工関節置換術後は長期にわたり安定した除痛効果が認められる一方で，ライナーの摩耗に起因するインプラントのゆるみ(**図 4-32**)や，遅発性感染(**図 4-33**)を認めることも多い．THA 術後，経年的に単純 X 線撮影を行うと，ポリエチレンライナーの摩耗により，骨頭ボールがカップの中心からずれる(偏摩耗)所見がみられる．ポリエチレンライナーの摩耗粉はマクロファージや破骨細胞の活性化を促し，骨溶解(osteolysis)を惹起し，最終的にはインプラントのゆるみを招く．ポリエチレンライナーの摩耗は自覚症状に乏しいため，術後経過が良好な症例であっても単純 X 線写真の読影には注意が必要である．近年のインプラントはポリエチレンライナーの材質の進歩に伴い，薄くて丈夫なライナーの使用が可能となり，そのぶん脱臼しにくい大きな骨頭を使用することが可能となっているが，やはり定期的な単純 X 線撮影や，必要に応じて CT 撮像などが必要となる．また，RA 症

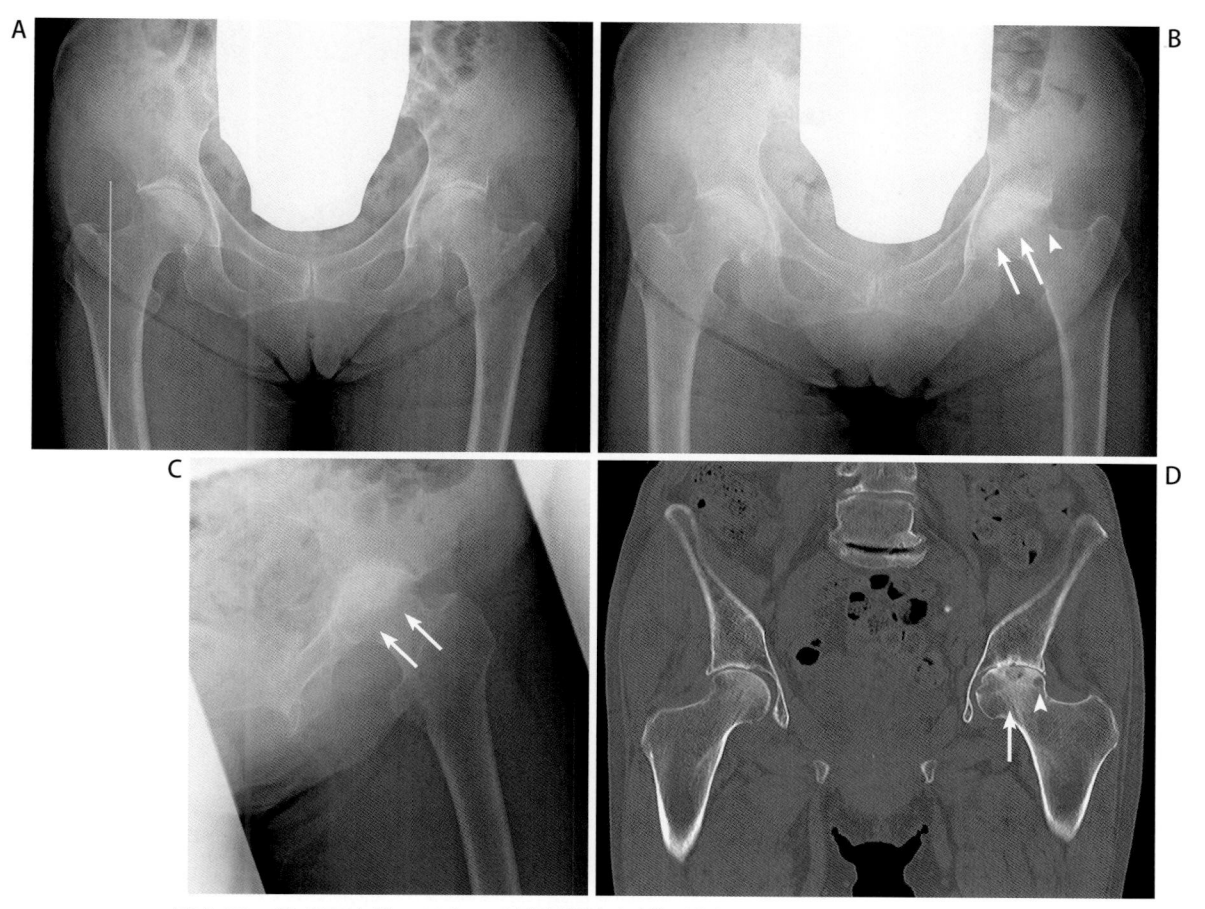

図 4-30　60 歳台女性　リウマチ性股関節症(典型像)
A〜C：両股関節単純 X 線写真〔A：正面像(初診時)，B：正面像(初診後 1 年)，C：側面像(初診後 1 年)〕，D：単純 CT 冠状断再構成像(初診後 1 年)　初診時の単純 X 線写真正面像(A)では，両股関節関節裂隙は保たれている．初診後 1 年正面像(B)，側面像(C)では，左股関節関節裂隙はほぼ消失している．骨頭の骨硬化像(→)，cystic lesion(►)を認める．単純 CT 冠状断像(D)では臼蓋・骨頭ともに骨硬化像(→)，cystic lesion(►)を認めるが骨棘形成は乏しい．

例は骨粗鬆症を合併することも多く，インプラント周囲骨折(ステム周囲骨折)が問題となる(**図 4-34**)．高度骨粗鬆症症例では複数回の骨折をきたすこともあり，注意が必要となる．

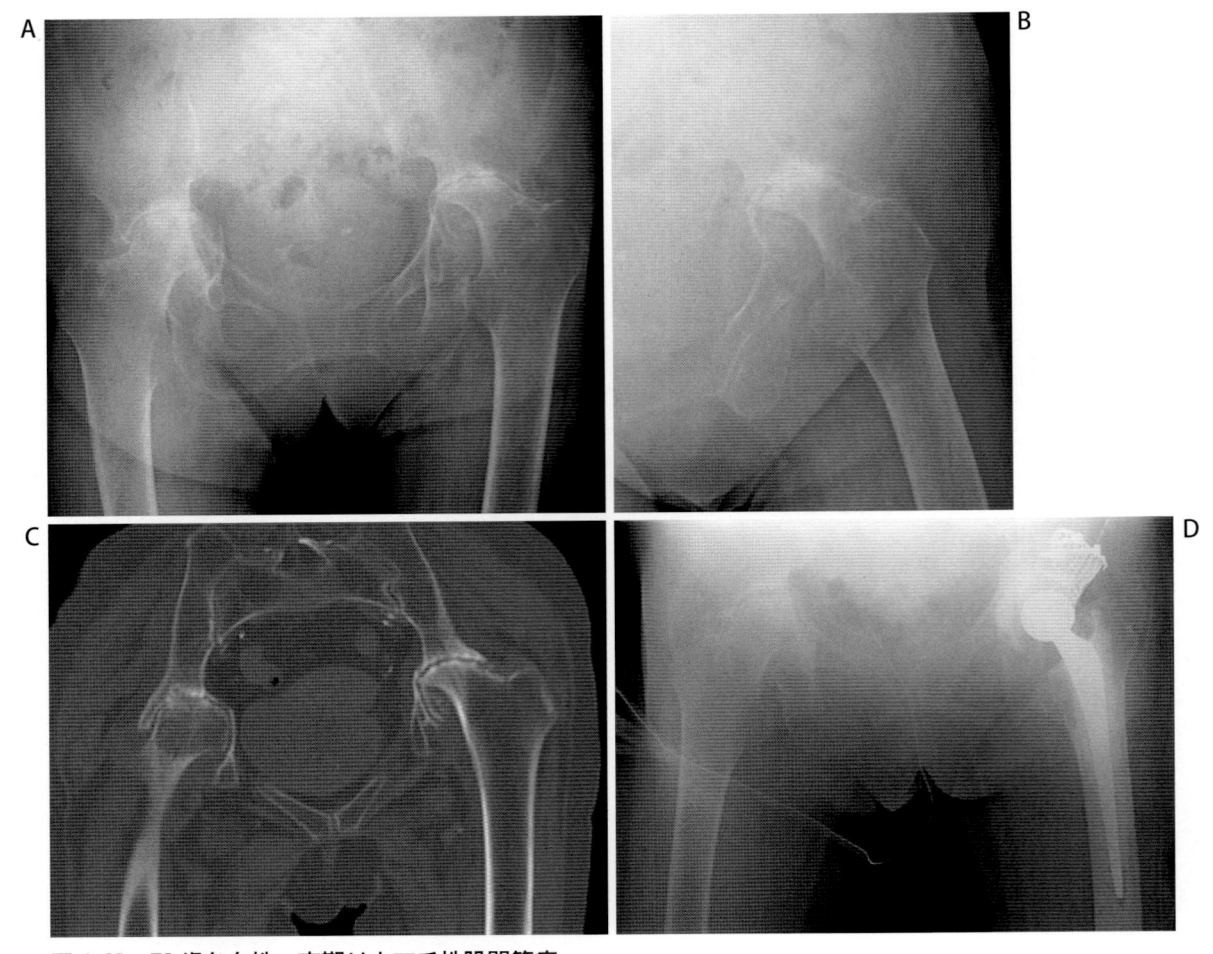

図 4-31　70 歳台女性　末期リウマチ性股関節症
A, B：両股関節単純 X 線写真（A：正面像，B：側面像），C：単純 CT 冠状断再構成像，D：単純 X 線写真正面像
（人工股関節術後）　単純 X 線写真（A, B），CT（C）ともに両股関節は高度に破壊されており，両大腿骨頭は中心
性脱臼（protrusion acetabuli）を呈している．メッシュ，impaction bone graft 併用して，人工股関節術が施
行された（D）．

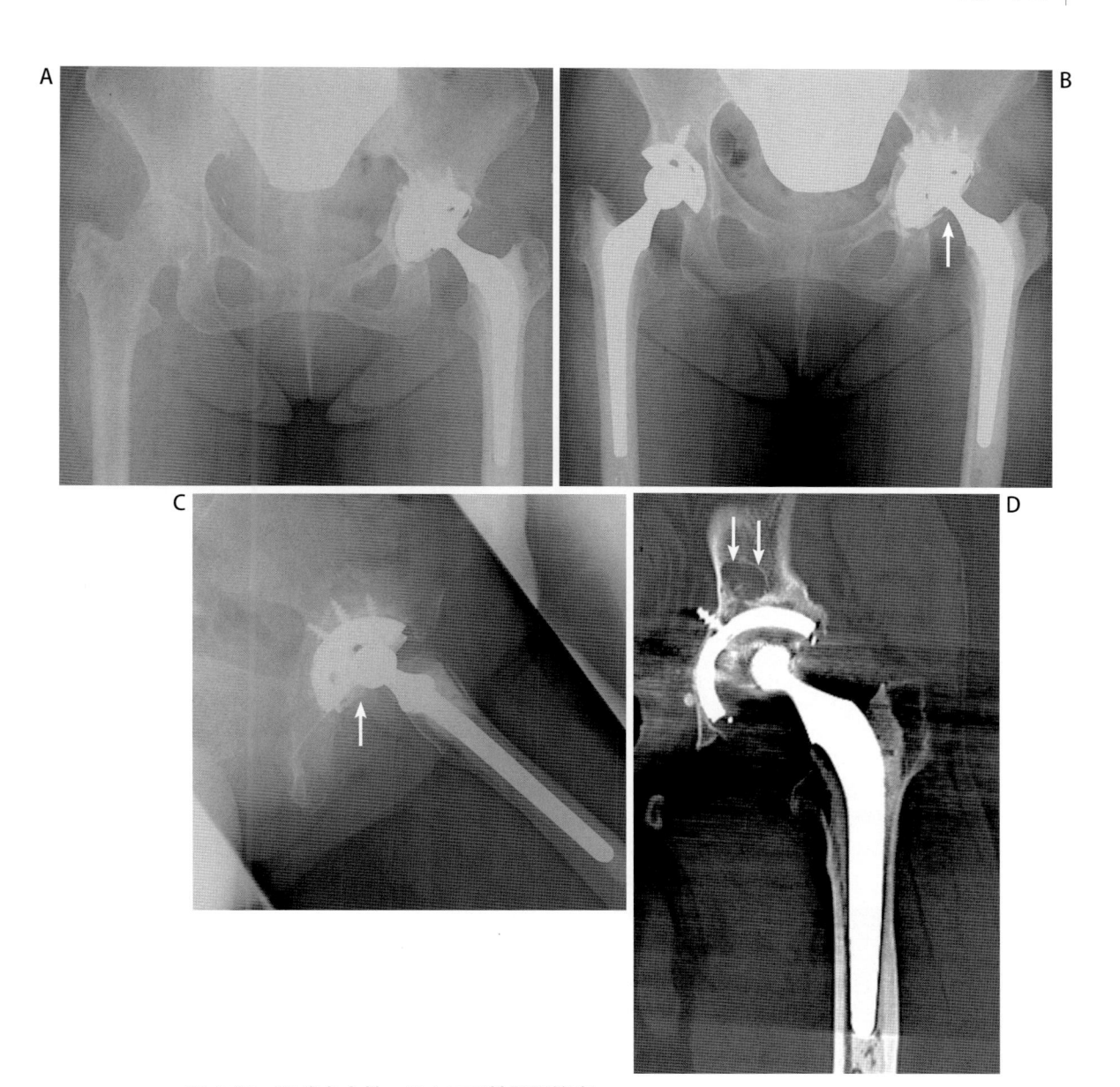

図 4-32 60 歳台女性 リウマチ性股関節症
A〜C：両股関節単純 X 線写真〔A：正面像（左 THA 術直後），B：正面像（右 THA 術直後，左 THA 術後 9 年），C：側面像（術後 9 年）〕，D：単純 CT 冠状断再構成像（術後 9 年） 術直後の左 THA（A）では，骨頭ボールがカップの中央に位置しており（偏摩耗なし），ライナー摩耗の所見を認めない．術後 9 年の左 THA（B，C）では，骨頭ボールがカップ上方、前方に偏位し（偏摩耗あり），ライナー摩耗の所見を認める（→）．単純 CT 冠状断像（D）では，臼蓋に骨透亮像（osteolysis）を認める（→）．

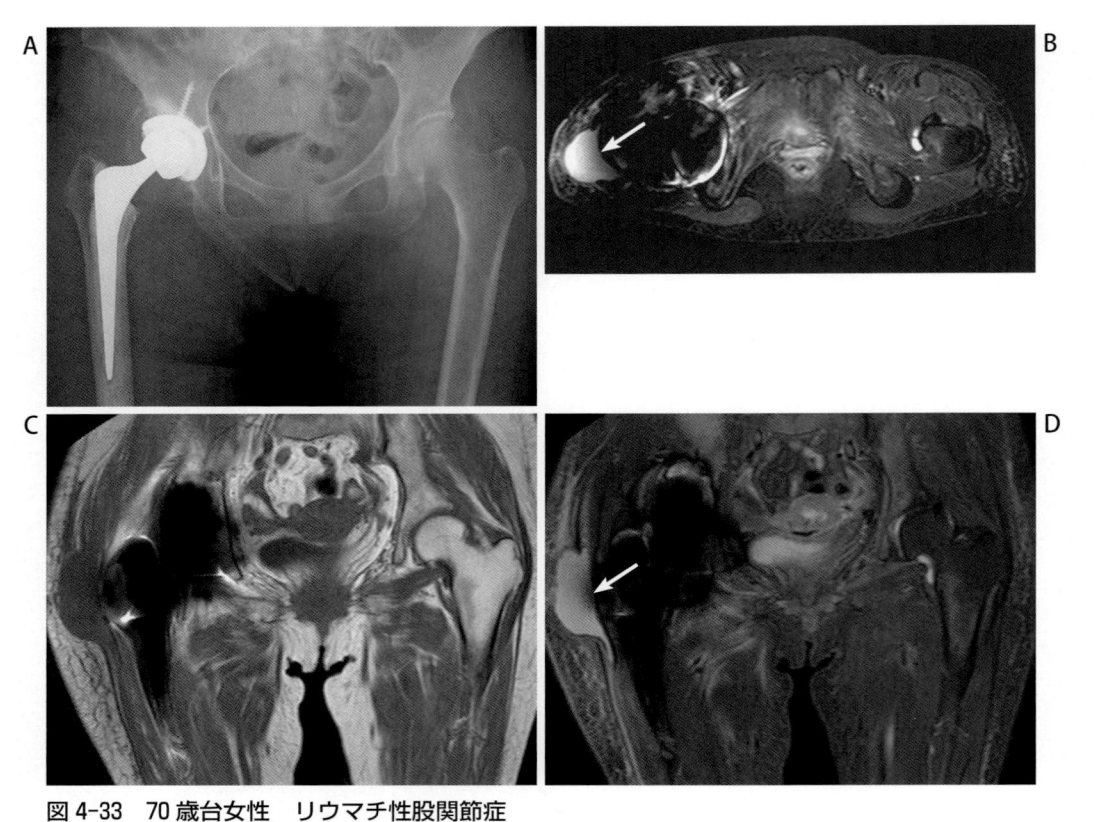

図4-33　70歳台女性　リウマチ性股関節症
A：両股関節単純X線写真正面像（右THA術後3年），B：MRI，脂肪抑制T2強調横断像，C：
T1強調冠状断像，D：脂肪抑制T2強調冠状断像　右THA術後3年の単純X線写真（A）では，
異常所見を認めない．MRI（B〜D）では，インプラント周囲および皮下に水腫を認める（→）．

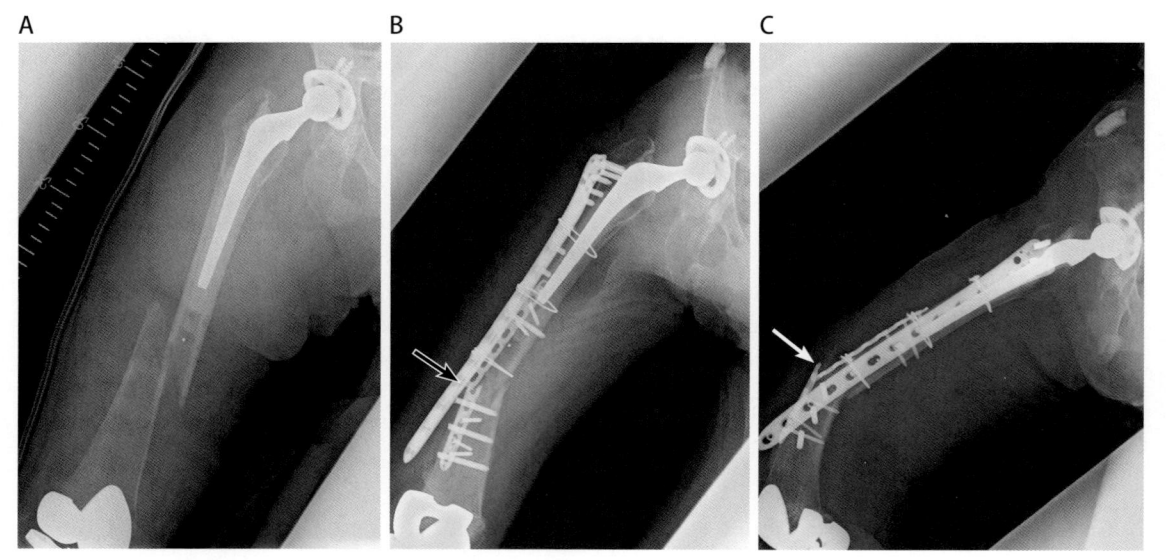

図4-34　70歳台女性　リウマチ性股関節症（THA術後）
右大腿骨単純X線写真　A：正面像（受傷時），B：正面像（術後6か月），C：側面像（術後6か月）　受傷時の正
面像（A）では，右THA後ステム周囲骨折（Vancouver分類type C）がみられる．再骨折後（B, C），プレートの
折損を認める（→）．

b.　膝関節

　一般的なリウマチ性膝関節症における単純 X 線像は，股関節と同様に骨萎縮を認め，骨棘の形成は少ない（**図 4-35, 36**）．しかし，近年では薬物加療によって疾患コントロールが良好な症例や，血清学的診断技術の向上に伴って変形性関節症に合併したリウマチ性関節症に対しても診断がつけやすくなったため，非典型的な単純 X 線所見を呈する症例が散見されるようになった（**図 4-37**）．

　本邦における変形性膝関節症は大多数が内反型を呈するが，典型的な RA においては外反型，もしくは内外側ともに破壊される症例がしばしばみられる．アジア人において外反型や両側型の膝関節症を認めた場合は，積極的に関節リウマチを鑑別疾患に加えるべきである．軟骨破壊の程度やアライメントの評価は，通常の荷重時撮影に加えて，荷重時顆間部撮影（Rosenberg view）が有用である（**図 4-38**）．bare area（関節内だが関節軟骨に覆われていない部位）への骨侵食（erosion）や，骨内に大きな cystic lesion を認めることも多いため，単純 X 線写真だけではなく CT 撮像による詳細な骨の評価が有用である．また，関節液の貯留や滑膜増生の評価には MRI が有用である（**図 4-39**）．

　リウマチ性膝関節に対する外科的治療として，滑膜切除術は代表的な手術のひとつであったが，長期にわたる関節破壊の予防的効果はあまり期待できないことから，現在では一時しのぎの手術（time saving surgery）として位置づけられる[22]．Larsen grade II 以下

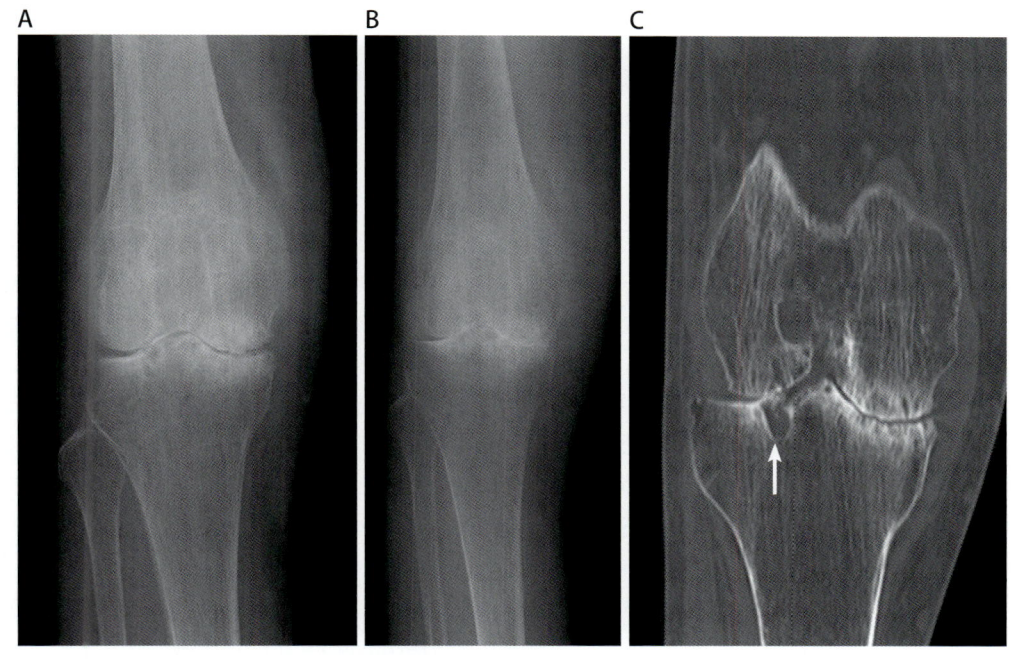

図 4-35　60 歳台女性　リウマチ性膝関節症（両側型）
A：右膝関節単純 X 線写真正面像，B：右膝片脚立位像，C：単純 CT 冠状断再構成像　単純 X 線写真正面像（**A**）では骨萎縮を認める．骨棘の形成を認めない．片脚立位像（**B**）では内外側に関節裂隙の狭小化を認める．単純 CT 冠状断像（**C**）では脛骨顆部外側に骨侵食を認める（→）．

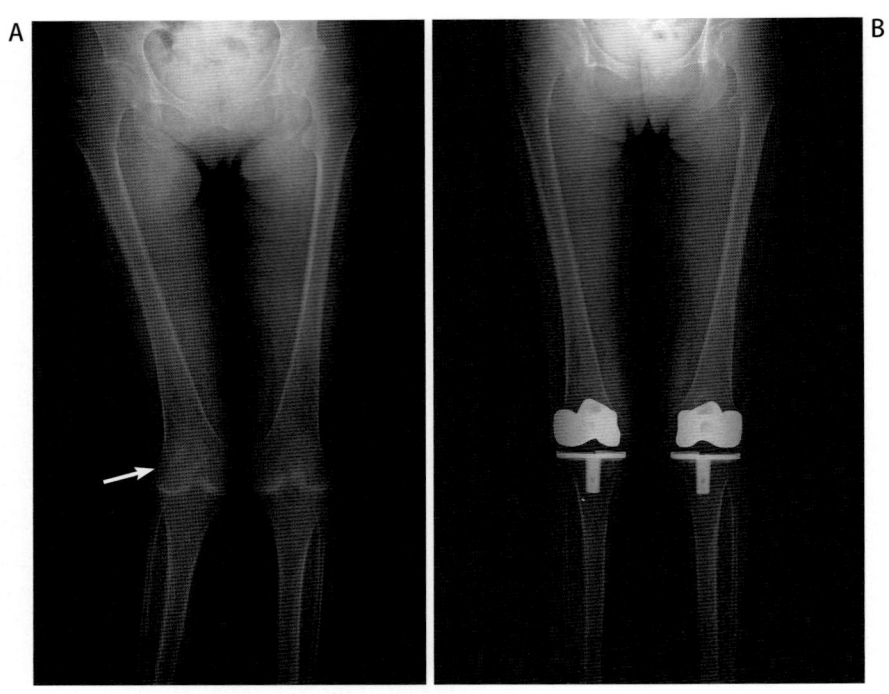

図 4-36　40 歳台女性　両リウマチ性膝関節症
両下肢全長立位単純 X 線写真　A：正面像, B：正面像（TKA 術後）　正面像（A）では，両膝関節裂隙は内外側ともに消失している．右膝外反変形を認める（→）．両膝同時人工膝関節全置換術（TKA）施行後（B），両下肢アライメントの改善を認める．

で，MRI にて旺盛な絨毛増殖が認められる症例が最もよい適応であり，Larsen grade III 以上は人工関節置換術までの time saving と位置づけられる．近年は生物製剤の登場でその適応は限られてきたが，若年発症・薬剤抵抗性の RA に対してはいまだに適応のある術式である．

　人工膝関節置換術は，1）疼痛が著しく単純 X 線写真上，関節裂隙の消失または関節面の骨破壊がある例，2）膝関節の不安定性，変形，可動域制限のため歩行が困難な例，3）骨欠損がある例，に適応がある．しかし骨破壊が高度になると，より拘束性の強い機種を使用しなくてはならず，骨欠損に対して augmentation を行わなくてはならないなど技術的に困難となることも多い（**図 4-40**）．また，高度変形をきたすと，隣接関節に対する影響も大きく，隣接関節と同時に手術加療を行わないと適切なアライメントが得られない場合もある（**図 4-41**）．したがって，成績向上のためには高度な変形が生じる以前の，骨破壊が高度でない時期にタイミングを逃さず手術を行うことが重要である．また，合併症として，股関節と同様にインプラントのゆるみや，ポリエチレンインサートの摩耗を合併する（**図 4-42**）．特に RA 患者の場合，関節破壊をきたし関節痛に苦しむ症例に対し若年であっても人工膝関節全置換術（total knee arthroplasty：TKA）を選択せざるをえない場合があるため，その術後経過には注意が必要である．

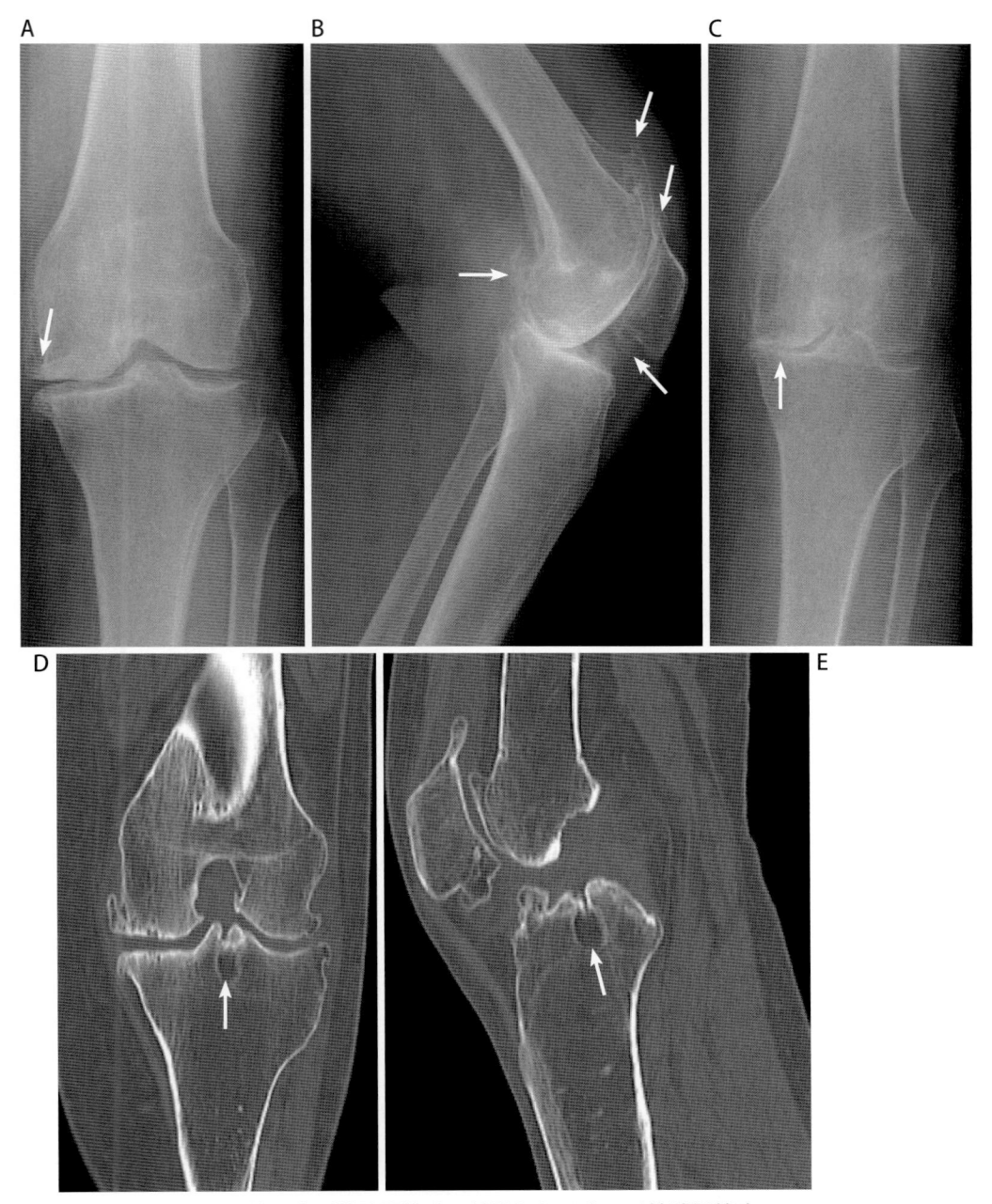

図 4-37　60 歳台女性　変形性膝関節症に続発したリウマチ性膝関節症
A：左膝関節単純 X 線写真正面像，B：側面像，C：片脚立位像，D：単純 CT 冠状断再構成像，
E：単純 CT 矢状断再構成像　単純 X 線写真正面像（A）では骨萎縮をほとんど認めない．両大腿
骨・脛骨に骨棘形成を認める（→）．側面像（B）では大腿骨・膝蓋骨に骨棘形成を認める（→）．片
脚立位像（C）では内側優位に関節裂隙の狭小化を認める（→）．単純 CT（D, E）では脛骨顆間部に
骨侵食を認める（→）．

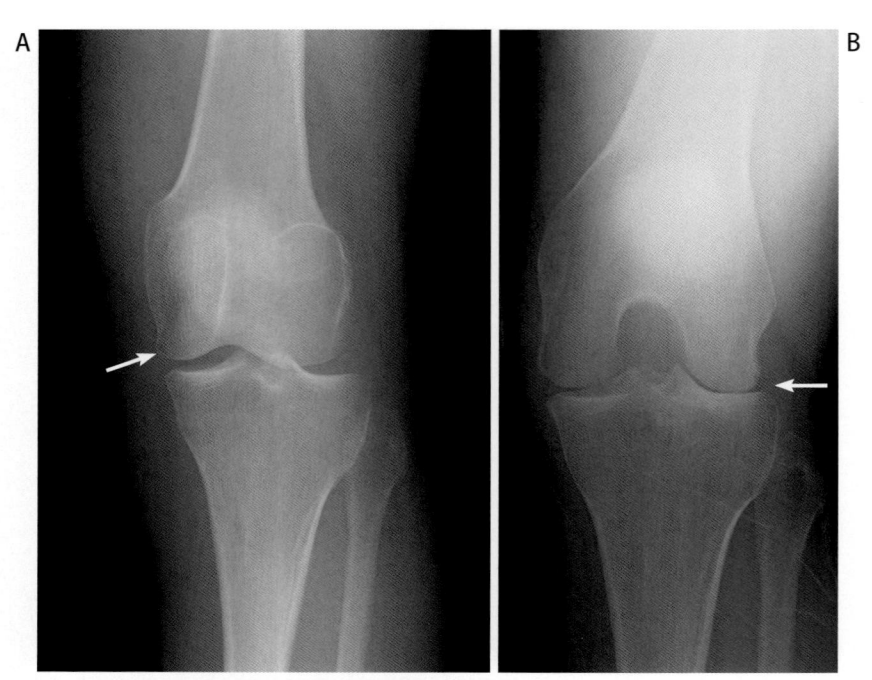

図 4-38　50 歳台女性　リウマチ性膝関節症
左膝関節単純 X 線写真正面像，B：荷重時顆間撮影（Rosenberg view）　立位
単純 X 線写真（**A**）では，大腿骨内側顆に骨棘形成を認める（→）が，関節裂隙の
明らかな狭小化を認めない．荷重時顆間撮影（**B**）では外側関節裂隙はほぼ消失
している（→）．

▶**図 4-39　20 歳台女性　左リウマチ性膝関節炎**
A, B：左膝関節単純 X 線写真（A：正面像，B：立位正面像），C：MRI,T1 強調矢状断像，D：
T2 強調矢状断像，E：脂肪抑制 T2 強調矢状断像，F：術中鏡視画像，G：術中鏡視画像（滑膜
切除後）　単純 X 線写真（**A, B**）では異常所見なし．MRI 矢状断像（**C〜E**）では，膝蓋上嚢，顆
間部に滑膜の増生を伴った関節液の貯留を認める（→）．また，脛骨に骨髄浮腫を認める（▶）．
術中鏡視画像（**F**）では滑膜の増生を認める．滑膜切除後（**G**），滑膜は郭清されている．大腿骨
関節面に広範な軟骨欠損および軟骨下骨の露出を認める（→）．

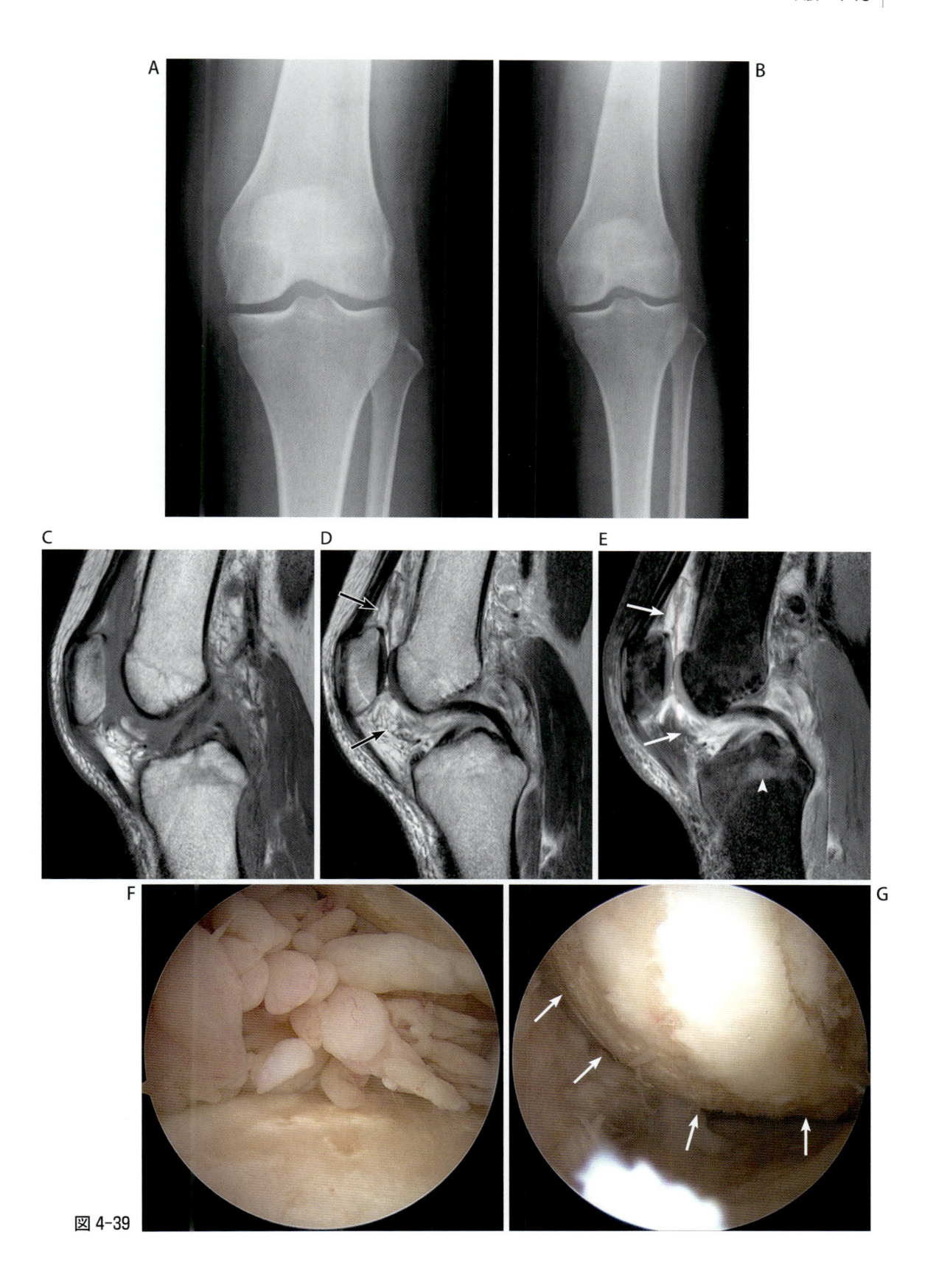

図 4-39

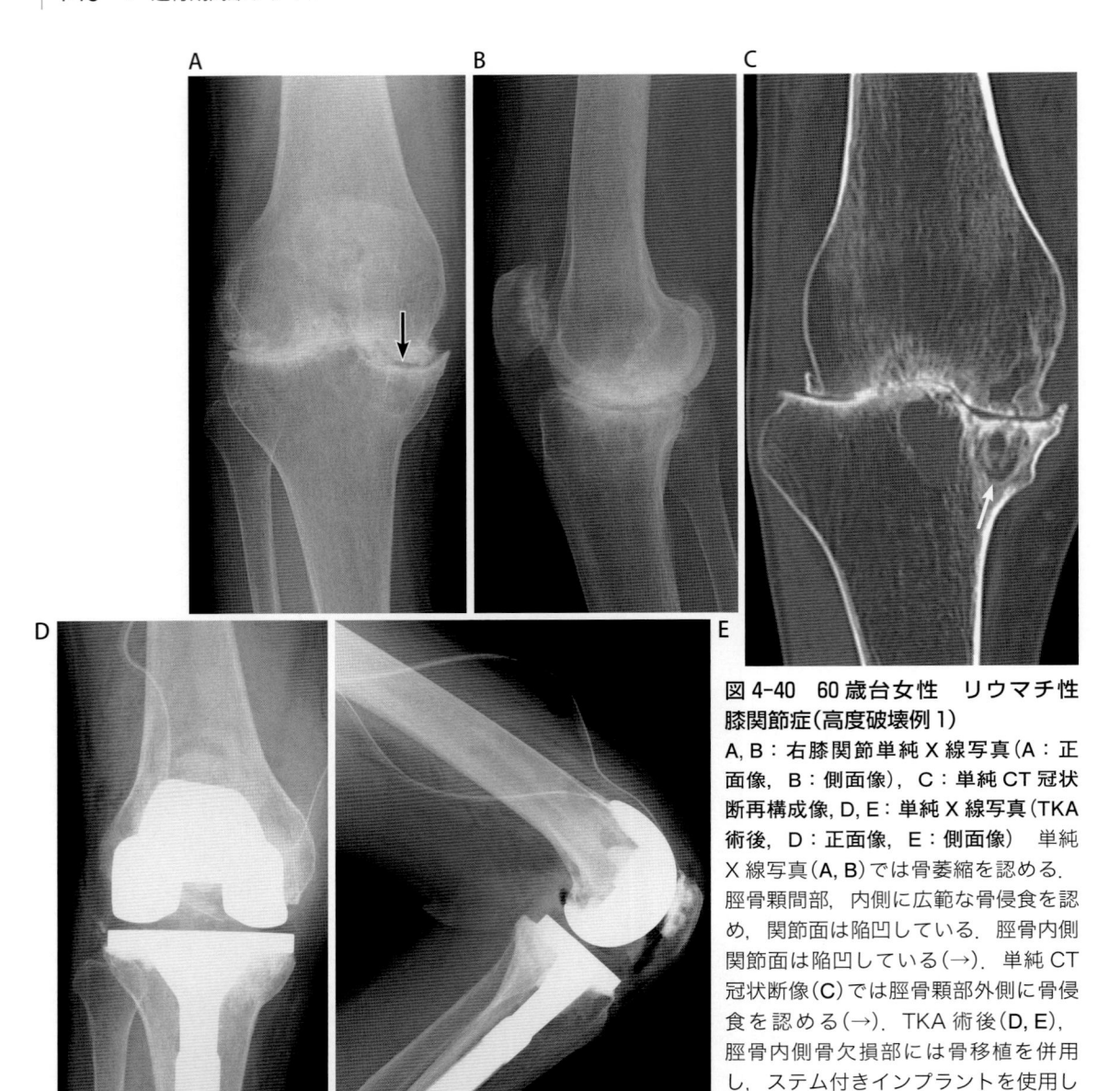

図 4-40　60 歳台女性　リウマチ性膝関節症（高度破壊例 1）
A, B：右膝関節単純 X 線写真（A：正面像，B：側面像），C：単純 CT 冠状断再構成像，D, E：単純 X 線写真（TKA 術後，D：正面像，E：側面像）　単純 X 線写真（A, B）では骨萎縮を認める．脛骨顆間部，内側に広範な骨侵食を認め，関節面は陥凹している．脛骨内側関節面は陥凹している（→）．単純 CT 冠状断像（C）では脛骨顆部外側に骨侵食を認める（→）．TKA 術後（D, E），脛骨内側骨欠損部には骨移植を併用し，ステム付きインプラントを使用している．

▶図 4-41　50 歳台女性　リウマチ性膝関節症・足関節症合併例（高度破壊例 2）
単純 X 線写真　A〜D：術前　A：両下肢立位正面像，B：左膝関節側面像，C：左膝関節軸射像，D：左足関節立位正面像），E〜G：術後　E：左膝関節正面像，F：左足関節正面像，G：両下肢立位正面像）　両下肢立位正面像（A）では，左下肢の高度外反変形，左足関節の高度内反変形を認める．左膝関節側面像（B）では，脛骨外側関節面に高度の陥凹を認め（→），大腿骨外側顆が陥没している．左膝関節軸射像（C）では，膝蓋骨は外側に脱臼している（→）．左足関節立位正面像（D）では高度内反変形を認める．左人工膝関節全置換術（ヒンジ式，大腿骨コンポーネント，脛骨コンポーネントともにステム使用），左足関節固定術を同時に施行（E, F）．術後立位正面像（G）にて適切なアライメントが得られている．

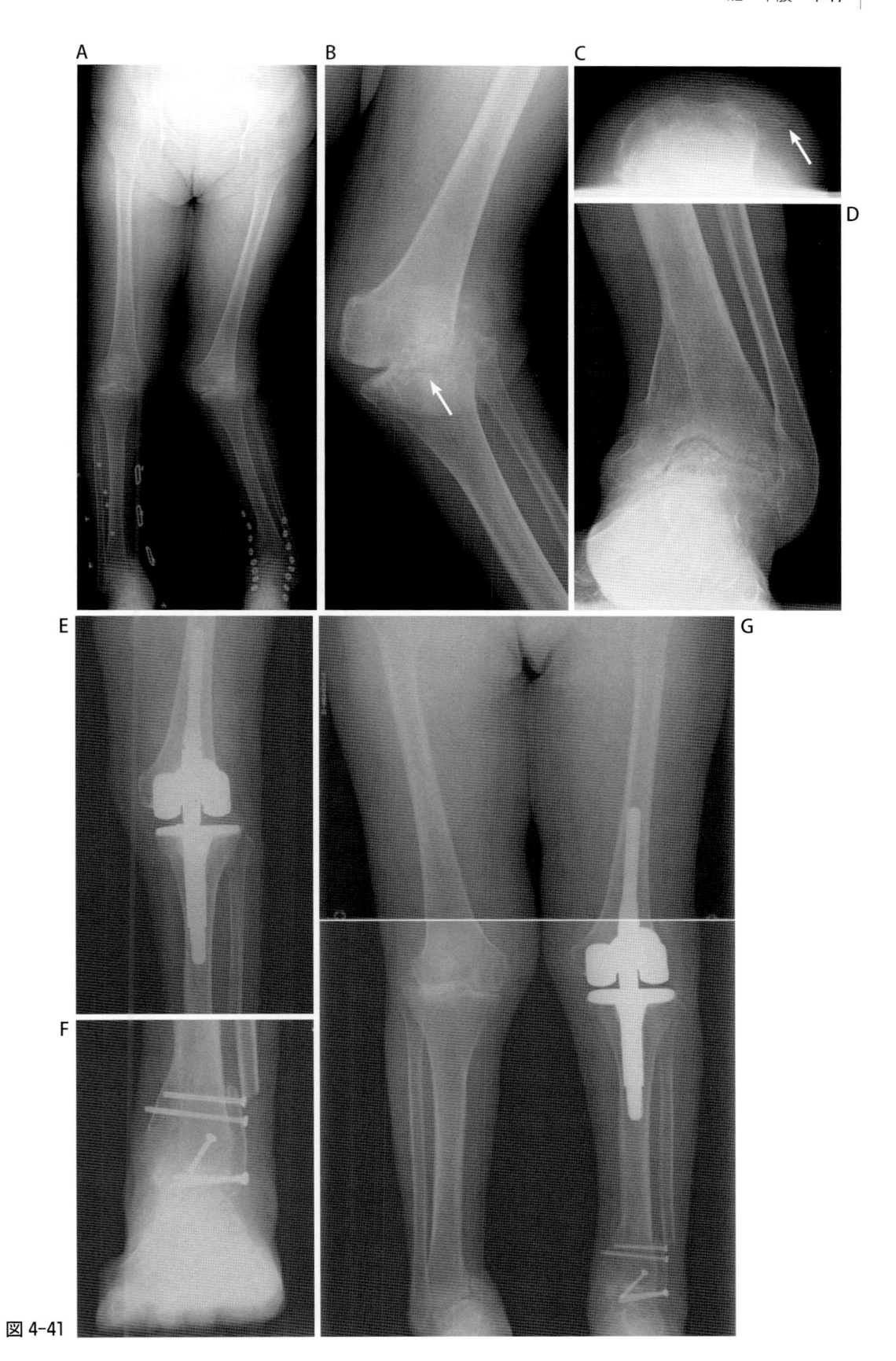

図 4-41

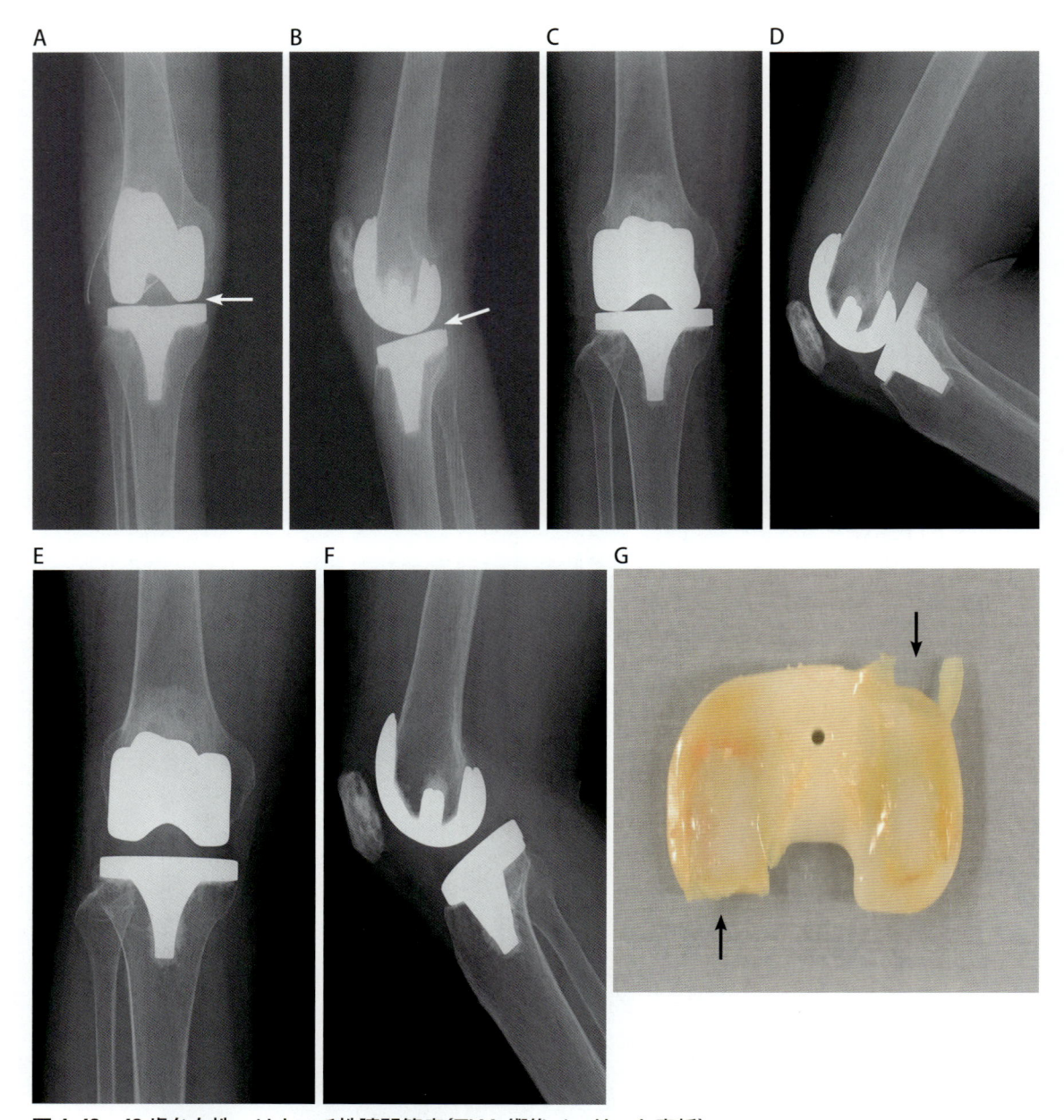

図 4-42　40 歳台女性　リウマチ性膝関節症（TKA 術後インサート摩耗）

A〜F：右膝関節単純 X 線写真　A：正面像（術直後），B：側面像（術直後），C：正面像（術後 22 年），D：側面像（術後 22 年），E：正面像（インサート交換後），F：側面像（インサート交換後），G：摘出されたポリエチレンインサート　術直後の単純 X 線写真（A, B）では，大腿骨コンポーネントと脛骨コンポーネントの間にインサートの厚みによる間隙を認められる（→）．術後 22 年（C, D）では，大腿骨コンポーネントと脛骨コンポーネントの間の間隙は消失しており，インサートの摩耗が示唆される．インサート交換後（E, F），大腿骨コンポーネントと脛骨コンポーネントの間にインサートの厚みによる間隙を認められる．ポリエチレンインサートは摩耗し，一部折損がみられる（G, →）．

c. 後足部（距腿関節・距骨下関節）

　本邦における一次性変形性足関節症には内反型が多いが，RA では両側型，外反型もみられ変形は多彩である（**図 4-43**）．足関節は股関節・膝関節と比べ関節症性変化の発生頻度が少ないため，非外傷性足関節症を認めた場合は RA を念頭に置いて診療に当たるべきである．距骨下関節が障害されると踵部外反を呈することが多い．立位足関節側面像において距骨下関節の関節裂隙や踵部のアライメント異常をある程度把握することが可能である．荷重時距骨下関節のアライメントを確認するためには，軸射像や Cobey's 法といった撮影方法が必要となる．

　RA では多発性に関節が侵されるため，1 つの関節を固定すると隣接関節のストレスが増大し，隣接関節の破壊を加速する可能性がある．そのため，関節固定術は可能な限り避けるべき手術法である．しかし，足関節および足部の関節に関しては，膝関節や股関節と比べると関節固定による影響が少ない．そのため，ほかに方法がない場合や，隣接関節に対して影響が少ないと考えられる場合，関節固定術は考慮されるべき術式である（**図 4-44**）．足関節固定術は現在までさまざまな術式が考案されており，変形や関節破壊の程度，執刀医の術式に対する習熟度に応じて術式は決定される．近年では術式の低侵襲化を目指した鏡視下足関節固定術が試みられており，良好な臨床成績が報告されている（**図 4-45**）．

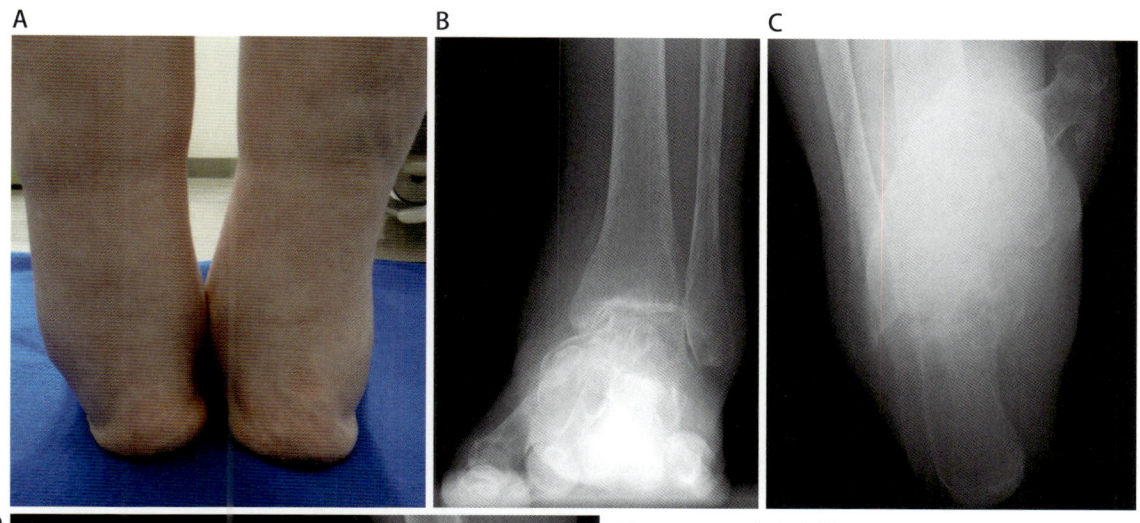

図 4-43　50 歳台女性　リウマチ性足関節症（典型例）

A：外観，B〜D 単純 X 線写真（B：正面像，C：軸射像，D：側面像）　足関節はびまん性に腫脹している（**A**）．単純 X 線写真（**B〜D**）では骨萎縮を認め，足関節の関節裂隙は広範に消失している．

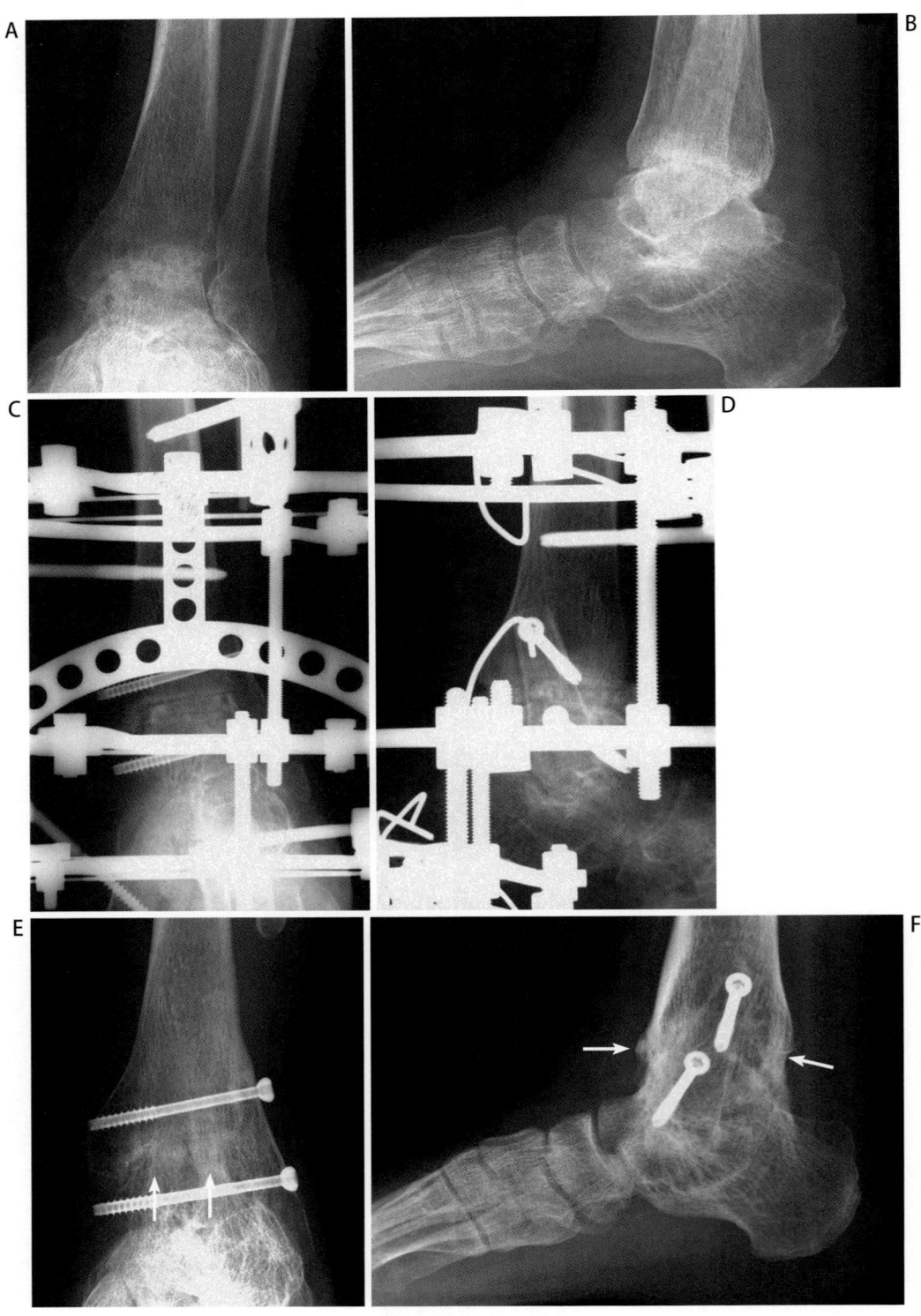

図4-44　60歳台女性　左リウマチ性足関節症：足関節固定術
単純X線写真（正面像，側面像）　A, B：左足関節（術前），C, D：イリザロフ創外固定を使用した関節固定術，E, F：術後1年時　術後1年時（E, F）には距腿関節は強固な骨癒合が得られている（→）．

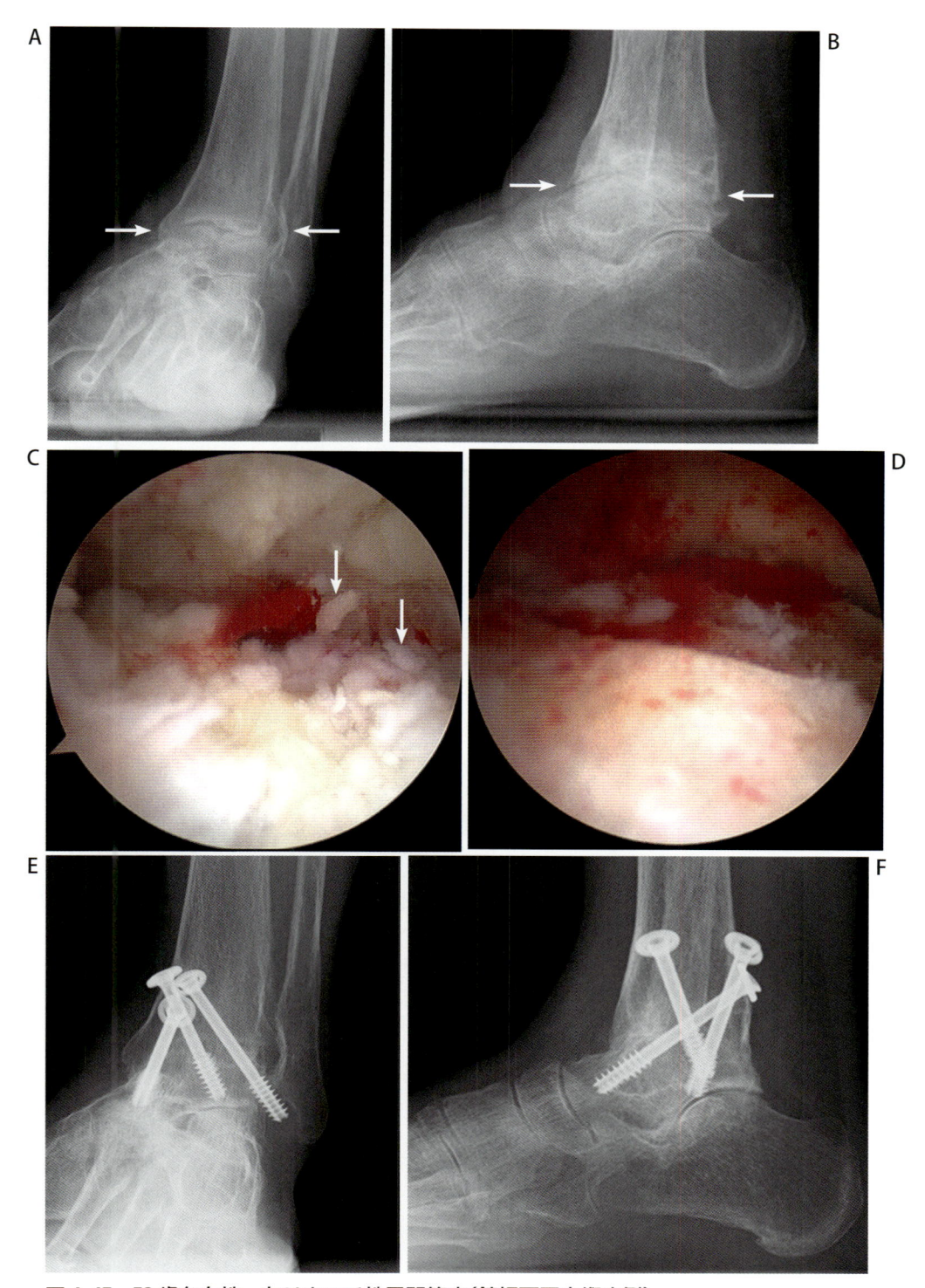

図 4-45　50 歳台女性　左リウマチ性足関節症（鏡視下固定術症例）
A, B：立位単純 X 線写真（術前）（A：正面像，B：側面像），C：術中鏡視所見，D：術中鏡視所見
（cartilage debris 郭清後），E, F：立位単純 X 線写真（術後 3 か月）（E：正面像，F：側面像）　術
前の立位単純 X 線写真（A, B），術中鏡視所見（C）では，関節軟骨は広範に破壊され（→），
cartilage debris が散在する．術後 3 か月の立位単純 X 線写真（E, F）では，骨癒合は得られてお
り、スクリューのゆるみ・脱転を認めない．

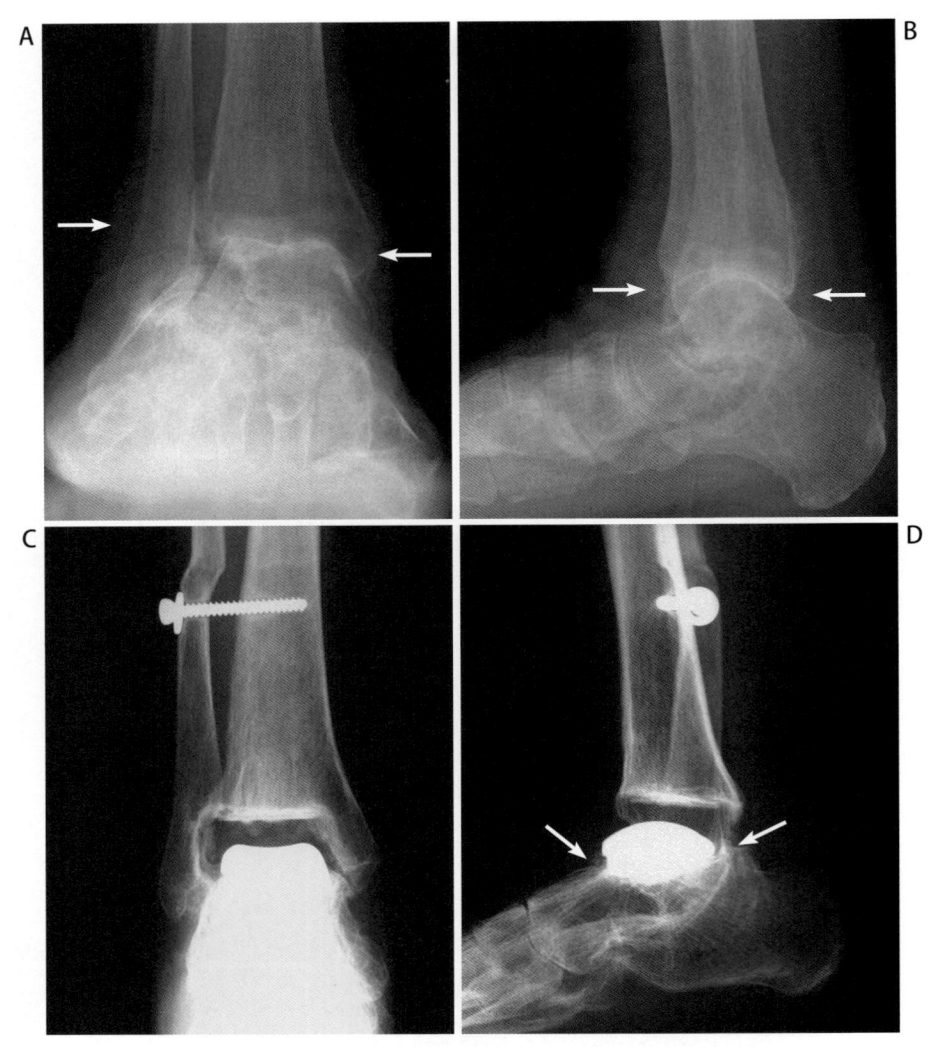

図4-46　70歳台女性　左リウマチ性足関節症（人工関節置換術症例）
立位単純X線写真　A：正面像（術前），B：側面像（術前）　関節裂隙は完全に消失し
ているが，距腿関節全体のアライメントは保たれている（→）．**C：正面像（術後2年），**
D：側面像（術後2年）　人工関節置換術施行後，距骨コンポーネントの沈み込みを認
める（→）．

　足関節においても人工関節置換術は試みられているが，股関節・膝関節と比べ臨床成績
は必ずしも安定したものとはいえない．また，本邦では使用可能なインプラントの種類が
きわめて限られており，海外ですでに良好な臨床成績が報告されている機種の使用は，本
邦では制限される．しかしリウマチ性足関節症に対しては，変形性関節症症例と比べ活動
性が低いケースが多いことや，隣接関節障害を合併した症例も多く，人工足関節置換術は，
今後は術式，インプラントの改良とともに一般化していくことが予想される（**図4-46**）．

d. 中足部（Chopart 関節・Lisfranc 関節）

　Chopart（ショパール）関節・Lisfranc（リスフラン）関節は，一次性関節症性変化をきたすことが少ない．そのため，明らかな外傷歴がなく中足部に関節症性変化を認めた場合，RA を鑑別疾患にあげるべきである．距舟関節が障害されると外反偏平足をきたす．また，高度破壊例では中足部は破綻し，舟底状変形を呈する（**図 4-47**）．単純 X 線写真では変形や骨破壊の程度を正確に評価することが難しく，中足部の足根骨の配列異常や関節破壊の評価には CT 撮像を積極的に考慮すべきである（**図 4-48**）．

e. 前足部

　前足部では MTP（metatarsophalangeal）関節の滑膜炎により，関節包や中足骨横靱帯が弛緩し，横軸のアーチが失われ前足部の足幅が広がる開張足変形を呈する．前足部病変はリウマチの足部病変としては比較的早期から認められる．開張足に付随して母趾では第一中足骨の内反や内側への傾きが起こり，短母趾屈筋腱や長母趾伸筋腱が第一 MTP 関節の外側を通るようになる．このため第一中足骨頭は内側へ，母趾は外側に牽引され，外反母趾変形をきたす．変形が進行すると中足骨頭の内方突出が著明となり，bunion を形成して疼痛の原因となる．他の足趾では MTP 関節で過伸展し，PIP（proximal interphalangeal）関節で屈曲する "claw toe" を呈する（**図 4-49，BOX 4-4** 参照）．

　病変が進行すると，MTP 関節では基節骨が背側に脱臼し，中足骨頭が底側に転位して足底に突出するために荷重が集中し，足底に有痛性の胼胝（べんち）を形成する．PIP 関節では屈曲部の背側部が履物に当たり有痛性の胼胝を形成する．変形が高度に進行すると，外反した母趾と内反した 5 趾の上に，2, 3, 4 趾が claw toe となって乗り上がって前足部が三角状にみえる変形となり，扁平三角状変形（avant-pied plat triangulaire）を呈する（**図 4-50**）．しかし，RA における前足部変形は多彩な変形様式がみられ，これらは隣接関節変形に伴うアライメント異常や，関節毎の炎症の程度の違いなどによって規定されると考えられる．

　また近年，足部を評価しない DAS28（disease activity score）では疾患活動性を過小評価してしまう危険性が指摘されている（Appendix, p. 340 参照）[20]．DAS28 では足関節・足部に対する評価項目が規定されていないため，スコア上では評価されない足関節・足部も注意深く評価することが重要である．

　RA に合併する外反母趾変形に対しては，MTP 関節の破壊がない場合には，通常の外反母趾と同様に第一中足骨での矯正骨切り術[24]や，TMT（tarsometatarsal）関節固定術（Lapidus 変法）などが行われる[21]が，第 1MTP 関節の破壊が強い場合には MTP 関節固定術を行う（**図 4-51**）．関節温存術を選択した場合，外反母趾変形の再発をきたすことがあるため定期的な単純 X 線撮影が必要となる．

　第 2〜5 趾に対しては関節破壊の程度に応じて，切除関節形成術（resection arthroplasty）・関節温存術のいずれかを選択する．切除関節形成術は関節温存術が適応できない高

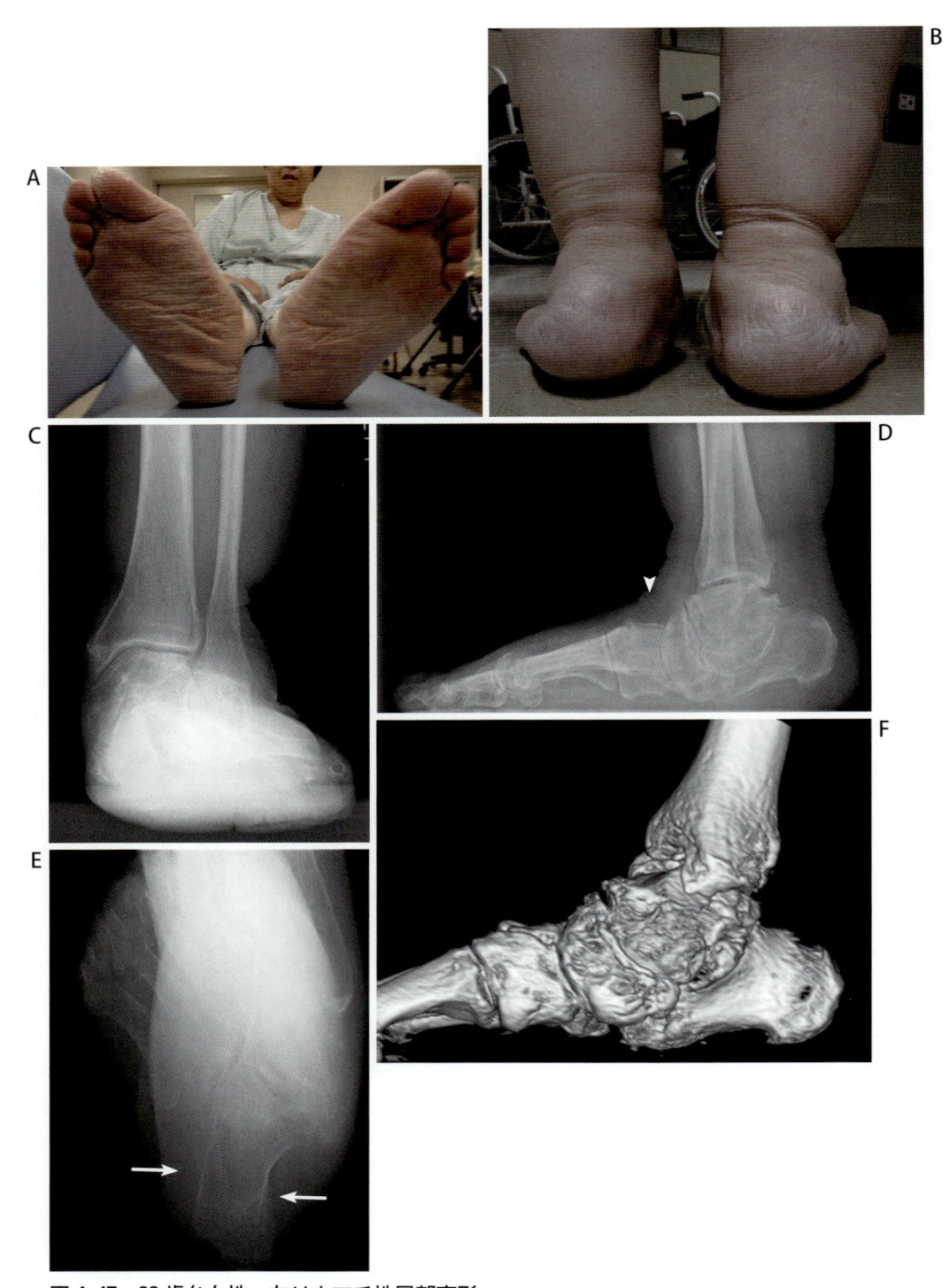

図 4-47　60 歳台女性　左リウマチ性足部変形
A, B：外観，C〜E：単純 X 線写真（C：立位正面像，D：側面像，E：軸射像），F：3D-CT 像
外反偏平足，踵部外反を認める．舟底状変形のため，左踵が床から浮いている（**A, B**）．単純 X
線写真（**C〜E**）では踵骨外反変形を認め（→），中足部で背屈変形（►）を呈する．3D-CT（**F**）では
変形，関節破壊像はより明瞭である．

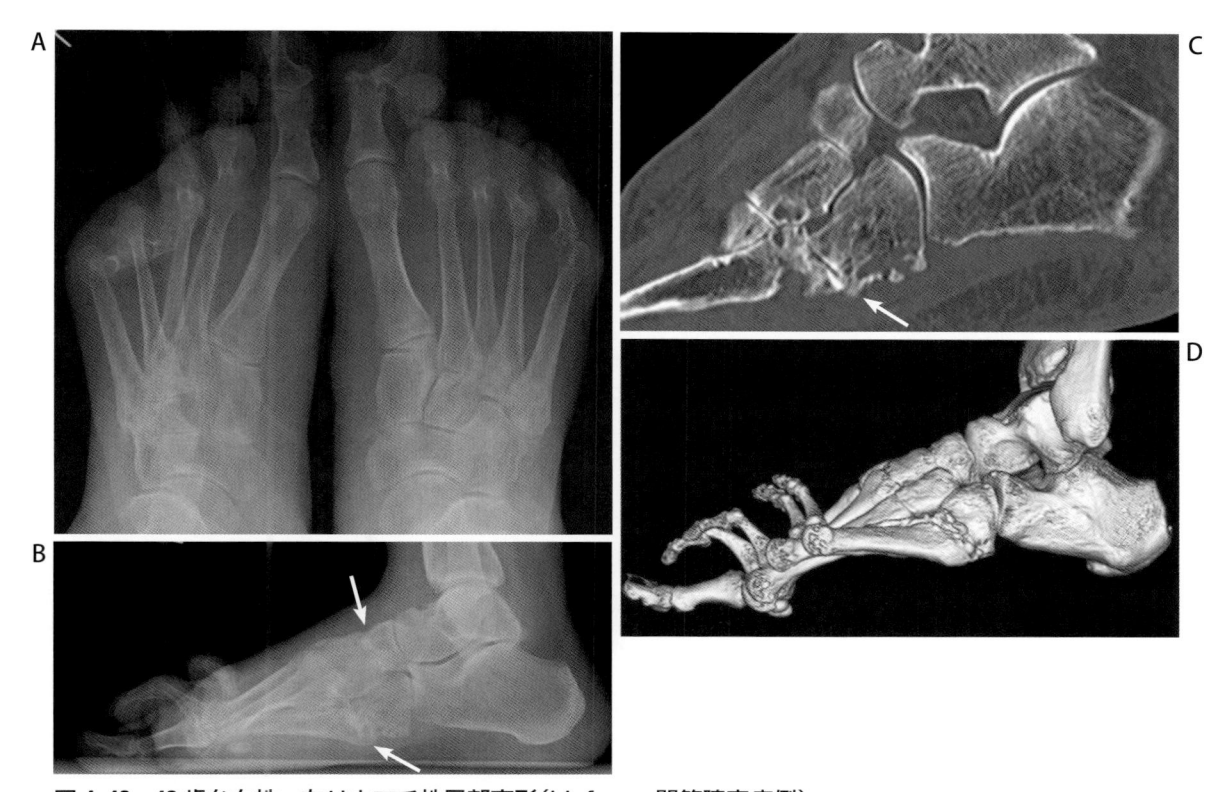

図 4-48 40 歳台女性 左リウマチ性足部変形(Lisfranc 関節障害症例)
A,B：単純 X 線写真（A：正面像, B：側面像）, C：単純 CT 矢状断再構成像, D：3D-CT 単純 X 線写真（A）では, 左 Lisfranc 関節外側に関節破壊を認める. 外側趾列は内側趾列と比べ高度脱臼を呈する. 第 4, 5 趾中足骨の変形や Lisfranc 関節破壊像（→）は単純 X 線写真（B）と比べ, CT 矢状断像（C）, 3D-CT 像（D）で明瞭に描出される.

度足趾破壊・変形に対して行われる. 中足骨頭を切除することで, 簡便に足趾の整復位が得られる一方で, 歩行時の支持性が失われるため, 踏み返しの力が改善せず, 歩行や機能の改善が得られないという問題がある（**図 4-52**）.

　いずれの術式においても, 他の中足骨の短縮量もしくは切除量に応じて第一中足骨の骨長を調整し, 術後すべての MTP 関節はなだらかな曲線（Maestro line）を描くように均等に荷重がかかるように調節する（**図 4-53**）. また, 第 1 趾 MTP 関節を固定する場合, その固定肢位は術前立位単純 X 線写真側面像における第 1 趾中足骨と水平面とのなす角（IM1；inclination of M1）を参考に, 基節骨と水平面との角度（AI；angle of inclination）が 0〜5° 背屈を目指し固定する（**図 4-54**）[23]. 至適角度を逸脱した固定肢位は術後疼痛の原因となる. RA の病勢に伴って変形の再発や関節破壊が進行した場合, 第 1 趾 MTP 関節固定術へと移行せざるをえない場合がある.

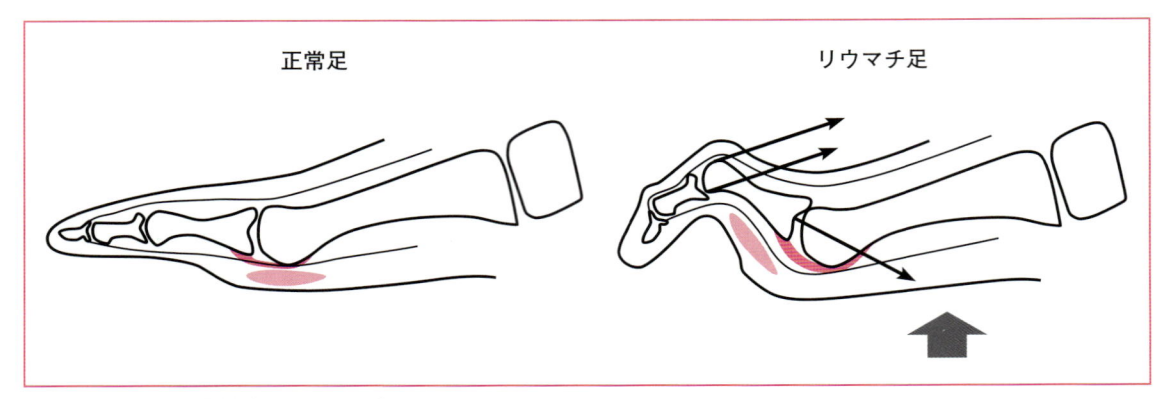

正常足　　　　　　　　　　　　　　リウマチ足

図 4-49　足底部痛発生のメカニズム
Intrinsic muscle と extrinsic muscle のバランス破綻により，足趾関節は亜脱臼・脱臼を呈し，
鉤状趾変形を呈する（細矢印）．足底に荷重が集中し疼痛の原因となる（太矢印）．

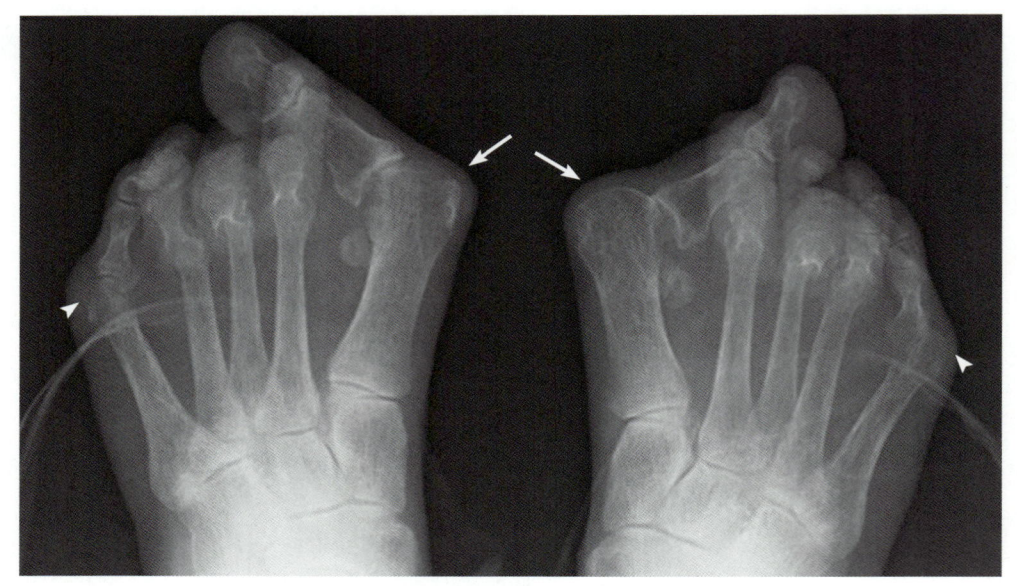

図 4-50　60 歳台女性　リウマチ性前足部変形（扁平三角状変形）
立位前足部単純 X 線写真正面像　外反母趾（→），内反小趾（▶），2〜4 趾 MTP 関節背側脱臼，
槌指変形を認める．

BOX 4-4 ｜ 足底部痛発症のメカニズム

- MTP 関節滑膜炎による関節包・靱帯の拘縮
- intrinsic muscle と extrinsic muscle のバランス破綻
- MTP 関節の亜脱臼・脱臼
- plantar plate のストレッチング，plantar fat pad の遠位移動
- 伸筋腱・屈筋腱の張力による荷重時足底圧の上昇

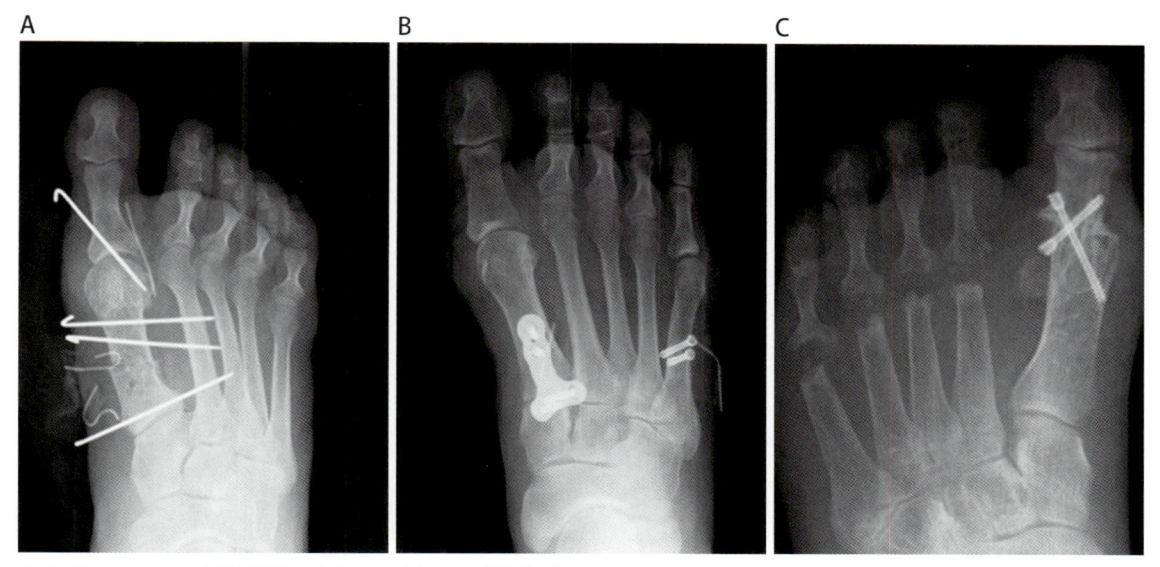

図 4-51　リウマチ性外反母趾変形に対する手術加療

単純 X 線写真正面像　A：50 歳台女性　右外反母趾変形（第 1 趾中足骨近位骨切り術），B：40 歳台女性　右外反母趾変形（第 1 趾 TMT 関節固定術），C：60 歳台女性　左外反母趾変形（第 1 趾 MTP 関節固定術）

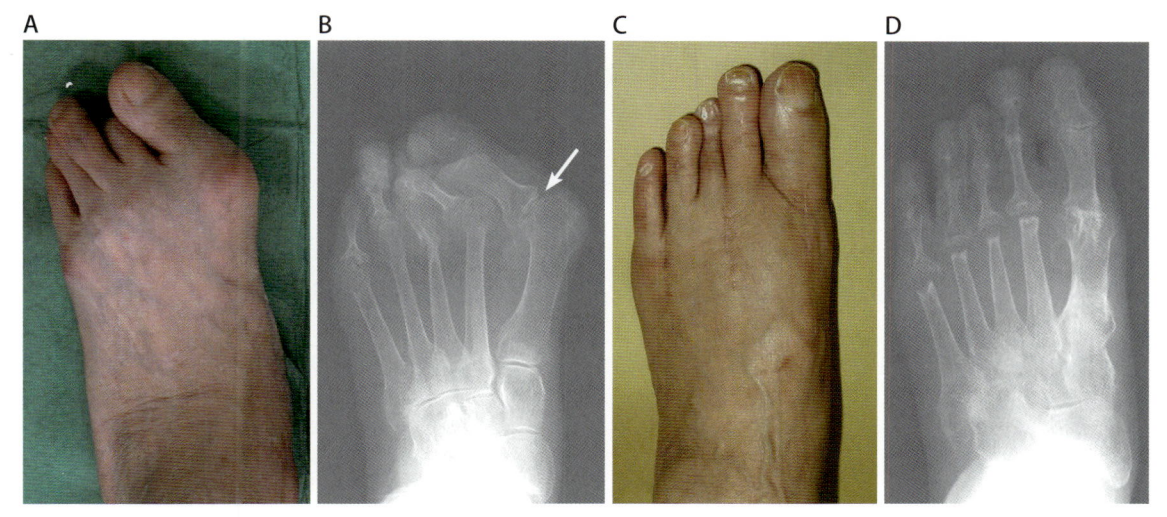

図 4-52　60 歳台女性　左リウマチ性前足部変形：第 1 趾 MTP 関節固定術＋第 2〜5 趾 MTP 関節切除形成術

A：外観（術前），B：足部荷重位単純 X 線写真正面像（術前），C：外観（術後），D：足部荷重位単純 X 線写真正面像（術後）　術前（A），第 1 足趾は外反母趾変形を呈し，第 2〜5 趾は外側に変位している．荷重位正面像（B）では，第 1 趾 MTP 関節破壊・高度関節破壊を呈し（→），第 2〜5 趾 MTP 関節も脱臼し，中足骨頭は破壊されている．第 2〜5 趾 MTP 関節切除形成術施行後，後足趾の配列は正常化している（C）．第 1 趾 MTP 関節は歩行時の支持性をもたせるため関節固定術が施行されている（D）．

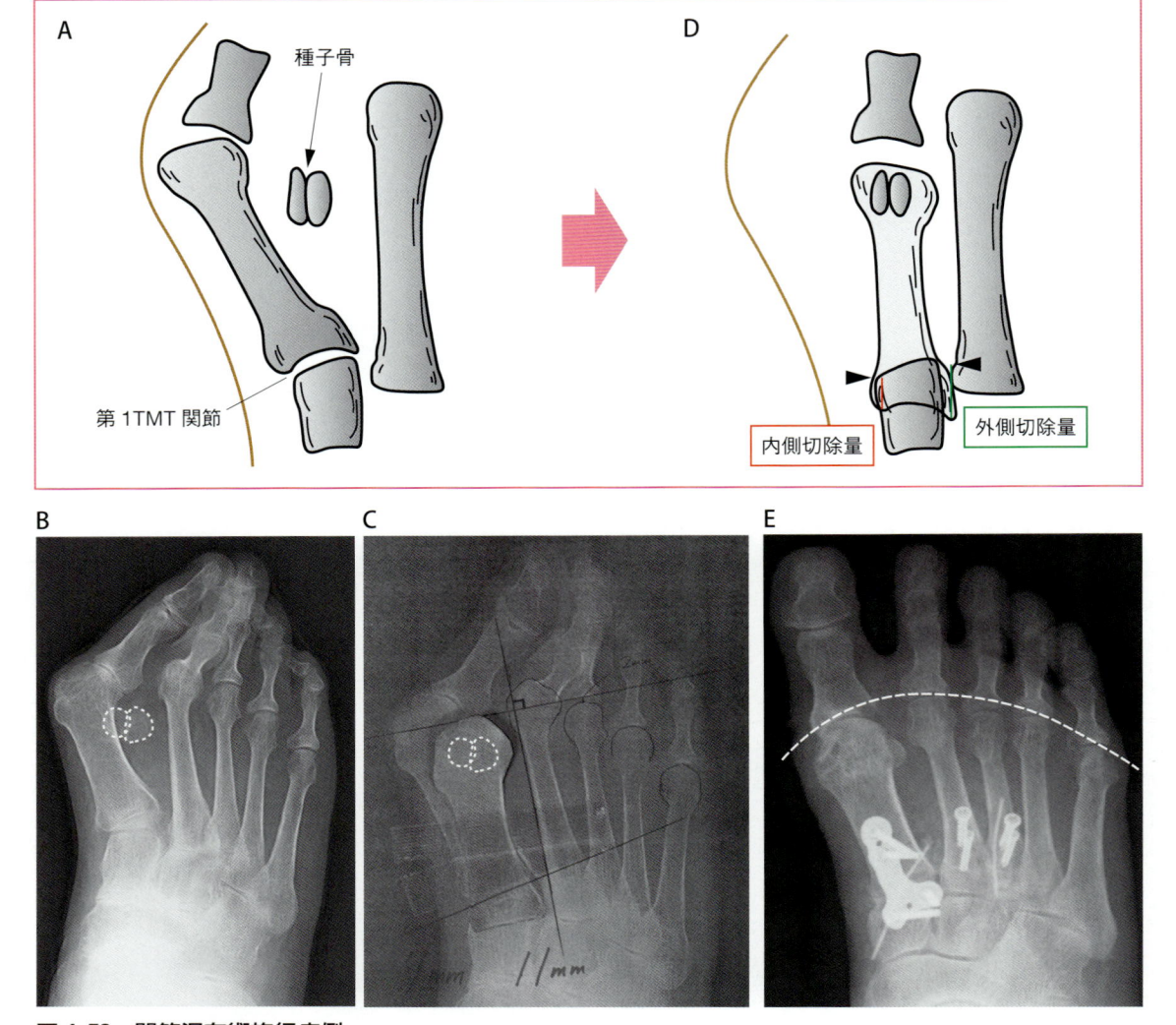

図 4-53　関節温存術施行症例

A：術前シェーマ，B：足部単純 X 線写真正面像（術前），C：B に第 1 中足骨の形状をトレースした図，D：術後
想定肢位のシェーマ，E：足部単純 X 線写真正面像（術後）　術前シェーマ（A）では，種子骨は第 1 趾中足骨頭よ
り大きく外側に変位している．足部正面像（B）で，種子骨と内側楔状骨の骨切りラインをマーク（点線）．B に第
1 中足骨の形状をトレースし，第 1 趾中足骨頭が種子骨と重なるように移動（C）．第 1 趾中足骨近位関節面から
内側楔状骨の骨切りラインまでの距離を内外側で計測し，骨切り量を決定する（D）．術後の足部正面像（E）では，
MTP 関節はなだらかな曲線（Maestro line）を描くよう調整されている．

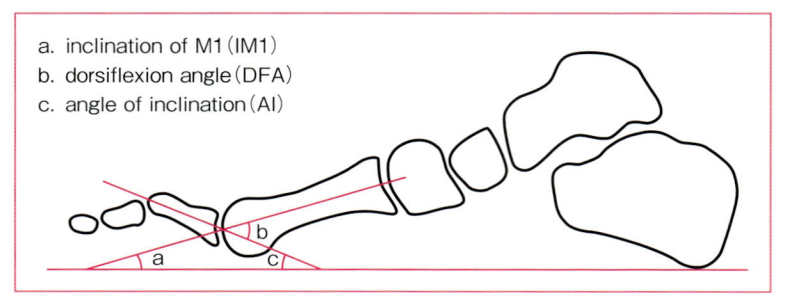

a. inclination of M1（IM1）
b. dorsiflexion angle（DFA）
c. angle of inclination（AI）

**図 4-54　立位単純 X 線写真側面
像における計測角**

4.3 頸椎

　関節リウマチ(RA)は四肢の関節炎を特徴とする疾患であるが，頸椎病変(RA頸椎)も高頻度に発生する(有病率25〜80%)[25,26]．大半は無症状であるが，時に脊髄障害や頸部痛，突然死などを引き起こすため注意を要する[27,28]．

　RAの病態は滑膜炎に続く骨軟骨破壊であり，脊椎においても滑膜組織が存在する椎間関節や歯突起周囲に病変が生じる．脊椎では特に上位頸椎にRA病変が好発するが，これは椎体椎間板ユニットを欠く環軸椎では滑膜関節である外側関節の占める比率が大きいことや，歯突起周囲(環椎前弓と歯突起の間，歯突起と横靱帯の間)に滑膜組織が豊富に存在するためである．

　代表的なRA頸椎病変としては，環軸椎亜脱臼(atlatoaxial subluxation：AAS)があげられる．これは歯突起周囲の滑膜炎の結果生じる横靱帯の断裂あるいは弛緩によって発症するため，関節が強直する場合を除き，軟部組織による支持機構が回復することはない．AASの自然経過を追跡調査した研究によると，AASと診断された症例の12%がさらに軸椎垂直性亜脱臼(vertical subluxation of the axis：VS)へ進展したと報告されている[29]．そのため，AASと診断された場合は，定期的に検診を継続することが望ましい．VS例のうち，特に環軸関節破壊の強い例では頭蓋頸椎移行部後弯変形に至ることがある．また，RA重症例や病勢コントロール不良例では，軸椎下病変(subaxial lesion：SA)を発症することがある．

　RA頸椎病変で外科的治療の適応となるのは，変形や不安定症により圧迫性脊髄症や神経根症が生じた場合であるが，麻痺がない場合でも不安定性が強く脊髄損傷発症の危険性が高いと判断される場合には予防的な手術治療の適応となる．そのため，画像診断による病状の評価や脊髄障害発生リスクの検討は，治療方針を決定するうえで重要な役割を担っている．

a.　環軸椎亜脱臼　atlatoaxial subluxation：AAS

　環軸椎亜脱臼(AAS)の発生頻度は，RA患者の20〜30%程度と報告されている[30,31]．AASはおもに環椎が歯突起の前方に亜脱臼した状態をいい，単純X線写真頸椎前屈像で環椎・歯突起間距離(atlanto-dental interval：ADI)が3.5mm以上をAASとする(図4-55)．一方，後方の歯突起後縁から環椎後弓までの距離を有効残余脊柱管径(space available for spinal cord：SAC)とし，14mm以下を脊髄圧迫の危険因子とする方法もある．しかし，実際には単純X線写真では描出されない歯突起後方の肉芽組織などにより脊柱管前後径が狭小化することもあり，真の有効残余脊柱管径の評価はMRIで行うほうがよい．厚生労科学研究費補助金免疫アレルギー疾患予防，治療研究事業リウマチ頸椎病変の治療に関するエビデンス形成のための体制確立と技術開発(以下，厚労省班研究)平成18

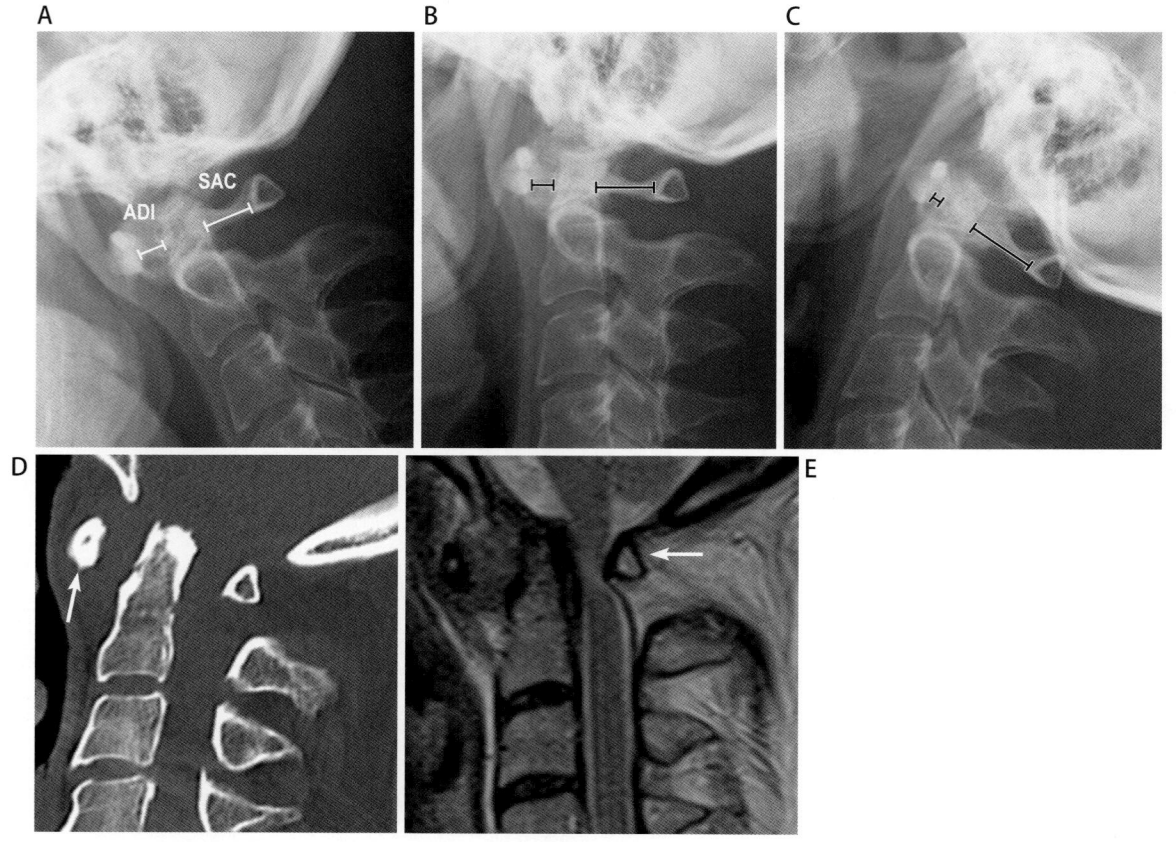

図4-55　40歳台女性　関節リウマチ(RA)：環軸椎亜脱臼
A～C：単純X線写真側面像(A：前屈位，B：中間位，C：後屈位)，D：CT矢状断再構成像，E：MRI, T2強調
矢状断像　単純X線写真側面像中間位(B)ですでに環椎は前方亜脱位にあるが，前屈で前方亜脱臼がさらに増悪
する(A)．前屈でSAC(有効残余脊柱管径)は狭小化し，ADI(環椎・歯突起間距離)は開大する．後屈位をとると
整復されている(C)．CT矢状断像(D)では，環椎は前方亜脱臼している(→)．MRI, T2強調矢状断像(E)では，
環椎前方亜脱臼に伴い，環椎後弓が脊髄を圧迫している(→)．

(2006)年度報告では，SAC 13 mm以下がRA上位頸椎病変による脊髄症状と関連する重
要な診断指標として示されている．

　また，AASの患者では，歯突起基部の骨融解に伴い脆弱性歯突起骨折が生じることが
ある[32]（**図4-56**）．この場合，環椎は軸椎に対し前方のみでなく，後方にも不安定な状態
となり，脊髄損傷の危険が高い状態となる．外傷歴がはっきりしない場合も多く，診断が
遅れる傾向にあるため注意が必要である．骨融解などにより単純X線写真では診断困難
な場合も多いため，CT，MRIで診断する．後方不安定症があるため，本疾患が疑われる
場合にはX線動態撮影はCT，MRIの後に行う．

　AASに対しては通常，環軸椎後方整復固定術が行われる．

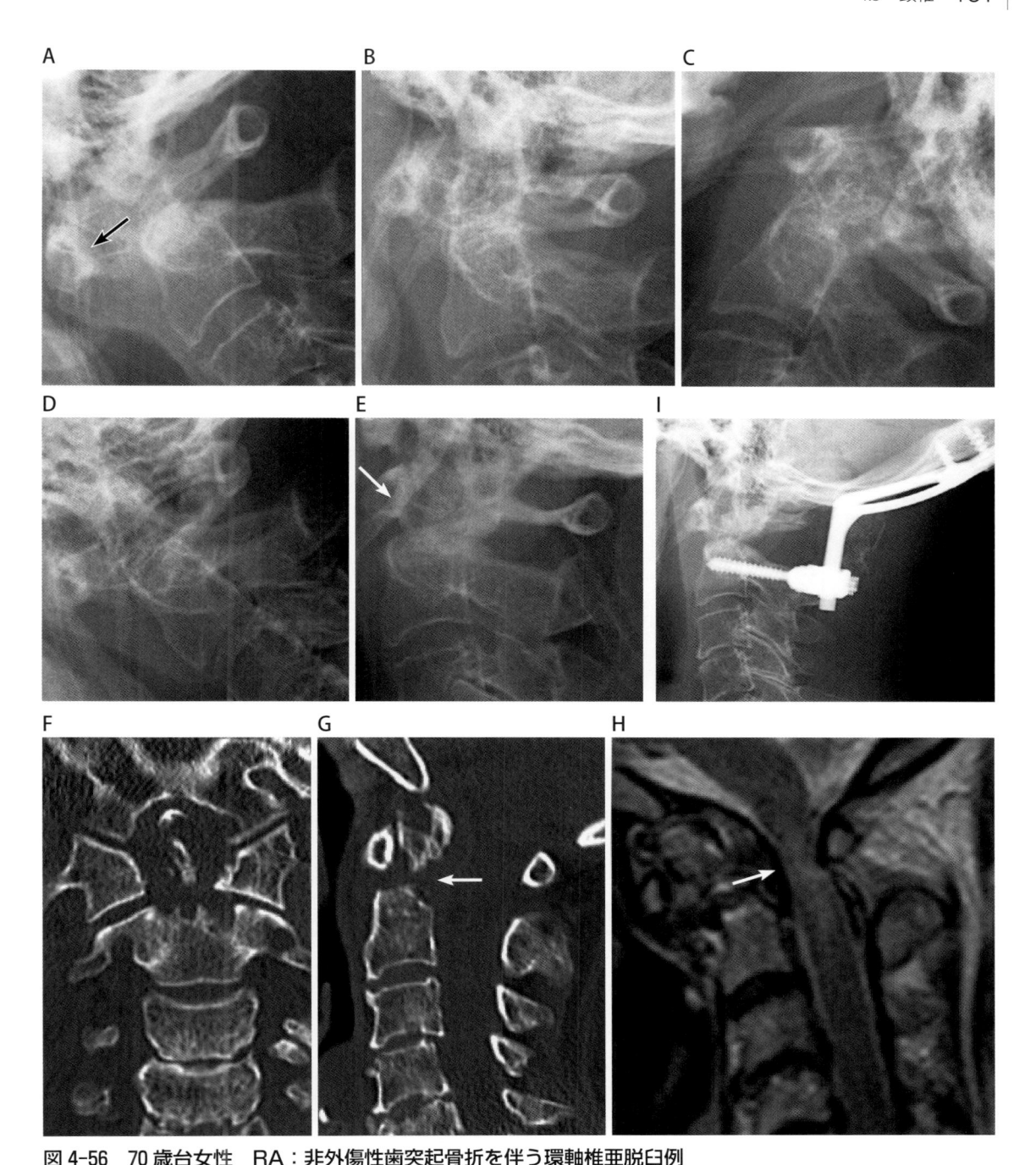

図4-56　70歳台女性　RA：非外傷性歯突起骨折を伴う環軸椎亜脱臼例

A～C：単純X線写真側面像（脊髄障害発症1年前，A：前屈位，B：中間位，C：後屈位），D,E：単純X線写真側面像（脊髄障害発症後，D：前屈位，E：中間位），F：CT冠状断再構成像（発症後），G：CT矢状断再構成像（発症後），H：MRI, T2強調矢状断像（発症後），I：単純X線写真側面像（術後）　発症1年前の単純X線写真側面像（A～C）では，環軸椎前方亜脱臼（→）はあるが，歯突起骨折はなく後屈位でも後方亜脱臼はない．脊髄障害発症後の中間位（E）では，環椎後方亜脱臼がある（→）．CT矢状断像（G）では，歯突起基部の骨融解と骨折がある（→）．MRI, T2強調矢状断像（H）では，歯突起周囲に形成された肉芽組織と環椎後弓の間で脊髄が圧迫され，髄内信号変化がみられる（→）．環椎後弓切除と後頭頸椎固定術後（I），環椎は整復位で固定されている．

b. 軸椎垂直亜脱臼 vertical subluxation of the axis：VS

　環軸関節の破壊が進行すると，歯突起が垂直方向へ脱臼を起こし軸椎垂直亜脱臼（VS）をきたすようになる（**図4-57**）．歯突起が頭蓋底内に陥入し，延髄が損傷されれば，四肢麻痺だけでなく呼吸麻痺をきたす pentaplegia の状態に至ることもある．この状態を頭蓋底陥入（basilar impression, basilar invagination）とよぶ．軸椎の大後頭孔陥入の計測法としては，従来 McGregor 法，Chamberlain 法などが用いられてきた．これらは硬口蓋上縁と後頭骨上縁，または下縁を結ぶ線より歯突起上縁の上方に転位している距離により計測する方法である（**BOX 4-5**）．しかし，VS をきたすような症例では歯突起が高度に破壊されていることが多く，単純 X 線写真では正確な評価が難しいことも多い．

　VS に対しては後頭頸椎固定術が行われる．

c. 頭蓋頸椎移行部後弯変形

　AAS，VS に引き続いて起こる末期の病態である．まず，歯突起後方に存在する横靭帯の断裂や弛緩により AAS が発生する．さらに翼状靭帯の弛緩や環軸関節の破壊が進行すると，環椎前方部分が下方へ転位し，後頭環軸椎部の後弯変形と歯突起の頭蓋底嵌入 VS が発生する（**図4-58**）．この際，後頭骨と環椎の間に，大きな転位をきたすことは少ない．これは，後頭骨－環椎間に，外側環椎後頭靭帯，前環椎後頭膜および後環椎後頭膜といった強力な靭帯組織が存在するためである．

BOX 4-5 ┃ 単純 X 線写真あるいは CT による軸椎の大後頭孔内陥入の各種評価法

1）3つの基準線
　このうち McGregor line の信頼性が高い．
　Chamberlain line：硬口蓋後縁と大後頭孔上縁を結ぶ線
　McGregor line：硬口蓋後縁と大後頭孔下縁を結ぶ線
　McRae line：大後頭孔前縁と大後頭孔後縁を結ぶ線

2）計測
　Redlund-Jhonnel 値 [33, 34]：C2 椎体下縁から McGregor line までの距離．スウェーデン人データで男性 34mm 未満，女性 29mm 未満が VS の参考値となっているが，日本人では必ずしも当てはまらないかもしれない．厚労省班研究において星地らは，女性で 25mm 未満で頭蓋底陥入の可能性が高いとのデータを報告している［平成 17（2005）年］．
　Ranawat 値 [35]：C2 椎弓根中央から軸椎の骨軸に沿って引いた線と環椎前後弓中央を結んだ線の交点までの距離．実際には C2 椎弓根中央を正確にとることが難しく，計測の再現性に疑問がある．

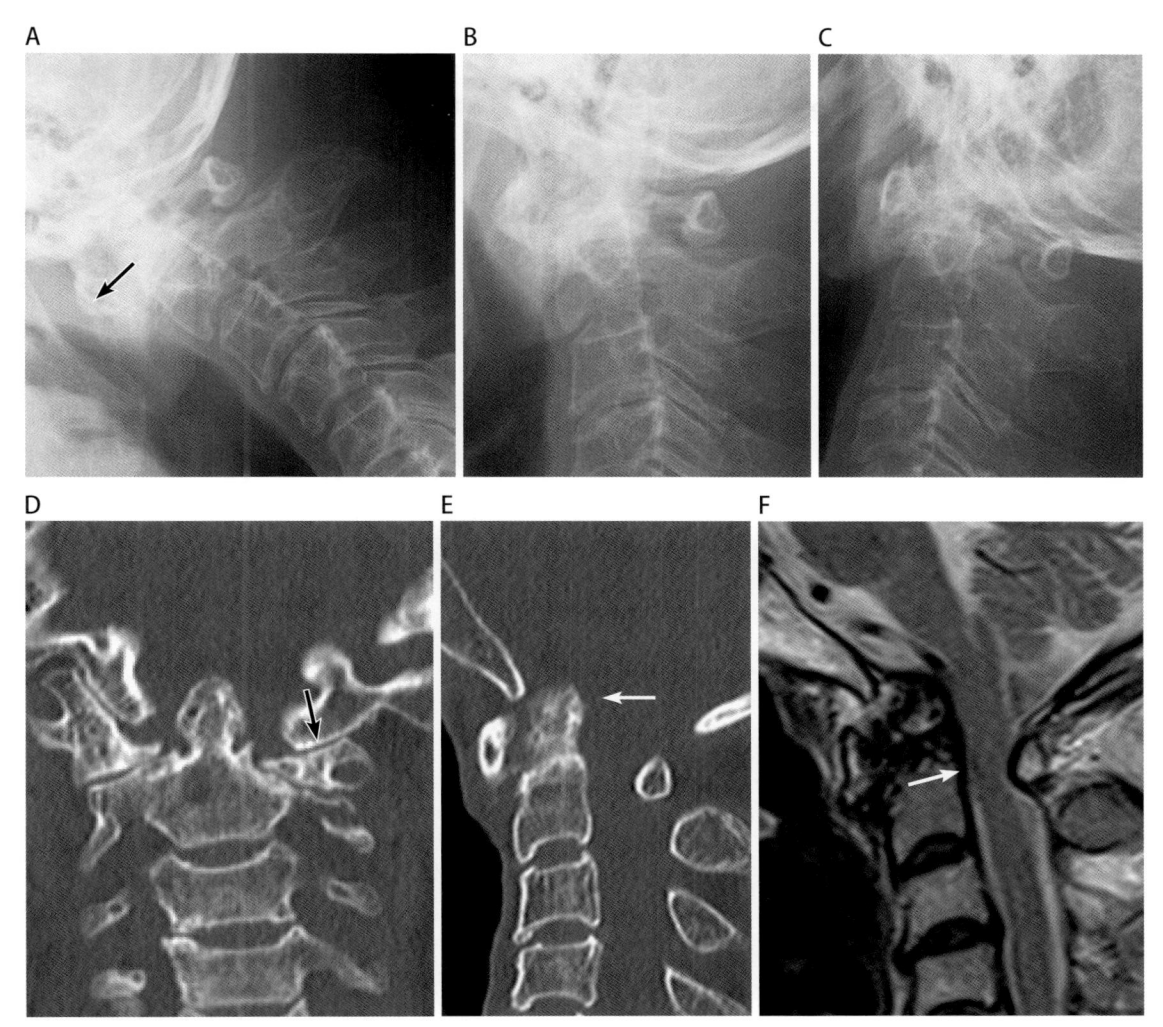

図 4-57　60 歳台女性　RA：軸椎垂直亜脱臼例
A〜C：単純 X 線写真側面像（A：前屈位，B：中間位，C：後屈位），D：CT 冠状断再構成像，E：CT 矢状断再構成像，F：MRI, T2 強調矢状断像　単純 X 線写真側面像（A〜C）では，環軸椎前方亜脱臼（→）はあるが，前後方向の不安定性は軽度である．CT 冠状断像（D）では，歯突起基部の骨融解像に加えて，環椎および軸椎の左外側塊の圧潰変形を認める（→）．環軸椎外側塊が圧潰することにより，相対的に歯突起が頭蓋底に陥入する．CT 矢状断像（E）では，軸椎歯突起の頭蓋底内陥入がみられる（→）．MRI,T2 強調矢状断像（F）では，頭蓋底内に陥入した歯突起により延髄が軽度圧迫されている（→）．

　　頭蓋頸椎移行部後弯変形にまで至る例は，Ochi らの RA 病型分類[36]のうち多関節破壊型（more erosive subset：MES）やムチランス型（mutilating disease：MUD）に多いと報告されている[25, 26]．これは環軸関節の破壊・圧潰により後弯変形が発生することを反映している．罹患早期から急速に関節破壊が進行する MUD では環軸椎亜脱臼を経ず，頭蓋底嵌入に至る例も存在する[25]．

　　頭蓋頸椎移行部後弯変形による最も大きな問題は，圧迫性脊髄症や延髄障害が高率に発生することである．すなわち，脊髄には，環椎前方亜脱臼に伴う後方からの圧迫に加えて，

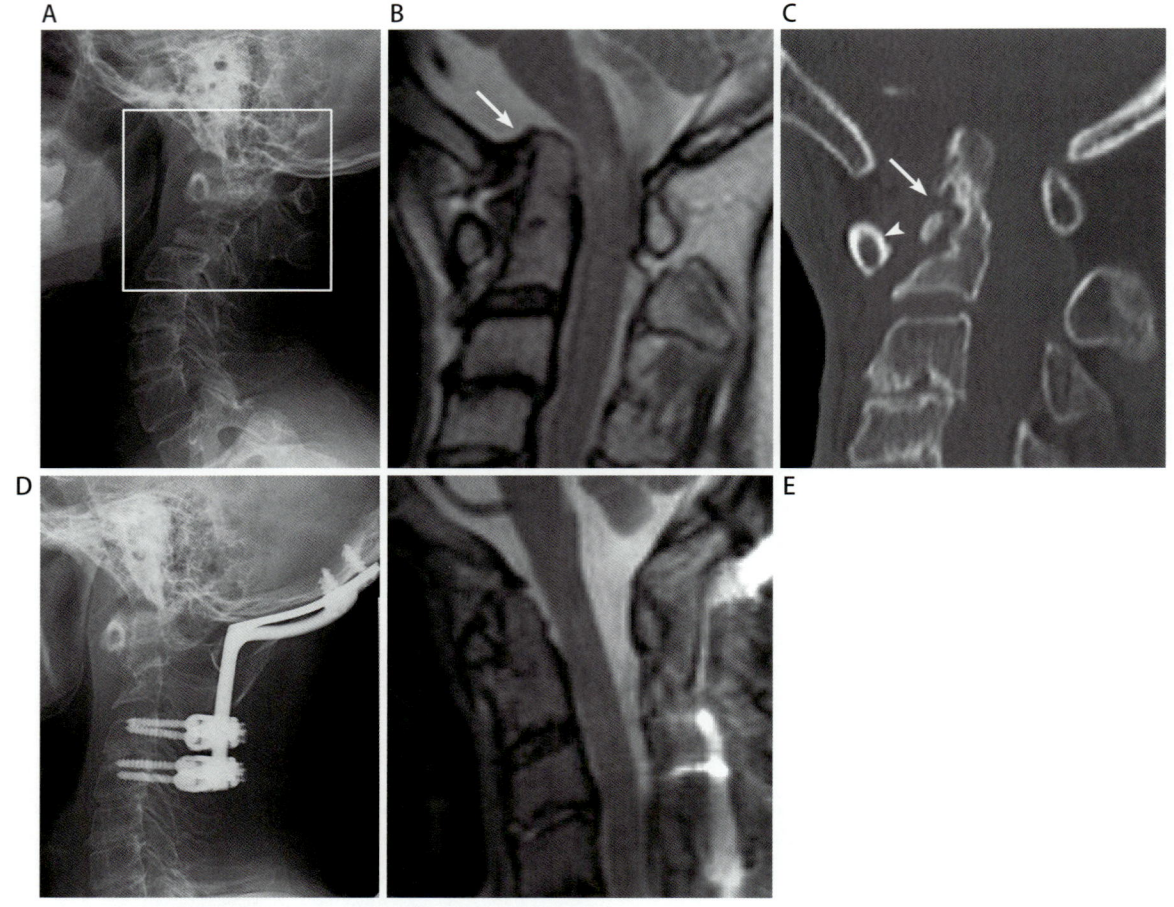

図4-58　60歳台女性　RA：頭蓋頸椎移行部後弯変形
A：単純X線写真側面像（中間位），B：MRI, T2強調矢状断像，C：CT矢状断再構成像，D：単純X線写真側面像（中間位，術後），E：MRI, T2強調矢状断像（術後）　単純X線写真側面像（A）では，頭蓋頸椎移行部の後弯変形（枠内）とそれを代償するために頸椎が過前弯している．MRI, T2強調矢状断像（B）では，歯突起の頭蓋底内陥入（→）に伴い，脊髄が前屈している．CT矢状断像（C）では，歯突起基部の骨融解（→），頭蓋底内陥入，環椎軸椎の後弯変形と前方亜脱臼（▶）がみられる．後方矯正固定術後の単純X線写真側面像中間位（D）では，垂直性亜脱臼が矯正されている．MRI, T2強調矢状断像（E）では，脊髄の圧迫は解除され，脊髄の前屈状態も改善している．

　　歯突起が脊柱管内および頭蓋底方向に突出することにより前方からの圧迫が加わるため，重篤な脊髄障害が起こりやすい．
　　頭蓋頸椎移行部後弯変形に対しては，後頭頸椎固定術が適応となる．

d. 頸椎軸椎下病変　subaxial lesion

　　椎間関節，棘間靱帯，椎間板の破壊による不安定性（亜脱臼）や，骨軟骨破壊後の強直などが混在して存在することが多い．脊柱管内のRA性肉芽組織や弛緩した黄色靱帯，硬膜周囲の絞扼輪も脊髄圧迫の原因となる（**図4-59**）．多椎間に前方辷（すべ）りが生じることが多く，階段状変形を呈することがある（**図4-60**）．

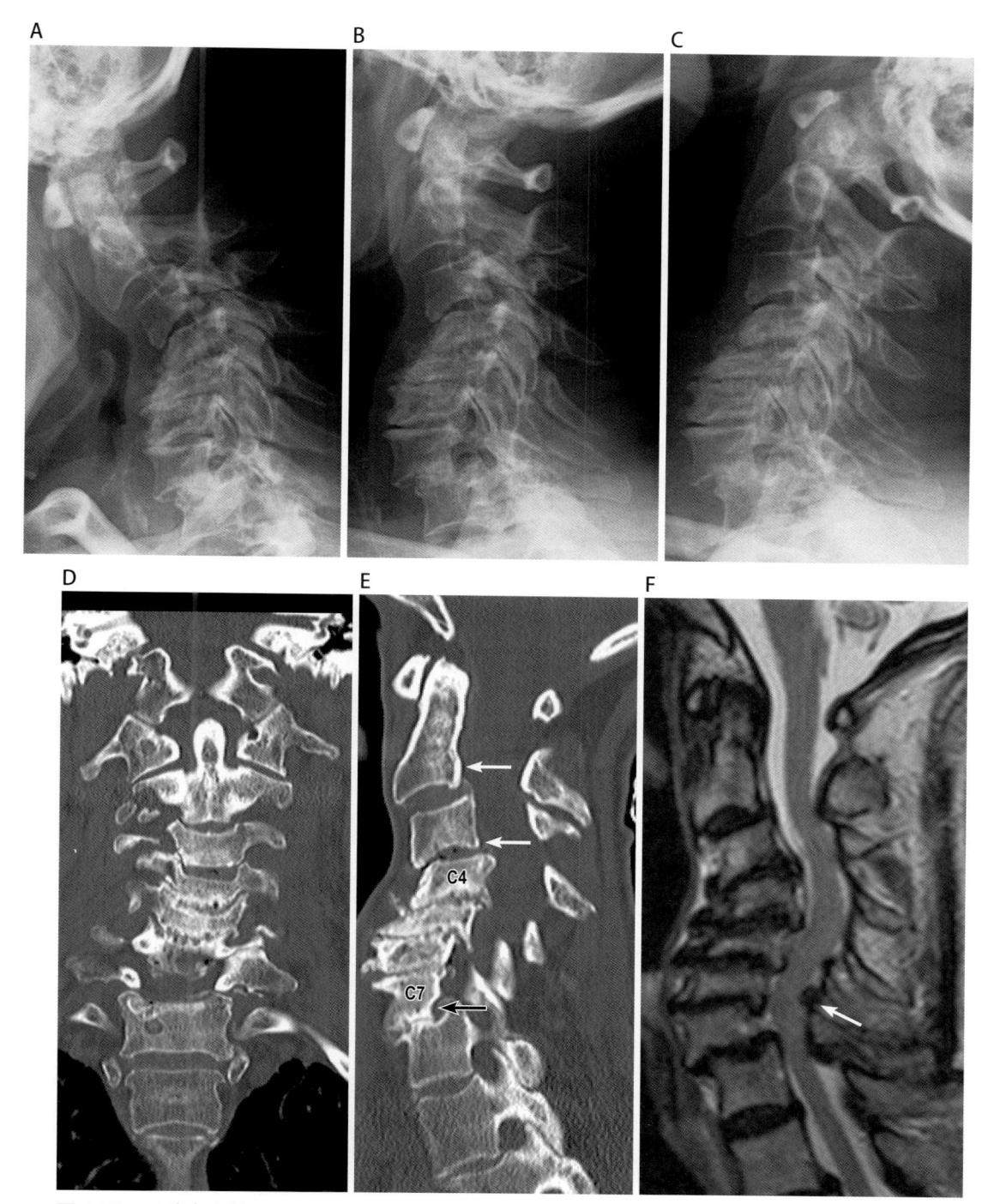

図 4-59　60 歳台女性　RA：軸椎下病変
A〜C：単純 X 線写真側面像（A：前屈位，B：中間位，C：後屈位），D：CT 冠状断再構成像，E：CT 矢状断再構成像，F：MRI, T2 強調矢状断像　単純 X 線写真側面像（A〜C）では，環軸椎前方亜脱臼はなく，頸椎は S 字状に変形している．C2，C3，C7 が前方辷り（→）を呈しているが，が C4〜C7 にはほとんど動きがない．CT 冠状断像（D）では，環軸椎病変はなく，病変は中下位頸椎にのみ認められる．CT 矢状断像（E）では，中下位頸椎 C4〜C7 は椎間板腔がほとんど消失し，強直傾向にある．C2，C3，C7 が前方辷り（→）を呈している．MRI, T2 強調矢状断像（F）では，中下位頸椎で変形した椎体椎間板および弛緩膨隆した黄色靱帯により脊髄が圧迫されている（→）．

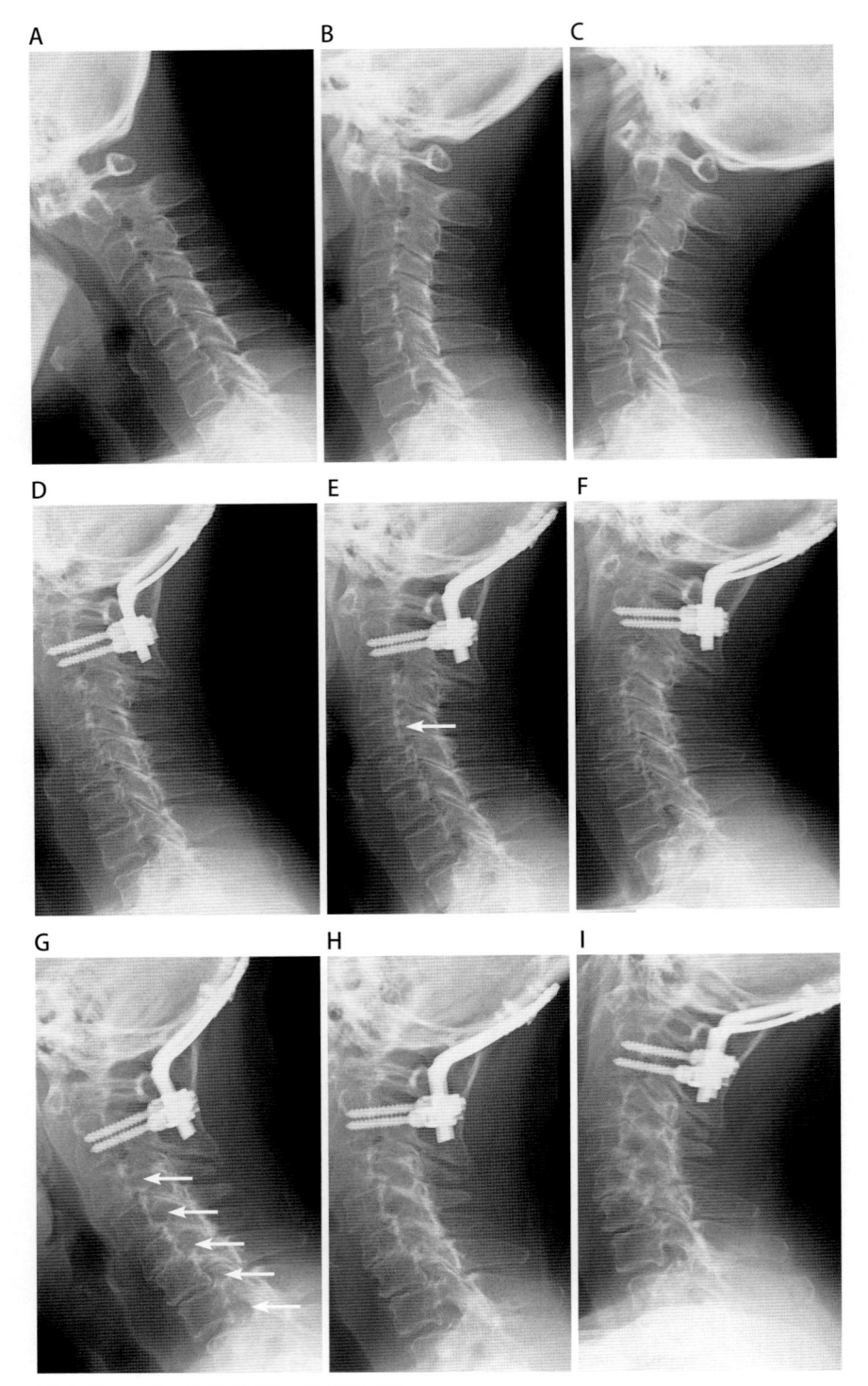

図 4-60　RA：頸椎病変の経時的変化

単純 X 線写真側面像機能撮影（左：前屈位, 中：中間位, 右：後屈位）　A〜C：術直前, D〜F：術後 5 年, G〜I：術後 10 年　環軸椎亜脱臼に対して 50 歳台で手術をした女性の術後 10 年間の変化を示す. 環軸椎亜脱臼に対して後頭頸椎固定術を行う直前の単純 X 線写真機能撮影（A〜C）では, この時点では軸椎下病変はない. 術後 5 年（D〜F）では, 軸椎下病変として第 3 頸椎の前方辷りが生じている（→）. 術後 10 年（G〜I）では, 第 3〜7 頸椎が前方辷り症を呈し（→）, 階段状変形がみられる.

脊髄障害の程度によっては手術治療を要する．椎間不安定性が著しい場合や動的要素が神経障害の原因になっている場合は，除圧術に加えて固定術を併用するが，強直するなどして不安定性のない脊柱管狭窄だけの場合は後方除圧手術単独を選択する．

e. RA 頸椎病変の画像診断のポイント

1）単純 X 線写真

脊髄障害を増悪させることのないよう慎重に動態撮影を行い，前後不安定性の程度や頸椎アライメントを評価する．頭蓋頸椎移行部後弯変形の評価としては，C1-2 角や O-C2 角（頭蓋底部もしくは McGregor 線と，C2 椎体下縁のなす角）[37,38]で評価し，垂直性亜脱臼の評価には Redlund-Johnell 値[33,34]もしくは Ranawat 値[35]を用いる．ただし，RA 患者では，骨粗鬆症を合併していることが多く，歯突起の骨融解像や骨折，頭蓋底嵌入の状態などは不鮮明なことも多い．その場合には CT で評価するとよい．

2）MRI

脊髄の圧迫部位や程度，圧迫要素を評価する．しばしば，圧迫部位に一致して脊髄髄内信号変化を認める．頭蓋頸椎移行部後弯変形と歯突起による前方からの圧迫に伴う脊髄自体の後屈の程度は，cervico-medullary angle[37]で評価される．

3）CT

歯突起の骨融解像や骨折，頭蓋底嵌入の状態などの正確な評価に有用である．3 次元 CT（3D-CT）を用いれば，複雑な変形や骨破壊の状態が立体的に理解しやすい．手術を想定する場合には，椎骨動脈走行異常の存在を考慮し，3 次元 CT 血管撮影（3D-CTA）による椎骨動脈の評価を行う[39]（**図 4-61**）．CT angiography（CTA）のほうが MR angiography（MRA）よりも，椎骨動脈と骨との位置関係がわかりやすい．椎骨動脈径の左右の優劣や閉塞，走行異常（high riding VA など），Willis 脳底動脈輪の不全などを詳細に検討してから手術に臨む必要がある．また，MPR（multiplanar reconstruction）像にてインプラント設置に必要な断面像を再構築し，術前プランニングを行う．

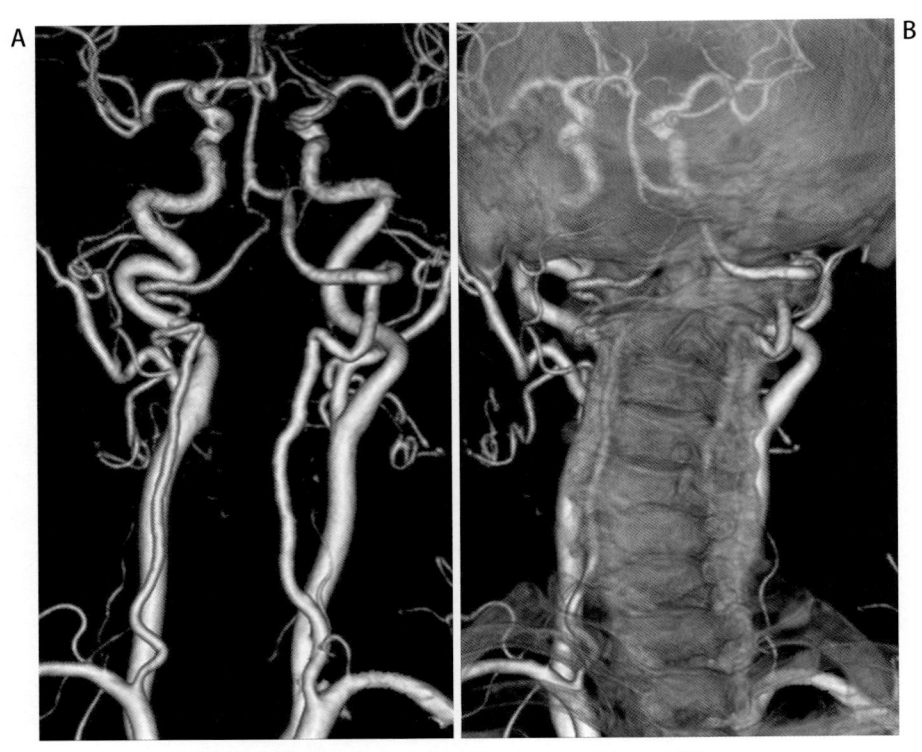

図4-61　3次元 CT 血管撮影(3D-CTA)による椎骨動脈の評価
A：血管の volume rendering(VR)像，B：脳，脊椎・脊髄を含めた VR 像　CTA は，
RA 頸椎手術の安全性を担保するため，現在では必須の検査法のひとつとなっており，
手術治療に必要な解剖学的特徴(surgical anatomy)の検査法である．骨と血管の位
置関係や血管の走行異常などを確認できる．

文 献

1) Larsen A, Dale K, Eek M：Radiographic evaluation of rheumatoid arthritis and related conditions by standard reference films. Acta Radiol Diagn（Stockh）1977；18：481-491.

2) Freiberg RA, Weinstein A：The scallop sign and spontaneous rupture of finger extensor tendons in rheumatoid arthritics. Clin Orthop Relat Res 1972；83：128-130.

3) Williamson L, Mowat A, Burge P：Screening for extensor tendon rupture in rheumatoid arthritis. Rheumatology（Oxford）2001；40：420-423.

4) Gainor BJ, Schaberg J：The rheumatoid wrist after resection of the distal ulna. J Hand Surg Am 1985；10：837-844.

5) Fujita S, Masada K, Takeuchi E, et al：Modified Sauve-Kapandji procedure for disorders of the distal radioulnar joint in patients with rheumatoid arthritis. J Bone Joint Surg Am 2005；87：134-139.

6) Linscheid RL, Dobyns JH：Radiolunate arthrodesis. J Hand Surg Am 1985；10：821-829.

7) Toma CD, Machacek P, Bitzan P, et al：Fusion of the wrist in rheumatoid arthritis：a clinical and functional evaluation of two surgical techniques. J Bone Joint Surg Br 2007；89：1620-1626.

8) 石川　淳，岩崎　倫，三浪　明：上肢の人工関節，臨床成績と問題点—手指関節，新たな人工手関節，開発状況と問題点．関節外科 2010；29：302-308.

9) Clayton ML, Ferlic DC：Tendon transfer for radial rotation of the wrist in rheumatoid arthritis. Clin Orthop Relat Res 1974：176-185.

10) Abe A, Ishikawa H, Murasawa A, et al：Extensor tendon rupture and three-dimensional computed tomography imaging of the rheumatoid wrist. Skeletal Radiol 2010；39：325-331.

11) Nalebuff EA：Diagnosis, classification and management of rheumatoid thumb deformities. Bull Hosp Joint Dis 1968；29：119-137.

12) Thompson JS：Complications and salvage of trapeziometacarpal arthroplasties. Instr Course Lect 1989；38：3-13.

13) 石川　肇：上肢の人工関節，臨床成績と問題点—手指関節，Swanson 人工指関節の臨床成績と問題点，術後 10 年以上経過例の検討．関節外科 2010；29：318-330.

14) 南川　義：上肢の人工関節，臨床成績と問題点—手指関節，セメントレス MP 関節用表面型人工指関節の問題点．関節外科 2010；29：310-317.

15) 関口　昌，宮崎　芳，大日方嘉・他：FINE total finger system を用いた人工指 MP 関節置換術の短期成績．日手外科会誌 2011；27：758-762.

16) 岩本　卓：整形外科最新トピックス，3D-CT による人工肘関節置換術シミュレーション．整形外科 Surgical Technique 2015；5：105-108.

17) Momohara S, Inoue E, Ikari K, et al：Recent trends in orthopedic surgery aiming to improve quality of life for those with rheumatoid arthritis：data from a large observational cohort. J Rheumatol 2014；41：862-866.

18) Matev I：Transposition of the lateral slips of the aponeurosis in treatment of long-standing "boutonni'ere deformity" of the fingers. Br J Plast Surg 1964；17：281-286.

19) Dolphin JA：Extensor tenotomy for chronic boutonni'ere deformity of the finger；report of two cases. J Bone Joint Surg Am 1965；47：161-164.

20) Bakker MF, Jacobs JW, Kruize AA, et al：Misclassification of disease activity when assessing individual patients with early rheumatoid arthritis using disease activity indices that do not include joints of feet. Ann Rheum Dis 2012；71：830-835.

21) Niki H, Hirano T, Okada H, Beppu M：Combination joint-preserving surgery for forefoot deformity in patients with rheumatoid arthritis. J Bone Joint Surg Br 2010；92：380-386.

22) Ogilvie-Harris DJ, Basinski A：Arthroscopic synovectomy of the knee for rheumatoid arthritis. Arthroscopy 1991；7：91-97.

23) Tanabe A, Majima T, Onodera T, et al：Sagittal alignment of the first metatarsophalangeal joint after arthrodesis for rheumatoid forefoot deformity. J Foot Ankle Surg 2013；52：343-347.

24) 山崎修司，門司順一：外反母趾に対する矯正骨切り術．OS NOW Instruction 2010；16：146-150.

25) Fujiwara K, Fujimoto M, Owaki H, et al：Cervical lesions related to the systemic progression in rheumatoid arthritis. Spine 1998；23：2052-2056.

26) 峯　研：関節リウマチにおける頸椎病変—その自然経過と病型の関連．日脊会誌 2005；16：119.

27) Davis FW Jr, Markley HE：Rheumatoid arthritis with death from medullary compression. Ann

Intern Med 1951；35：451-454.

28）Mikulowski P, Wollheim FA, Rotmil P, et al：Sudden death in rheumatoid arthritis with atlanto-axial dislocation. Acta Med Scand 1975；198：445-451.

29）Rana NA：Natural history of atlanto-axial subluxation in rheumatoid arthritis. Spine 1989；14：1054-1056.

30）Bundschuh C, Modic MT, Kearney F, et al：Rheumatoid arthritis of the cervical spine：surface-coil MR imaging. AJR Am J Roentgenol 1988；151：181-187.

31）Neva MH, Kaarela K, Kauppi M, et al：Prevalence of radiological changes in the cervical spine：a cross sectional study after 20 years from presentation of rheumatoid arthritis. J Rheumatol 2000；27：90-93.

32）Takahata M, Abumi K, Sudo H, et al：Cervical myelopathy due to atraumatic odontoid fracture in patients with rheumatoid arthritis：a case series. Mod Rheumatol 2015；29：1-4.

33）Redlund-Johnell I, Pettersson H：Vertical dislocation of the C1 and C2 vertebrae in rheumatoid arthritis. Acta Radiol Diagn 1984；25：133-141.

34）Redlund-Johnell I, Pettersson H：Radiographic measurements of the cranio-vertebral region：designed for evaluation of abnormalities in rheumatoid arthritis. Acta Radiol Diagn 1984；25：23-28.

35）Ranawat CS, O'Leary P, Pellicci P, et al：Cervical spine fusion in rheumatoid arthritis. J Bone Joint Surg Am 1979；61：1003-1010.

36）Ochi T, Iwase R, Yonemasu K, et al：Natural course of joint destruction and fluctuation of serum C1q levels in patients with rheumatoid arthritis. Arthritis Rheum 1988；31：37-43.

37）Abumi K, Takada T, Shono Y, et al：Posterior occipitocervical reconstruction using cervical pedicle screws and plate-rod systems. Spine 1999；24：1425-1434.

38）Matsunaga S, Onishi T, Sakou T：Significance of occipitoaxial angle in subaxial lesion after occipitocervical fusion. Spine 2001；26：161-165.

39）山崎正志，国府田正雄，米田みのり・他：上位頸椎手術における三次元CT血管造影法の有用性．整形外科 2004；55：101-106.

関節リウマチの鑑別診断

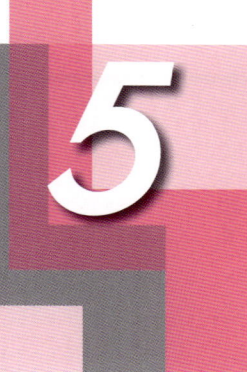

関節リウマチの鑑別診断

＊本章は，5.1〜5.9 の節ごとに文献頁を設けた．

　生物学的製剤を含む抗リウマチ薬の進歩により関節リウマチ(RA)の寛解が可能になり，関節破壊が起きる前に治療介入することが重要になった．これを背景に 2010 年に ACR/EULAR は新しい分類基準を発表した[1]．新基準の目的は，新規に滑膜炎を呈した診断未確定患者において，持続性の関節炎により骨侵食をきたす確率が高く，DMARDs(disease-modified anti-rheumatic drug：疾患修飾性抗リウマチ薬)による治療を始めるべき患者を同定することである．わが国においてもこの診断基準の検証が行われ，1987 年基準(米国リウマチ協会の分類基準)と比べて新基準は優れた感度を示したが，同時に他疾患の鑑別が重要であることが示された[2]．その結果をもとに日本リウマチ学会は鑑別診断の難易度を示した疾患リストを発表している(**表5-1**)．鑑別診断の難易度は，疾患の頻度とスコア偽陽性の可能性により高中低の3段階に分類されている．

■ **表5-1　関節リウマチ鑑別診断の難易度**

鑑別難易度	
高	1. ウイルス感染に伴う関節炎(パルボウイルス，風疹ウイルスなど)
	2. 全身性結合組織病(Sjögren 症候群，全身性エリテマトーデス，混合性結合組織病，皮膚筋炎・多発筋炎，強皮症)
	3. リウマチ性多発筋痛症
	4. 乾癬性関節炎
中	1. 変形性関節症
	2. 関節周囲の疾患(腱鞘炎，腱付着部炎，肩関節周囲炎，滑液包炎など)
	3. 結晶誘発性関節炎(痛風，偽痛風など)
	4. 脊椎関節炎(強直性脊椎炎，反応性関節炎，炎症性腸疾患関連関節炎)
	5. 掌蹠膿疱症性骨関節炎
	6. 全身性結合組織病(Behçet 病，血管炎症候群，成人 Still 病，結節性紅斑)
	7. その他のリウマチ性疾患(回帰リウマチ，サルコイドーシス，RS3PE 症候群など)
	8. その他の疾患(更年期障害，線維筋痛症)
低	1. 感染に伴う関節炎(細菌性関節炎，結核性関節炎など)
	2. 全身結合組織病(リウマチ熱，再発性多発軟骨炎など)
	3. 悪性腫瘍(腫瘍随伴症候群)
	4. その他の疾患(アミロイドーシス，感染性心内膜炎，複合性局所疼痛症候群など)

(日本リウマチ学会：新基準使用時の RA 鑑別疾患難易度リスト(2016)を許可を得て転載)
(鑑別難易度高：頻度もスコア偽陽性になる可能性も比較的高い，中：頻度は中等または高いが，スコア偽陽性の可能性は低い，低：頻度もスコア偽陽性になる可能性も低い)

5.1 関節リウマチ類縁疾患

a. 成人発症 Still 病　adult onset Still disease：AOSD

　原因不明の全身性炎症疾患である．30〜40 歳台に好発し，男女比は 1：2 である．有病率は 10 万人対男性 0.73，女性 1.47 と推定されている[3]．弛張熱，定型的な発疹，関節炎を 3 主徴とし，これに白血球増多を加えた 4 項目が分類基準の大項目である（Yamaguchi classification criteria）[4]．臨床経過から，単周期全身型，多周期全身型，RA 様の関節炎が持続する慢性関節炎型の 3 型がある．慢性関節炎型の頻度は 20％である．AOSD には RA の分類基準を満たす例がある[5]．

画像診断

● 単純 X 線写真

　関節炎の好発部位は，頻度順に，膝，手，足，肘，PIP，肩，MP，MTP（metatarsopharangeal joint 中足指節関節），股，DIP，TMJ（顎関節）である．所見は，軟部組織腫脹，関節液貯留，関節周囲の骨粗鬆症（osteoporosis）である．AOSD に特徴的な所見として，有頭骨周囲の選択的な関節裂隙狭小化（pericapitate disease）がある[6,7]（**図 5-1,2**）．手根骨の骨性強直は RA よりも AOSD により多い[7]．これらの所見は発症 4〜6 か月後から 20〜30 か月後に生じる．破壊性関節炎は 20〜25％に生じる（**図 5-3**）．DIP 関節周囲に一過性の石灰化を生じた例が報告されている[8]．足では距骨周囲に関節裂隙の狭小化が起きる[9]．

● MRI

　単純 X 線写真で所見のない有痛性関節でも骨髄浮腫（T2 強調像で高信号）とガドリニウム（Gd）造影剤による骨髄の増強効果が証明される[10]（**図 5-4**）．

● 核医学

　骨髄浮腫を示した関節には骨シンチグラフィで集積が認められる．^{18}F-FDG の骨髄のびまん性集積，リンパ節への集積を認める[11]．これは AOSD で骨髄の代謝が亢進していることを示している．

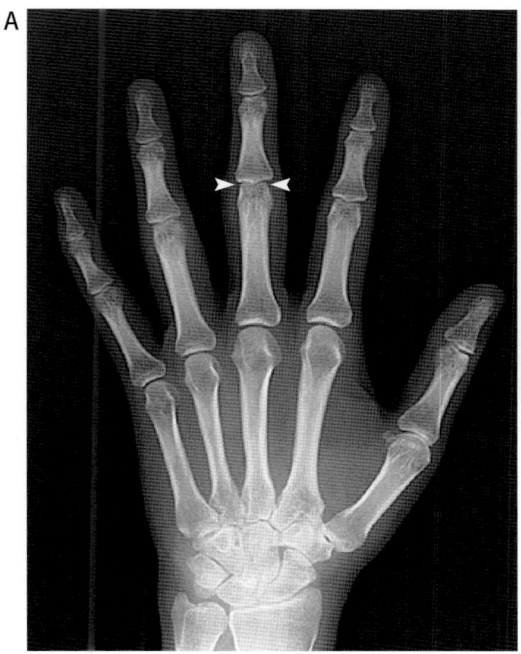
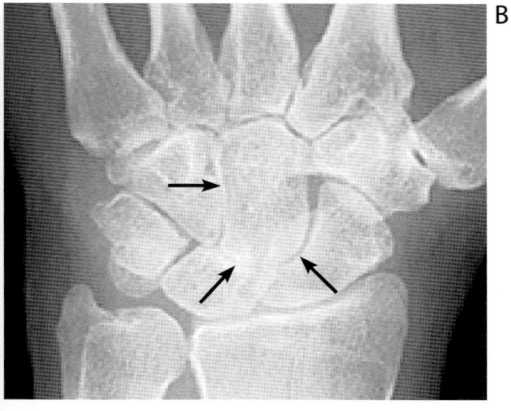

図 5-1　20 歳台女性　成人発症 Still 病
A：手関節単純 X 線写真，B：拡大像　有頭骨
周囲の選択的な関節裂隙狭小化（pericapitate
disease）あり（B，→）．中指 PIP 関節に紡錘状
の腫脹（A，➤），関節裂隙狭小化がある．

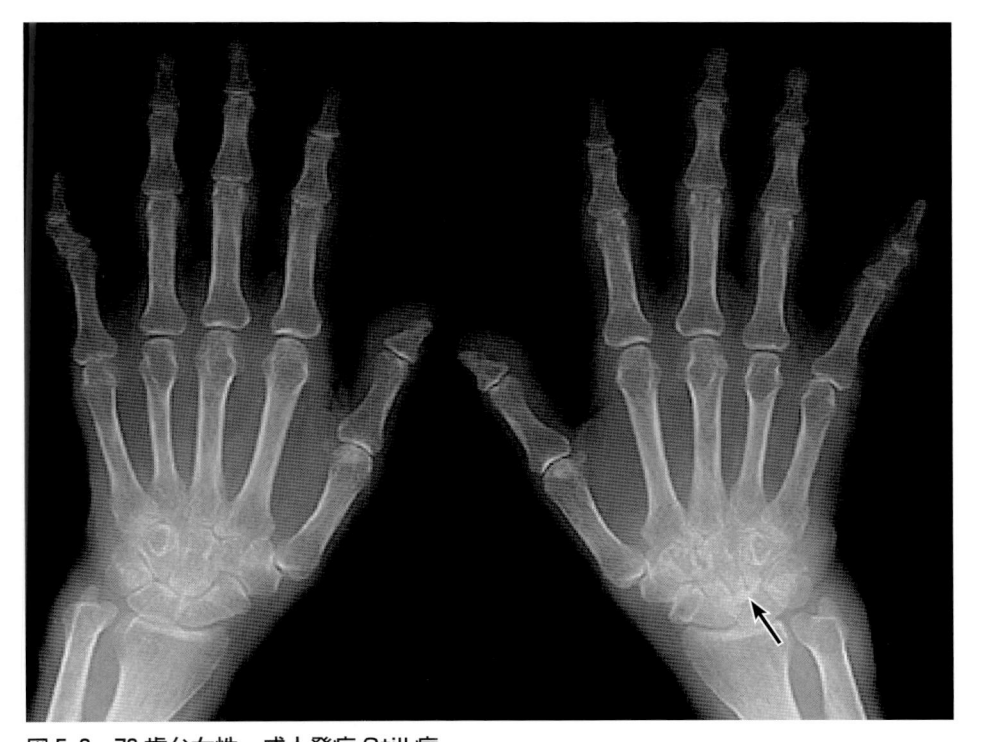

図 5-2　70 歳台女性　成人発症 Still 病
手関節単純 X 線写真　手関節周囲の有頭骨周囲の選択的な関節裂隙狭小化（pericapitate
disease，→），骨粗鬆症がみられる．骨侵食（erosion）はない．

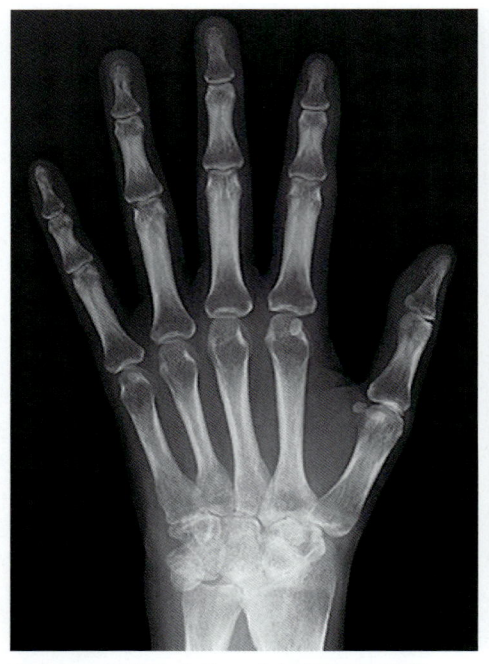

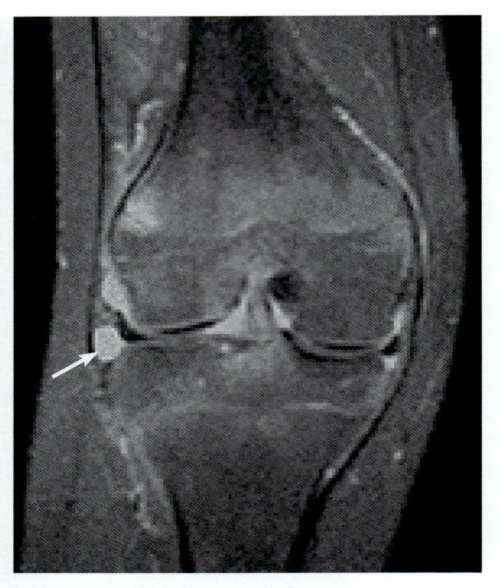

図 5-4　15 歳女姓　Still 病
脂肪抑制造影 T1 強調冠状断像　膝関節の骨髄に増強効果があり，関節液は拡散した造影剤により高信号になっている(→)．滑膜炎は軽度である．

図 5-3　30 歳台女性　成人発症 Still 病
手関節単純 X 線写真　手根骨近位列は虚脱し，破壊されている．関節周囲に高度の骨粗鬆症がある．

b. リウマチ性多発筋痛症 polymyalgia rheumatica：PMR

　リウマチ性多発筋痛症(PMR)は，発症時期の比較的明確な肩頸部，大腿の疼痛を主症状とする炎症性疾患である[12]．発症は 50 歳以上で，平均発症年齢は 70 歳である．女性に多い．顕著な特徴は，両側性肩関節と股関節に 1 時間以上続くこわばりである．また，PMR の半数に手関節症状がある．ESR，CRP は上昇する．

　巨細胞性動脈炎(giant cell arteritis：GCA)は PMR の 30%にみられ，頭痛，頭皮の圧痛，咀嚼時の下顎痛，視野障害が起きる．逆に，GCA の 40〜60%に PMR がある．わが国では PMR の GCA 合併例は少ない．GCA は頭蓋，あるいは頭蓋外の動脈炎と PMR を包含する症候群である[13](図 5-5)．

　PMR は臨床症状と徴候によって診断されるが，最近提唱された分類基準では超音波検査(US)が使われ，画像診断の有用性も認知されている[14, 15]．傍腫瘍症候群，皮膚筋炎・多発筋炎，高齢発症の seronegative RA が鑑別対象となる[16]．高齢発症の RA では PMR 様症状が主症状となることがあり，経過中に RA を発症することもある[17]．

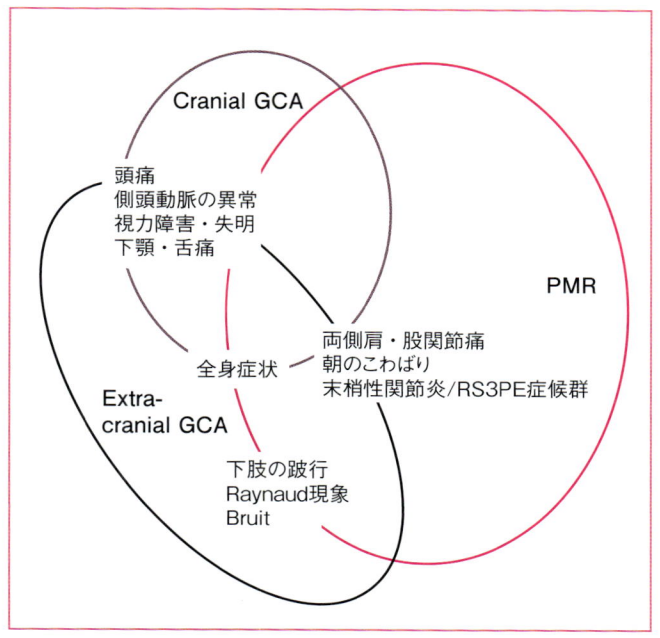

図 5-5　頭蓋の巨細胞性動脈炎（GCA），頭蓋外の巨細胞性動脈炎（extra-cranial GCA），PMR の有病率と病型の重なり　円の大きさは相対的頻度と重なりを示す．
（文献 13）から改変）

画像診断

● 単純 X 線写真

　特徴的な所見はない．高齢者で PMR に特徴的な症状を呈し，単純 X 線で軟骨石灰化がある場合，PMR 様症状を示した CPPD 結晶沈着症の可能性がある[18]（**図 5-6**）．

● MRI

　肩関節では肩峰下三角筋下滑液包炎，上腕二頭筋長頭腱の腱鞘炎が証明される（**図 5-7**）．棘上筋腱の肥厚，肩関節や肩峰下滑液包の関節液貯留，関節周囲の軟部組織浮腫，二頭筋長頭筋腱鞘炎が特徴的所見である[19〜21]．早期 RA と PMR の脂肪抑制 T2 強調像を比較すると，関節液貯留，腱鞘炎，滑液包炎の頻度について両者に違いはないが，PMR では関節包外の高信号をより高頻度に認める[22]．造影 MRI では，関節包と腱板疎部に高度の増強効果を認める（**図 5-8**）．ダイナミック MRI では関節包を中心に早期濃染を認める．この所見は凍結肩と区別できない[23]．

　股関節では，大転子滑液包，大殿筋坐骨包，腸腰筋滑液包の滑液包炎（液体貯留と滑液包の造影効果）が証明される．

　手では伸筋優位の腱鞘滑膜炎がある[24]．手関節症状がある例では，関節包に高度の造影効果が証明される（**図 5-9**）．頸椎，腰椎では棘突起間の滑液包炎を認める．

　大転子，臼蓋，坐骨結節，恥骨結合といった関節外軟部組織にも左右対称性の造影効果を認める．GCA を合併した例では大血管の炎症性病変が証明される．

● **超音波検査**

　肩峰下三角筋下滑液包炎，上腕二頭筋長頭腱の腱鞘炎，肩関節炎は PMR の特徴的所見で，診断に有用である[25]．超音波検査で腱鞘，滑液包内に液体貯留によるエコーフリースペースが描出され，腱内にドプラ信号を認める（**図5-10**）．メタ解析による肩峰下三角筋下滑液包炎の超音波所見の感度，特異度は片側に異常がある場合は 80％，68％，両側例では 66％，89％である[19]．

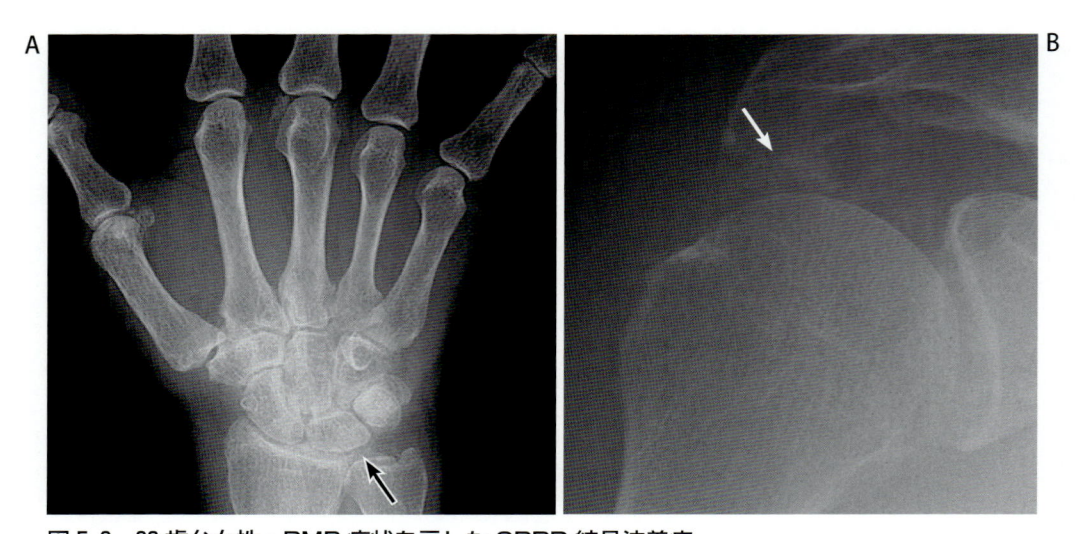

図5-6　60歳台女性　PMR 症状を示した CPPD 結晶沈着症
A：手関節単純 X 線写真，B：右肩関節単純 X 線写真　母指，中指 MP 関節，三角線維性軟骨に軟骨石灰化がある（**A**，→）．右肩関節（回内位，**B**）では，上腕骨頭関節軟骨，腱板内に石灰化がある（→）．

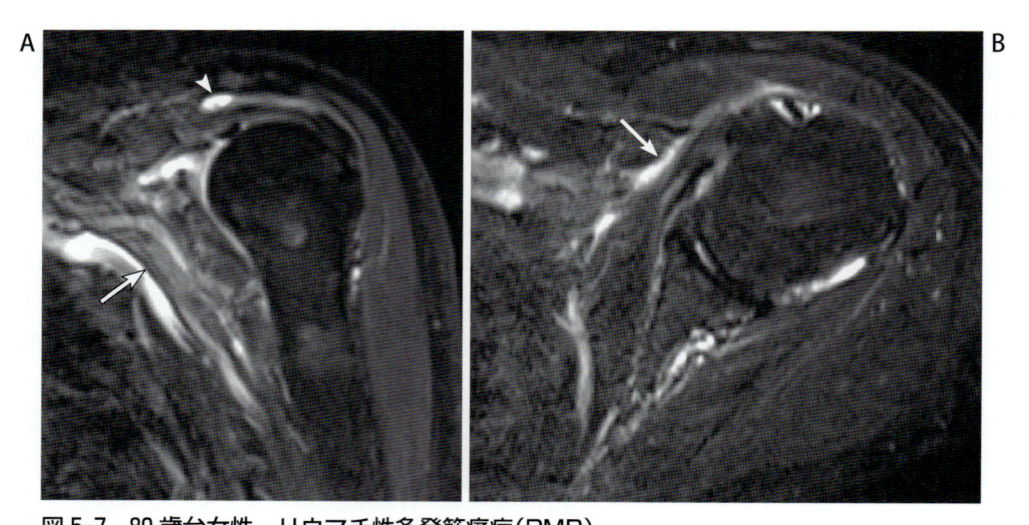

図5-7　80歳台女性　リウマチ性多発筋痛症（PMR）
A：MRI，STIR 冠状断像，B：STIR 横断像　肩関節周囲軟部組織に高信号がある（**A**，→）．肩峰下滑液包に液体貯留がある（**A**，▶）．肩甲下筋腱に沿って，液体貯留を示す高信号がある（**B**，→）．

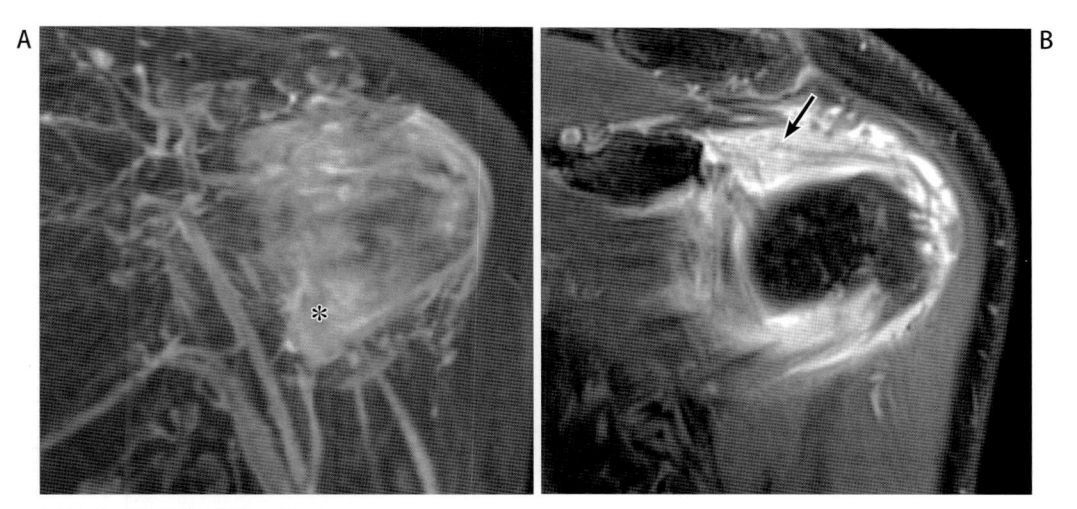

図 5-8　60 歳台男性　PMR
A：perfusion MRI，B：脂肪抑制造影 T1 強調冠状断像　急性発症の両肩，両上肢の疼痛，大腿部のこわばり．ESR，CRP は上昇，RF，抗 CCP 抗体は陰性である．perfusion MRI（A）では，造影早期より肩関節包に高度の増強効果を認める（＊）．脂肪抑制造影 T1 強調像（B）では，腱板疎部を中心に高度の増強効果がある（→）．

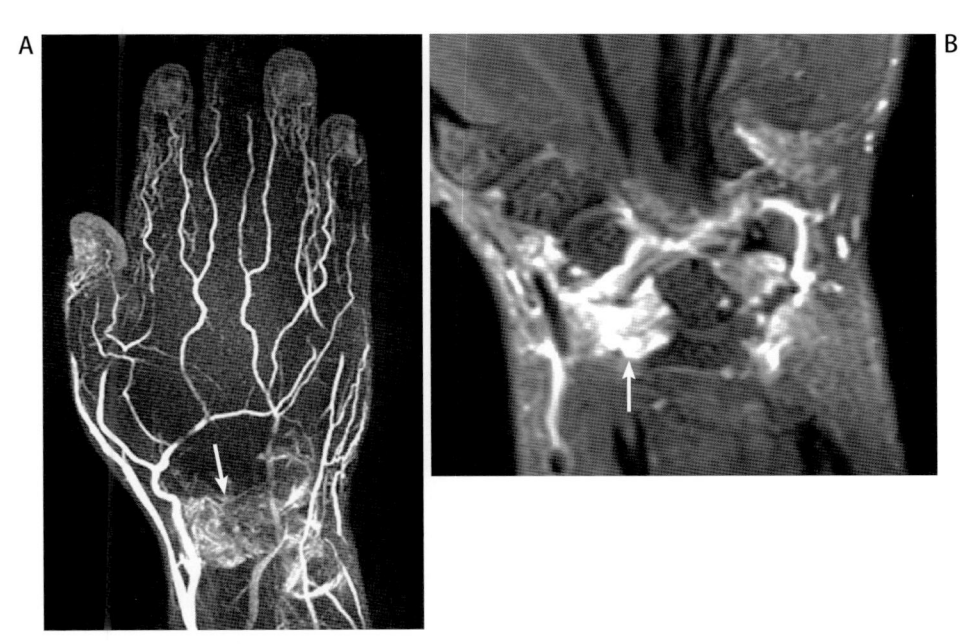

図 5-9　50 歳台男性　PMR
A：ダイナミック MRI 冠状断像（動脈相 MIP 像），B：脂肪抑制造影 T1 強調冠状断像
perfusion MRI（A）では，早期から手関節包に高度の造影効果を認める（→）．脂肪抑制造影 T1 強調像（B）では，手関節掌側靱帯を中心に高度の増強効果がある（→）．

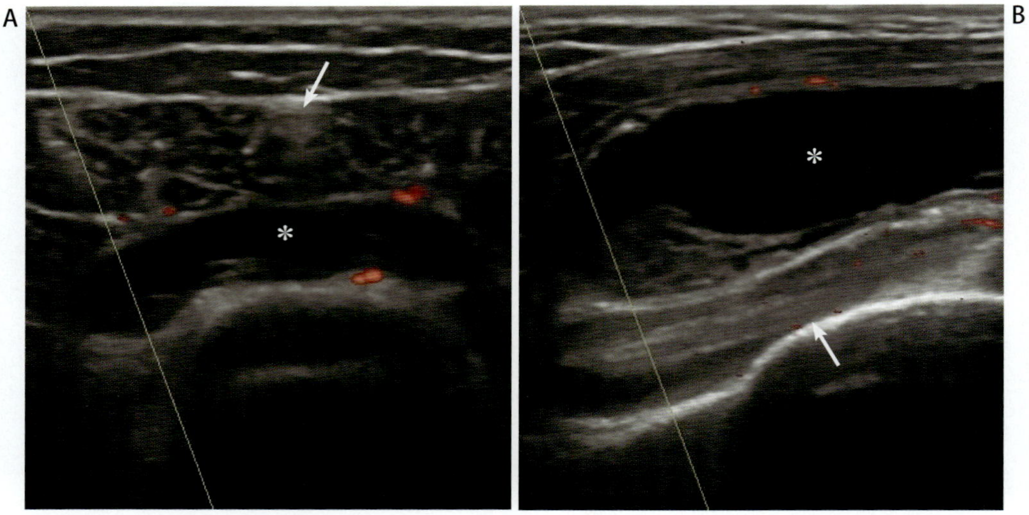

図5-10　70歳台女性　PMR
A：肩峰下三角筋下滑液包炎　パワードプラ超音波像　肩峰下三角筋下滑液包に関節液貯留によるエコーフリースペース（＊）がある．→：三角筋．**B：上腕二頭筋長頭腱の腱鞘炎　Bモード超音波像**　上腕二頭筋の表層に滑液包を示すエコーフリースペース（＊）がある．→：上腕二頭筋長頭腱．

● 核医学

　FDG-PET では GCA の 80％，PMR の 20％に subclinical の大血管の炎症が証明される[26]．肩関節，股関節，脊椎棘突起にも FDG が集積する．

c. RS3PE 症候群

　寛解性（remitting），左右対称性（symmetrical），リウマトイド陰性（seronegative），急性発症の関節炎（synovitis），手背の圧痕性浮腫〔pitting edema（"boxing-glove" hand）〕を伴う疾患である．大関節や足背に浮腫を生じることがある．腫瘍随伴症候群としても出現するため，常に悪性腫瘍の除外が必要である[27,28]．リウマチ性多発筋痛症（PMR）は臨床病理学的に RS3PE とよく似た疾患で，同一疾患を別の診断としているだけかもしれない[29,30]．高齢発症で，男性優位，リウマトイド因子（RF）は陰性，CRP は上昇する．手の浮腫は脊椎関節炎（SpA），PMR，RA（rheumatoid edema あるいは rheumatoid lymphedema）などでも認める所見で，RS3PE 症候群に特異的ではない[31]．

画像診断

● 単純 X 線写真

　通常，単純 X 線に有意な所見はない[29]．皮下の浮腫を反映して，びまん性軟部組織腫脹がある．慢性に経過して骨侵食が生じた場合，高齢発症の seronegative RA として対応

される.

● MRI

　MRI では，皮下の浮腫，手の腱鞘滑膜炎（腱鞘の液体貯留：T2 強調像で腱周囲の高信号），関節の滑膜炎がある[29,32,33]．皮膚の腫脹は背側優位，腱鞘滑膜炎は背側伸筋腱優位である[29,32]（**図 5-11**）．足で，長・短腓骨筋腱，長母指屈筋腱，長指屈筋腱の腱鞘炎，足関節の関節炎が証明される[29]．治療により上記所見は消失する[33]．ダイナミック MRI では，腱鞘の早期濃染が証明される[34]（**図 5-12**）．MRI で骨髄浮腫を示した症例は報告されていない[28~30,32,34]．

● 超音波検査

　手の伸筋腱，屈筋腱に腱鞘炎が証明される[35]．皮膚には拡張したリンパ管を示す管状低エコーがある．高エコーの索状構造は結合組織の隔壁を示す．造影超音波パワードプラ検査（PDUS）では，皮下や腱鞘の血流増加が証明される．PDUS 所見は造影 MRI と概ね一致する[32]．

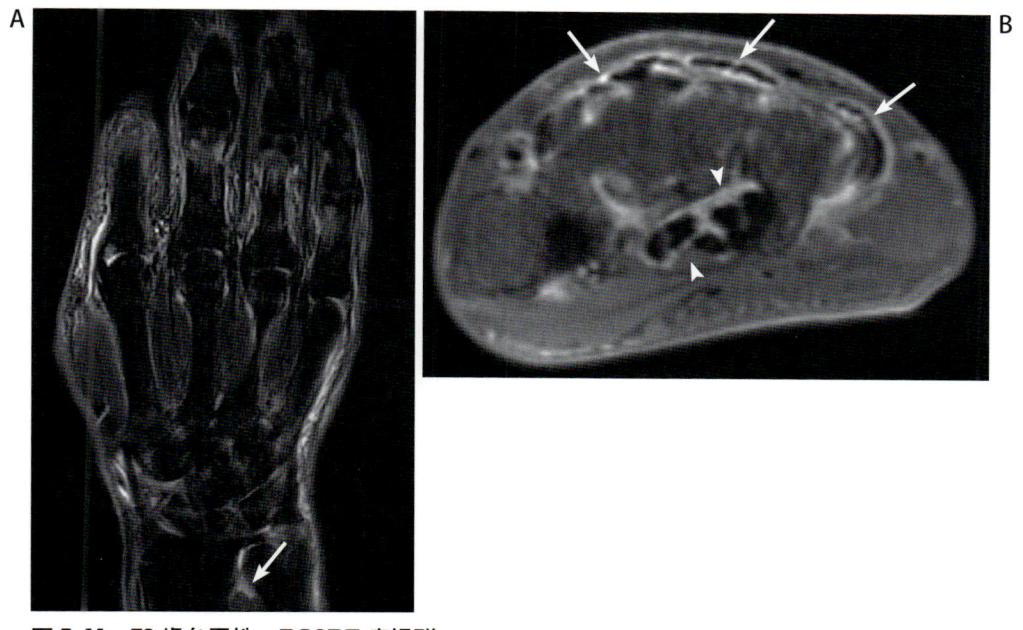

図 5-11　70 歳台男性　RS3PE 症候群

A：MRI，STIR 冠状断像，B：脂肪抑制造影 T1 強調横断像　浮腫を伴う関節痛，両側手背，足背に圧迫性浮腫がある．RF 陰性であるが，ACR/EULAR の早期 RA の診断基準を満たす．STIR 冠状断像（**A**）では，皮下に浮腫による高信号がある．手関節に少量の関節液を示す高信号がある（→）．脂肪抑制造影 T1 強調像（**B**）では，手の屈筋腱（▶），伸筋腱（→）に沿って腱鞘滑膜炎を示す異常増強効果がある．

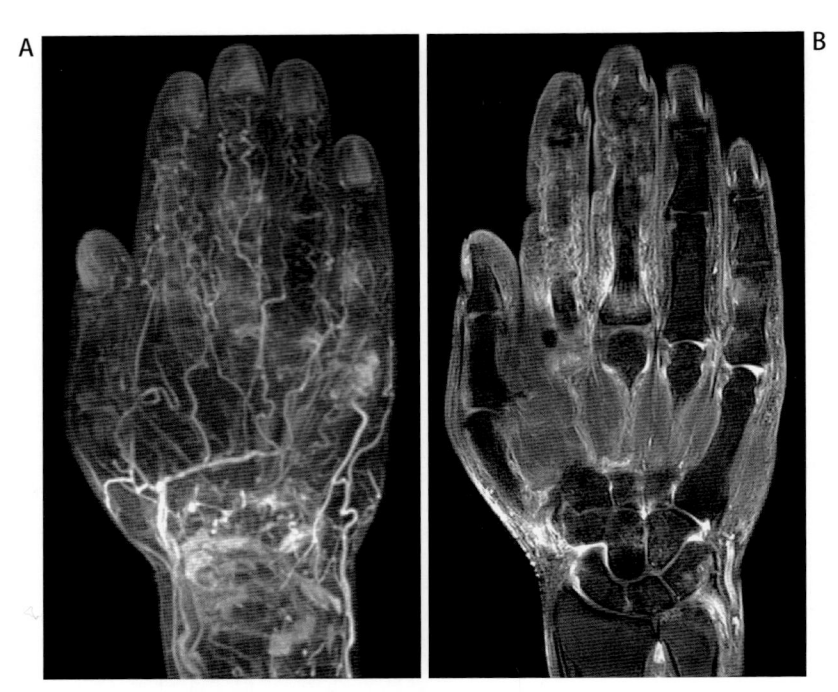

図 5-12　80 歳台男性　RS3PE 症候群
A：ダイナミック MRI 冠状断像（動脈相 MIP 像），B：脂肪抑制造影 T1 強調
冠状断像　足，手背のむくみ，頸部痛，肩痛で発症．RF 陰性，抗 CCP 抗
体陰性．CRP 高値．ダイナミック MRI 動脈相（**A**）では，手関節，MP 関節，
PIP 関節に早期から増強効果がある．脂肪抑制造影 T1 強調冠状断像（**B**）で
は，手関節，MP 関節，PIP 関節に増強効果を認める．骨侵食（erosion）や
骨髄浮腫はない．

文 献

1) Aletaha D, Neogi T, Silman AJ, et al : 2010 rheumatoid arthritis classification criteria : an American College of Rheumatology/European League Against Rheumatism collaborative initiative. Ann Rheum Dis 2010 ; 69 : 1580-1588.

2) 宮坂信之：ACR/EULAR 新分類基準の検証結果について 2012. [Available from : http://www. ryumachi-jp.com/info/news120115.html]

3) Ohta A, Yamaguchi M, Tsunematsu T, et al : Adult Still's disease : a multicenter survey of Japanese patients. J Rheumatol 1990 ; 17 : 1058-1063.

4) Yamaguchi M, Ohta A, Tsunematsu T, et al : Preliminary criteria for classification of adult Still's disease. J Rheumatol 1992 ; 19 : 424-430.

5) Ichida H, Kawaguchi Y, Sugiura T, et al : Clinical manifestations of adult-onset Still's disease presenting with erosive arthritis : association with low levels of ferritin and interleukin-18. Arthritis Care Res (Hoboken) 2014 ; 66 : 642-646.

6) Medsger TA, Jr, Christy WC : Carpal arthritis with ankylosis in late onset Still's disease. Arthritis Rheum 1976 ; 19 : 232-242.

7) Bjorkengren AG, Pathria MN, Sartoris DJ, et al : Carpal alterations in adult-onset Still disease, juvenile chronic arthritis, and adult-onset rheumatoid arthritis : comparative study. Radiology 1987 ; 165 : 545-548.

8) de Mulder PH, van de Putte BL : Adult-onset Still's disease : destructive distal interphalangeal arthritis associated with transient capsular calcification. Ann Rheum Dis 1982 ; 41 : 544-546.

9) Healey LA, Willkens RF : Tarsal arthritis with ankylosis in late onset Still's disease. Arthritis Rheum 1982 ; 25 : 1254-1256.

10) Schnedl WJ, Lipp RW, Trinker M, et al : Bone scintigraphy and magnetic resonance imaging in adult-onset Still's disease. Scand J Rheumatol 1999 ; 28 : 257-259.

11) Yamashita H, Kubota K, Takahashi Y, et al : Clinical value of ^{18}F-fluoro-dexoxyglucose positron emission tomography/computed tomography in patients with adult-onset Still's disease : a seven-case series and review of the literature. Mod Rheumatol 2014 ; 24 : 645-650.

12) Michet CJ, Matteson EL : Polymyalgia rheumatica. BMJ 2008 ; 336 (7647) : 765-769.

13) Dejaco C, Duftner C, Buttgereit F, et al : The spectrum of giant cell arteritis and polymyalgia rheumatica : revisiting the concept of the disease. Rheumatology (Oxford) 2016 ; 56 : 506-515.

14) Camellino D, Cimmino MA : Imaging of polymyalgia rheumatica : indications on its pathogenesis, diagnosis and prognosis. Rheumatology (Oxford) 2012 ; 51 : 77-86.

15) Breuer GS, Nesher G : What does imaging tell us about polymyalgia rheumatica? Rheumatology (Oxford) 2012 ; 51 : 5-6.

16) Turkcapar N, Demir O, Atli T, et al : Late onset rheumatoid arthritis : clinical and laboratory comparisons with younger onset patients. Arch Gerontol Geriatr 2006 ; 42 : 225-231.

17) Pease CT, Haugeberg G : Morgan AW, et al : Diagnosing late onset rheumatoid arthritis, polymyalgia rheumatica, and temporal arteritis in patients presenting with polymyalgic symptoms : a prospective longterm evaluation. J Rheumatol 2005 ; 32 : 1043-1046.

18) Pego-Reigosa JM, Rodriguez-Rodriguez M, Hurtado-Hernandez Z, et al : Calcium pyrophosphate deposition disease mimicking polymyalgia rheumatica : a prospective followup study of predictive factors for this condition in patients presenting with polymyalgia symptoms. Arthritis Rheum 2005 ; 53 : 931-938.

19) Mackie SL, Koduri G, Hill CL, et al : Accuracy of musculoskeletal imaging for the diagnosis of polymyalgia rheumatica : systematic review. RMD Open 2015 ; 1 : e000100.

20) Mori S, Koga Y, Ito K : Clinical characteristics of polymyalgia rheumatica in Japanese patients : evidence of synovitis and extracapsular inflammatory changes by fat suppression magnetic resonance imaging. Mod Rheumatol 2007 ; 17 : 369-375.

21) Ochi J, Nozaki T, Okada M, et al : MRI findings of the shoulder and hip joint in patients with polymyalgia rheumatica. Mod Rheumatol 2015 ; 25 : 761-767.

22) McGonagle D, Pease C, Marzo-Ortega H, et al : Comparison of extracapsular changes by magnetic resonance imaging in patients with rheumatoid arthritis and polymyalgia rheumatica. J Rheumatol 2001 ; 28 : 1837-1841.

23) Sasanuma H, Sugimoto H, Fujita A, et al : Characteristics of dynamic magnetic resonance imaging

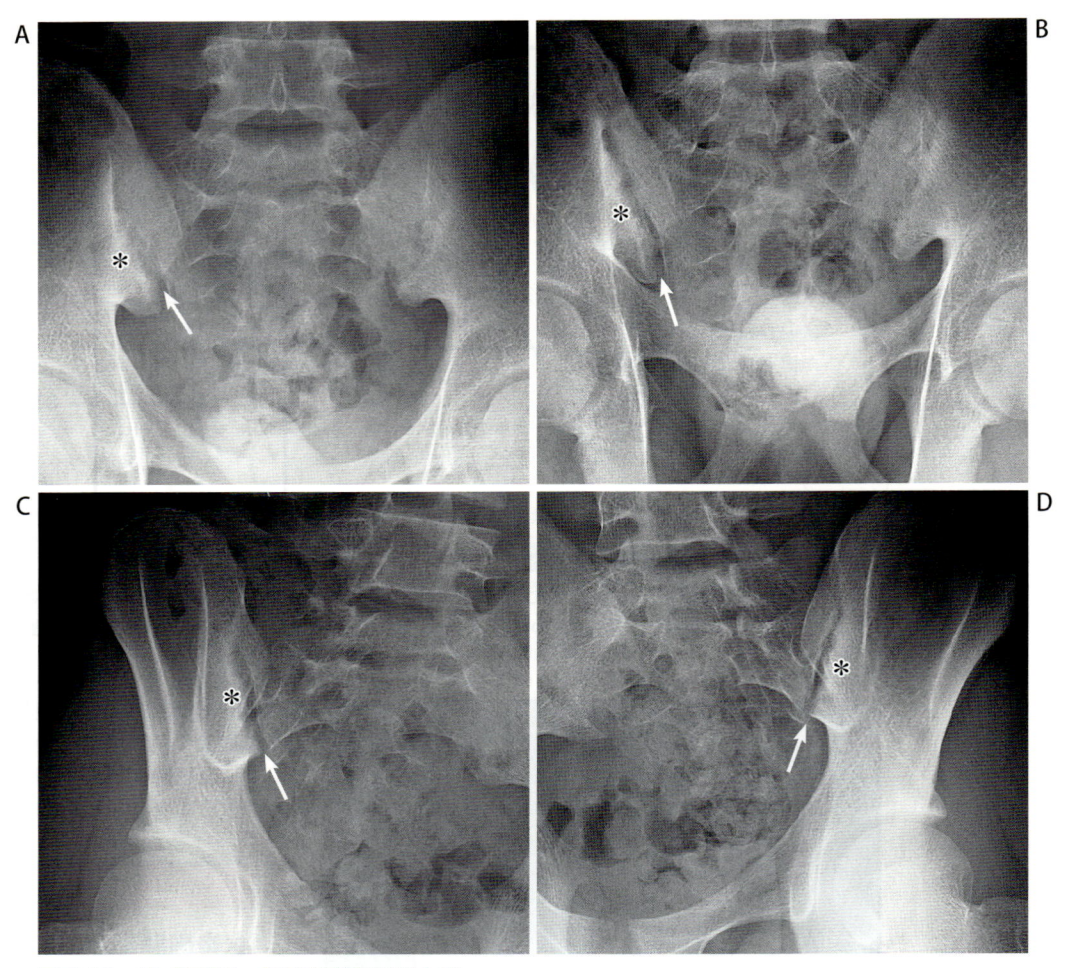

図 5-16　16 歳男性　強直性脊椎炎（AS）
A：仙腸関節単純 X 線写真正面像（AP：実際は腰椎正面像を拡大），B：仙腸関節撮影（PA oblique：頭尾方向），C：右前斜位，D：左前斜位　両側仙腸関節に明白な異常がある．骨侵食は腸骨側でより著明であり，骨硬化がある（＊）．仙腸関節は開大（pseudo-widening）している（→）.

表 5-2　仙腸関節の X 線分類（改訂 NY criteria）

Grade	Evaluation
0	normal
1	suspicious changes
2	minimal abnormality (small localized areas with erosion or sclerosis, without alteration in the joint width)
3	unequivocal abnormality (moderate or advanced sacroiliitis with erosion, evidence of sclerosis, widening, narrowing, or partial ankylosis)
4	severe abnormality (total ankylosis)

（文献 12）より作成）

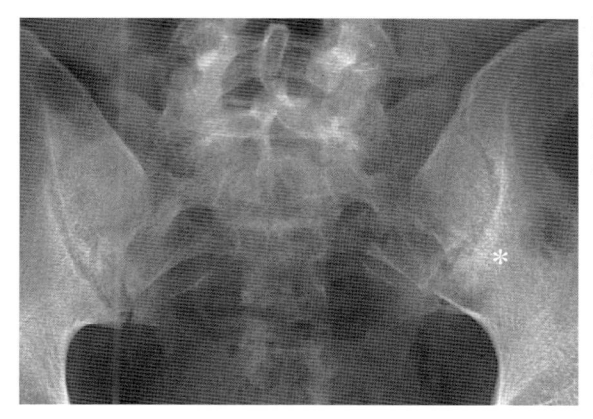

図 5-17　30 歳台男性　AS：改訂 NY 基準 Grade 2
仙腸関節単純 X 線写真　微細な骨侵食，左腸骨側に軽度の骨硬化（＊）がある．関節裂隙狭小化はない．

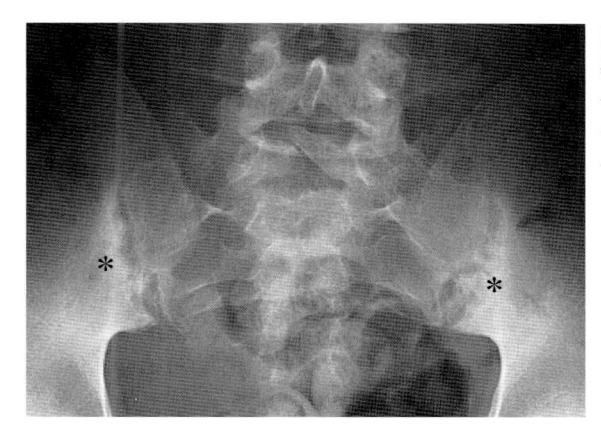

図 5-18　20 歳台男性　AS：改訂 NY 基準 Grade 3
仙腸関節単純 X 線写真　HLA–B27 陽性．明白な異常がある．腸骨側優位の骨侵食と骨硬化（＊），関節裂隙開大ある．

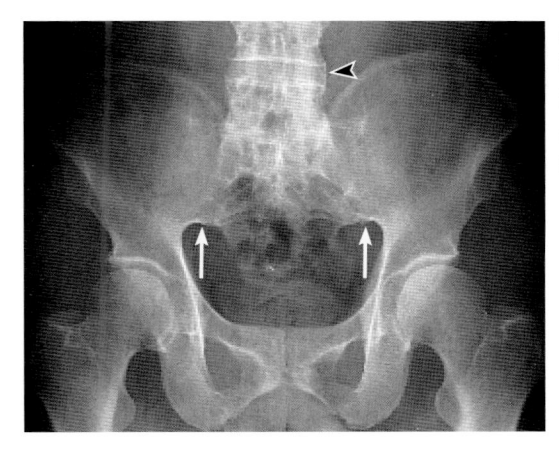

図 5-19　50 歳台男性　AS：改訂 NY 基準 Grade 4
仙腸関節単純 X 線写真　仙腸関節は完全に骨性強直している（→）．腰椎に靱帯骨棘形成があり（►），恥骨結合にも強直がある．

い（**図 5-17**）．Grade 3 では骨侵食，骨硬化，関節裂隙開大あるいは狭小化，部分的な強直を伴う中等から高度の仙腸関節炎という明白な異常がある（**図 5-18**）．これらの変化は腸骨側の軟骨下に最も早期に生じるため，X 線像でも仙腸関節の下方 2/3 に変化が現れる．Grade 4 では仙腸関節は完全に骨性強直する（**図 5-19**）．仙腸関節炎の診断において，改訂 NY criteria の信頼性は低く，読影者間の一致率も低い．

表 5-3　MRI による炎症性仙腸関節炎と退行性変化の鑑別

	炎症性仙腸関節炎	退行性変化
部位	初期は腸骨側	腸骨・仙骨側
骨侵食	多発 不整 境界不明瞭	少数 限局
骨硬化	広範囲 中等度の硬化 境界不明瞭	限局 高度の骨硬化 境界明瞭
骨髄脂肪沈着	境界明瞭，均一	不明瞭
関節裂隙	早期：開大（pseudowidening） 後期：狭小化	限局した，あるいはびまん性狭小化
骨髄浮腫	広範囲	限局
強直	関節全体の強直	骨棘 関節前後面の骨性架橋 関節全体の強直なし

● MRI

　MRI では，単純 X 線で認める構造変化に加えて炎症性変化が描出される．単純 MRI で描出できる仙腸関節炎の所見は，炎症性変化である骨髄浮腫（あるいは骨炎），骨侵食，骨硬化，骨髄の脂肪沈着，関節裂隙の変化（狭小化，開大）である[13]．造影 MRI では骨髄や靱帯付着部の増強効果，仙腸関節外病変の増強効果がある[14]．MRI では靱帯付着部の骨新生や表面の不整は指摘困難である．退行性変化でも同様の変化が生じるが，病変の広がりや形状に差異がある（**表 5-3**）．

　骨髄浮腫は，脂肪抑制 T2 強調像・STIR で関節面に接する骨髄の均一な高信号として描出される（**図 5-20**）．この所見により，単純 X 線で所見が明らかになる前の段階（pre-radiographic　stage）で仙腸関節炎を診断できる．しかし，仙腸関節の軽微な高信号は脊椎関節炎以外の腰痛症にも高頻度に認められる所見であり，軽微で限局した高信号の意味づけは慎重であるべきである[15,16]．

　骨侵食は関節面の不整像として描出され，腸骨側優位である（**図 5-20 D, F**）．骨侵食は炎症に引き続いて生じるが，MRI による骨髄浮腫と単純 X 線による骨侵食発生の時間関係を正確に知ることは難しい．骨侵食の診断には T1 強調像が推奨されるが，T2*強調像のほうが有用性は高い[17]．

　骨髄の脂肪沈着（fat metaplasia）は T1 強調像で均一な高信号を示し，脂肪抑制 T2 強調像・STIR で骨髄の信号は均一に抑制される（**図 5-21**）．この所見も腸骨側優位である．脂肪沈着は炎症と骨髄浮腫に引き続いて生じ，靱帯骨棘形成や骨性強直に先行する[18,19]．強直性脊椎炎（AS）では，骨髄の炎症→脂肪沈着→骨形成というシーケンスが想定されている．

　造影により，軟骨，靱帯結合部，骨髄浮腫の領域が増強される．骨髄浮腫と造影 MRI

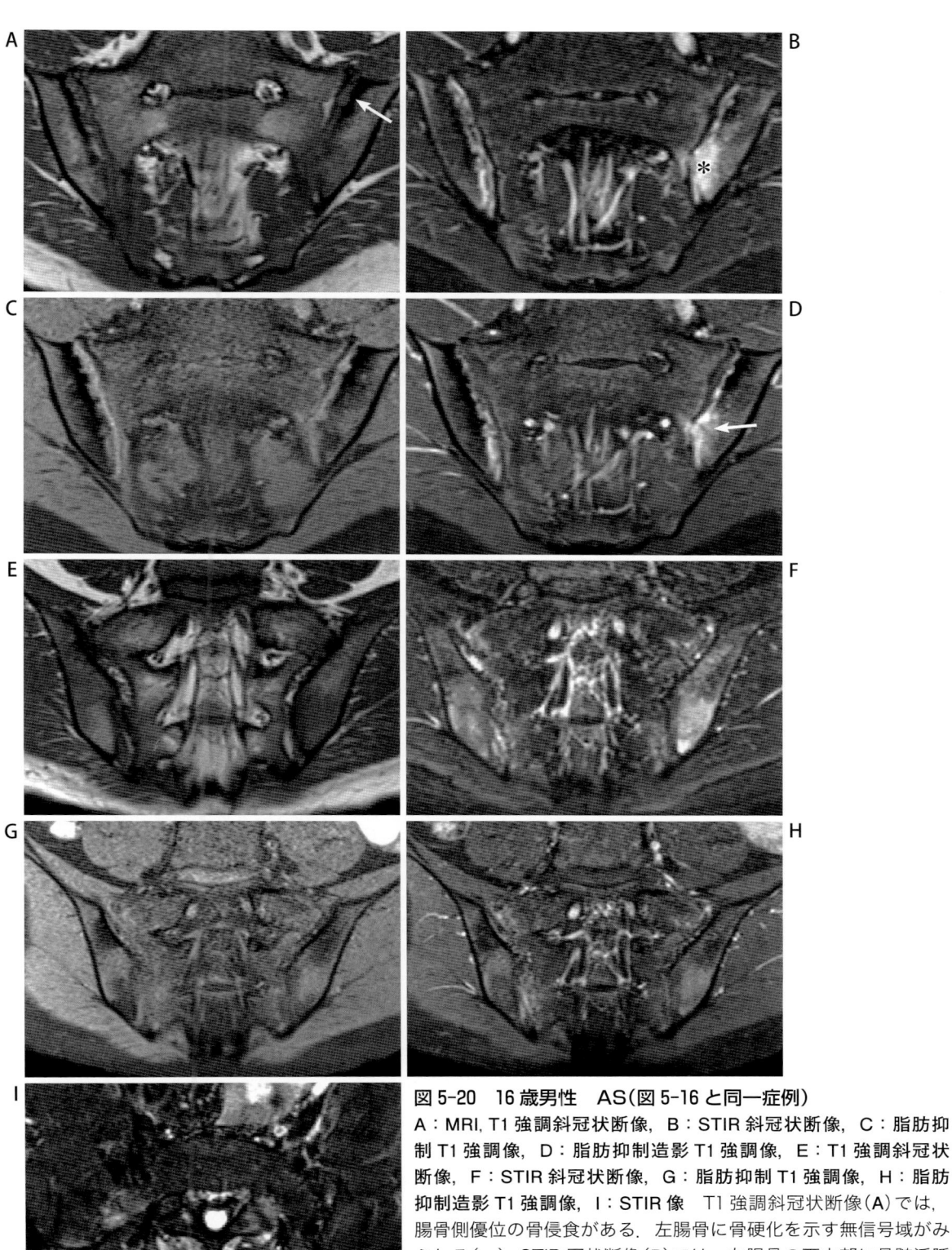

図 5-20　16 歳男性　AS(図 5-16 と同一症例)

A：MRI, T1 強調斜冠状断像, B：STIR 斜冠状断像, C：脂肪抑制 T1 強調像, D：脂肪抑制造影 T1 強調像, E：T1 強調斜冠状断像, F：STIR 斜冠状断像, G：脂肪抑制 T1 強調像, H：脂肪抑制造影 T1 強調像, I：STIR 像　T1 強調斜冠状断像(A)では, 腸骨側優位の骨侵食がある. 左腸骨に骨硬化を示す無信号域がみられる(→). STIR 冠状断像(B)では, 左腸骨の下方部に骨髄浮腫を示す高信号域がある(＊). 仙腸関節内に関節液貯留を示す高信号がある. 脂肪抑制造影 T1 強調像(D)では, 骨髄浮腫の部位(→), 関節裂隙内に増強効果がある. STIR 横断像(I)では, 脊椎背側の筋肉付着部に高信号がある(→).

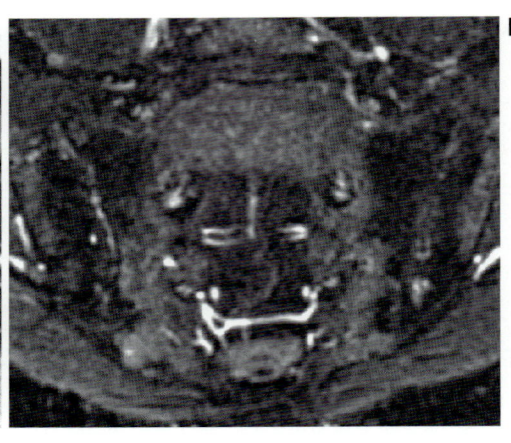

図 5-21　50 歳台男性　AS
A：MRI, T1 強調斜冠状断像，B：STIR 斜冠状断像　T1 強調像（A）では，両側仙腸関節面の骨髄が均一な高信号を示している．関節裂隙内にも高信号がある．STIR（B）では，いずれも均一な信号抑制がある．

で造影される領域はほぼ一致する．関節裂隙の造影効果は滑膜関節と靱帯結合の両者に認める所見である．造影は骨髄浮腫の描出に関しての利点はないが，滑膜炎の描出には有用である[20, 21]．造影により骨侵食はより明瞭になり，認識しやすくなる．

　MRI では仙腸関節外の付着部にも付着部炎を示す脂肪抑制 T2 強調像・STIR の高信号，および造影効果を認める（図 5-20 I）．

2）脊椎炎
● 単純 X 線写真

　早期所見は，椎体辺縁の皮質消失（marginal erosion，図 5-22）と椎体辺縁の硬化（shinny corner），リモデリングによる椎体の方形化（squaring）である（図 5-23）．AS の靱帯骨棘は椎体に対して垂直に形成される（図 5-24）．spondylodiscitis（Andersson lesion）は，AS に生じる外傷，または炎症による椎体終板の破壊，断裂で，化膿性脊椎炎に似た像を示す．bamboo spine に至る頻度は 5％程度である．bamboo spine は AS 末期像であり，脊椎関節炎（SpA）の診断には寄与しない．

● MRI

　脊椎には，marginal spondylitis から靱帯骨棘形成による骨性強直まで多彩な変化が起きる．marginal spondylitis は，椎体辺縁部の椎間板と椎体の接合部に生じる早期所見である[22]．早期脊椎炎では，骨軟骨下の骨髄は活動性骨炎による class I change を，脂肪化した部位は class 2 change を，骨強直した場合は class 3 change を示す[23]（表 5-4，図 5-25）．信号変化は靱帯付着部，特に前縦靱帯付着部に強い．また，椎体後縁にも骨炎による信号変化が起きる場合もある．

　脊椎炎では肋椎関節などの周囲関節にも炎症が起きるため傍正中部の画像もよく観察することが重要である[24]．

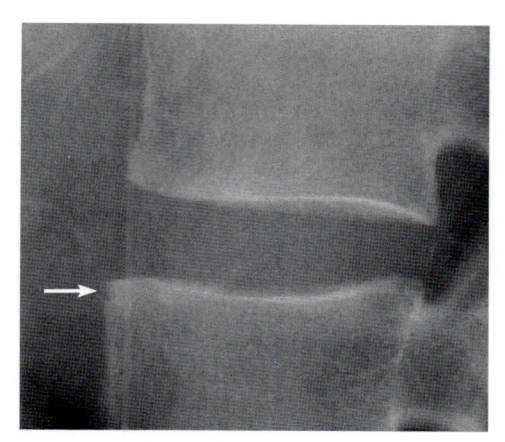

図5-22　30歳台男性　AS
単純X線写真　marginal erosion（→），軽度の硬化性変化（shiny corner）がある.

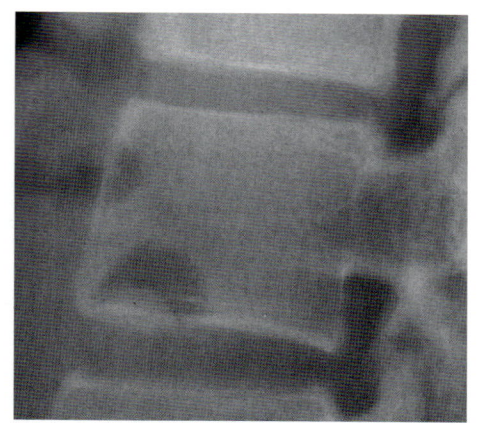

図5-23　30歳台男性　前部ぶどう膜炎で発症したAS
単純X線写真　椎体が方形化している.

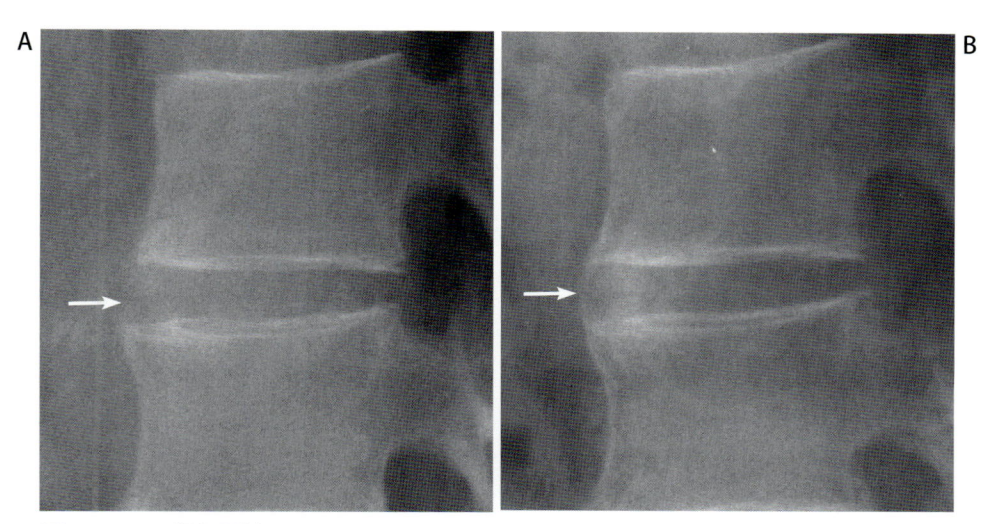

図5-24　30歳台男性　AS
A：単純X線写真, B：単純X線写真（1年後）　L2/3椎体間に繊細な骨棘形成がある（A, →）.
1年後（B），靱帯骨棘はより明瞭化している（→）.

表5-4　脊椎炎のMRI所見の変化

Class	T1強調像		STIR		診断
	椎体	disc	椎体	disc	
0	中	低	低	高	正常
1	低	低	高	高	活動性炎症
2	高	低	低	高	慢性炎症（脂肪髄化）
3	中	中	低	低	骨性強直

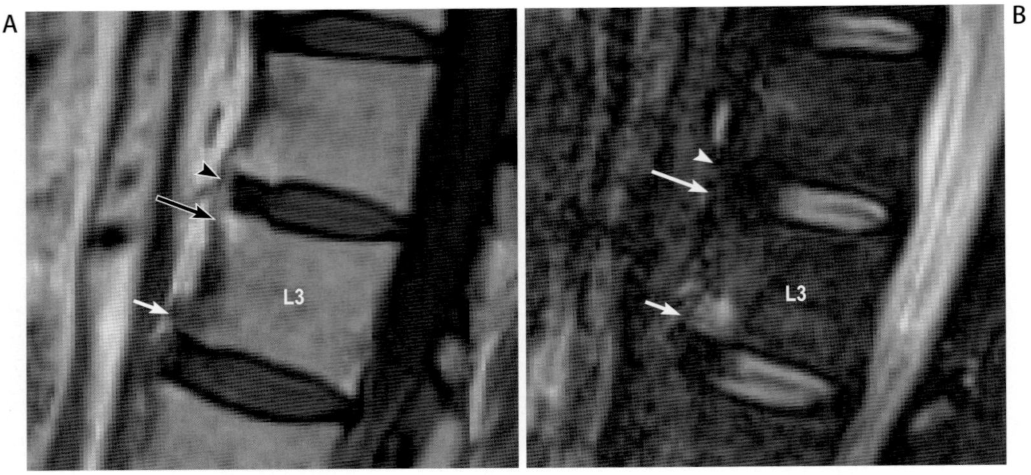

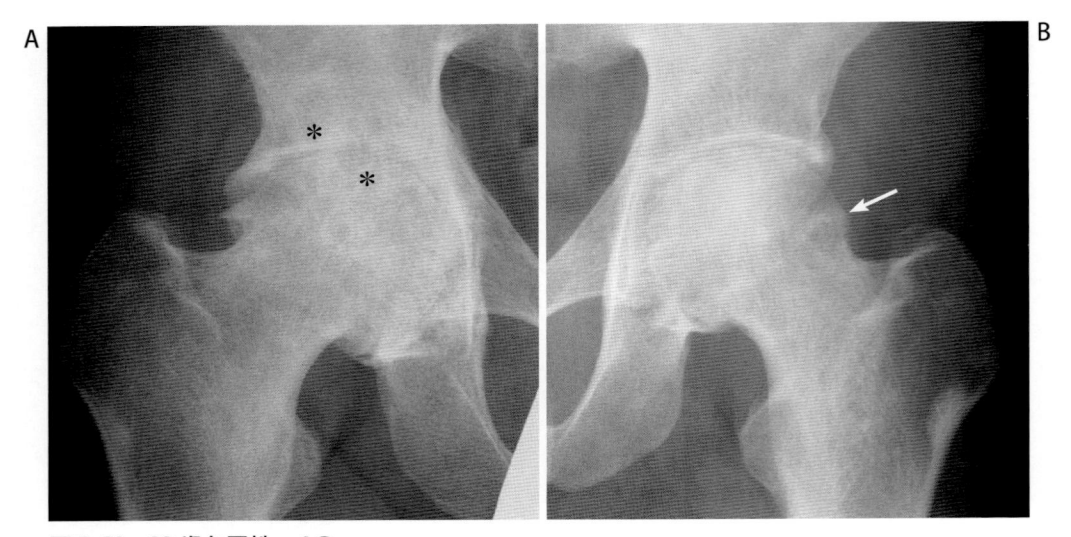

図5-25　50歳台男性　AS：marginal spondylitis と syndesmophyte 形成
A：MRI, T1 強調矢状断像，B：STIR 矢状断像　L3 椎体の椎体下部前縁には class 1（小矢印），上縁には class 2 change がある（大矢印）．➤：靱帯骨棘（syndesmophyte）．

図5-26　30歳台男性　AS
単純 X 線写真　A：右股関節，B：左股関節　右股関節痛．右股関節（A）は，関節裂隙は均一に狭小化し，骨頭は求心性に偏位している．骨頭周囲に襟状の骨棘形成がある．臼蓋，骨頭には小さい軟骨下嚢胞が多発している（*）．左股関節（B）は，より早期の変化を示している．骨頭外側に骨性隆起がある（→）．

3）他の関節病変

① 股関節

　両側対称性で，均一な関節裂隙狭小化（求心性の骨頭偏位），骨粗鬆症（osteoporosis），骨棘が生じる．骨棘は，大腿骨頭外側の隆起から始まり，骨頭を囲む襟状になる（図5-26）．臼蓋側優位の小さい軟骨下嚢胞ができる．強直に至る例もある．

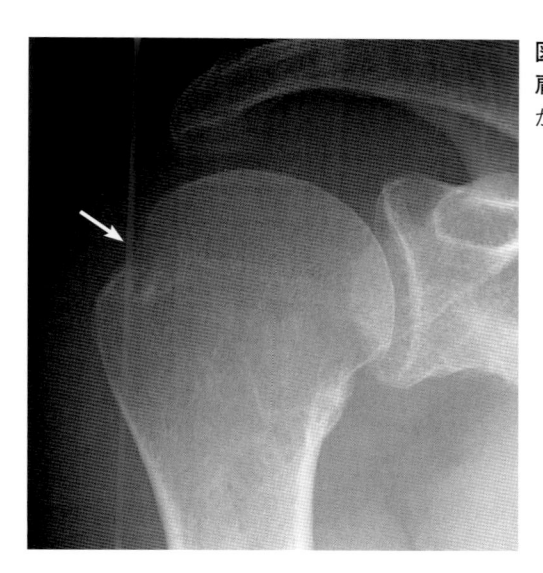

図 5-27　50 歳台男性　AS
肩関節単純 X 線写真　上腕骨大結節に骨侵食がある(→).

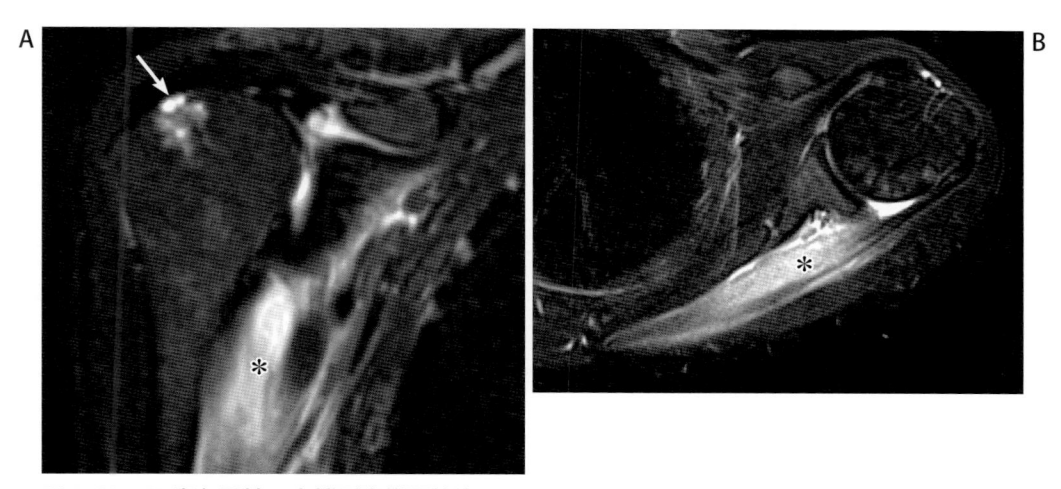

図 5-28　50 歳台男性　末梢型脊椎関節炎
MRI，脂肪抑制 T2 強調像　**A：右肩関節冠状断像，B：左肩関節横断像**　多数の付着部炎を呈した症例．右肩関節(**A**)には，上腕骨大結節に骨髄浮腫を示す高信号がある(→)．上腕骨内側には上腕二頭筋の高信号がある(＊)．左肩関節(**B**)の棘下筋に高信号がある(＊)．

② 肩関節

　肩病変は股関節に次いで多い．単純 X 線写真では，骨粗鬆症，関節裂隙狭小化，大結節の骨侵食が生じる(**図 5-27**)．大結節の骨侵食は腱板付着部に生じる．時に粗大で，手斧状(hatchet)と形容される変化を示すことがある．

　腱板炎は対照群と比較して有意に多い．棘上筋腱，大結節，三角筋付着部に骨髄浮腫による信号変化があり，これは AS に特異的所見である[25](**図 5-28**)．烏口突起の付着部炎による骨髄浮腫は重要な所見である．

③ 手 / 足関節

　手には浮腫を伴う指炎を生じることがある[26]．足には非対称性少関節炎が生じる．

b.　乾癬性関節炎　psoriatic arthritis：PsA

　乾癬性関節炎(PsA)は，乾癬に関連した，あるいは一親等，二親等の家族に乾癬性関節炎がいる患者の，慢性進行性炎症性関節炎である．乾癬と炎症性関節炎との間には有意な関連があるが，PsA が明確な疾患単位かどうかについてはなお議論がある．

　有病率は 0.04〜0.1％と推定されている．日本の 3 施設共同研究では，乾癬患者における PsA の有病率は 14.3％(8.8〜20.4％)で，欧米と同様の結果が得られている[27]．

　男女比は 1：1，平均発症年齢は 30〜55 歳である．67％は皮膚病変が先行，16％は同時(1 年以内の発症)，17％は PsA が 1 年以上乾癬に先行する．40 歳以下で発症した PsA では乾癬が先行することが多く，40 歳以降では皮膚病変と PsA が同時期(1 年以内)に発症することが多い．中高年発症の PsA では若年発症よりも多くの関節病変を生じ，より重症である[28]．HIV 患者では PsA はより重症となる[29]．

　皮膚病変の広がりと PsA の関節病変の数との間に関連はない．爪病変は PsA の 20〜40％に認めるが，DIP 関節炎では 80〜100％関連している．また，DIP 関節炎の flare と皮膚病変は関連がある．

　PsA に診断的な検査所見はない．ESR，CRP 値は炎症の重症度と相関する．RF 陽性は PsA を除外する根拠にはならない．

　CASPAR 基準(CLASsification criteria for Psoriatic ARthritis)は，PsA 診断に高い感度と特異度を示す基準である[30, 31]．これには，尋常性乾癬，尋常性乾癬の病歴，尋常性乾癬の家族歴，指炎，関節周囲の骨形成，リウマチ因子(RF)陰性，爪病変の 7 項目が含まれる．関節周囲の骨形成は，骨棘を除く，手足における関節辺縁の境界不明瞭な骨形成性変化と定義されている．

　PsA には多様な病型があり，Wright と Moll は 5 型に分類した(**BOX5-1**)[32]．しかし，病型には重なりがあり，経時的に変化する(**図 5-29**)．初発時には非対称性単関節炎，少関節炎が最も多い(11〜70％)．単関節炎，少関節炎は多関節炎へと変化し，その一部がムチランス型変形をきたす[33]．また，経時的に脊椎病変が増加する．47％は発症 2 年以内に関節破壊を生じ，20％はムチランス型変形に至る[34]．国際脊椎関節炎評価学会(ASAS)では，PsA を含む脊椎関節炎を，末梢性関節炎(peripheral disease)と軸性関節炎(axial disease)の 2 型に分類している(前項「脊椎関節炎」の**図 5-13** 参照)[35]．ASAS 分類による末梢性脊椎関節炎には，CASPAR 基準で PsA に分類されない患者が含まれる可能性がある[36]．

BOX 5-1 ｜ Moll，Wright による乾癬性関節炎の分類

　1)　非対称性少関節炎
　2)　DIP 関節優位型
　3)　対称性多関節炎，RA と区別できない．
　4)　ムチランス型関節炎
　5)　脊椎炎優位

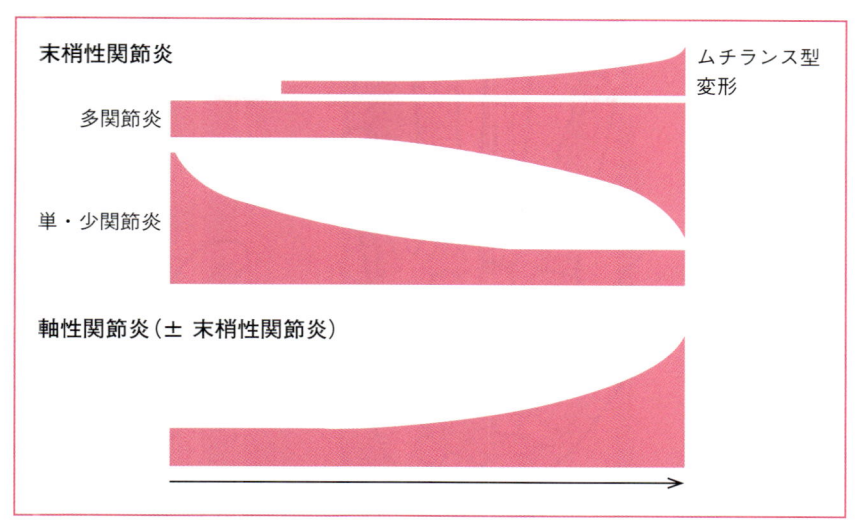

図 5-29　乾癬性関節炎(PsA)の各病型の相対的な頻度の経時的変化
各病型は固定したものではなく，経時的に変化する．(文献 33)より改変)

画像診断

● 単純 X 線写真

　PsA の好発部位は，末梢関節の手，手指，足，足関節，肩関節，膝関節であり，仙腸関節，脊椎にも生じる．

　手・手関節の PsA では，DIP/PIP 関節に沿った row pattern(横列)，あるいは腱鞘(特に屈筋腱)と軟部組織に沿った ray pattern(放射状)をとることが特徴である(**図 5-30**)．ray pattern は単一の指列(MP-PIP-DIP 関節)に病変が生じるパターンで，複数の指列に生じることもある．ray pattern から多関節型に移行していく場合が多い．

　関節病変は骨侵食(erosion)と骨増殖性変化による所見の修飾を特徴とする[37]．

　骨侵食の頻度は 15〜47％と幅広いが，RA と同じく発症早期(2 年以内)に生じる[34,38]．PsA の骨侵食は側副靱帯，関節包付着部に生じることから，enthesial erosion と形容される(**図 5-31**)．指尖部の骨侵食により指尖部融解を生じる．PsA の骨侵食は RA の骨侵食と比べて小さく，骨侵食の辺縁部に骨形成を伴う．そのため，骨侵食の断面はΩ型あるいは T 型になる．これに対し，RA では骨形成はなく断面は U 型である(**図5-32**)[39]．

　関節周囲の骨粗鬆症はまれで，病初期から骨硬化や靱帯骨棘形成など骨増殖性変化が生じることが特徴で，この所見が RA との有力な鑑別点になる[40]．骨増殖性変化には，骨侵食近傍の不整な隆起，棘状，刷毛状，綿毛状と形容される骨増殖，骨長軸に沿った骨膜反応(**図 5-33**)，骨全体が硬化性反応を示す ivory phalanx，指(趾)節骨辺縁部の骨新生(骨膜反応)による頬ひげが生えたような変化 "whiskering"(**図 5-34**)，関節の骨性強直，腱靱帯付着部の骨増殖(特に，大転子，坐骨結節，烏口鎖骨靱帯，腱板付着部，膝蓋腱付着部)などがある．末節骨の骨膜反応と基部の骨侵食により，"mouse ear" と形容される診断的

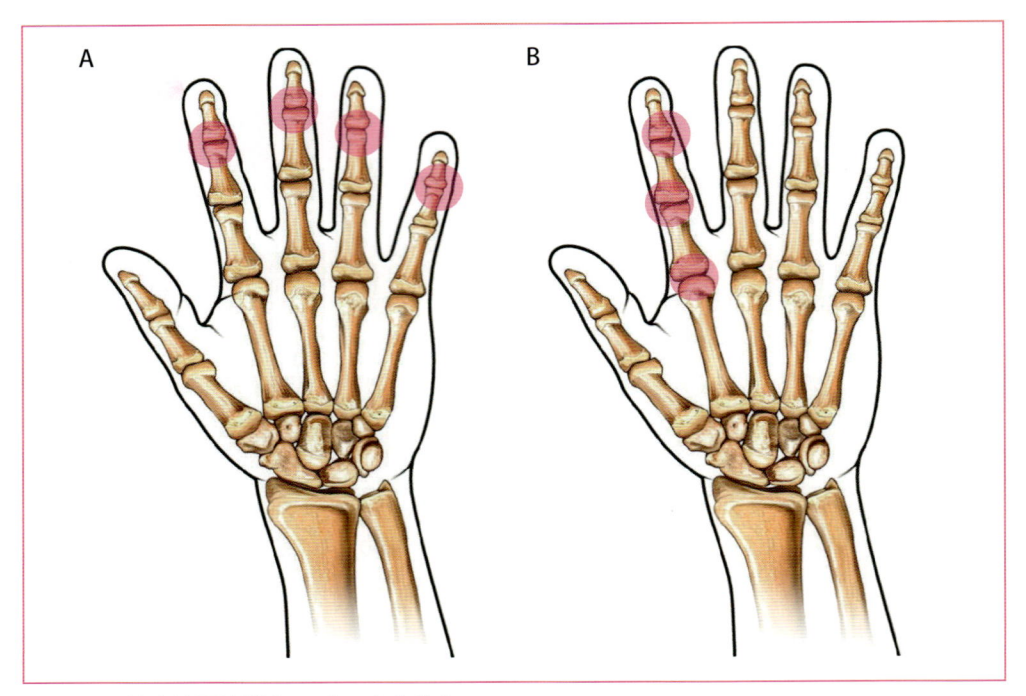

図 5-30　乾癬性関節炎(PsA)の病変分布
A：横列(row pattern)，B：放射状(ray pattern)

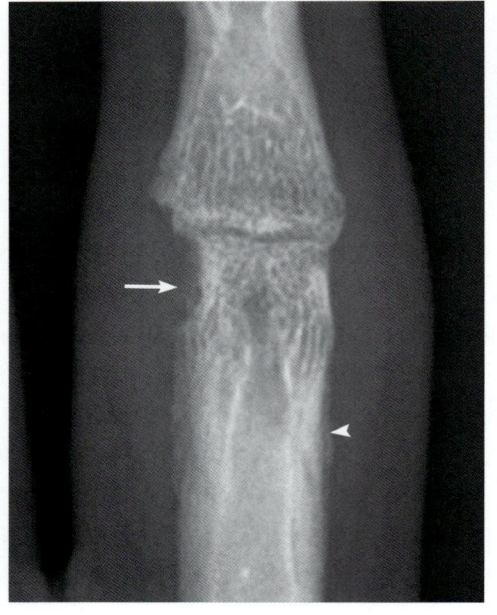

図 5-31　20歳台男性　PsA の enthesial erosion
単純 X 線写真　1 年前に乾癬を発症．中指 PIP 関節に骨侵食がみられる．側副靱帯，関節包付着部に骨皮質の欠損(enthesial erosion)がある(→)．基節骨に層状の骨膜反応がある(➤)．

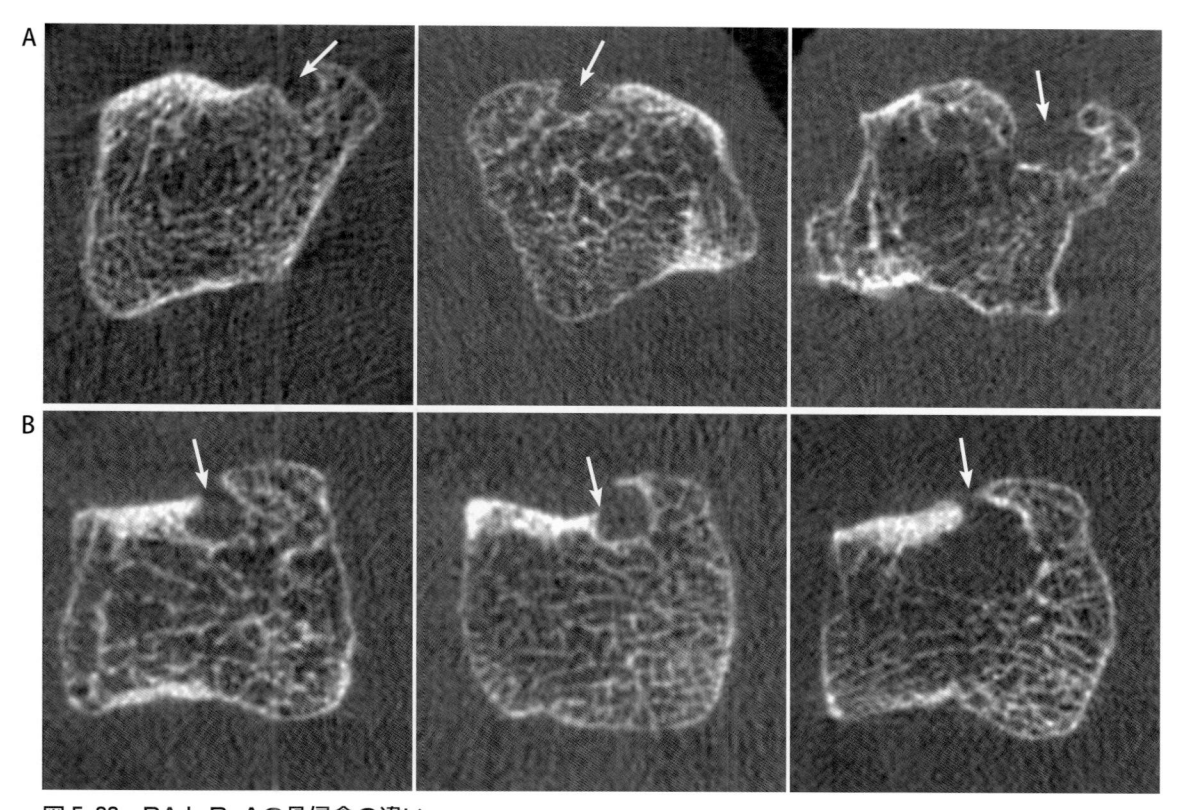

図 5-32　RAとPsAの骨侵食の違い
マイクロ CT 像　A：RA　RA では骨形成はなく，断面は U 字型になる．B：PsA　PsA の骨侵食は，辺縁部に骨形成を伴う．そのため，骨侵食の断面は，Ω 型あるいは T 型になる．（文献 39）より許可を得て転載）

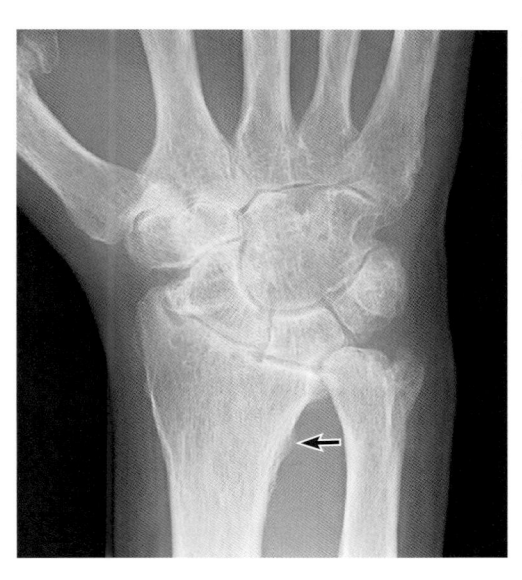

図 5-33　60 歳台男性　進行した PsA
単純 X 線写真　手関節，手根中央関節，手根中手関節にびまん性関節裂隙狭小化がある．骨粗鬆症はない．橈骨，尺骨茎状突起に波状の骨膜反応がある（→）．

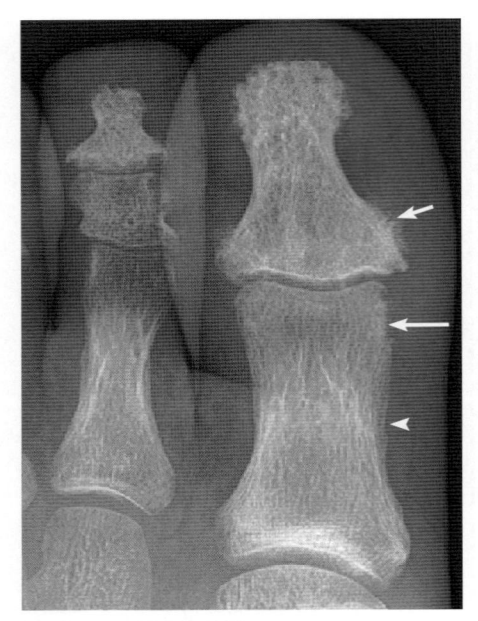

図 5-34　40 歳台男性　PsA
単純 X 線写真　母指末節骨の基部に骨増殖性変化(小矢印)，骨侵食がある(大矢印)．mouse ear と表現される変化を示している．層状の骨膜反応がある(▶)．

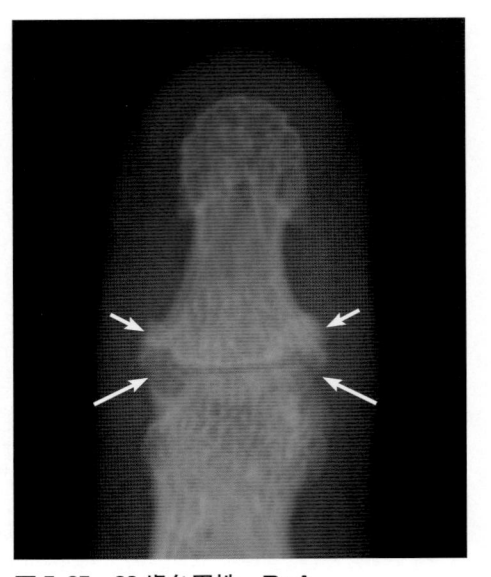

図 5-35　30 歳台男性　PsA
単純 X 線写真　6 年前から乾癬．足の第 1，2 指末節骨に骨硬化，骨膜反応，骨侵食がある．第 1 指 IP 関節の側副靱帯付着部に骨侵食(enthesial erosion)がある(大矢印)．母指基節骨には whiskering という特徴的な骨膜反応がある(小矢印)．基節骨に層状の骨膜反応がある．

な所見が生じる(**図 5-35**)．骨粗鬆症はまれである．

　DIP 関節炎は PsA の半数に認めるが，DIP 関節優位になるのはその一部(1〜16%)である(**図 5-36**)．DIP 関節炎は nail dystrophy と指炎(ソーセージ指)と有意に相関する．

　指炎は単純 X 線で指のびまん性腫脹を認める．PsA の 30〜40% に生じる所見であり，手よりも足に多く，第 1，2 指に多い．機序として，腱鞘炎，pulley などの付着部の炎症の腱鞘への波及が想定されている．ray pattern と指炎は必ずしも関連した所見ではない[40]．

　対称性多関節炎で，骨硬化の乏しい骨侵食，びまん性骨粗鬆症など RA と区別できない所見を示す例がある(**図 5-37**)．このような例で，関節炎が乾癬に先行したした場合(psoriatic arthritis sine psoriasis)，あるいは一親等に乾癬がいない例では単純 X 線所見による PsA と RA の鑑別は困難である．

　ムチランス型変形は女性に多く，仙腸関節炎と関連がある．亜脱臼，pencil-in-cup，flail joint，digital telescope(opera glass finger)を生じる(**図 5-38**)．

　PsA は顎関節にも比較的多い[41]．顎関節病変でも，骨侵食と骨増殖性変化が生じる(**図 5-39**)．股関節病変はまれであるが，股関節の求心性狭小化，骨硬化，付着部の骨増殖性変化が生じる(**図 5-40**)．

　仙腸関節炎は対称性，あるいは非対称性の分布を示す(**図 5-41**)．脊椎病変は強直性脊椎炎と比べて少なく，散発的で非対称に分布する(**図 5-42**)．単純 X 線所見は，DISH，変形性脊椎症と似ている．靱帯骨棘は椎体からやや離れて形成されるため，paravertebral

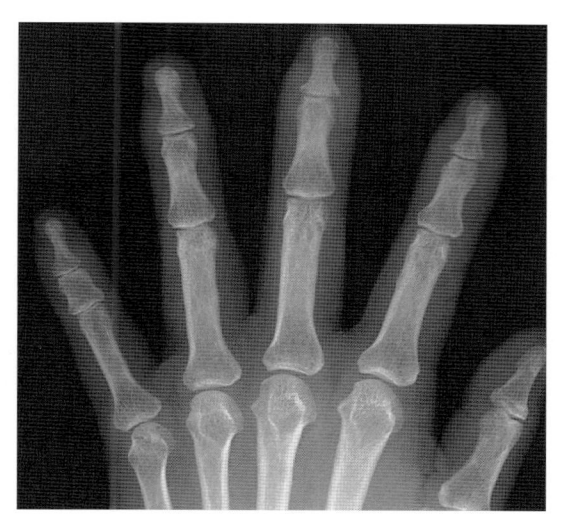

図 5-36　40 歳台女性　PsA
単純 X 線写真　第 2〜5 DIP の関節炎で row pattern を示す．示指，中指はソーセージ指になっている．

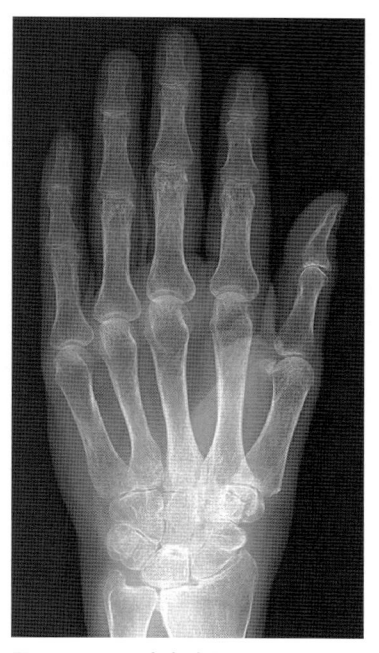

図 5-37　60 歳台女性　PsA
単純 X 線写真　RF 因子陽性．5 年前に乾癬を発症．びまん性骨粗鬆症があり，手関節に均等な関節裂隙狭小化，骨侵食がある．骨形成性変化はなく，この単純 X 線像から乾癬性関節炎と診断することは困難である．RA と乾癬合併例として治療されている．

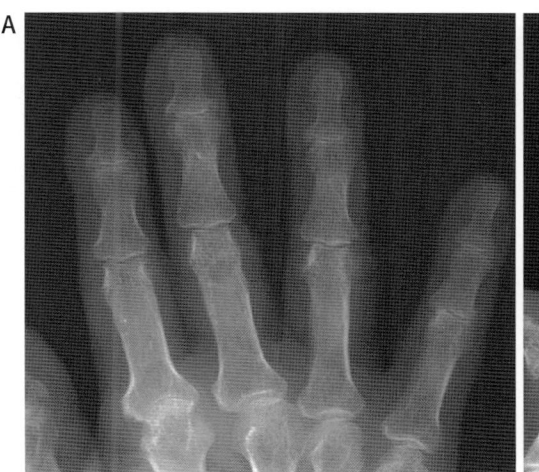
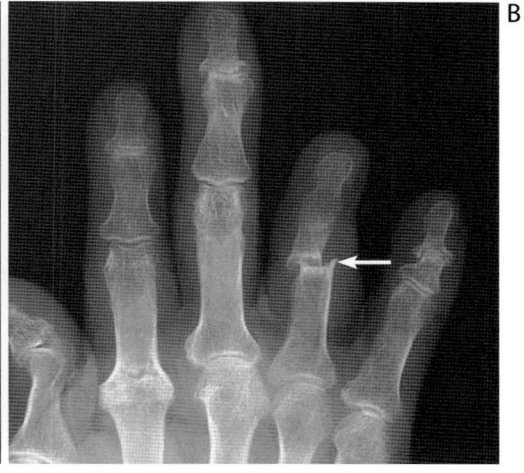

図 5-38　50 歳台男性　ムチランス型変形を示した PsA
A：単純 X 線写真，B：単純 X 線写真（10 年後）　10 年間の経過で，環指，小指に高度の破壊が生じている．環指は短縮して，telescope 変形を示している（→）．

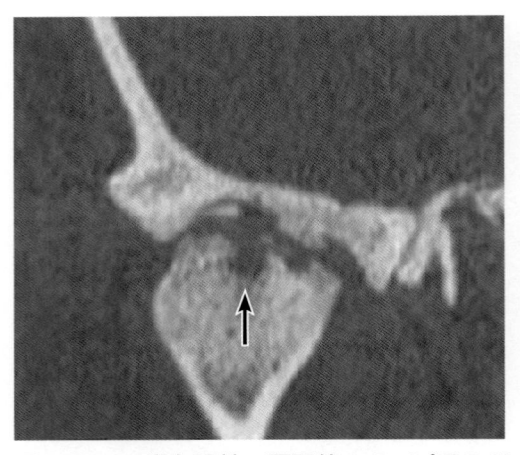

図 5-39　20 歳台男性　顎関節の PsA（図 5-31 と同一症例）
右顎関節 CT 冠状断再構成像　耳の疼痛，開口障害を主訴とする．下顎骨関節突起に骨侵食（→），著明な骨硬化がある．

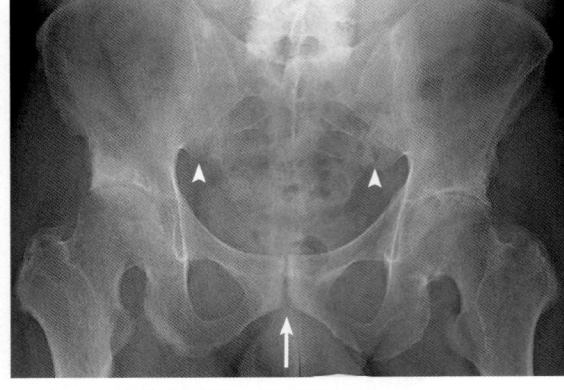

図 5-40　40 歳台男性　股関節の PsA
単純 X 線写真　両側股関節は均等に狭小化している．恥骨結合に骨増殖性変化がある（→）．両側性仙腸関節に骨性強直がある（►）．

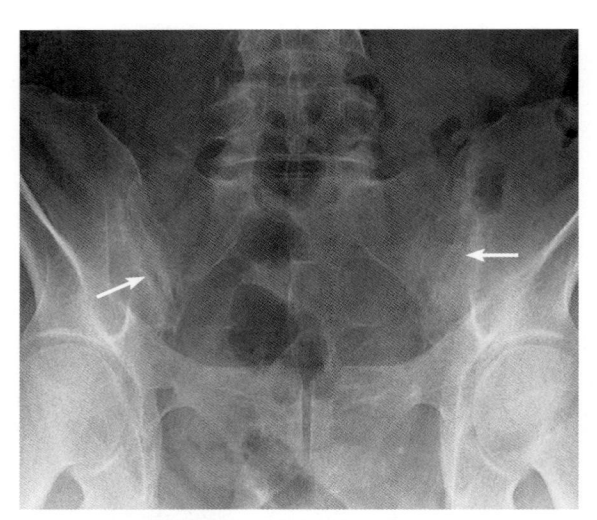

図 5-41　40 歳台男性　仙腸関節炎
単純 X 線写真（仙腸関節の PA，頭尾方向撮影）　主訴は股関節痛．関節裂隙狭小化，腸骨側優位の骨硬化，骨侵食がある（→）．所見は左右対称である．

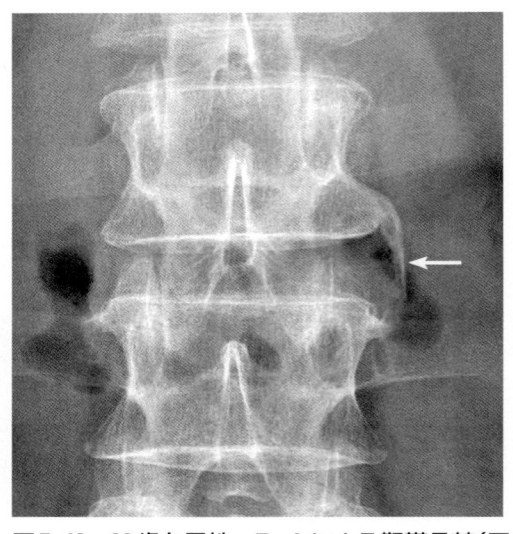

図 5-42　20 歳台男性　PsA による靱帯骨棘（図 5-39 と同一症例）
単純 X 線写真　脊椎外側に靱帯骨棘がみられる（→）．

ossification と形容される．PsA の靱帯骨棘は強直性脊椎炎よりも大きく，椎間板腔は保たれる．腰椎よりも頸椎病変が多い（**図 5-43**）．椎間関節病変は強直性脊椎炎よりも少ない．椎体辺縁の骨侵食や硬化性変化（いずれも Romanus lesion という[42]），椎間板炎（Andersson lesion）は強直性脊椎炎と比較して頻度は低い．

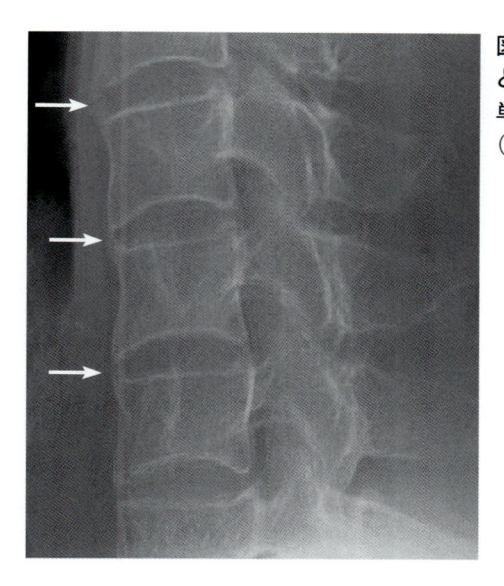

図 5-43　20 歳台男性　PsA 頸椎病変（図 5-39
と同一症例）
単純 X 線写真側面像　繊細な靱帯骨棘がある
（→）.

● MRI

1）末梢型関節炎

　PsA における MRI の役割は早期診断と治療効果判定である[33~47].　PsA の MRI 所見は，骨髄浮腫（bone marrow edema：BME），付着部炎，滑膜炎，骨侵食，腱鞘滑膜炎，腱鞘周囲炎，関節外軟部組織の浮腫，骨膜反応などの骨増殖性変化である[46].　MRI は，骨増殖性変化を除き，これらの所見の描出に関して単純 X 線よりも鋭敏である．乾癬患者では臨床症状が明らかになる以前の骨関節病変（subclinical involvement）を MRI により検出できる[48~50].

　骨髄浮腫（BME）ははじめ関節周囲の腱・靱帯付着部に相当する部位に生じる．骨髄は STIR・脂肪抑制 T2 強調像でびまん性高信号を示す（**図 5-44**）.　BME は骨侵食に先行する変化であり，ムチランス変形や治療効果を予見する所見である．また関節周囲だけではなく，関節から離れた骨幹部の骨髄に BME が生じるのも PsA の特徴であるが，特異的な所見ではない（**図 5-45**）.

　付着部炎は線維軟骨性靱帯付着部，および組織学的に付着部に相当する部位（enthesis organ）に生じ，その分布は広範囲に及ぶ（**表 5-5**）[51].

　付着部（enthesis）には，MRI では腱・靱帯が線維性軟骨を介して骨に接合する classic enthesis（**図 5-46,47**），pulley（**図 5-48**），腱・靱帯が pulley 状になって骨の辺縁を回り込むようにして方向を変える部位の functional enthesis（**図 5-49**），爪母とこれに連続する伸筋腱が含まれる（**図 5-50**）.　付着部炎では，靱帯や腱付着部が脂肪抑制 T2 強調像・STIR で高信号を示す．造影効果もある．

　滑膜炎は，脂肪抑制 T2 強調像・STIR で関節内の高信号として描出される．造影 MRI では滑膜は高度の増強効果を示す（**図 5-51**）.　RA と PsA の滑膜炎では浸潤細胞の種類や新生血管の形状に相違があるとされるが，造影 MRI で両者を区別するのは困難である[52,53].

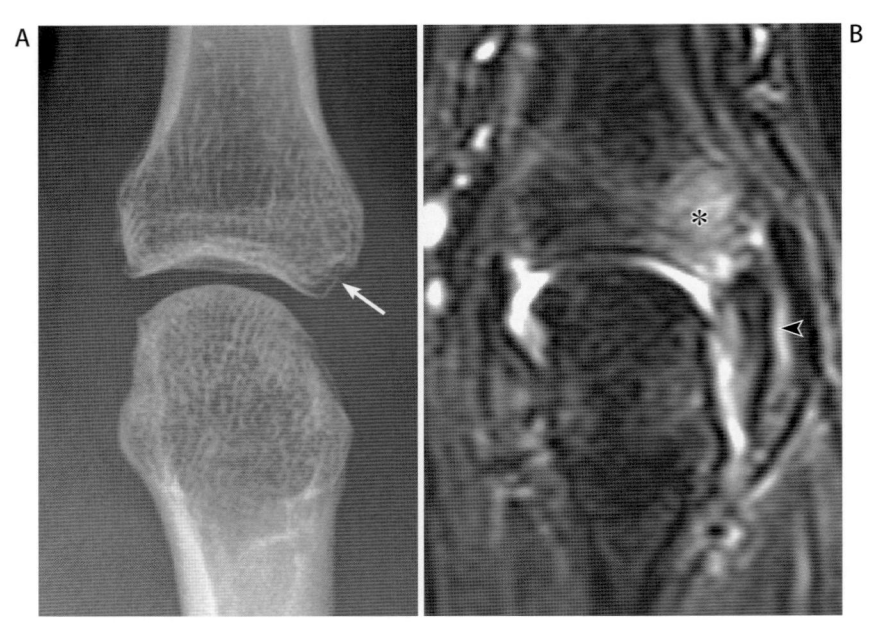

図 5-44　30 歳台男性　PsA

A：単純 X 線写真，B：STIR 冠状断像　1 年前に乾癬を発症．単純 X 線写真（**A**）では，小指基節骨外側の側副靱帯付着部に透亮像がある（→）．STIR 像（**B**）では，側副靱帯付着部の骨髄が高信号を示している（＊）．➤：側副靱帯．

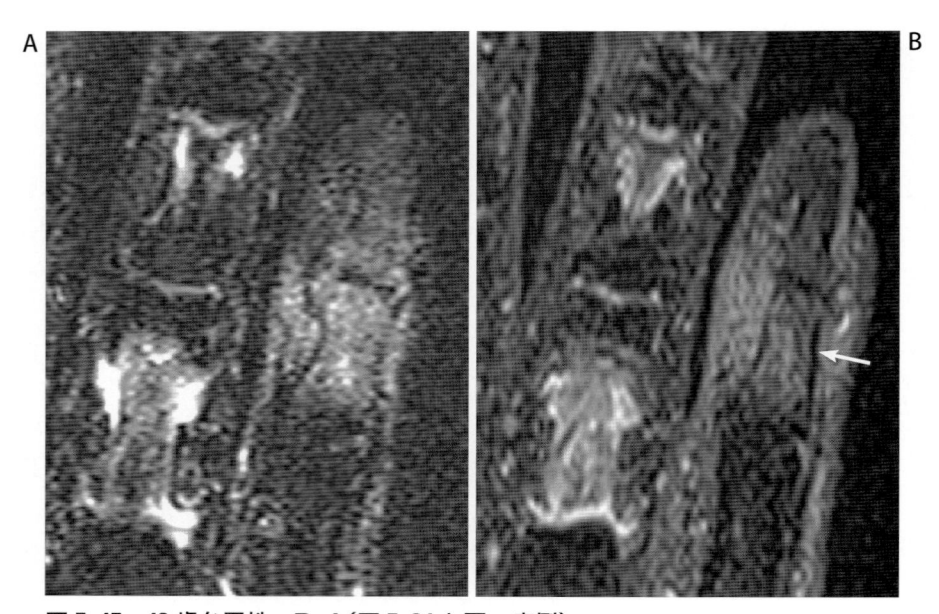

図 5-45　40 歳台男性　PsA（図 5-34 と同一症例）

A：STIR 冠状断像，B：脂肪抑制造影 T1 強調冠状断像　臨床的に seronegative RA と診断されるが，単純 X 線所見から PsA を疑われ，皮膚所見が見つかった．脂肪抑制造影 T1 強調像（**B**）では，小指末節骨から中節骨骨髄が全体に高信号を示し，均一に造影されている（→）．

表5-5　線維軟骨性結合の代表的部位

	腱	部位
上肢	腱板（棘上筋，棘下筋，小円筋）	大結節，小結節
	肩甲下筋	小結節
	大胸筋停止	上腕骨結節間溝
	腕橈骨筋	橈骨遠位端外側面
	三頭筋停止	尺骨肘頭
	三頭筋起始（長頭）	肩甲骨関節下結節
	上腕筋停止	尺骨鈎状突起，尺骨粗面
	上腕二頭筋起始	肩甲骨上関節結節肩甲骨烏口突起（短頭）
	上腕二頭筋停止	橈骨粗面，二頭筋筋膜
	長橈側手根伸筋停止	第2中手骨底背面
	尺骨手根伸筋停止	第5中手骨底背面
	短母指外転筋停止	母指基節骨
	伸筋共通腱起始	外側上顆
	屈筋共通腱起始	内側上顆
	総指伸筋停止	第2〜第5指指背腱膜
	烏口肩峰靱帯	烏口突起
	輪状靱帯	
	PIP関節側副靱帯	
下肢	腸腰筋停止	小転子，大腿骨遠位部
	中殿筋停止	大腿骨大転子
	大腿直筋起始	下前腸骨棘
	腓腹筋起始（内側頭，外側頭）	大腿骨外側顆，膝窩面
	半膜様筋停止	脛骨内側顆
	大腿四頭筋停止	膝蓋骨底
	膝蓋靱帯起始，停止	膝蓋骨，脛骨，内側・外側支帯
	アキレス腱（踵骨腱）停止	踵骨後面
	膝窩筋腱停止	脛骨後面
	後脛骨筋	舟状骨
	前脛骨筋	内側楔状骨
	長指伸筋停止	外側の4趾
	長母指伸筋	母趾末節骨
	長腓骨筋停止	第1中足骨底，内側楔状骨
	長・短腓骨筋停止	第5中足骨底
	前十字靱帯	
	後十字靱帯	
	内側，外側半月板	
	前踵腓靱帯	
	仙結節靱帯	坐骨付着部
	腸骨大腿靱帯	腸骨側（前下腸骨棘，寛骨臼縁）
脊椎	線維輪	
	腰椎棘間靱帯	
	腰椎横靱帯	

（文献51）より改変）

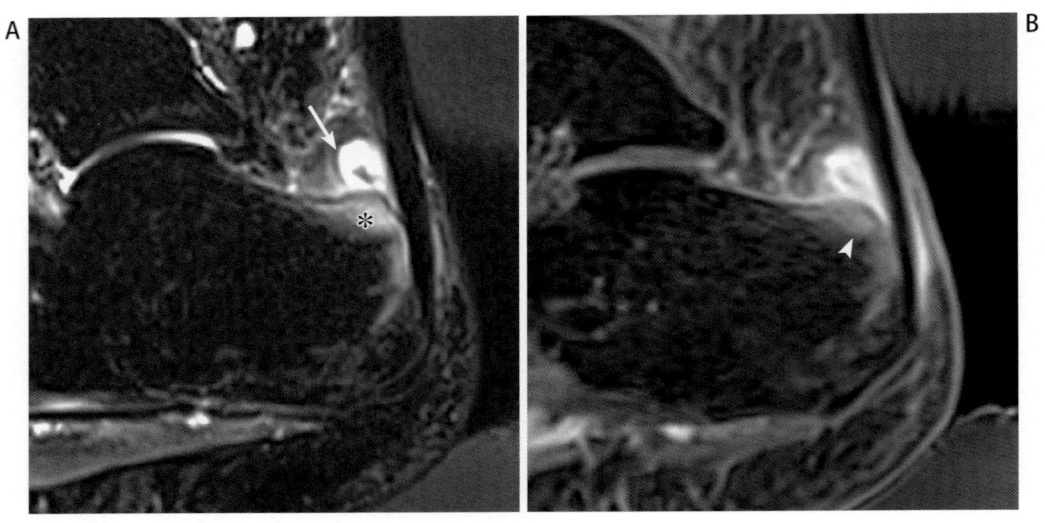

図 5-46　30 歳台男性　PsA，アキレス腱付着部炎
A：MRI，STIR 矢状断像，B：脂肪抑制造影 T1 強調矢状断像　　STIR 像（A）では，アキレス腱付着部の踵骨骨髄に浮腫を示す高信号がある（＊）．preachilles bursa に壁肥厚と液体貯留がみられる（→）．脂肪抑制造影 T1 強調像（B）では，浮腫を示した骨髄に増強効果がある（►）．

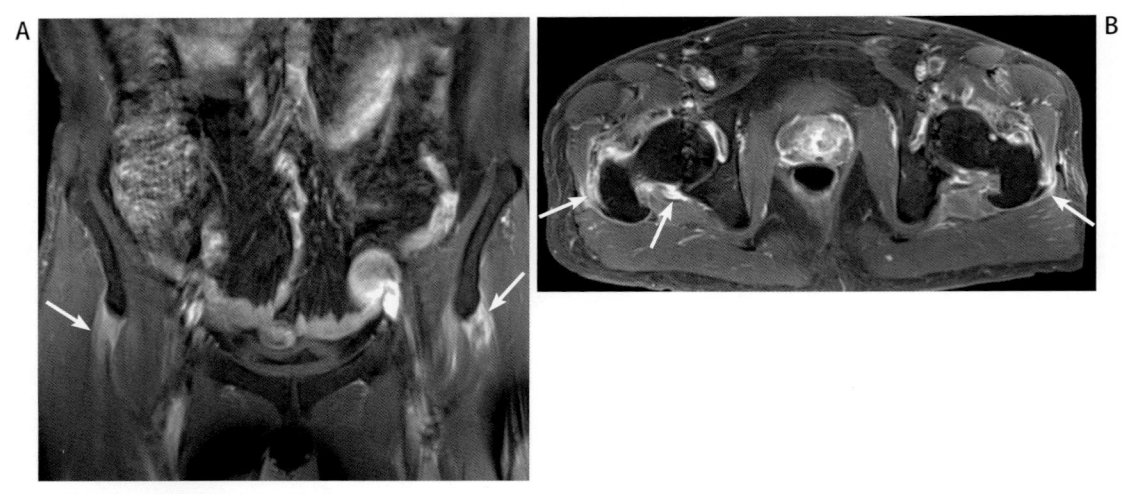

図 5-47　60 歳台男性　PsA
MRI，脂肪抑制造影 T1 強調像　　A：冠状断像，B：横断像　　PMR，seronegative RA として経過観察中に皮膚生検により乾癬と診断．脂肪抑制造影 T1 強調冠状断像（A）では，両側大腿直筋の下前腸骨棘付着部に高度の増強効果がある（→）．横断像（B）では，大転子周囲，股関節包に高度の増強効果がある（→）．

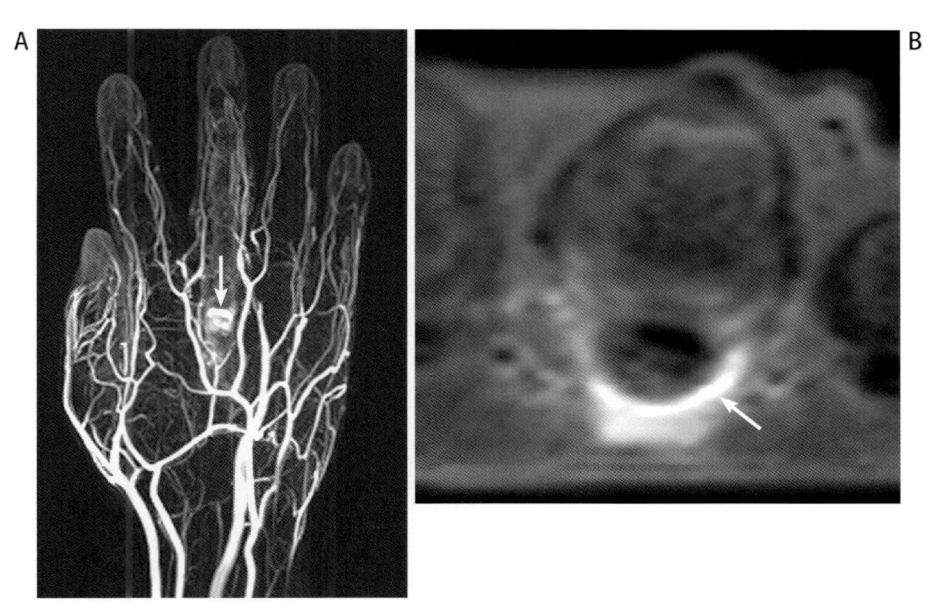

図 5-48　20 歳台女性　PsA
A：ダイナミック MRI（動脈相サブトラクションの MIP 像），B：脂肪抑制造影 T1 強調
横断像　3 年前に乾癬を発症．右中指 MP 関節に圧痛がある．ダイナミック MRI 動脈
相（**A**）では，中指 A1 pulley に選択的な増強効果がある（→）．脂肪抑制造影 T1 強調像（**B**）
では，A1 pulley に限局した増強効果がある（→）．

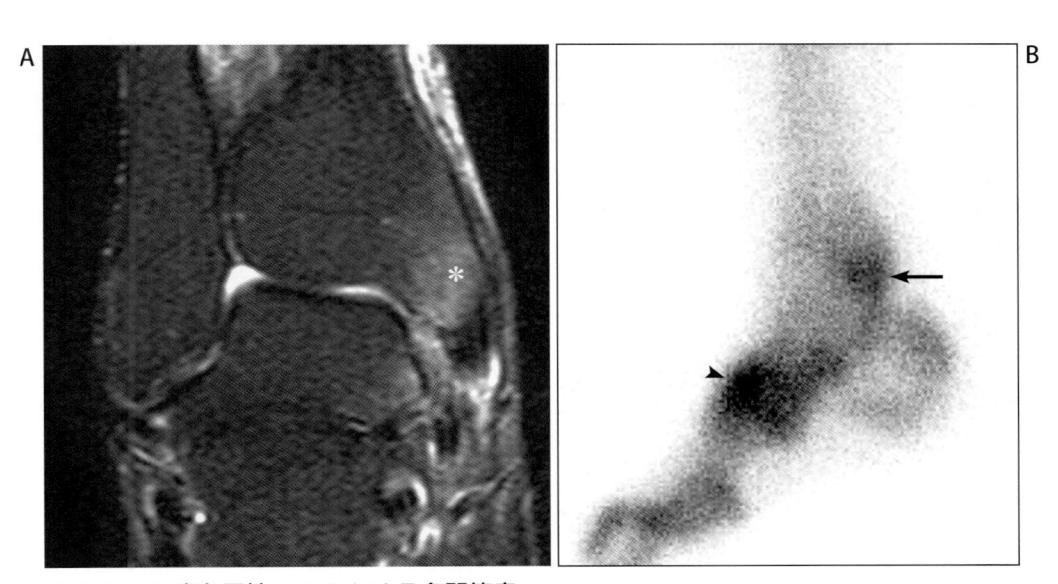

図 5-49　60 歳台男性　PsA による多関節痛
A：MRI，右足関節 STIR 冠状断像，B：右下肢骨シンチグラム側面像　STIR 冠状断像（**A**）では，
脛骨内果の骨髄がびまん性高信号を示している（＊）．屈筋腱の functional enthesis に相当する
部位．骨シンチグラム（**B**）では，内果に一致した集積がある（→）．中足部にも高度の集積がある
（►）．

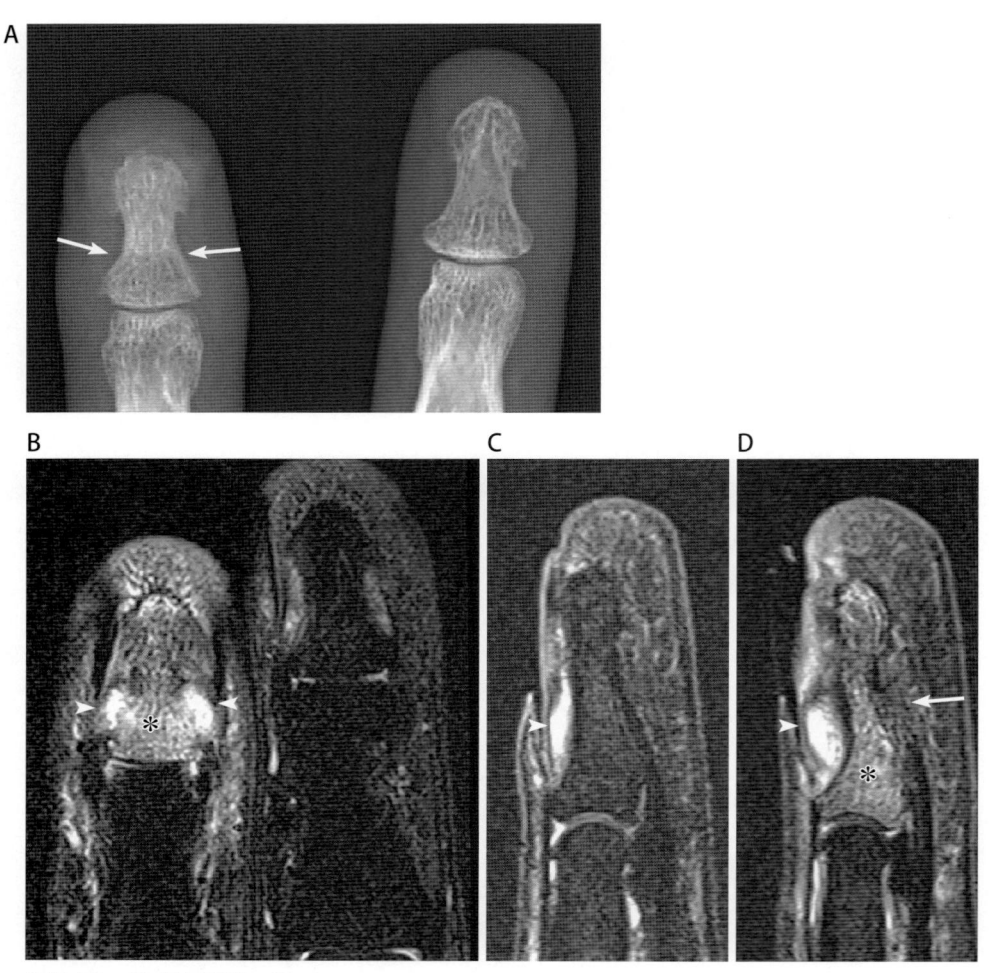

図 5-50　40 歳台男性　PsA
A：単純 X 線写真，B：MRI, STIR 冠状断像，C：中指 DIP 関節 STIR 矢状断像，D：示指 DIP 関節 STIR 矢状断像　慢性骨髄性白血病の寛解中に乾癬を発症．ニロチニブに誘発された乾癬を疑われている．単純 X 線写真（**A**）では，示指 DIP 関節に腫脹，末節骨に骨硬化と骨膜反応（→），微細な骨侵食がある．中指には所見はない．STIR 冠状断像（**B**）では，示指末節骨骨髄はびまん性高信号を示す（＊）．皮下組織にも高信号がある．側副靱帯付着部も高信号を示す（►）．中指 DIP 関節矢状断像（**C**）では，正常の爪母床が認められる（►）．示指 DIP 関節矢状断像（D）では，母床の肥厚がある（►）．示指末節骨骨髄はびまん性高信号（＊）を示す．屈筋腱付着部も高信号を示している（→）．

　　腱鞘滑膜炎は脂肪抑制 T2 強調像・STIR で腱鞘の高信号，造影 MRI で腱鞘に沿った造影領域として描出される（**図 5-52**）．屈筋腱優位で，ソーセージ指と関連している．
　　関節周囲軟部組織の浮腫は PsA の特徴で，皮下組織は脂肪抑制 T2 強調像，STIR 像で高信号を示し，造影効果を認める（**図 5-53**）．
　　早期 RA と早期 PsA の MRI 所見の相違点を示す（**表 5-6**）[54〜57]．付着部と側副靱帯の炎症性変化（STIR の高信号，Gd 造影効果），骨幹部の浮腫，びまん性あるいは高度の関節包周囲軟部組織の浮腫および造影効果の出現頻度は，RA と比較して PsA で有意に高い．

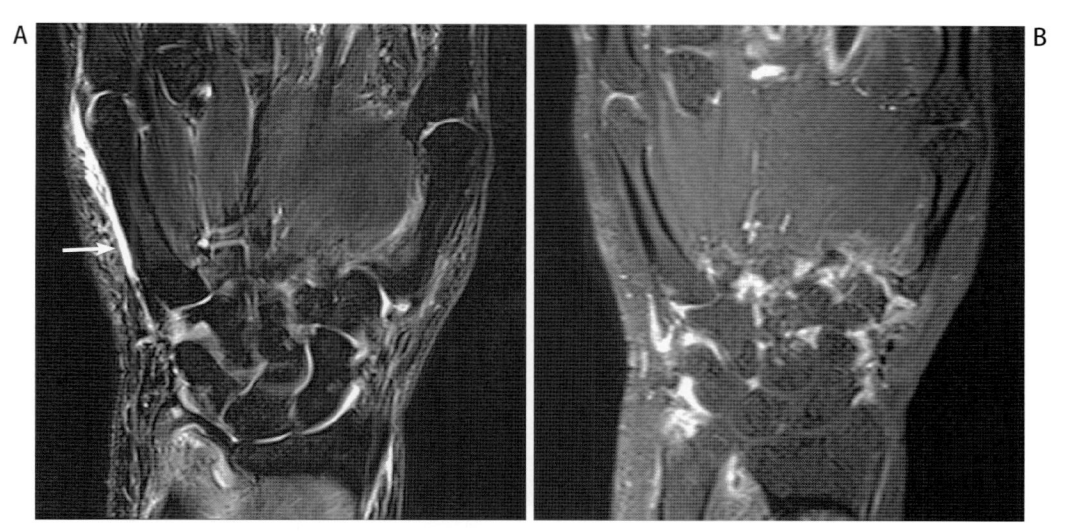

図 5-51 40 歳台男性 PsA の滑膜炎
A：MRI, 左手関節 STIR 冠状断像, B：脂肪抑制造影 T1 強調冠状断像　9 年前に RA と診断され, seronegative RA（RF 因子陰性, 抗 CCP 抗体 < 0.6）として治療されてきた. 5 年前に乾癬を発症した PsA sine psoriasis の例. 左手関節 STIR 冠状断像（A）では, 手関節に少量の関節液貯留, 第 5 中手骨に沿って骨膜反応に相当する線状高信号がある（→）. 脂肪抑制造影 T1 強調冠状断像（B）では, 手関節に高度の増強効果がある.

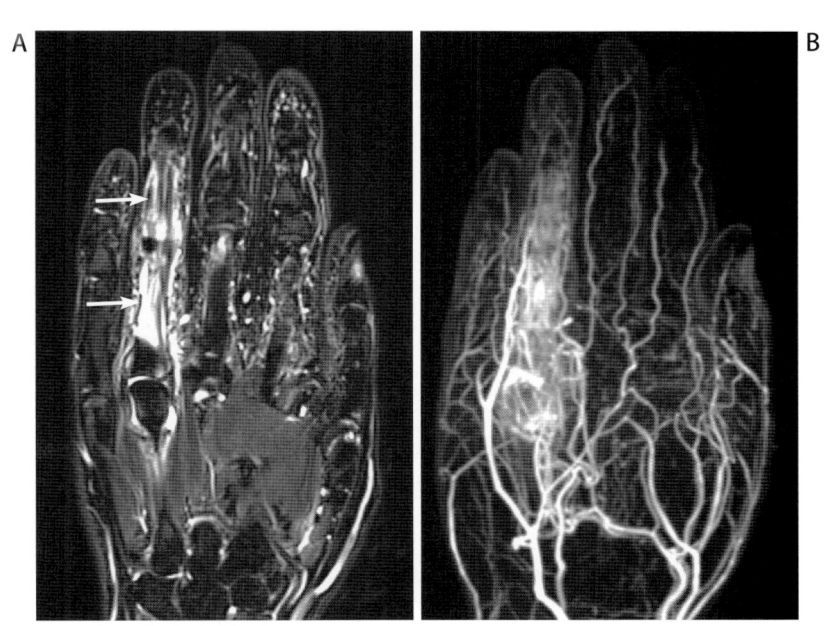

図 5-52 50 歳台女性 PsA
A：MRI, 左手関節 STIR 冠状断像, B：ダイナミック MRI（動脈相, サブトラクションの MIP 像）　25 年前から乾癬. 左環指の指炎. STIR 冠状断像（A）では環指屈筋腱鞘に沿って高信号がある（→）. ダイナミック MRI 動脈相（B）では, 環指屈筋腱鞘に高度の増強効果がある.

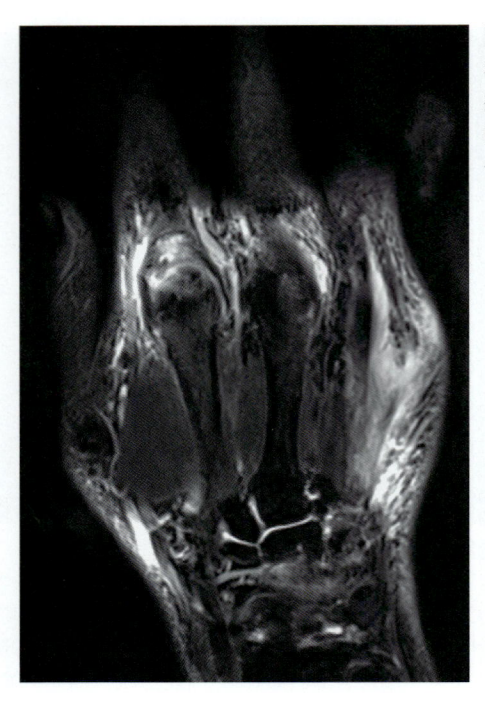

図 5-53　30 歳台男性　多関節炎型の PsA
STIR 冠状断像　乾癬と関節炎をほぼ同時期に発症．手背の腫脹を訴える．手関節，示指～環指 MP 関節に圧痛がある．皮下組織に浮腫を示す高信号が広がっている．

表 5-6　早期 RA と早期 PsA の MRI 所見

	RA	PsA
bone marrow edema	subchondral	entheseal diaphyseal
synovitis	+	+
enthesitis	−	+
tenosynovitis	extensor > flexor	extensor < flexor
extracapsular enhancement/edema	−	+
erosion	bare area	entheseal
periosteitis	−	+

（文献 54）～57）より作成）

RA との鑑別が問題となる場合，MRI 所見は鑑別点となりうるが，MRI 所見による両者の鑑別能が未分類早期関節炎を対象として検証された研究はない[46]．

表 5-7　軸性関節炎の超音波所見

軟部組織の炎症性変化	構造変化
腱の低エコー	腱内の石灰化
腱の肥厚	付着部の石灰化
付着部の低エコー	靱帯骨棘
滑液包の液体貯留	骨の骨侵食
腱，付着部，滑液包のドプラ信号	骨表面の不整

2）軸性関節炎

軸性関節については脊椎関節炎の項（p.185）に記載した．

● 超音波検査

超音波検査により，軟部組織，滑膜炎，骨侵食，骨増殖性変化，爪病変や皮疹の描出も可能である[58]（**表 5-7**）．付着部炎の超音波所見は，腱靱帯の骨付着部で正常の線維構造が消失して低エコーになること，ドプラ信号を伴い，付着部の表面に靱帯骨棘，骨侵食，不整像がみられることである[59]．US でも，MRI と同じく，臨床症状が明らかになる以前の乾癬患者の骨関節病変（subclinical involvement）を検出できる[38]．超音波所見からは，多くの単・少関節炎は多関節炎に再分類される[60]．超音波によるスコアリングシステムも提示されているが，広く受け入れられているシステムはない．

C. 反応性関節炎　reactive arthritis

反応性関節炎とは，微生物感染後に，急性，一過性に，おもに膝，足首などの大関節，仙腸関節に起きる関節炎である．通常，消化管や泌尿生殖器の粘膜感染が focus となる．反応性関節炎の古典的な原因微生物は *Yersinia, Salmonella, Shigella, Campylobacter* で，泌尿生殖器感染では *Chlamydia trachomatis* が最も多い．国際反応性関節炎ワークショップによる「関連脊椎炎を伴う，細菌性下痢症やクラミジア性器感染の 1〜4 週間後に起きる関節炎」という定義が用いられることが多い[61]．無菌性尿道炎，結膜炎（虹彩炎），脊椎関節炎を三徴とする．三徴がそろわない場合，あるいは時間差をもって出現する場合，放射線学的検査が診断に有用である[62,63]．関節病変は，急性関節炎，炎症性腰痛，付着部炎，関節外徴候を特徴とする[64]．好発部位は下肢，特に中足趾節関節，踵骨の足底筋膜付着部である[63]．

有病率は欧米白人では人口 10 万人あたり 4〜6 名となっているが，わが国では HLA-B27 陽性者が少ないことから，はるかに少ない．20 歳前後に好発するが，すべての年代に生じる．

A 群溶連菌の呼吸器感染後に生じる反応性関節炎は感染症関連関節炎のひとつであるが，狭義の反応性関節炎とは区別される．

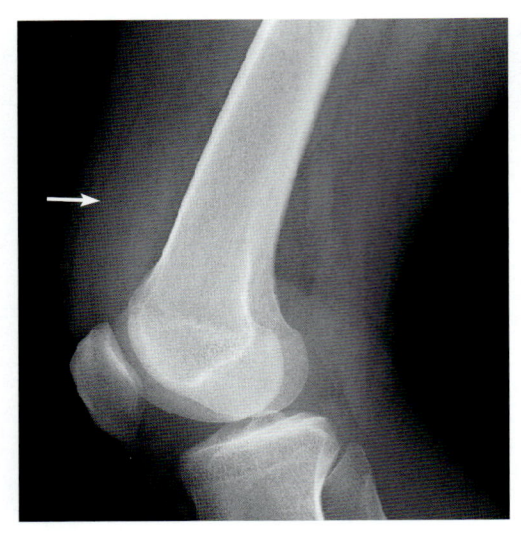

図 5-54　20 歳台男性　HLA-B27 陽性の反応性関節炎
右膝関節単純 X 線写真側面像　クラミジア感染による反応性関節炎で，主訴は多関節痛である．膝蓋上嚢に大量の関節液貯留がある(→).

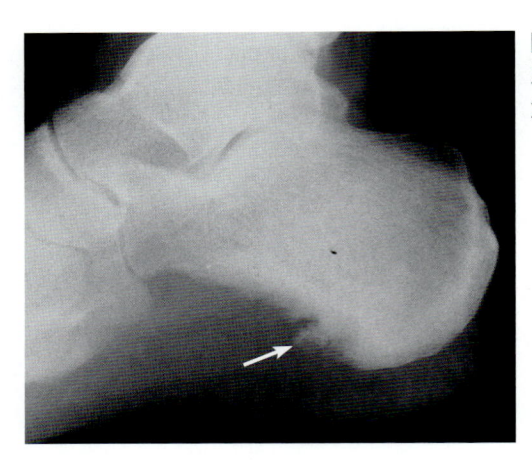

図 5-55　年齢不明男性　反応性関節炎
足関節単純 X 線写真側面像　踵骨底部，足底筋膜付着部に骨形成がある(→).

画像診断

● 単純 X 線写真

　おもな所見は軟部組織腫脹，骨粗鬆症，関節液貯留である(**図 5-54**).踵骨底部のびまん性骨膜反応は反応性関節炎の特徴的所見である(**図 5-55**).肩，股関節に病変が生じることはない．

　骨侵食も生じるが，RA と異なり骨形成性変化を伴う．多関節炎よりも単関節炎，少関節炎が多い．ムチランス型変形を生じることもある．

　仙腸関節炎は非対称，片側性が多い(**図 5-56**).骨侵食，軟骨下骨の不明瞭化，骨硬化，骨性強直が生じる．

　脊椎病変は椎体外側に突出する非対称性，粗大な靱帯骨棘形成を特徴とするが，強直性脊椎炎と区別できない例もある．病変は下部胸椎から上部腰椎に好発するが，分布は多巣性，不連続である．強直性脊椎炎と異なり，方形化はまれである．椎間関節病変は少なく，軽度である．

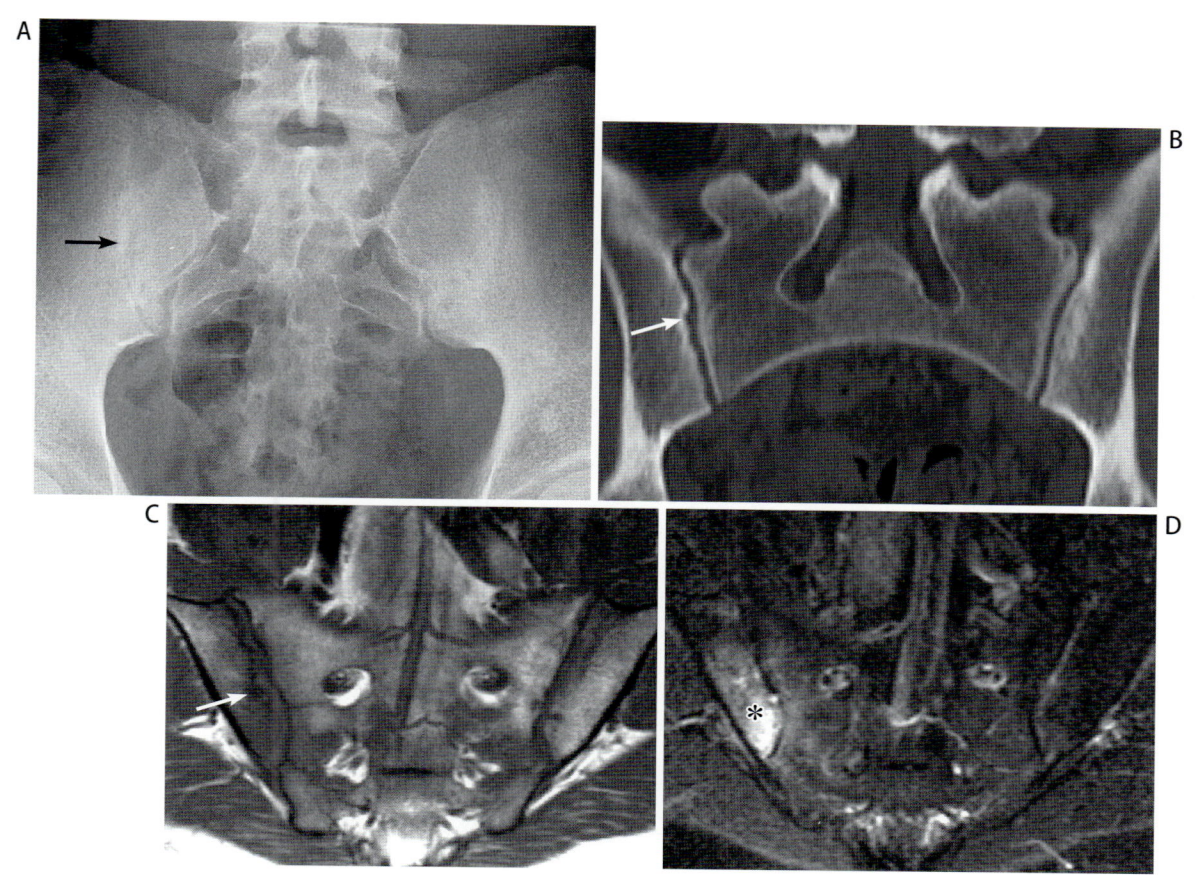

図 5-56　20 歳台男性　HLA-B27 陽性の反応性関節炎（図 5-54 と同一症例）
A：骨盤単純 X 線写真正面像，B：CT 冠状断再構成像，C：MRI, T1 強調冠状断像，D：STIR
冠状断像　単純 X 線写真（A）では，仙腸関節炎の所見は明白ではないが，右仙腸関節に Grade 2
の変化を認める（→）．CT 冠状断像（B）では，右仙腸関節腸骨側に骨侵食がある（→）．T1 強調冠
状断像（C）では，右仙腸関節に骨侵食がある（→）．STIR 冠状断像（D）では，右仙腸関節，腸骨
側優位に骨髄浮腫を示すびまん性高信号がある（＊）．

● MRI

　付着部炎，関節外の軟部組織病変，仙腸関節炎の診断に有用性が高い（**図 5-56**）．所見
は付着部の骨髄浮腫，骨侵食である．骨髄浮腫は関節近傍に生じ T1 強調像では低信号，
STIR または脂肪抑制 T2 強調像で均一な高信号として描出される．

● 超音波検査

　滑膜の腫脹，関節液貯留を検出できる．パワードプラは付着部炎を診断する方法として
有用であるが，解釈は容易ではない[65,66]．

d. 炎症性腸疾患関連関節炎 inflammatory bowel disease associated spondyloarthritis

潰瘍性大腸炎(UC)や Crohn 病といった炎症性腸疾患(IBD)の 15%に骨関節症状が出現する. 潰瘍性大腸炎では関節症状は最も多い腸管外症状である. 体軸性関節炎(強直性脊椎炎と仙腸関節炎)と末梢性関節炎が生じる. 体軸性関節炎でもおよそ半数に末梢関節炎を生じる[67]. 末梢性関節炎単独の頻度は 5〜20%である. 炎症性腸疾患の活動性と密接に関連し, 下肢の大関節に生じる急性単・少関節炎(Type 1), 炎症性腸疾患の活動性と関連しない末梢性多関節炎(Type 2)の 2 型がある(**表 5-8**)[67,68]. 強直性脊椎炎を発症した潰瘍性大腸炎では HLA-B27 の陽性率は 50〜70%と通常の強直性脊椎炎よりやや低い.

画像診断

● 単純 X 線写真

末梢性関節炎の好発部位は, 膝, 足, 肘, 手, 肩, 手足で, 非対称性の単関節炎型, 少関節炎型が多い. 単純 X 線所見は非特異的で, 軟部組織腫脹, 骨粗鬆症がおもな所見である(**図 5-57**). 関節裂隙狭小化, 骨侵食, 骨膜反応を生じることがある.

潰瘍性大腸炎の仙腸関節炎, 脊椎炎の画像所見は強直性脊椎炎と区別できない[69].

● MRI

末梢性関節炎では上記の関節に付着部炎を生じる(**図 5-58**). 画像診断上, 強直性脊椎炎と炎症性腸炎関連関節炎による仙腸関節炎, 脊椎炎は区別できない.

表 5-8 炎症性腸疾患関連関節炎の末梢型関節炎

	Type 1	Type 2
潰瘍性大腸炎(UC)	3.6%	2.5%
Crohn 病	6.0%	4.0%
罹患関節数	< 5	5 <
臨床病型	self-limited	持続型関節炎
腸管外病変	結節性紅斑 ぶどう膜炎	ぶどう膜炎
再発	IBD の活動性と一致	IBD の活動性とは関連しない
MHC	B27, B35	B44

IBD：inflammatory bowel disease, MHC：major histocompatibility complex, UC：ulcerative colitis （文献 67, 68) より改変)

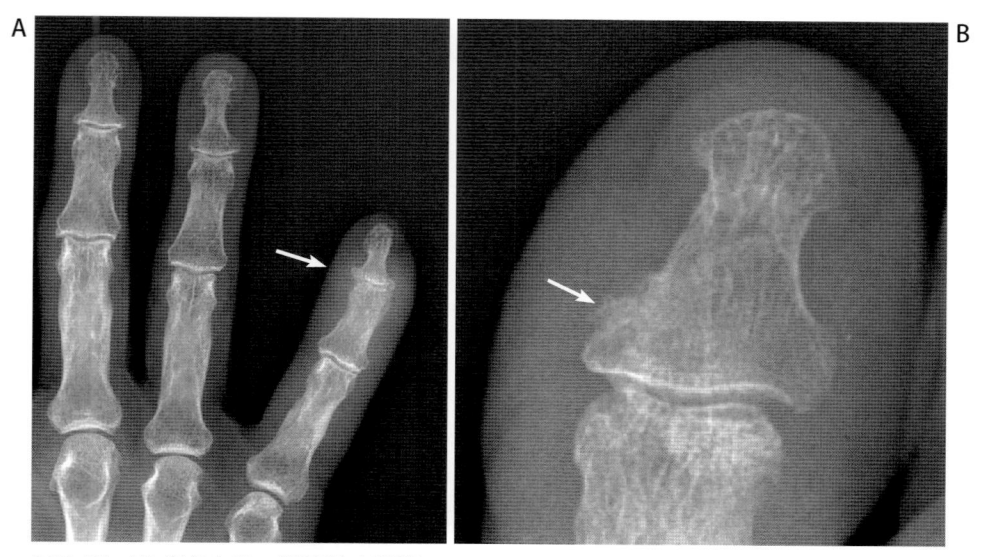

図 5-57　70 歳台女性　潰瘍性大腸炎
単純 X 線写真　**A：右手指正面像, B：右第 1 趾正面像**　右手指正面像（**A**）では, 右小指がソーセージ状に腫脹している（→）. 第 1 趾（**B**）もソーセージ状に腫大している. 末節骨基部に毛羽立ち状の骨形成がある（→）.

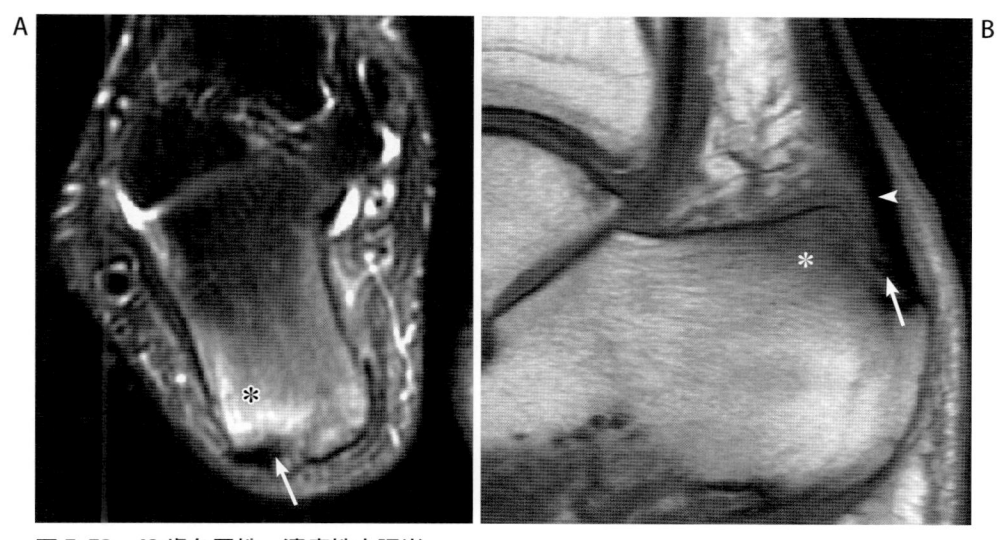

図 5-58　40 歳台男性　潰瘍性大腸炎
A：MRI, STIR 横断像, B：T1 強調矢状断像　STIR 横断像（**A**）では, 右踵骨アキレス腱付着部に骨髄浮腫を示す高信号があり（＊）, アキレス腱付着部に小さい骨侵食がある（→）. T1 強調矢状断像（**B**）では, アキレス腱付着部と踵骨の間, preachilles space の脂肪組織は低信号になり（→）, アキレス腱の表面が不整になっている（➤）. 踵骨後端骨皮質は骨侵食により不明瞭化, 踵骨後端の骨髄は浮腫により低信号化している（＊）.

e. SAPHO 症候群　SAPHO syndrome

　SAPHO 症候群(synovitis, acne, pustulosis, hyperostosis, osteitis)とは，胸肋鎖骨肥厚症(sternocostoclavicular hyperostosis：SCCH)に掌蹠膿疱症(palmoplanter pustulosis：PPP)を伴う膿疱性骨関節症(pustolotic arthro-osteitis：PAO)，掌蹠膿疱症を伴い長管骨や骨幹端に好発する慢性再発性多巣性骨髄炎(chronic recurrent multifocal osteomyelitis：CRMO)，および重症の挫瘡(ざそう)に伴う骨髄炎様の骨関節病変，以上の3つの骨関節疾患を統合する臨床的，放射線学的疾患単位である[70]．

　骨関節病変の症状は，局所の痛みや圧痛が主であるが，無症状のこともある[71]．脊椎病変の症状も病変部の痛みが中心である．症状が慢性化するリスクファクターには，女性，末梢関節炎，前胸部病変，皮膚病変，急性相反応物質高値がある[72]．SAPHO 症候群は掌蹠膿疱症や挫瘡といった好中球性偽膿瘍を合併することが特徴であるが，皮膚病変は診断の必須項目ではない．SAPHO 症候群で抗 CCP 抗体や抗核抗体が陽性となることはない[73]．

画像診断

　骨関節脊椎病変の特徴は，骨炎，滑膜炎，過骨症，付着部炎である．

　骨炎は骨髄内，皮質に生じ，その結果，過骨症が骨髄内，あるいは骨表面に生じて，骨硬化性変化，良性の骨膜反応が生じる．滑膜炎は骨炎が関節に波及したもので，少・多関節炎となる．前胸部と仙腸関節，脊椎が好発部位で，末梢関節病変はまれである[72]．SAPHO 症候群で手足の多発関節炎症状を示す場合，RA の合併と考えられる[74]．

　前胸部病変は成人の 60〜90％に生じる[72,75]．前胸部病変は，肋鎖靱帯の靱帯骨棘形成(Stage 1)，鎖骨，胸骨，第1肋骨の溶骨性ならびに骨硬化(Stage 2)，骨硬化，過骨症，骨性強直(Stage 3)と進行する[76,77](図 5-59)．

　脊椎病変は，局所的な画像所見に基づき，非特異的脊椎椎間板炎，骨硬化性変化，傍椎体の骨化，仙腸関節炎の4型に分けられる[77]．また，脊椎病変の全体像から，椎体辺縁部の骨皮質の骨侵食と周囲の反応性骨硬化を伴う脊椎椎間板炎様変化，DISH 様変化，および骨硬化を伴う片側性仙腸関節病変，の3型に分けられる[72]．脊椎病変は明確に分類できるものではなく，同一患者にさまざまな所見が混在して生じるのも SAPHO 症候群の特徴である．

　脊椎椎間板炎様変化は，終板辺縁部にある椎体終板と椎間板接合部の骨侵食とその周辺の骨硬化から始まり，次いで椎体前面や側面に靱帯骨棘が形成される(図 5-60)．椎間板椎体接合部全体に病変が波及すると，椎間板腔は狭小化し骨性強直に至る．

　病変が2椎体以上に及ぶこともまれではないが，同時に進行しない例が多い(図 5-61)．病変が進行すると椎間板腔は狭小化する．病変が椎間板を越えて隣接する椎体に連続して広がっていく進展様式は SAPHO 症候群に特徴的なものである．SAPHO 症候群では，DISH 様の椎体や椎間板辺縁からやや離れた，椎体長軸方向の靱帯骨棘が形成される．

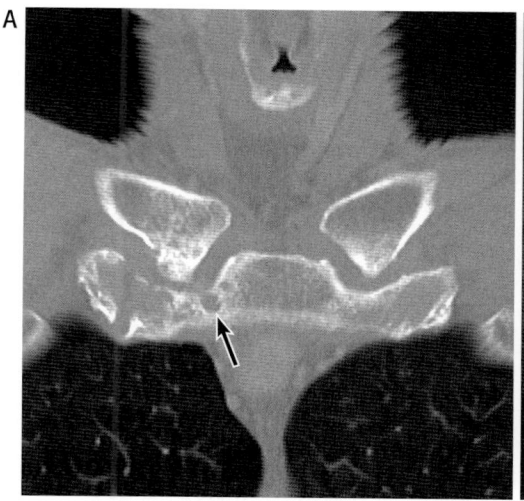
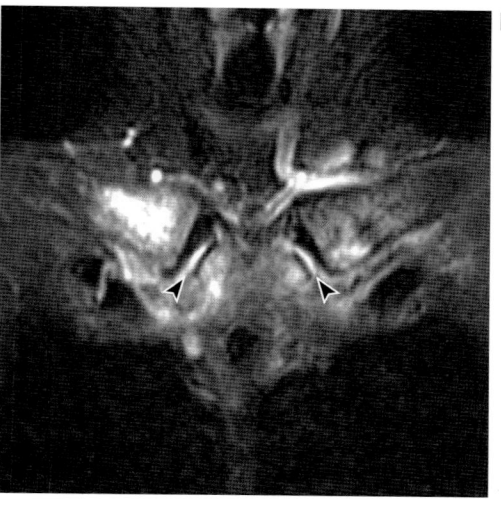

図 5-59　50 歳台男性　SAPHO 症候群
A：CT 冠状断再構成像，B：MRI, STIR 冠状断像　全身の筋肉痛，肩鎖関節痛を主訴とする．
CT 冠状断像（**A**）では，右鎖骨に硬化性変化，胸骨に骨侵食（→）がある．STIR 冠状断像（**B**）では，
骨髄に高度の浮腫があり，胸鎖関節に関節液（➤）が貯留している．

　脊椎では，椎体辺縁部の骨侵食に近接する骨髄にびまん性の信号変化が描出される．活
動性炎症のある骨髄は，T1 強調像でびまん性低信号，脂肪抑制 T2 強調像・STIR 像で高
信号を示す[80]．造影 MRI では，増強効果は椎体骨髄と椎間板椎体接合部に限局し，椎間
板に増強効果を見ることはない．しかし，椎間板の一部が増強され，化膿性脊椎炎と同じ
所見を呈する症例も報告されている[78]．
　傍椎体の軟部組織腫脹も SAPHO 症候群の特徴のひとつである[80]．MRI で周囲の軟部
組織炎症が描出される．
　仙腸関節炎は，SAPHO 症候群の 11〜52％にみられる[75,76,78]．仙腸関節炎は骨炎が仙腸
関節腔に波及したものである．片側性が多いが両側対称性病変も生じる（**図 5-62**）．腸骨
側の高度の骨硬化性変化と仙腸関節炎の合併は SAPHO 症候群に特徴的な所見で，脊椎関
節炎の仙腸関節炎との鑑別点となる（**図 5-63**）[76,77,79]．

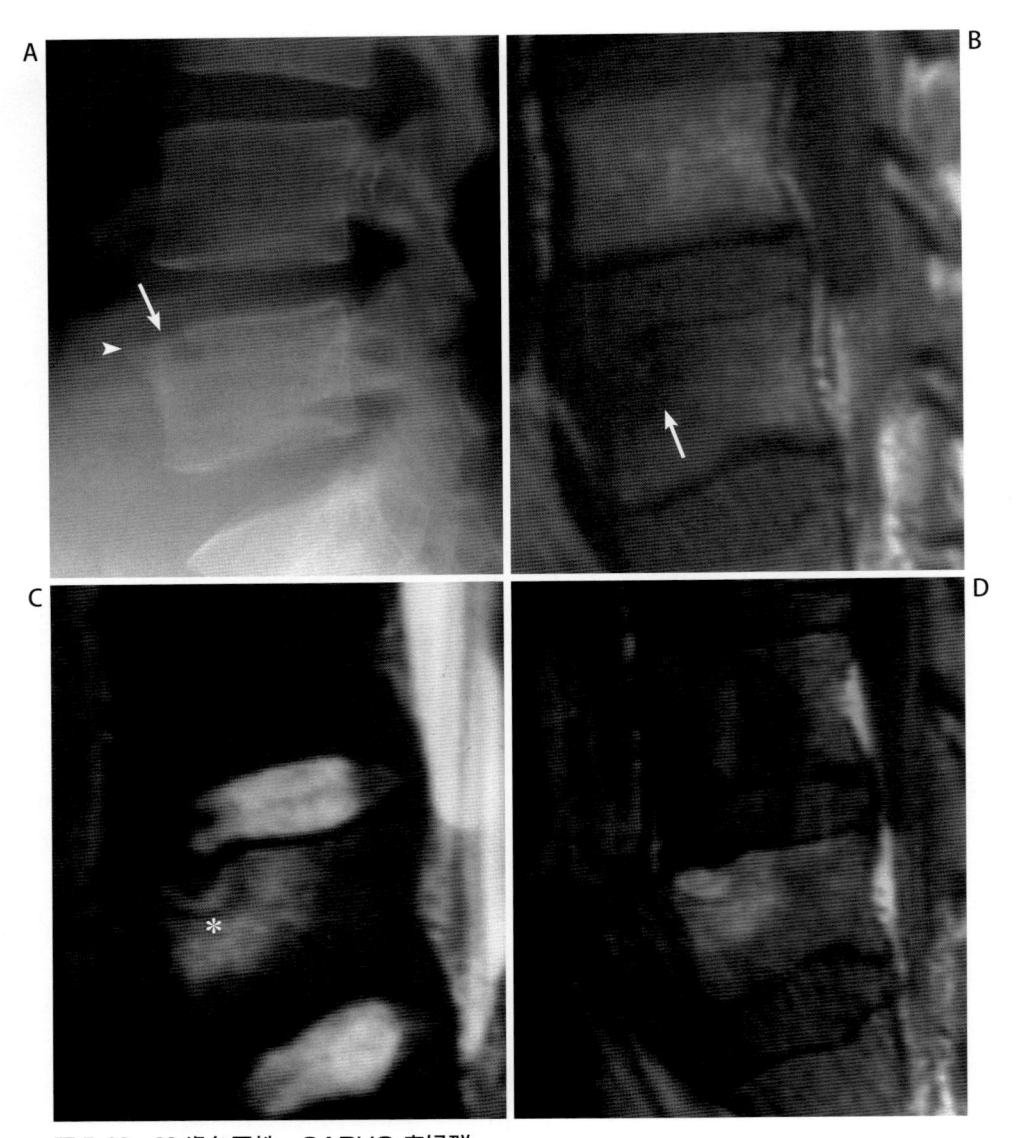

図5-60　20歳台男性　SAPHO症候群
A：下部腰椎単純X線写真側面像，B：MRI，T1強調矢状断像，C：STIR矢状断像，D：脂肪抑制造影T1強調矢状断像　腰痛．L5椎体上部終板前縁の椎体辺縁部の骨皮質の骨侵食（vertebral corner cortical erosion）がみられた症例．下部腰椎の単純X線写真側面像（A）では，L5椎体上部終板前縁に骨侵食（→）と小さい骨棘形成（▶），軽度の硬化性変化がある．T1強調像（B）では，L5椎体上部終板前縁の終板が骨侵食により途絶して（→），周囲骨髄はびまん性低信号を示している．STIR像（C）では，骨侵食周囲の骨髄はびまん性高信号（＊）を示している．造影後（D），骨髄は軽度増強されている．骨侵食の辺縁部に特に強い増強効果がある．椎間板に異常信号や増強効果はない．

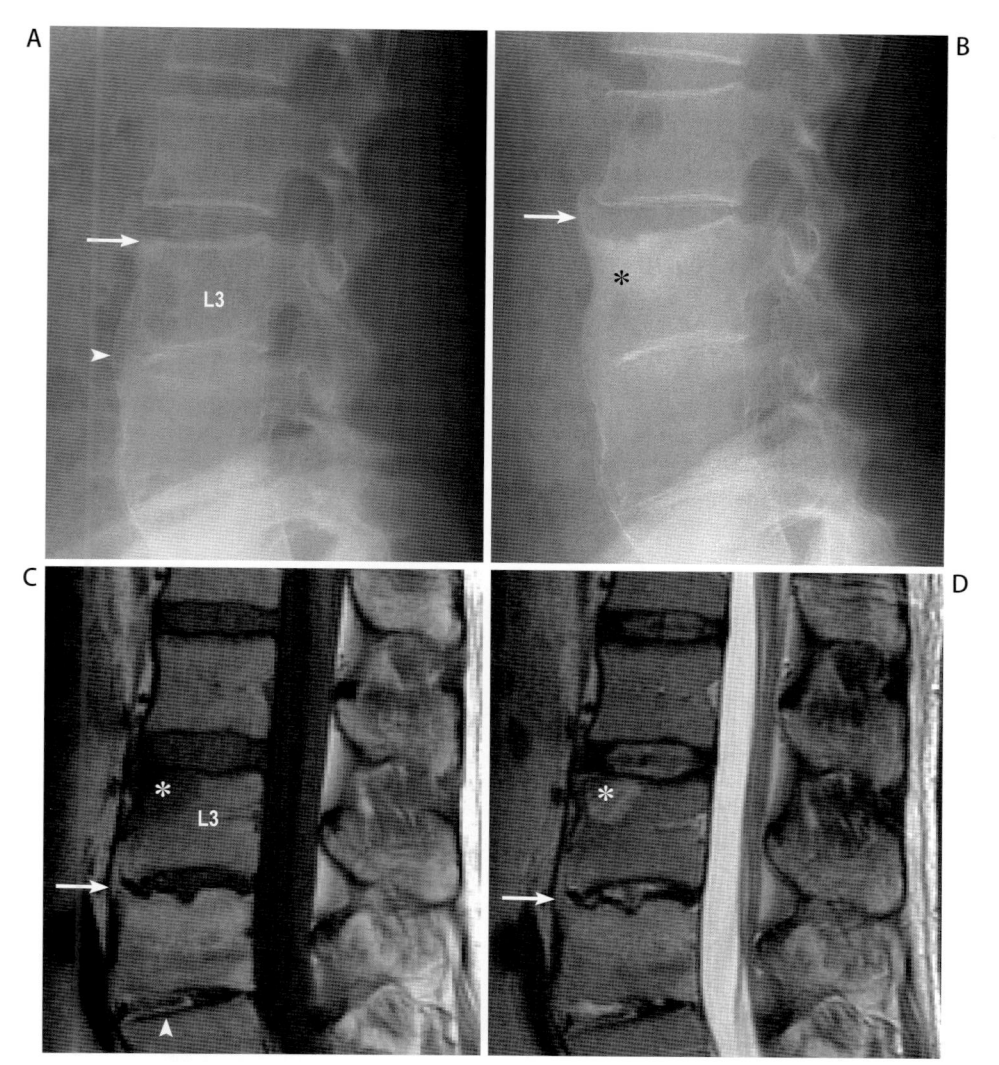

図 5-61 30 歳台男性 SAPHO 症候群

A：腰椎単純 X 線写真側面像（2006 年 2 月），B：単純 X 線写真側面像（2008 年 5 月），C：MRI，T1 強調矢状断像（2006 年 2 月），D：T2 強調矢状断像（2006 年 2 月） 2006 年 2 月の腰椎側面像（A）では，L3 の上部終板の前縁に骨侵食と硬化性変化がある（→）．L3〜L5 には靱帯骨棘（syndesmophyte）による強直がみられ，椎間板腔はやや狭く，骨化している（▶）．2008 年 5 月の腰椎側面像（B）では，L3 上部終板直下には骨硬化性変化（＊）が広がっている．L3 前縁から上方に向かう骨形成があり，L2 椎体に達している（→）．2006 年当時の MRI，T1 強調像（C），T2 強調像（D）では，L3 椎体辺縁部の骨皮質の骨侵食（vertebral corner cortical erosion）周囲には，骨髄浮腫あるいは炎症を示す信号が広がっている（＊）．L3/4，4/5 は靱帯骨棘形成（→）により強直しており，椎間板腔は狭小化している．L4/5 椎間板は T1 強調像（C）で一部高信号を示す（▶）が，これは骨化を反映した所見である．

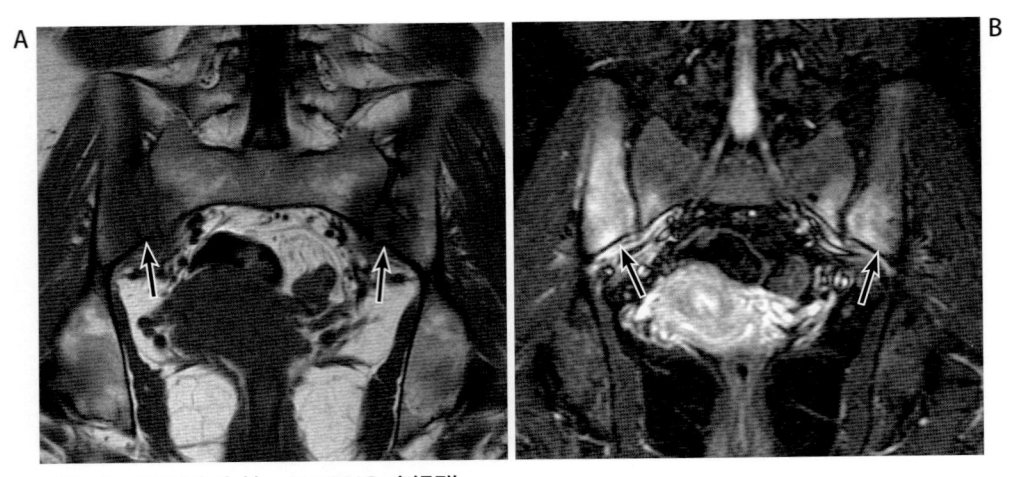

図 5-62　30 歳台女性　SAPHO 症候群
A：MRI, T1 強調冠状断像，B：STIR 冠状断像　両側性に仙腸関節に骨髄浮腫がある（→）．

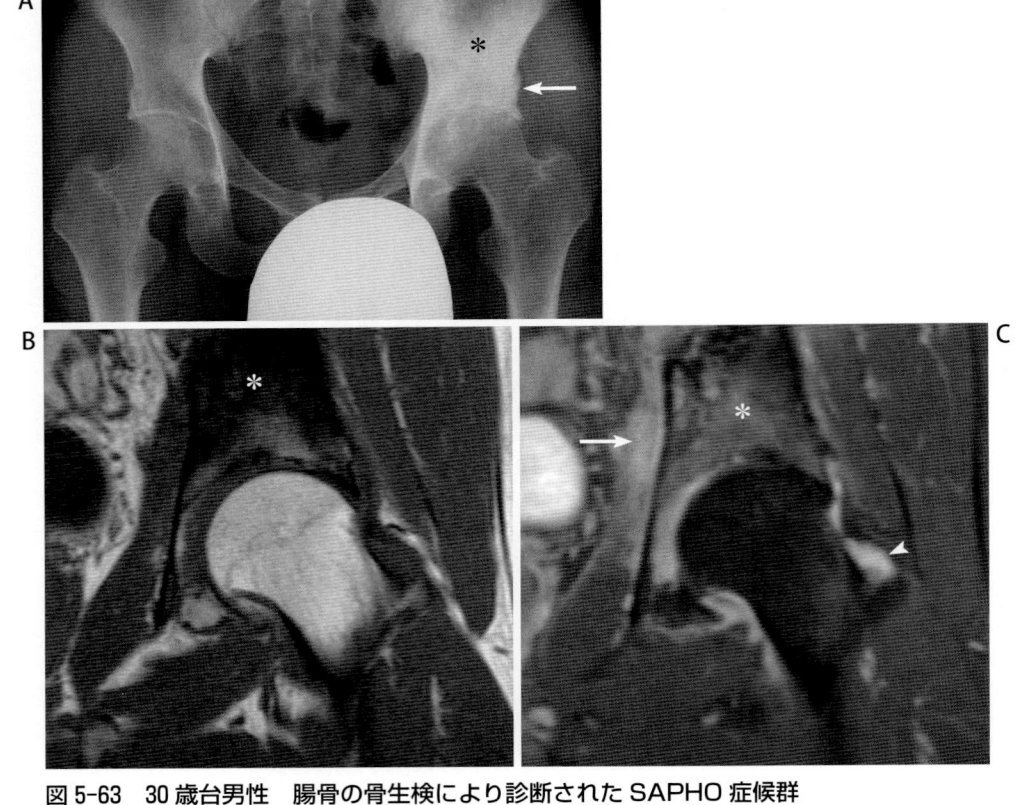

図 5-63　30 歳台男性　腸骨の骨生検により診断された SAPHO 症候群
A：単純 X 線写真，B：MRI，左股関節 T1 強調冠状断像，C：脂肪抑制造影 T1 強調冠状断像
単純 X 線写真（A）では左腸骨にびまん性骨硬化性変化（過骨症）がある（＊）．臼蓋外側には骨膜反応がある（→）．左股関節には求心性の関節裂隙狭小化がある．炎症性関節炎を示す所見である．T1 強調冠状断像（B）では，腸骨骨髄は過骨症によりびまん性低信号を示している（＊）．脂肪抑制造影 T1 強調冠状断像（C）では，腸骨骨髄は増強され（＊），周囲軟部組織に広範囲に増強効果がある（→）．股関節の関節裂隙にも滑膜炎による増強効果がある（▶）．

文 献

1) Rudwaleit M, Landewe R, van der Heijde D, et al：The development of Assessment of SpondyloArthritis international Society classification criteria for axial spondyloarthritis(part I)：classification of paper patients by expert opinion including uncertainty appraisal. Ann Rheum Dis 2009；68：770-776.

2) Rudwaleit M, van der Heijde D, Landewe R, et al：The development of Assessment of SpondyloArthritis international Society classification criteria for axial spondyloarthritis(part II)：validation and final selection. Ann Rheum Dis 2009；68：777-783.

3) Garg N, van den Bosch F, Deodhar A：The concept of spondyloarthritis：where are we now? Best Pract Res Clin Rheumatol 2014；28：663-672.

4) Raychaudhuri SP, Deodhar A：The classification and diagnostic criteria of ankylosing spondylitis. J Autoimmun 2014；48-49：128-133.

5) Gladman DD：Editorial：What is peripheral spondyloarthritis? Arthritis Rheumatol 2015；67：865-868.

6) Kaneko Y, Kuwana M, Kameda H, Takeuchi T：Sensitivity and specificity of 2010 rheumatoid arthritis classification criteria. Rheumatology(Oxford) 2011；50：1268-1274.

7) Hukuda S, Minami M, Saito T, et al：Spondyloarthropathies in Japan：nationwide questionnaire survey performed by the Japan Ankylosing Spondylitis Society. J Rheumatol 2001；28：554-559.

8) Janson RW：Ankylosing spondylitis. In：West SG(ed)：Rheumatology secrets. Philadelphia：Elsevier, 2015：261-267.

9) Vleeming A, Schuenke MD, Masi AT, et al：The sacroiliac joint：an overview of its anatomy, function and potential clinical implications. J Anat 2012；221：537-567.

10) Vogler JB 3rd, Brown WH, Helms CA, Genant HK：The normal sacroiliac joint：a CT study of asymptomatic patients. Radiology 1984；151：433-437.

11) Battistone MJ, Manaster BJ, Reda DJ, Clegg DO：Radiographic diagnosis of sacroiliitis：are sacroiliac views really better? J Rheumatol 1998；25：2395-2401.

12) van der Linden S, Valkenburg HA, Cats A：Evaluation of diagnostic criteria for ankylosing spondylitis：a proposal for modification of the New York criteria. Arthritis Rheum 1984；27：361-368.

13) Hermann KG, Bollow M：Magnetic resonance imaging of sacroiliitis in patients with spondyloarthritis：correlation with anatomy and histology. Rofo 2014；186：230-237.

14) Puhakka KB, Jurik AG, Egund N, et al：Imaging of sacroiliitis in early seronegative spondylarthropathy：assessment of abnormalities by MR in comparison with radiography and CT. Acta Radiol 2003；44：218-229.

15) Arnbak B, Grethe Jurik A, Horslev-Petersen K, et al：Associations between spondyloarthritis features and magnetic resonance imaging findings：a cross-sectional analysis of 1,020 patients with persistent low back pain. Arthritis Rheumatol 2016；68：892-900.

16) Deodhar A：Editorial：Sacroiliac joint magnetic resonance imaging in the diagnosis of axial spondyloarthritis："a tiny bit of white on two consecutive slices" may be objective, but not specific. Arthritis Rheumatol 2016；68：775-778.

17) Dornia C, Fleck M, Hartung W, et al：Magnetic resonance imaging of the sacroiliac joints in patients with suspected spondyloarthritis：comparison of turbo spin-echo and gradient-echo sequences for the detection of structural alterations. Rofo 2015；36：109-114.

18) Baraliakos X, Heldmann F, Callhoff J, et al：Which spinal lesions are associated with new bone formation in patients with ankylosing spondylitis treated with anti-TNF agents? A long-term observational study using MRI and conventional radiography. Ann Rheum Dis 2014；73：1819-1825.

19) Maksymowych WP, Morency N, Conner-Spady B, Lambert RG：Suppression of inflammation and effects on new bone formation in ankylosing spondylitis：evidence for a window of opportunity in disease modification. Ann Rheum Dis 2013；72：23-28.

20) Herregods N, Jaremko JL, Baraliakos X, et al：Limited role of gadolinium to detect active sacroiliitis on MRI in juvenile spondyloarthritis. Skeletal Radiol 2015；44：1637-1646.

21) de Hooge M, van den Berg R, Navarro-Compan V, et al：Magnetic resonance imaging of the sacroiliac joints in the early detection of spondyloarthritis：no added value of gadolinium compared

with short tau inversion recovery sequence. Rheumatology(Oxford) 2013 ; 52 ; 1220-1224.

22) Jevtic V, Kos-Golja M, Rozman B, McCall I ; Marginal erosive discovertebral "Romanus" lesions in ankylosing spondylitis demonstrated by contrast enhanced Gd-DTPA magnetic resonance imaging. Skeletal Radiology 2000 ; 29 ; 27-33.

23) Puhakka KB, Jurik AG, Schiottz-Christensen B, et al ; Magnetic resonance imaging of sacroiliitis in early seronegative spondylarthropathy ; abnormalities correlated to clinical and laboratory findings. Rheumatology(Oxford) 2004 ; 43 ; 234-237.

24) Maksymowych WP ; Imaging in spondyloarthritis. Adv Exp Med Biol 2009 ; 649 ; 17-36.

25) Lambert RG, Dhillon SS, Jhangri GS, et al ; High prevalence of symptomatic enthesopathy of the shoulder in ankylosing spondylitis ; deltoid origin involvement constitutes a hallmark of disease. Arthritis Rheum 2004 ; 51 ; 681-690.

26) Olivieri I, Padula A, Favaro L, et al ; Dactylitis with pitting oedema of the hand in longstanding ankylosing spondylitis. Clin Rheumatol 1995 ; 14 ; 701-704.

27) Ohara Y, Kishimoto M, Takizawa N, et al ; Prevalence and clinical characteristics of psoriatic arthritis in Japan. J Rheumatol 2015 ; 42 ; 1439-1442.

28) Punzi L, Pianon M, Rossini P, et al ; Clinical and laboratory manifestations of elderly onset psoriatic arthritis ; a comparison with younger onset disease. Ann Rheum Dis 1999 ; 58 ; 226-229.

29) Arnett FC, Reveille JD, Duvic M ; Psoriasis and psoriatic arthritis associated with human immunodeficiency virus infection. Rheum Dis Clin North Am 1991 ; 17 ; 59-78.

30) Taylor W, Gladman D, Helliwell P, et al ; Classification criteria for psoriatic arthritis ; development of new criteria from a large international study. Arthritis Rheum 2006 ; 54 ; 2665-2673.

31) Tillett W, Costa L, Jadon D, et al ; The ClASsification for Psoriatic ARthritis(CASPAR)criteria ; a retrospective feasibility, sensitivity, and specificity study. J Rheumatol 2012 ; 39 ; 154-156.

32) Moll JM, Wright V ; Psoriatic arthritis. Semin Arthritis Rheum 1973 ; 3 ; 55-78.

33) Bruce IN; Psoriatic arthritis; clinical features. In; Hochberg MC, Silman AJ, Smolen JS, et al(eds); Rheumatology 2, 4th ed. Philadelphia ; Elsevier, 2008 ; 1165-1675.

34) Kane D, Stafford L, Bresnihan B, FitzGerald O ; A prospective, clinical and radiological study of early psoriatic arthritis ; an early synovitis clinic experience. Rheumatology(Oxford) 2003 ; 42 ; 1460-1468.

35) Marsal S, Armadans-Gil L, Martinez M, et al ; Clinical, radiographic and HLA associations as markers for different patterns of psoriatic arthritis. Rheumatology(Oxford) 1999 ; 38 ; 332-337.

36) Helliwell PS, Mease PJ, FitzGerald O, et al ; Peripheral spondyloarthritis and psoriatic arthritis ; overlaps and distinctions ; a report from the GRAPPA 2012 annual meeting. J Rheumatol 2013 ; 40 ; 1446-1449.

37) Martel W, Stuck KJ, Dworin AM, Hylland RG ; Erosive osteoarthritis and psoriatic arthritis ; a radiologic comparison in the hand, wrist, and foot. AJR 1980 ; 134 ; 125-135.

38) Scarpa R, Cuocolo A, Peluso R, et al ; Early psoriatic arthritis ; the clinical spectrum. J Rheumatol 2008 ; 35 ; 137-141.

39) Finzel S, Englbrecht M, Engelke K, et al ; A comparative study of periarticular bone lesions in rheumatoid arthritis and psoriatic arthritis. Ann Rheum Dis 2011 ; 70 ; 122-127.

40) Martel W, Snarr JW, Horn JR ; The metacarpophalangeal joints in interphalangeal osteoarthritis. Radiology 1973 ; 108 ; 1-7.

41) Kononen M ; Radiographic changes in the condyle of the temporomandibular joint in psoriatic arthritis. Acta Radiol 1987 ; 28 ; 185-188.

42) Lambert RG ; Magnetic resonance imaging of vertebral erosion in spondyloarthritis. J Rheumatol 2013 ; 40 ; 1791-1793.

43) McQueen F, Lassere M, Bird P, et al ; Developing a magnetic resonance imaging scoring system for peripheral psoriatic arthritis. J Rheumatol 2007 ; 34 ; 859-861.

44) Boyesen P, McQueen FM, Gandjbakhch F, et al ; The OMERACT Psoriatic Arthritis Magnetic Resonance Imaging Score(PsAMRIS) is reliable and sensitive to change ; results from an OMERACT workshop. J Rheumatol 2011 ; 38 ; 2034-2038.

45) Conaghan PG, McQueen FM, Bird P, et al ; Update on research and future directions of the OMERACT MRI inflammatory arthritis group. J Rheumatol 2011 ; 38 ; 2031-2033.

46) Ostergaard M, Poggenborg RP ; Magnetic resonance imaging in psoriatic arthritis—update on

current status and future perspectives：a report from the GRAPPA 2010 annual meeting. J Rheumatol 2012；39：408-412.

47）Glinatsi D, Bird P, Gandjbakhch F, et al：Validation of the OMERACT Psoriatic Arthritis Magnetic Resonance Imaging Score(PsAMRIS) for the hand and foot in a randomized placebo-controlled trial. J Rheumatol 2015；42：2473-2479.

48）Emad Y, Ragab Y, Gheita T, et al：Knee enthesitis and synovitis on magnetic resonance imaging in patients with psoriasis without arthritic symptoms. J Rheumatol 2012；39：1979-1986.

49）Erdem CZ, Tekin NS, Sarikaya S, et al：MR imaging features of foot involvement in patients with psoriasis. Eur J Radiol 2008；67：521-525.

50）Faustini F, Simon D, Oliveira I, et al：Subclinical joint inflammation in patients with psoriasis without concomitant psoriatic arthritis：a cross-sectional and longitudinal analysis. Ann Rheum Dis 2016；75：2068-2074.

51）Benjamin M, McGonagle D：The anatomical basis for disease localisation in seronegative spondyloarthropathy at entheses and related sites. J Anat 2001；199：503-526.

52）van Kuijk AW, Tak PP：Synovitis in psoriatic arthritis：immunohistochemistry, comparisons with rheumatoid arthritis, and effects of therapy. Curr Rheumatol Rep 2011；13：353-359.

53）Mc Ardle A, Flatley B, Pennington SR, FitzGerald O：Early biomarkers of joint damage in rheumatoid and psoriatic arthritis. Arthritis Res Ther 2015；17：141.

54）Narvaez J, Narvaez JA, de Albert M, et al：Can magnetic resonance imaging of the hand and wrist differentiate between rheumatoid arthritis and psoriatic arthritis in the early stages of the disease? Semin Arthritis Rheum 2012；42：234-245.

55）Spira D, Kotter I, Henes J, et al：MRI findings in psoriatic arthritis of the hands. AJR 2010；195：1187-1193.

56）Cimmino MA, Parodi M, Zampogna G, et al：Magnetic resonance imaging of the hand in psoriatic arthritis. J Rheumatol Suppl 2009；83：39-41.

57）Schoellnast H, Deutschmann HA, Hermann J, et al：Psoriatic arthritis and rheumatoid arthritis：findings in contrast-enhanced MRI. AJR 2006；187：351-357.

58）Coates LC, Hodgson R, Conaghan PG, Freeston JE：MRI and ultrasonography for diagnosis and monitoring of psoriatic arthritis. Best Pract Res Clin Rheumatol 2012；26：805-822.

59）Wakefield RJ, Balint PV, Szkudlarek M, et al：Musculoskeletal ultrasound including definitions for ultrasonographic pathology. J Rheumatol 2005；32：2485-2487.

60）Freeston JE, Coates LC, Nam JL, et al：Is there subclinical synovitis in early psoriatic arthritis?：a clinical comparison with gray-scale and power Doppler ultrasound. Arthritis Care Res(Hoboken) 2014；66：432-439.

61）Hannu T：Reactive arthritis. Best Pract Res Clin Rheumatol 2011；25：347-357.

62）Gaston H：Reactive arthritis and undifferentiated spondyloarthritis. In：Firestein GS, Budd RC, Gabriel S, et al(eds)：Kelley's textbook of rheumatology, 2. Philadelphia：Elsevier, 2013：1221-1231.

63）Martel W, Braunstein EM, Borlaza G, et al：Radiologic features of Reiter disease. Radiology 1979；132：1-10.

64）Zochling J, Smith EU：Seronegative spondyloarthritis. Best Pract Res Clin Rheumatol 2010；24：747-756.

65）Gandjbakhch F, Terslev L, Joshua F, et al：Ultrasound in the evaluation of enthesitis：status and perspectives. Arthritis Res Ther 2011；13：R188.

66）Kiris A, Kaya A, Ozgocmen S, Kocakoc E：Assessment of enthesitis in ankylosing spondylitis by power Doppler ultrasonography. Skeletal Radiol 2006；35：522-528.

67）Orchard TR, Wordsworth BP, Jewell DP：Peripheral arthropathies in inflammatory bowel disease：their articular distribution and natural history. Gut 1998；42：387-391.

68）Orchard TR, Thiyagaraja S, Welsh KI, et al：Clinical phenotype is related to HLA genotype in the peripheral arthropathies of inflammatory bowel disease. Gastroenterology 2000；118：274-278.

69）Wright V：Ankylosing spondylitis：aetiology. Proc R Soc Med 1966；59：451-453.

70）Benhamou CL, Chamot AM, Kahn MF：Synovitis-acne-pustulosis hyperostosis-osteomyelitis syndrome(SAPHO)：a new syndrome among the spondyloarthropathies? Clin Exp Rheumatol 1988；6：109-112.

71）Jurik AG, Ternowitz T：Frequency of skeletal disease, arthro-osteitis, in patients with pustulosis palmoplantaris. J Am Acad Dermatol 1988；18：666-671.

72）Colina M, Govoni M, Orzincolo C, Trotta F：Clinical and radiologic evolution of synovitis, acne, pustulosis, hyperostosis, and osteitis syndrome：a single center study of a cohort of 71 subjects. Arthritis Rheum 2009；61：813-821.

73）Grosjean C, Hurtado-Nedelec M, Nicaise-Roland P, et al：Prevalence of autoantibodies in SAPHO syndrome：a single-center study of 90 patients. J Rheumatol 2010；37：639-643.

74）Nissen MJ, Syrogiannopoulou A, Gabay C：Coexistence of seropositive rheumatoid arthritis and SAPHO syndrome. Joint Bone Spine 2013；80：674-676.

75）Hayem G, Bouchaud-Chabot A, Benali K, et al：SAPHO syndrome：a long-term follow-up study of 120 cases. Semin Arthritis Rheum 1999；29：159-171.

76）Depasquale R, Kumar N, Lalam RK, et al：SAPHO：What radiologists should know. Clin Radiol 2012；67：195-206.

77）Earwaker JW, Cotten A：SAPHO：syndrome or concept? Imaging findings. Skeletal Radiol 2003；32：311-327.

78）Toussirot E, Dupond JL, Wendling D：Spondylodiscitis in SAPHO syndrome：a series of eight cases. Ann Rheum Dis 1997；56：52-58.

79）Salles M, Olive A, Perez-Andres R, et al：The SAPHO syndrome：a clinical and imaging study. Clin Rheumatol 2011；30：245-249.

80）Laredo JD, Vuillemin-Bodaghi V, Boutry N, et al：SAPHO syndrome：MR appearance of vertebral involvement. Radiology 2007；242：825-831.

5.3 全身性結合組織病

a. 全身性エリテマトーデス systemic lupus erythematosus：SLE

免疫機能の不全により多臓器が障害される自己免疫性疾患である．感染などによる環境因子により誘発される．補体上昇から免疫反応の亢進をきたす．全身の毛細血管，小動静脈の血管炎を特徴とする．

推定患者数は5万人．発症年齢は20〜40歳台，男女比は1：9である．骨軟部病変はSLEの65〜90％に生じる最も多い症状のひとつである．関節炎，無腐性壊死（avascular necrosis），軟部組織石灰化，指尖部の変化，腱断裂が生じる．急性関節炎はどの関節にも生じるが，MP関節，IP関節のような小関節，および膝関節に好発する[1]．関節症状がSLEの他の症状に先行することがあり，多くは対称性多関節炎の形をとる．

SLE関節症では，持続する関節包炎と関節周囲の線維化，腱や靱帯の弛みによりJaccoud変形が生じる．Jaccoud変形をきたした関節では滑膜炎が持続している．

SLEの関節変形は，軽度の変形，Jaccoud変形，rhupus handの3型に分けられる（**図5-64**）[1〜3]．rhupus handはSLEのうちRAの診断基準を満たす例である[2]．SLEとして発症し，経過中にRAの特徴を示す場合と，SLEとRAの同時発症，あるいはRAが先行する場合がある[4]．rhupus handはRF因子，抗CCP抗体陽性で，対称性多関節炎で変形に至る．

画像診断

● 単純X線写真

単純X線では50％程度に異常所見を認める．X線所見は，関節周囲あるいはびまん性骨減少，Jaccoud変形，hook-like erosion，および関節周囲の石灰化である（**図5-65**）．指尖部の骨硬化（acral sclerosis）は多くの膠原病に認める非特異的な所見である．

手，手指のJaccoud変形はMP関節の尺側偏位（**図5-66**），亜脱臼（**図5-67**），スワンネック（白鳥の首）変形，ボタン穴変形，母指の過伸展（zigzag変形）を特徴とする（**図5-68**）[5]．尺側偏位が最も早期に出現する頻度の高い所見である[6]．肩関節や膝関節の不安定症，環軸椎の亜脱臼も生じる．足指では，lupus footとよばれる外反母趾，ハンマー趾，MTP関節の亜脱臼を生じる[7]．

Hook-like erosionは，Jaccoud変形に伴って中手骨頭の橈側に生じる，腱の偏位の結果生じた骨のremodelingである（**図5-69**）．rhupus handでは，単純X線でおよそ60％にRAに似た骨侵食が生じる[4]．また，全身性硬化症と区別できない指尖部骨融解が生じることがある．Raynaud現象との関連は定かではない．

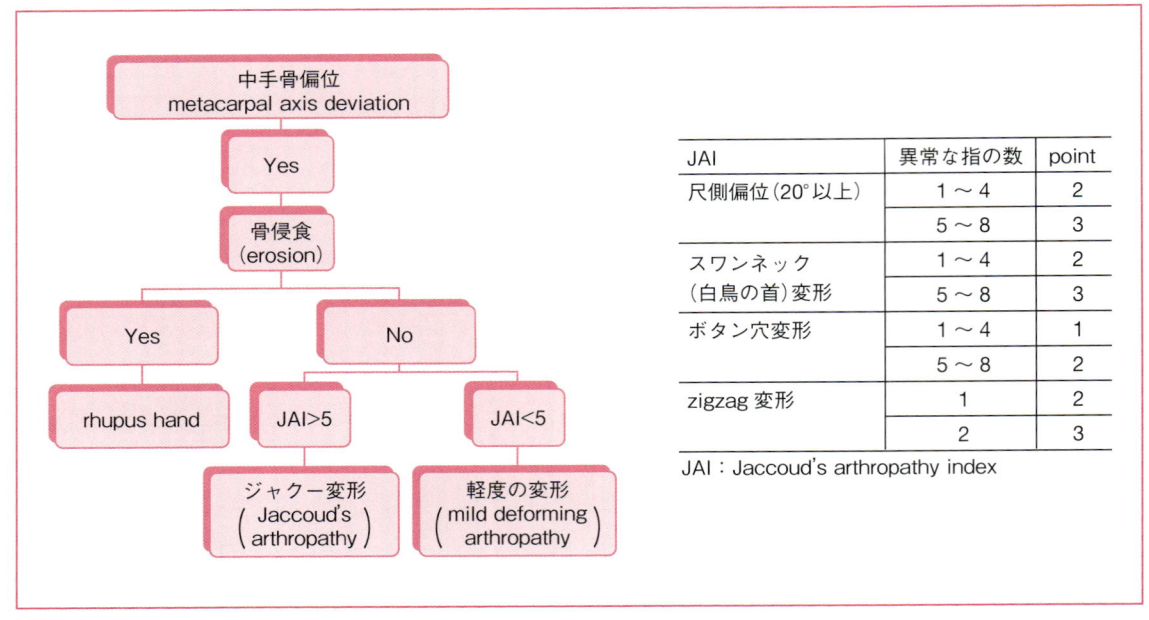

JAI		異常な指の数	point
尺側偏位（20°以上）		1〜4	2
		5〜8	3
スワンネック（白鳥の首）変形		1〜4	2
		5〜8	3
ボタン穴変形		1〜4	1
		5〜8	2
zigzag 変形		1	2
		2	3

JAI : Jaccoud's arthropathy index

図 5-64　全身性エリテマトーデス（SLE）の関節変形のフローチャート
中手骨偏位の有無，骨侵食の有無，JAI により 3 型に分類する・JAI は関節変形により数値化する．（文献 1）より改変）

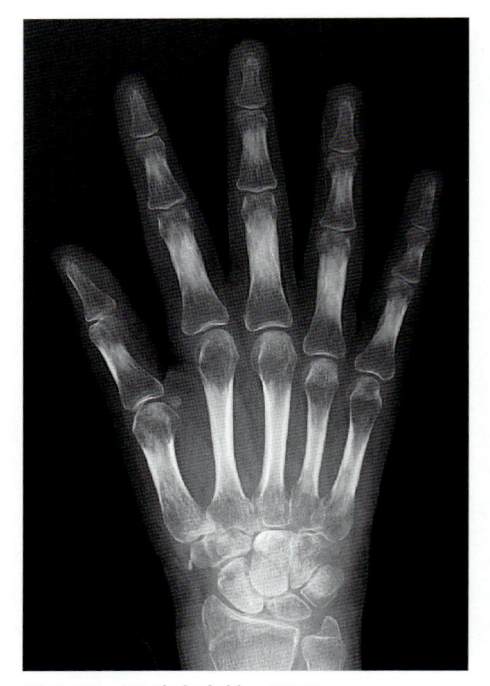

図 5-65　20 歳台女性　SLE
単純 X 線写真　関節周囲（juxta-articular）に高度の骨減少がある．骨侵食など破壊性変化はない．

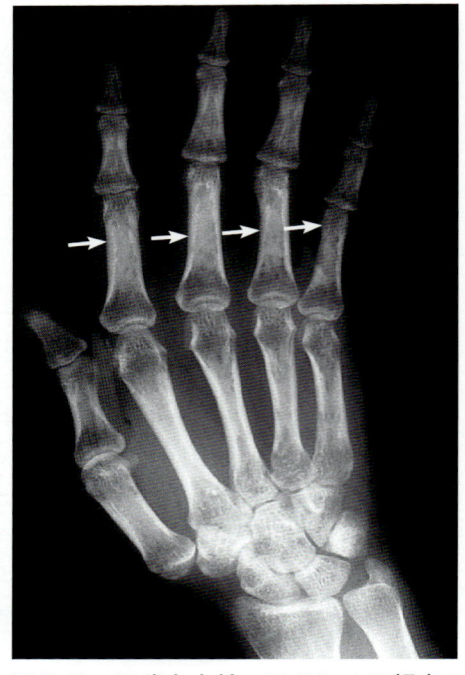

図 5-66　30 歳台女性　SLE による軽度の変形
単純 X 線写真　mild deforming arthropathy に相当．MP 関節に尺側偏位がみられる（→）．関節周囲に高度の骨粗鬆症がある．JAI ≦ 3.

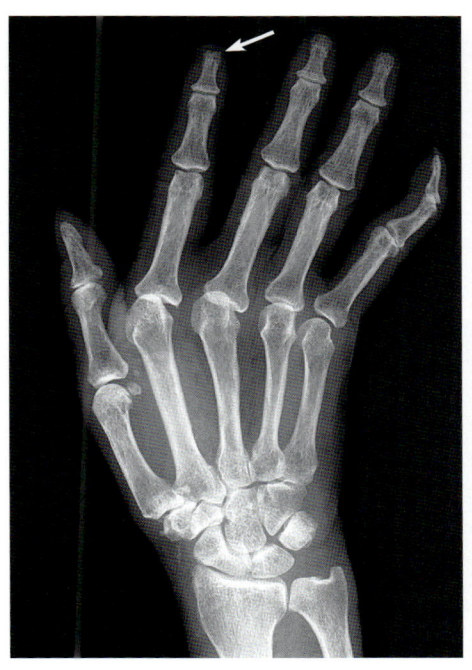

図 5-67　70 歳 台 女 性　SLE：Jaccoud 変形による MP 関節脱臼

単純 X 線写真　MP 関節に尺側偏位がある. 小指にスワンネック変形がある. 示指末節骨に骨融解がある(→). 中指, 環指指尖部の軟部組織は萎縮している. JAI＞5 で, Jaccoud 変形.

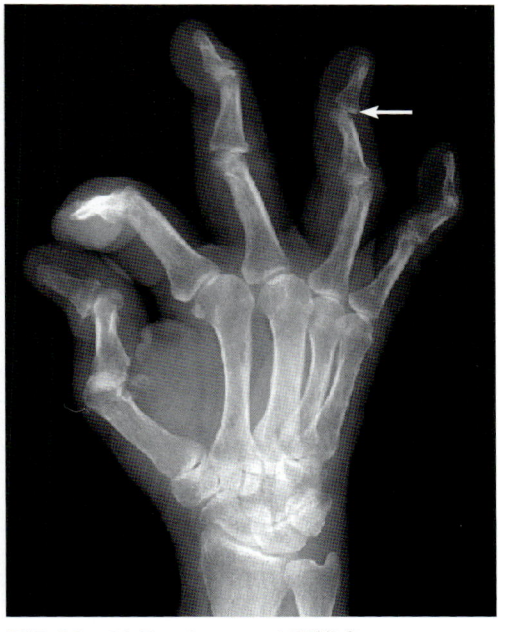

図 5-68　SLE：Jaccoud 関節症

単純 X 線写真斜位像　母指の zigzag 変形, 中指と小指のスワンネック変形, 環指のボタン穴変形(→)がある. 骨侵食はない. JAI＞5.

　SLE では関節周囲の軟部組織に石灰化を生じる(**図 5-70**). 軟部組織の石灰化は多くの膠原病に生じる非特異的な所見であるが, ループ利尿薬との関連も指摘されている[8]. 皮下の石灰化も SLE によく見る所見であるが, 非特異的である(**図 5-71**).

　無腐性壊死は SLE の関節病変として最も重要であり, MP 関節の壊死により, 関節変形が起こる.

● MRI

　MRI により, 関節包周囲の腫脹, 関節液貯留, 腱鞘炎, 腱鞘の浮腫, 骨髄浮腫と滑膜炎, 骨侵食(erosion)が描出される[9](**図 5-72**). 骨侵食は RA の特徴的な所見であるが, SLE でも生じる. 骨侵食は MP 関節に多い傾向がある[9,10]. 単純 X 線で所見のない早期 RA と SLE を MRI で鑑別することはできない[4,10~12].

　炎症, あるいはステロイドによる変性で腱断裂が生じる. 腱断裂は, 膝蓋腱, アキレス腱, 二頭筋長頭, 三頭筋腱, 手伸筋腱に多い[13]. 腱断裂は, 脂肪抑制 T2 強調像で, 腱周囲の液体貯留, 腱の不連続(腱内高信号)として描出される[14].

　骨壊死は 10％に生じる合併症である. 壊死は股関節, 脛骨高原, 上腕骨頭, 舟状骨に多い. 大腿骨頭壊死症の早期(Stage I)では, T1 強調像の低信号帯(band 像), T2 強調像の低信号と高信号の二重線 "double line sign" が生じる(**図 5-73**).

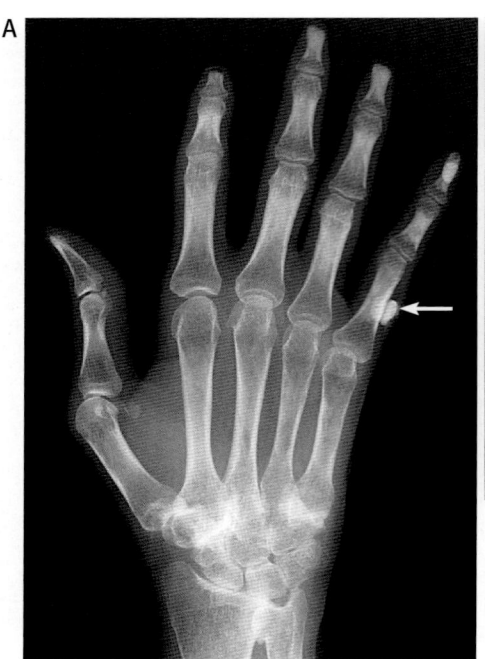
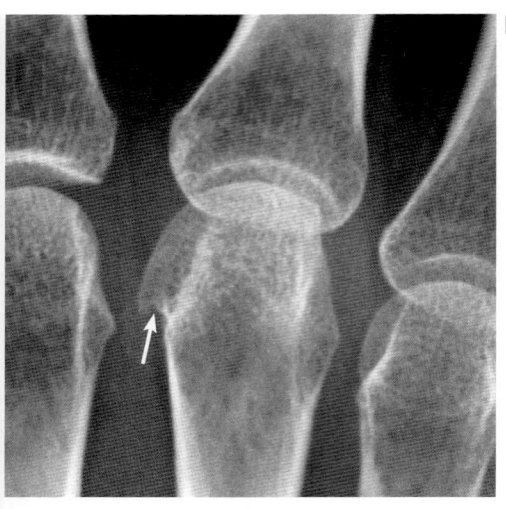

図 5-69　40 歳台女性　SLE, SSc 合併例：hook-like erosion
A：単純 X 線写真，B：拡大像　単純 X 線写真（**A**）では，指尖部に骨融解と萎縮がある．すべての末節骨に骨硬化がある．手根関節の橈側偏位があり，橈骨手根関節，手根中央関節，手根中手関節の関節裂隙は均一に狭小化．母指に軽度の zigzag 変形がある．皮下に結節状の石灰化を認める（→）．拡大像（**B**）では，第 3 中手骨頭の橈側に境界明瞭な骨侵食（hook erosion）がある（→）．

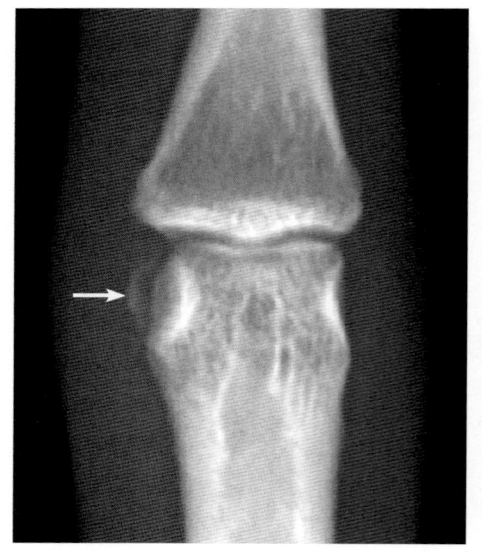

図 5-70　40 歳台女性　SLE：関節周囲石灰化
単純 X 線写真　中指 PIP 関節周囲に線状の石灰化がある（→）．

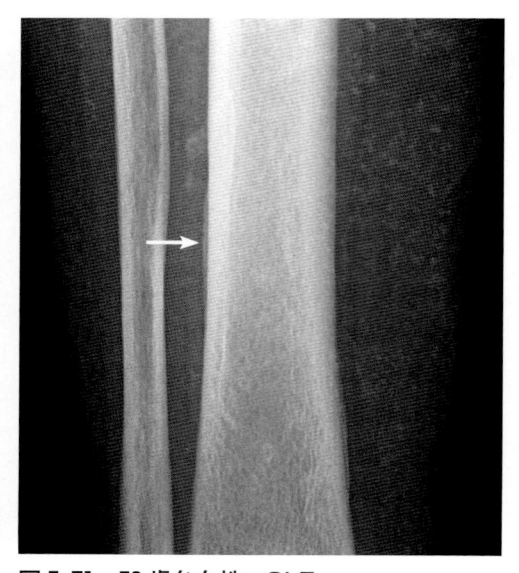

図 5-71　50 歳台女性　SLE
単純 X 線写真　皮下に結節状の石灰化が多数ある．脛骨の層状骨膜反応（→）は深部静脈血栓症による．

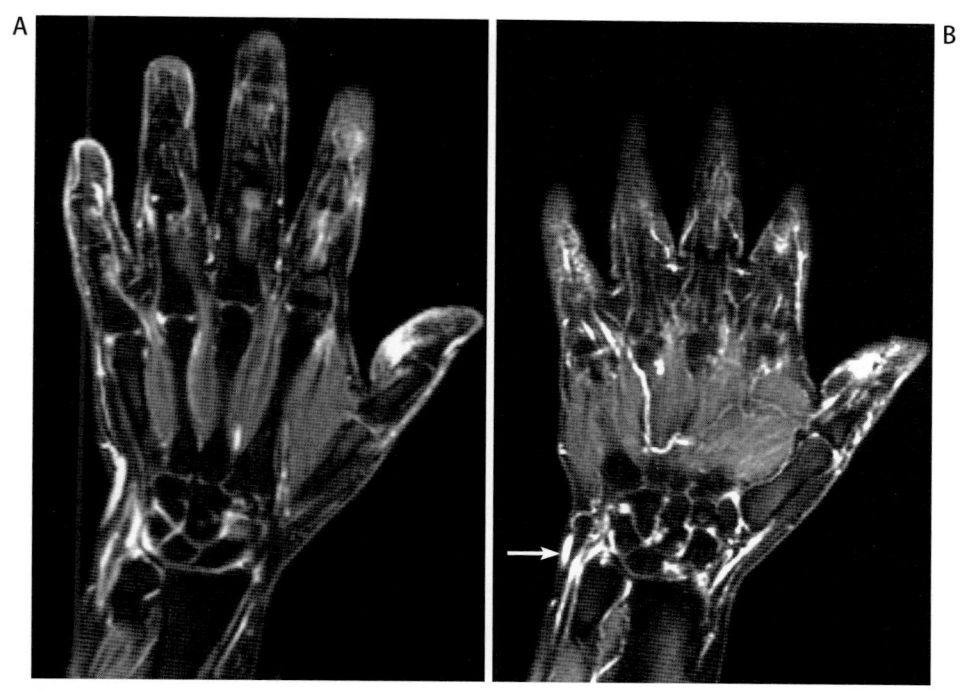

図 5-72　20 歳台女性　SLE arthritis
A：MRI, STIR 冠状断像，B：脂肪抑制造影 T1 強調冠状断像　STIR 像（A）では，手関節，MP, PIP 関節，母指 IP 関節周囲に高信号がある．脂肪抑制造影 T1 強調像（B）では，手関節周囲，伸筋腱鞘（→）に増強効果を認める．所見は左右対称で，早期 RA と区別できない所見である．

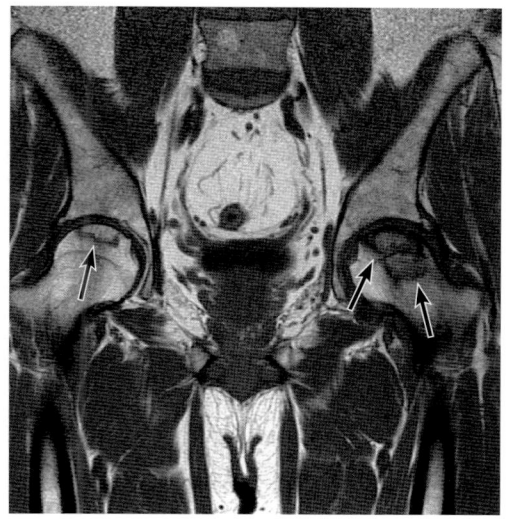

図 5-73　20 歳台男性　SLE
MRI, T1 強調冠状断像　両側大腿骨頭に壊死を示す band pattern（帯状低信号）がある（→）.

b. 全身性強皮症 systemic sclerosis：SSc

　血管障害とそれによる皮膚および臓器の線維化を特徴とする原因不明の多臓器自己免疫性疾患である．血管障害は手指の末梢循環障害，チアノーゼ(cyanosis)，Raynaud 現象，指先部潰瘍をきたす[15]．

　患者数は 16,000 名，男女比は 1：7 と女性に多い．強皮症の病型は多様で，大きくは皮膚硬化の範囲により広汎性皮膚硬化型(diffuse cutaneous systemic scleroderma, diffuse skin disease)と限局性皮膚硬化型(limited cutaneous systemic scleroderma, CREST 症候群はその一亜型)に分けられる．

　骨関節病変は診断時の 12〜66％に，経過中の 24〜97％に生じる[16,17]．関節症状は，滑膜炎(16％)，腱の摩擦(11％)，関節拘縮(16％)による[18]．関節症状が皮膚症状に先行する例もある[16]．皮膚の硬化(肥厚・線維化)が関節の機能障害に関与する．腱周囲の硬化は腱の短縮につながる．

　強皮症の 40〜60％では対称性多関節炎を生じ，早期例では RA と誤診されることがある[16]．MP 関節，PIP 関節，DIP 関節，手関節の対称性滑膜炎が生じるが，関節障害は皮膚硬化，腱鞘の硬化や摩擦の寄与が大きい[18]．滑膜は線維性で，滑膜細胞の増生や肥大をきたすことはまれである．骨関節，筋病変は SSc の機能障害の主因であるが，予後は臓器障害による[19]．

　強皮症で RA と放射線学的に区別できない病変が生じるが，これが強皮症自体によるものか，あるいは RA のオーバーラップによるものかは議論がある[20,21]．seropositive の場合，強皮症と RA のオーバーラップであり，臨床的および血清学的に別個の疾患単位であることが示唆されている[22,30]．

画像診断

● 単純 X 線写真

　初期には両手の浮腫により，びまん性軟部組織腫脹と手指の伸展制限を認める(浮腫期)(図 5-74)．びまん性腫脹により，皮膚と皮下脂肪との境界が消失する．指はソーセージ様になる．その後の関節病変は，炎症性変化，変性による変化，関節周囲の線維化の 3 型に分けられる[23]．

　指尖部では軟部組織が萎縮する．Yune's soft tissue index は萎縮の指標で，指尖部先端の皮膚の厚さが末節の基部の 20％以下であれば有意な萎縮とする[24]．指尖に骨溶解を認める(図 5-75)．骨融解は指尖部背側から始まるため，診断には斜位が有用である(図 5-76)．まれに，ポリビニルアルコールによる変化と同じく末節骨に横走する溶解像を見ることがある(図 5-77)．肋骨後上縁，肩峰，下顎角，頸椎椎弓や棘突起も骨吸収の好発部位である[25]．

　関節裂隙狭小化，骨侵食を伴う炎症性関節症は 8〜25％に生じる[16,18,23,26]．骨侵食は，手関節，PIP 関節，DIP 関節，尺骨茎状突起と第 1 CM 関節に好発(1/3 程度)する[16]．全身性強皮症(SSc)の骨侵食は機械的な圧迫により生じるため，破壊性ではなく硬化縁があ

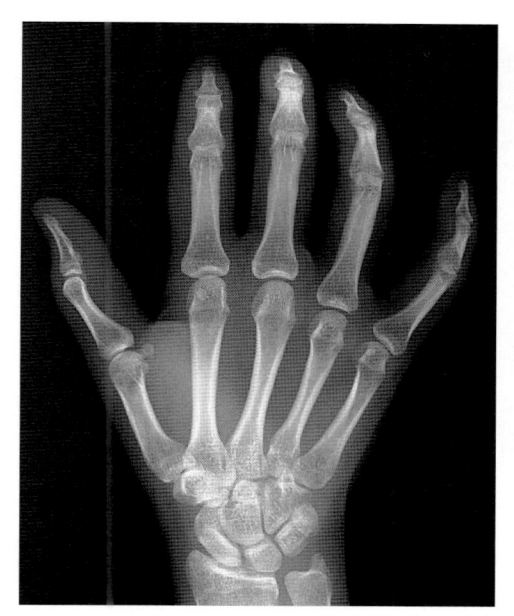

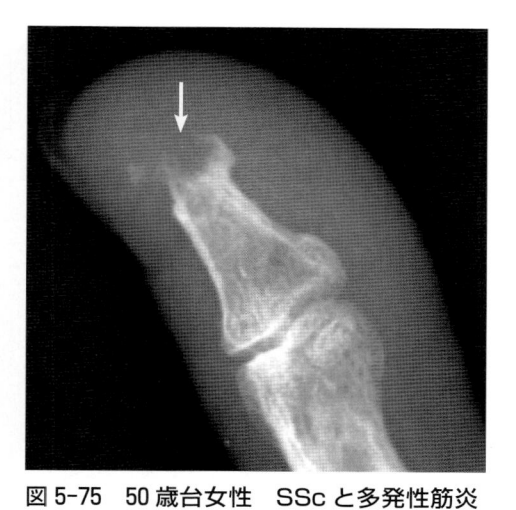

図 5-75　50 歳台女性　SSc と多発性筋炎の重複症候群
単純 X 線写真　母指指尖部に骨融解がある（→）．軟部組織の萎縮はない．

図 5-74　30 歳台女性　強皮症(SSc)の初期
単純 X 線写真　両手，手指がソーセージ様に腫脹し，手指に伸展制限がある．関節の構造破壊はない．皮膚と皮下組織の境界は消失している．

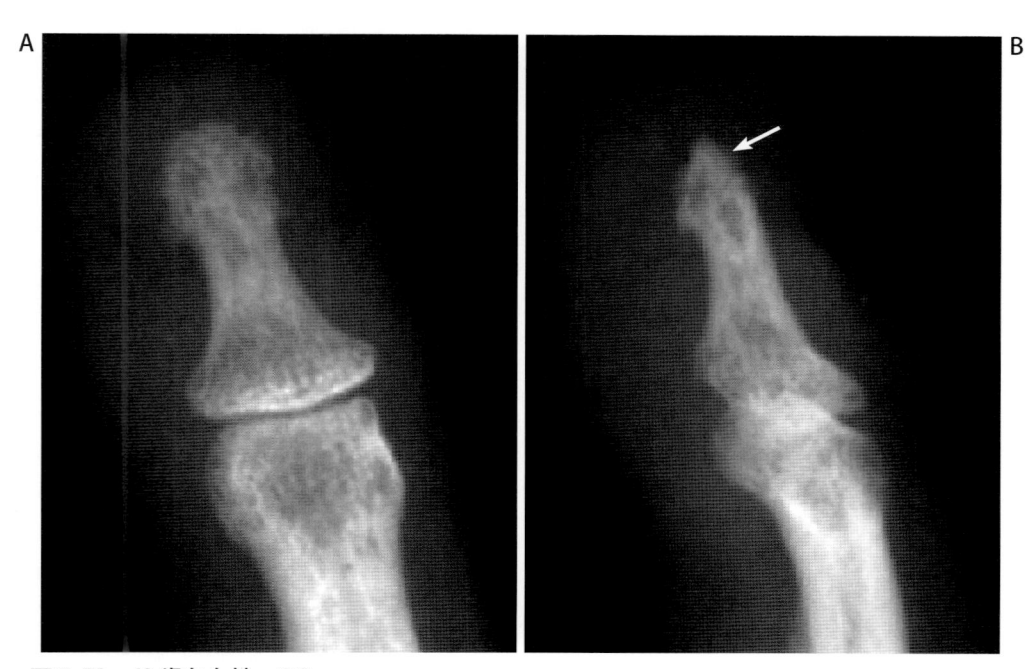

図 5-76　40 歳台女性　SSc
単純 X 線写真　A：正面像, B：斜位像　正面像(A)では，中指末節骨の指尖部骨融解がみられる．指尖部骨融解は斜位像(通常より強い斜位，B)でよく描出されている(→)．

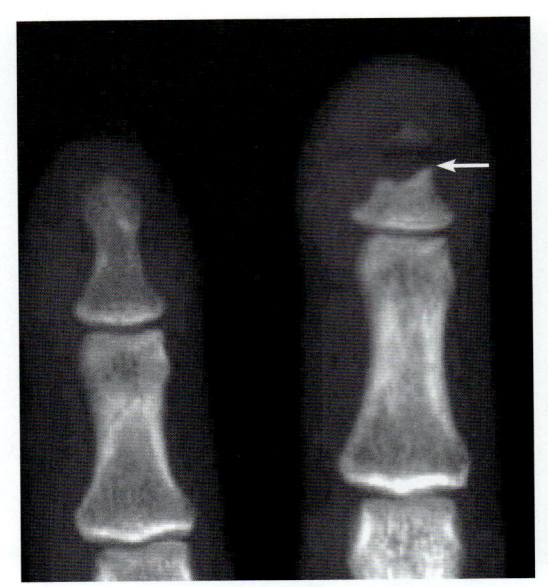

図 5-77　40 歳台女性　限局性皮膚硬化型
単純 X 線写真　中指末節骨に限局した骨融解がある(→).

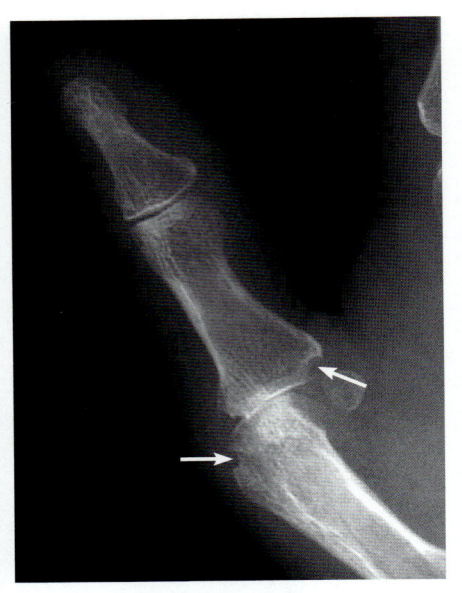

図 5-78　50 歳台女性　SSc
単純 X 線写真　母指 MP 関節に亜脱臼があり, 基節骨, 第 1 中手骨に硬化縁のある骨侵食がある(→).

る[23,27]（**図 5-78**）. DIP 関節には炎症性変形性関節症や乾癬性関節炎に似た骨侵食が生じて, pencil-in-cup 変形が生じることがある[16,28]. Jaccoud 変形を呈することもある[29].

　皮膚の石灰化は強皮症に好発する. 萎縮期に生じるが, 病初期にも生じる[16]. 石灰化は calcium hydroxyapatite crystal(HA)による. 殿部, 肘の伸側, 前腕, 指尖部の掌側, 側面が好発部位であるが, 慢性ストレスのかかるどの部位にも生じる（**図 5-79**）. 石灰化は, 限局性あるいはびまん性で, サイズは点状から粗大なものまで多様である. 石灰化は互いに合体する.

　関節内や関節周囲にも石灰化が生じる. 肘関節, 遠位橈尺関節, 母指 MP 関節, MTP 関節, 膝関節, 股関節に多い. 石灰化は脊柱管に生じることもある[31,32]. また, 滑液包や腱鞘に沿った石灰化もある. 雲絮状(cloud-like)と表現される石灰化で, 骨吸収や破壊性変化を伴うこともある（**図 5-80**）.

　歯根と上顎・下顎骨との間の透亮像(periodontal membrane)の拡大(gonphosis)は強皮症の特徴的な所見である. 正常では透亮像は 2 mm 以下で, 強皮症ではその 4 倍程度に拡大する例もある.

● MRI

　MRI では, RA に似た滑膜炎, 腱鞘滑膜炎, 骨侵食, 骨髄浮腫を描出できる（**図 5-80 BC**）[33~36]. この所見の描出能に関して, MRI と超音波検査を比較すると, MRI の感度が超音波検査よりも高い[34].

　指尖部骨融解では吸収された骨は低信号の線維組織で置換され, 残存する骨に異常信号は生じない[37]（**図 5-81**）.

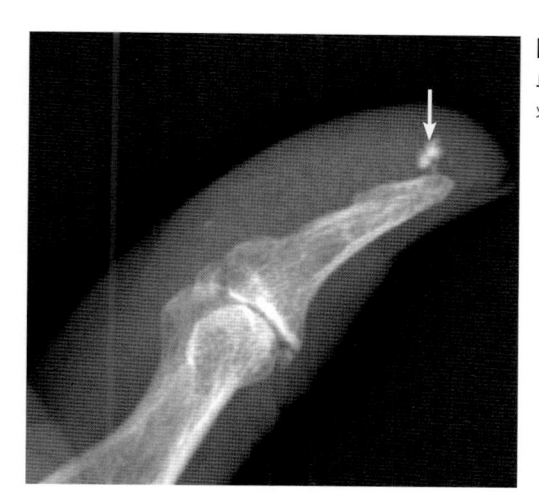

図5-79　70歳台女性　CREST症候群
単純X線写真　母指指尖部掌側軟部組織に点状の石灰化がある（→）.

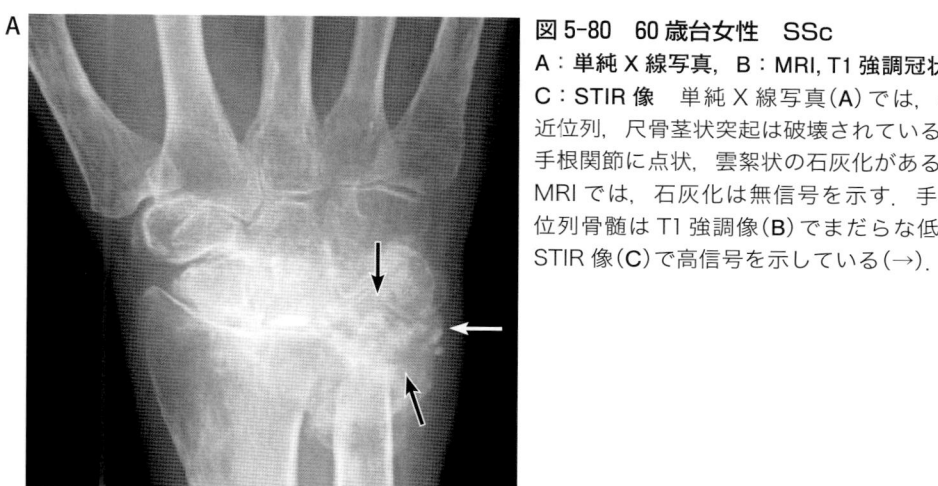

図5-80　60歳台女性　SSc
A：単純X線写真，B：MRI, T1強調冠状断像，C：STIR像　単純X線写真（**A**）では，手根骨近位列，尺骨茎状突起は破壊されている．橈骨手根関節に点状，雲絮状の石灰化がある（→）. MRIでは，石灰化は無信号を示す．手根骨遠位列骨髄はT1強調像（**B**）でまだらな低信号，STIR像（**C**）で高信号を示している（→）.

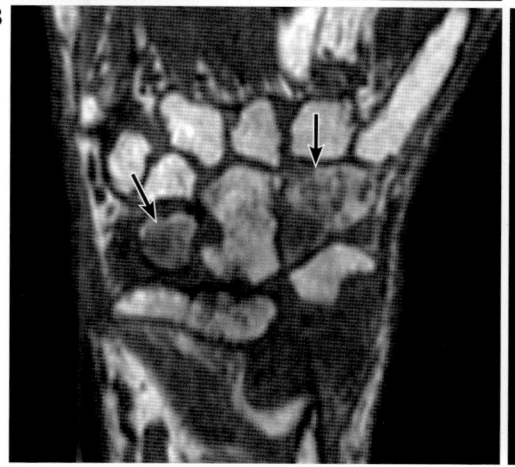

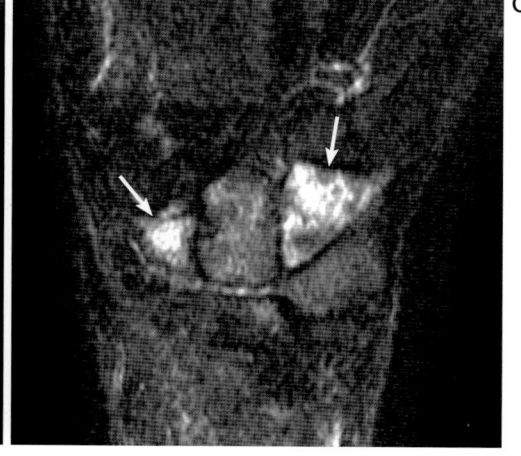

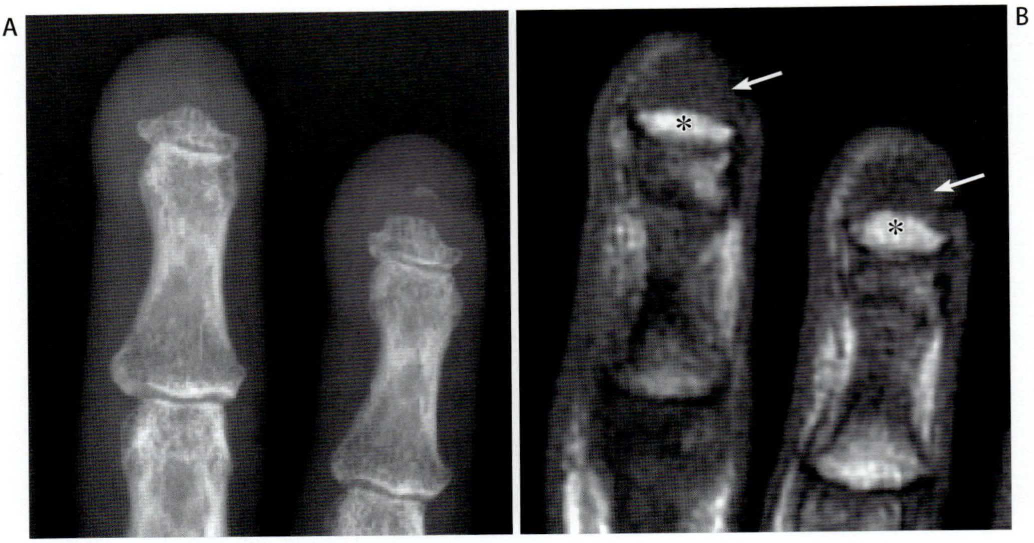

図 5-81　50 歳台女性　SSc
A：単純 X 戦写真，B：MRI, T1 強調冠状断像　単純 X 線写真（A）では，指尖部に骨融解がみられる．T1 強調冠状断像（B）では，融解した骨は低信号の線維性組織で置換されている（→）．遺残する末節骨骨髄に異常信号はない（＊）．

　　強皮症の筋病変は，拘縮，単純な筋炎（simple myopathy），および皮膚筋炎（DM）に似た炎症性筋炎の 3 型がある．病変は左右対称に分布する．T2 強調像では近位筋，骨盤筋が対称性高信号を示す[37]．MRI では，筋膜炎（筋膜の肥厚，高信号），滑膜炎，皮下組織の肥厚，筋炎（筋肉の浮腫，血流増加），腱鞘滑膜炎，および付着部炎が描出できる[38]．慢性の筋炎では筋萎縮と脂肪浸潤が生じるが，廃用による変化と区別できない．

　　限局性皮膚硬化型の強皮症では，筋膜の肥厚と造影効果および筋膜周囲の造影効果，関節炎（滑膜炎），腱鞘炎，骨髄浮腫，皮下の隔壁の肥厚が描出される[39]．

● 超音波検査

　　超音波検査は強皮症の皮膚，皮下組織の厚さの計測，皮膚硬化の機序（浮腫，線維化，萎縮の区別）に有用性が見い出されている[40]．カラードプラにより，一次性 Raynaud 現象と強皮症などの二次性 Raynaud 現象との鑑別が可能である[41]．固有指動脈の一部狭窄と閉塞，あるいはすべての固有指動脈の閉塞がある場合，SSc および混合性結合組織病（MCTD）や DM の血管閉塞所見であり，これは血栓による急性閉塞から区別できる．

C. 皮膚筋炎・多発性筋炎 dermatomyositis：DM／polymyositis：PM

多発性筋炎は原因不明の炎症性筋疾患で，自己抗体が検出される全身性自己免疫疾患である．皮膚筋炎はこれに特有の皮膚症状を伴う疾患である．わが国の年間発病率は5〜10/100万人，有病率は2〜5/10万人である[42]．男女比は1：2と女性に多いが，小児では性差はない．

筋力低下は本症の基本症状である．筋外症状として関節症状が初発となるのは10〜20％で，多発関節痛，関節炎を生じる．

DM/PMなどの特発性炎症性筋疾患では筋炎特異的，あるいは筋炎関連の自己抗体が出現する．抗ARS抗体症候群（ASS症候群 anti-synthetase syndrome）は，筋炎特異自己抗体の抗Jo-1抗体など抗アミノアシルtRNA合成酵素（ARS）抗体陽性で，筋炎，多発関節炎，Raynoud現象を特徴とする症候群である[43]．筋炎症状がはっきりせず，関節炎が主症状となる例があり，RAと誤診される可能性がある[44]．また，抗ARS抗体症候群が多関節炎を初発症状として発症した場合，seronegative RAと診断されることがある[45]．

画像診断

● 単純 X 線写真

DM/PMのX線所見は，軟部組織腫脹，軟部組織の石灰化である．石灰化は成人よりも小児に多い．石灰化のパターンはさまざまである．好発部位は四肢近位筋の筋肉内で，皮下や筋膜にも石灰化が生じる（図5-82）．指尖部の石灰化では骨侵食（erosion）を伴うことがあり，強皮症と区別できない所見を示す．皮下の石灰化は液面形成（milk of calcium）を生じることがある（図5-83）．小児の石灰化は多彩で，深部石灰化腫瘤，表層の石灰化腫瘤，深部線状石灰化，軀幹を囲むようなレース状，網状石灰化に分類される[46]．

抗Jo-1抗体陽性例では変形を伴う慢性関節炎が起こる（図5-84）．RAがPM/DMの経過中に発症することがあるため，RAで説明できる所見が生じた場合はRAのオーバーラップである[47]．Jaccoud変形をきたすこともある[48]（図5-85）．

● MRI

DM/PMの関節炎に特徴的なMRI所見はない．筋肉のMRIはDM/PMの活動性の指標となる．急性期では，筋肉は脂肪抑制T2強調像・STIRで浮腫により高信号を示す（図5-86）．MRIの信号強度（浮腫の強さ）は筋炎の病勢，および臨床状態と関連する．MRIで異常信号を示した部位の生検では炎症細胞が証明されるが，MRIで異常信号のない筋肉にも炎症細胞浸潤がある．筋膜の微小血管が最初に細胞浸潤が起こる部位で，筋膜炎がDMの筋肉症状に関与している可能性がある[49]（図5-87）．

Amyopathic DM（dermatomyositis sine myositis）におけるMRI所見の報告には混乱がある．T2強調像で高信号になるという報告[50]がある一方，MRIには異常所見はないが，運動負荷時のMRスペクトロスコピー（MRS）でPCr/Pi（クレアチンリン酸／無機リン酸）が正常対照と比較して低下するという報告がある[51]．また，MRIにより臨床症状のない（subclinical）の筋炎が診断できるという報告がある[52]．

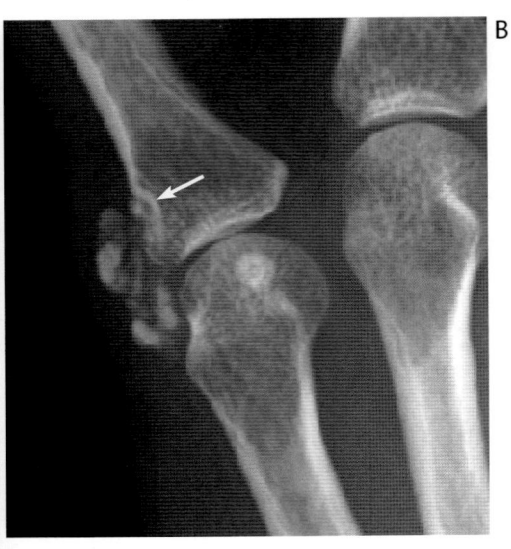

図 5-82　50 歳台女性　多発性筋炎（PM）と強皮症の重複例
A：単純 X 線写真，B：小指 MP 関節の拡大像　臨床的には皮膚筋炎が主体である．母指掌側，小指 MP 関節外側に石灰化がある（A，→）．石灰化の形状から，PM と強皮症を区別することはできない．小指 MP 関節の拡大像（B）では，石灰化による骨侵食がある（→）．

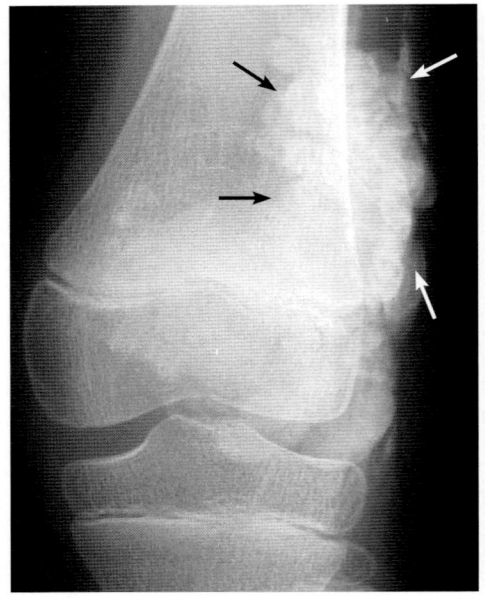

図 5-83　9 歳男児　皮膚筋炎（DM）
単純 X 線写真　膝関節周囲に囊胞性の石灰化がみられる（→）．

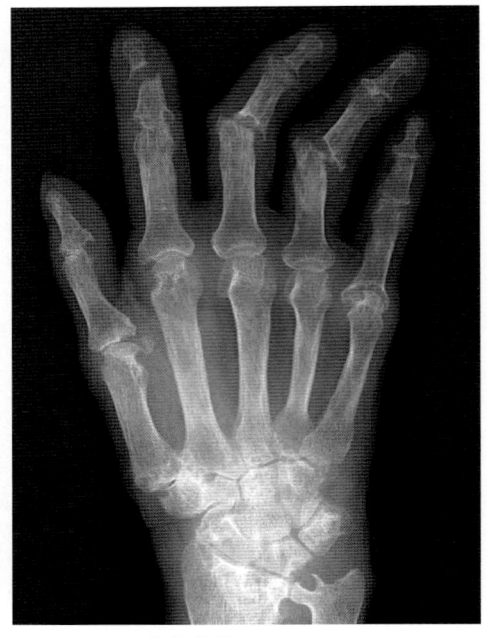

図 5-84　60 歳台女性　DM sine myositis
単純 X 線写真　経過中に RA を発症．骨侵食とアライメントの異常を示す．DIP 関節にも所見があることは RA としては非典型的である．

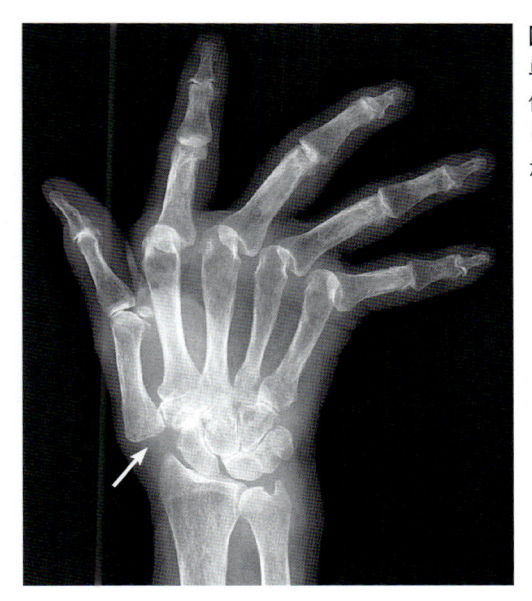

図5-85 60歳台女性 DM：Jaccoud 変形
単純 X 線写真 皮膚筋炎の経過中に抗 CCP 抗体陽性となった例．母指 CM 関節の亜脱臼（→），MP 関節の尺側偏位，手関節の橈側偏位がある．骨侵食はない．

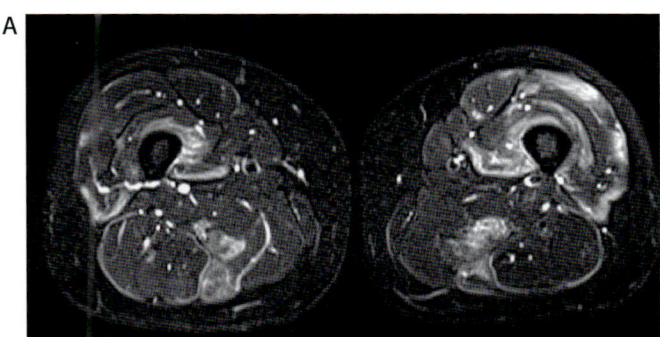

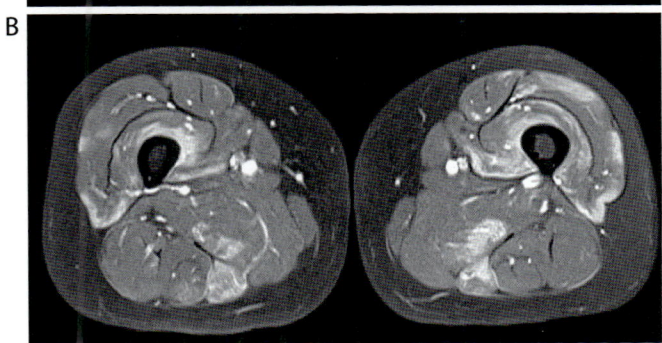

図5-86 50歳台女性 DM
易疲労感，筋力低下，皮膚の変色，ヘリオトロープ疹，Gottron 丘疹により診断．
A：MRI, STIR 横断像，B：脂肪抑制造影 T1 強調横断像 STIR 像（**A**）で，大腿部に筋炎による高信号がみられる．それに一致した増強効果がある（**B**）．

● 超音波検査

　初期には筋肉は高エコーになる．早期 DM の筋膜炎はパワードプラで血流信号を生じる[53]．

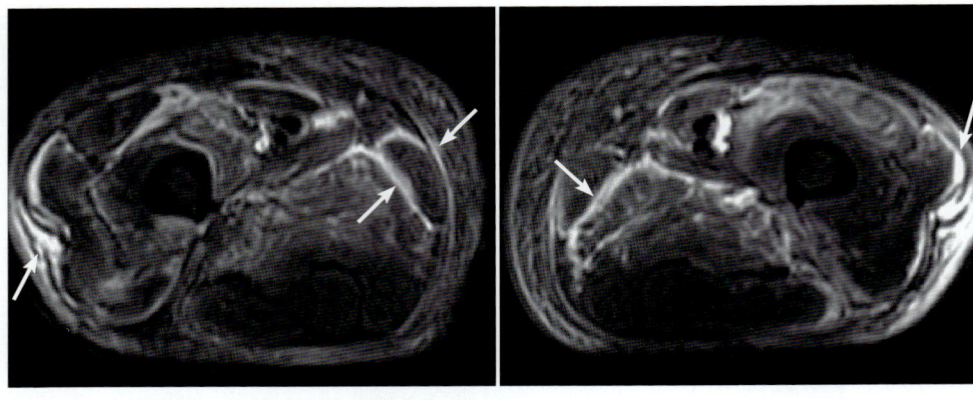

図 5-87　6 歳男児　皮膚筋炎（発症後 2 か月）
MRI, STIR 横断像　大腿部の筋膜の炎症性変化を主体とする．筋膜に沿って高信号がある（→）．

d.　混合性結合組織病 mixed connective tissue disease：MCTD

　混合性結合組織病（MCTD）は Sharp らにより提唱された疾患概念で，SLE 様，PM 様，強皮症（SSc 様）の臨床的・病理学的特徴が混在し，血清学的に抗 U1-RNP 抗体高値を特徴とする．SLE，PM，SSc に加えて，RA，Sjögren 症候群，DM を加えたものを，DCTDs（diffuse connective tissue diseases）とよぶことがある．広義には MCTD はオーバーラップ症候群のひとつである．

　患者数は 6000～8000 人，30～40 歳台の発症が多く，男女比は 1：13～16 と女性が圧倒的に多い．

　Raynaud 現象を初発症状とすることが多い．手，手指の腫脹（ソーセージ指）は MCTD の特徴的な所見である．SLE 様症状として多関節炎があり，RA と区別できない画像所見をきたすことがある．強皮症様症状として指尖部骨融解や皮膚の萎縮を生じる．

画像診断

● 単純 X 線写真

　画像所見でも SLE，PM/DM，SSc と RA の所見が混在する．これらの膠原病の単純 X 線所見を同時に見た場合には MCTD，あるいはオーバーラップ症候群の診断根拠となる．単純 X 線所見単独では MCTD の診断はできないが，単純 X 線所見は RA などの単一の膠原病と MCTD を区別する根拠になる．

　SLE 様の所見には Jaccoud 変形，骨壊死がある（**図 5-88**）．SSc 様の所見には軟部組織の萎縮や石灰化，指尖部骨吸収，DIP 関節の骨侵食（**図 5-89**）がある．

　RA 様の所見として，関節周囲の骨粗鬆症，骨侵食，関節裂隙狭が生じる．好発部位は PIP 関節，MP 関節，MTP 関節，膝関節で，分布は対称性である[54]．小さい punched out

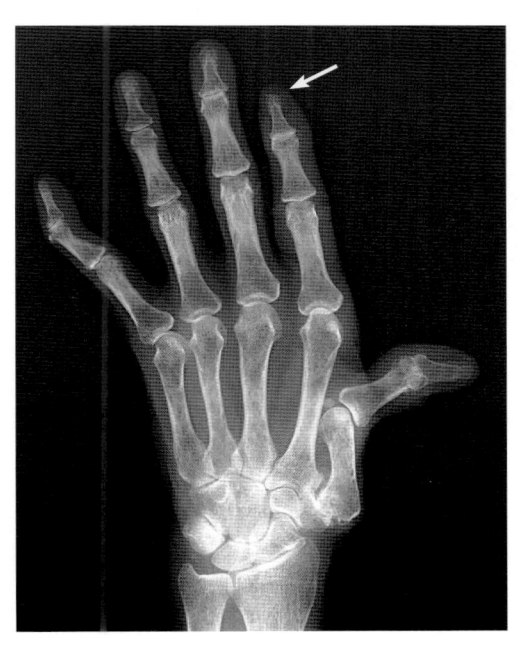

図 5-88 60 歳台女性 Jaccoud 変形を主体とする混合性結合組織病（MCTD）
単純 X 線写真 MP 関節の尺側偏位，母指 CM 関節の亜脱臼や母指 MC 関節の過伸展といった Jaccoud 変形（SLE 様所見），示指指尖部に軟部組織の萎縮（SSc 様所見）がある（→）．骨侵食など RA の特徴はない．

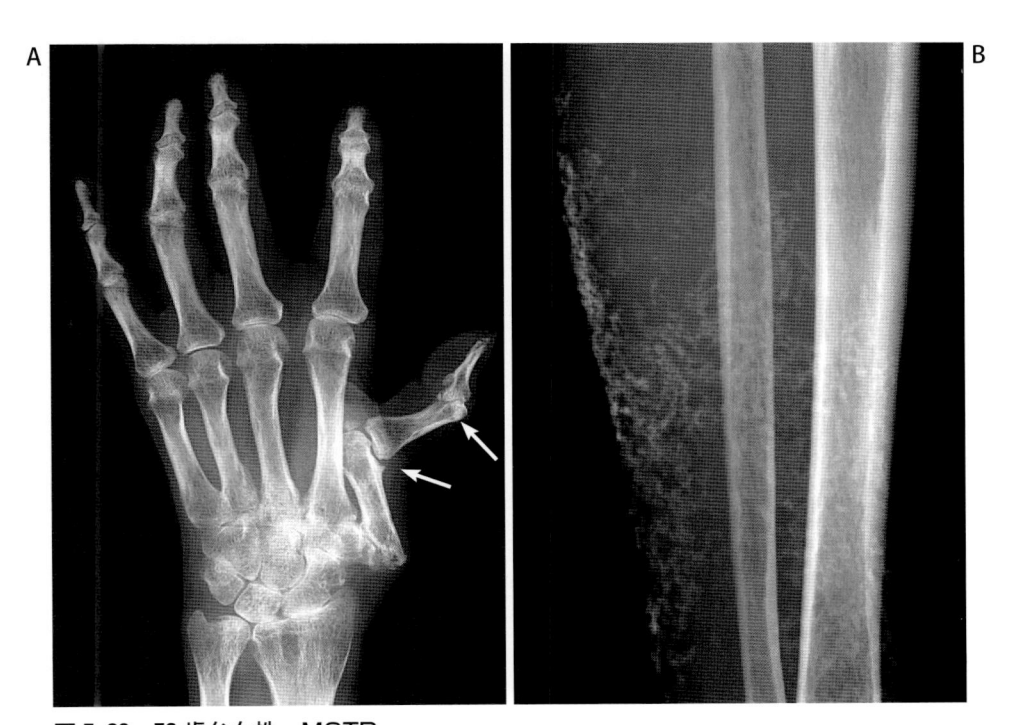

図 5-89 50 歳台女性 MCTD
単純 X 線写真 A：手関節，B：下腿部 手関節（A）では関節裂隙狭小化，骨侵食，骨粗鬆症がある．母指には zigzag 変形がある（→）．指尖部の軟部組織は萎縮している．下腿皮下組織（B）に石灰化がみられ，SSc 様所見と RA の所見がある．

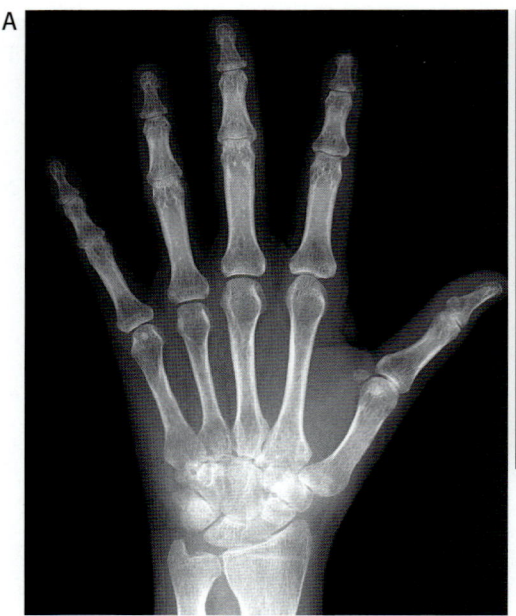

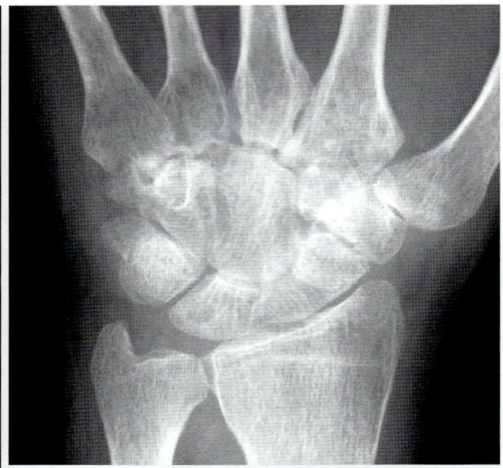

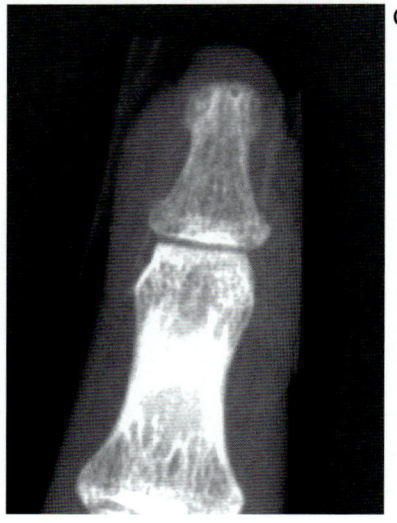

図5-90　50歳台女性　MCTD
単純X線写真　A：左手正面像，B：手根関節拡大像，C：
示指指尖部拡大像　所見は両手対称にみられ，関節裂隙狭
小化，骨侵食，骨粗鬆症がある．手関節の所見はRAと区
別できないが，抗CCP抗体陰性，抗U1-RNP抗体高値
であったこと，指尖部に難治性潰瘍を伴っていたことから
MCTDと診断された．

erosionが特徴である（**図5-90**）．関節変形も生じるが，ムチランス型変形に至ることはない．

● MRI

MCTDに特徴的な所見はない．単純X線と同じく，RA, SLE, SScの所見が混在する．MRI所見は，手関節，MP関節，PIP関節内外のeffusion，伸筋腱・屈筋腱の腱鞘炎，手背の浮腫，骨髄浮腫である[55]．

e. Sjögren 症候群 Sjögren syndrome：SS

　慢性唾液腺炎と乾燥性角結膜炎を主徴とする自己免疫疾患である．多彩な自己抗体が出現する．推定患者数は 7 万人で，20〜40 歳に好発する．男女比は 1：17 で，圧倒的に女性に多い[56]．他の膠原病の合併していない一次性 Sjögren 症候群(SS)と，RA，SLE などの膠原病を合併する二次性 SS に分かれる．半数は一次性である．一次性 SS は腺性症状だけの腺型と全身臓器病変を伴う腺外型に分類される．

　関節炎は腺外病変のなかで比較的頻度が高い．関節痛，関節腫脹，朝のこわばりがあり，RA の早期症状を示す例がある．一次性 SS の関節炎の頻度は，PIP 関節，MP 関節，手関節，肘関節の順である[57]．

画像診断

● 単純 X 線写真

　一次性 SS で骨侵食を認めることは極めてまれである[57]．二次性 SS では合併する膠原病の特徴を示す．

● MRI

　一次性 SS でも，早期 RA と同じく，滑膜炎や腱鞘炎が証明される[58〜60]．一次性 SS では中手骨頭に骨侵食のような骨の構造変化は描出されない[58,60]．しかし，MRI により RAMRIS(rheumatoid arthritis MRI scoring system,「6　スコアリング」，p.319 参照)で定義されている骨侵食を PIP 関節や MP 関節に認める例がある[62]．また，経過中に RA を発症した例では，MRI で骨侵食，骨髄浮腫が証明される(**図 5-91**)．MRI 所見は RA と同じで，骨侵食は両者の鑑別点とはならない[58]．少数例の検討であるが，早期 RA，SLE，原発性 SS を比較すると，中手骨頭の骨髄浮腫は早期 RA に有意に多い[58]．

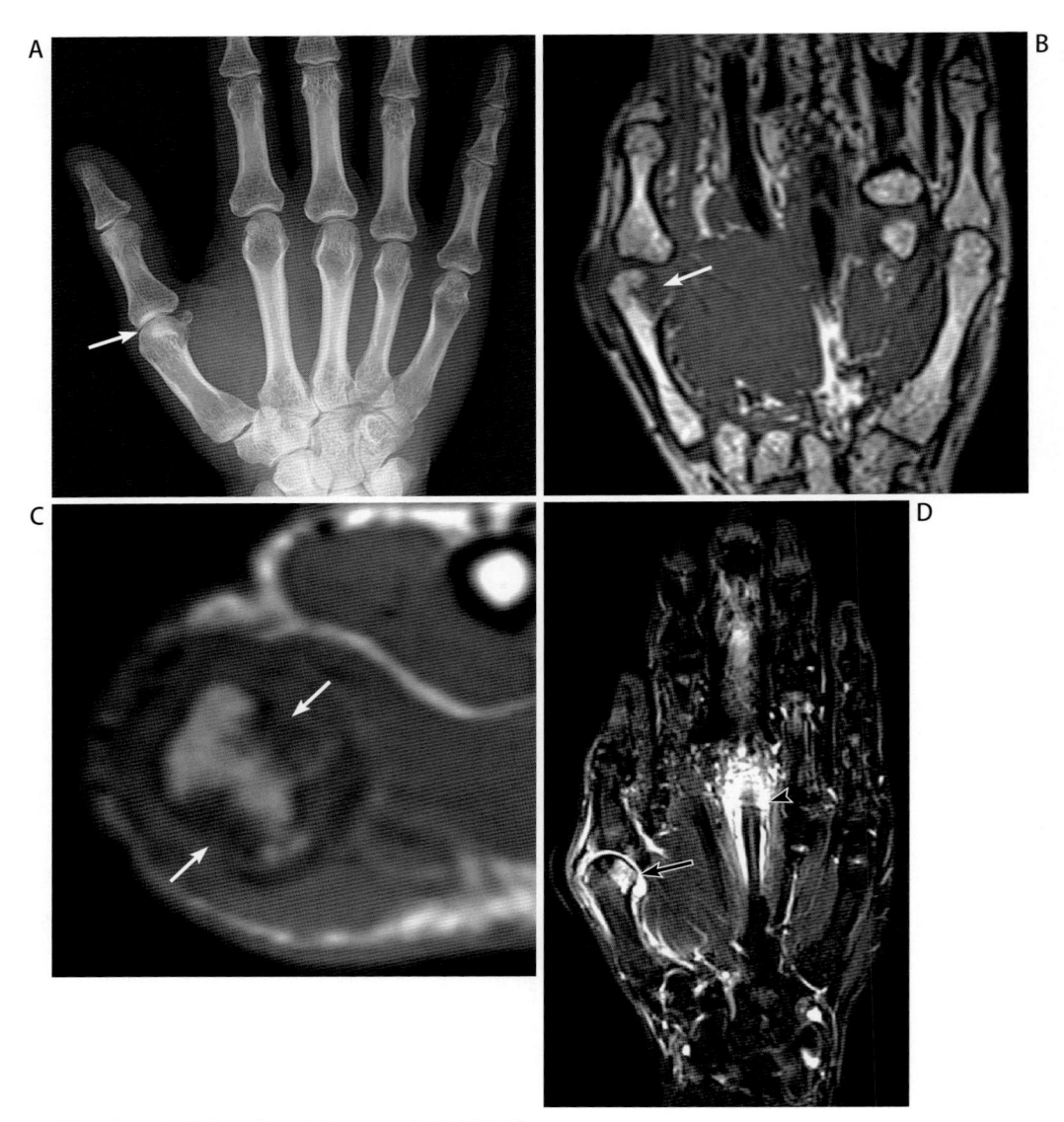

図 5-91　40 歳台女性　Sjögren 症候群(SS)
A：単純 X 線写真，B：MRI, T1 強調冠状断像(3D)，C：T1 強調横断像(3D)，D：STIR 冠状断像　抗 SS-A 抗体陽性，口唇生検で診断．SS 発症 3 年目に RA 症状が出現した．抗 CCP 抗体陽性．単純 X 線写真(**A**)では，母指 MP 関節に軽度の狭小化がある(→)．骨破壊は明らかではない．T1 強調冠状断像(**B**)では，第 1 中手骨頭に骨皮質の不連続と骨髄の低信号がある(→)．T1 強調横断像(**C**)では，同じく第 1 中手骨頭に骨皮質の不連続と骨髄の低信号がある(→)．STIR 冠状断像(**D**)では，第 1 中手骨頭に骨髄浮腫を示す高信号がみられ(→)，中指屈筋腱にも腱鞘炎を示す高信号がある(►)．

文 献 ■

1) van Vugt RM, Derksen RH, Kater L, Bijlsma JW : Deforming arthropathy or lupus and rhupus hands in systemic lupus erythematosus. Ann Rheum Dis 1998 ; 57 : 540-544.

2) Fernandez A, Quintana G, Matteson EL, et al : Lupus arthropathy : historical evolution from deforming arthritis to rhupus. Clin Rheumatol 2004 ; 23 : 523-526.

3) Pipili C, Sfritzeri A, Cholongitas E : Deforming arthropathy in SLE : review in the literature apropos of one case. Rheumatol Int 2009 ; 29 : 1219-1221.

4) Tani C, D'Aniello D, Delle Sedie A, et al : Rhupus syndrome : assessment of its prevalence and its clinical and instrumental characteristics in a prospective cohort of 103 SLE patients. Autoimmun Rev 2013 ; 12 : 537-541.

5) Alarcon-Segovia D, Abud-Mendoza C, Diaz-Jouanen E, et al : Deforming arthropathy of the hands in systemic lupus erythematosus. J Rheumatol 1988 ; 15 : 65-69.

6) Spronk PE, ter Borg EJ, Kallenberg CG : Patients with systemic lupus erythematosus and Jaccoud's arthropathy : a clinical subset with an increased C reactive protein response? Ann Rheum Dis 1992 ; 51 : 358-361.

7) Mizutani W, Quismorio FP, Jr : Lupus foot : deforming arthropathy of the feet in systemic lupus erythematosus. J Rheumatol 1984 ; 11 : 80-82.

8) Sugimoto H, Hyodoh K, Kikuno M, Furuse M : Periarticular calcification in systemic lupus erythematosus. J Rheumatol 1999 ; 26 : 574-579.

9) Ostendorf B, Scherer A, Specker C, et al : Jaccoud's arthropathy in systemic lupus erythematosus : differentiation of deforming and erosive patterns by magnetic resonance imaging. Arthritis Rheum 2003 ; 48 : 157-165.

10) Boutry N, Hachulla E, Flipo RM, et al : MR imaging findings in hands in early rheumatoid arthritis : comparison with those in systemic lupus erythematosus and primary Sjögren syndrome. Radiology 2005 ; 236 : 593-600.

11) Sugimoto H, Takeda A, Hyodoh K : MR imaging for evaluation of early rheumatoid arthritis. Semin Musculoskelet Radiol 2001 ; 5 : 159-165.

12) Sugimoto H, Takeda A, Masuyama J, Furuse M : Early-stage rheumatoid arthritis : diagnostic accuracy of MR imaging. Radiology. 1996 ; 198 : 185-192.

13) Alves EM, Macieira JC, Borba E, et al : Spontaneous tendon rupture in systemic lupus erythematosus : association with Jaccoud's arthropathy. Lupus 2010 ; 19 : 247-254.

14) Albayrak I, Kucuk A, Arslan S, Ozbek O : Spontaneous patellar tendon rupture in a case followed up for diagnosis of systemic lupus erythematosus. Eur J Rheumatol 2014 ; 1 : 159-160.

15) Asano Y : Future treatments in systemic sclerosis. J Dermatol 2010 ; 37 : 54-70.

16) Baron M, Lee P, Keystone EC : The articular manifestations of progressive systemic sclerosis (scleroderma). Ann Rheum Dis 1982 ; 41 : 147-152.

17) Schumacher HR Jr : Joint and periarticular involvement in systemic sclerosis. Clin Dermatol 1994 ; 12 : 277-282.

18) Avouac J, Walker U, Tyndall A, et al : Characteristics of joint involvement and relationships with systemic inflammation in systemic sclerosis : results from the EULAR Scleroderma Trial and Research Group (EUSTAR) database. J Rheumatol 2010 ; 37 : 1488-1501.

19) Pope JE : Musculoskeletal involvement in scleroderma. Rheum Dis Clin North Am 2003 ; 29 : 391-408.

20) Armstrong RD, Gibson T : Scleroderma and erosive polyarthritis : a disease entity? Ann Rheum Dis 1982 ; 41 : 141-146.

21) Famorca L, O'Neill J : Connective tissue disease. In : O'Neill J (ed) : Essential imaging in rheumatology, 1. New York : Springer, 2015 : 181-213.

22) Horiki T, Moriuchi J, Takaya M, et al : The coexistence of systemic sclerosis and rheumatoid arthritis in five patients. Clinical and immunogenetic features suggest a distinct entity. Arthritis Rheum 1996 ; 39 : 152-156.

23) La Montagna G, Sodano A, Capurro V, et al : The arthropathy of systemic sclerosis : a 12 month prospective clinical and imaging study. Skeletal Radiol 2005 ; 34 : 35-41.

24) Yune HY, Vix VA, Klatte EC : Early fingertip changes in scleroderma. JAMA 1971 ; 215 : 1113-1116.

25）Bassett LW, Blocka KL, Furst DE, et al：Skeletal findings in progressive systemic sclerosis （scleroderma）. AJR Am J Roentgenol 1981；136：1121-1126.

26）Gold RH, Bassett LW, Seeger LL：The other arthritides：roentgenologic features of osteoarthritis, erosive osteoarthritis, ankylosing spondylitis, psoriatic arthritis, Reiter's disease, multicentric reticulohistiocytosis, and progressive systemic sclerosis. Radiol Clin North Am 1988；26：1195-1212.

27）Catoggio LJ, Evison G, Harkness JA, Maddison PJ：The arthropathy of systemic sclerosis （scleroderma）：comparison with mixed connective tissue disease. Clin Exp Rheumatol 1983；1：101-112.

28）Albert J, Ott H：Unusual articular abnormalities in scleroderma. Clin Rheumatol 1984；3：323-327.

29）Bradley JD, Pinals RS：Jaccoud's arthropathy in scleroderma. Clin Exp Rheumatol 1984；2：337-340.

30）Randone SB, Guiducci S, Cerinic MM：Musculoskeletal involvement in systemic sclerosis. Best Pract Res Clin Rheumatol 2008；22：339-350.

31）Schweitzer ME, Cervilla V, Manaster BJ, et al：Cervical paraspinal calcification in collagen vascular diseases. AJR 1991；157：523-525.

32）Lawson JP：The joint manifestations of the connective tissue diseases. Semin Roentgenol 1982；17：25-38.

33）Abdel-Magied RA, Lotfi A, AbdelGawad EA：Magnetic resonance imaging versus musculoskeletal ultrasonography in detecting inflammatory arthropathy in systemic sclerosis patients with hand arthralgia. Rheumatol Int 2013；33：1961-1966.

34）Chitale S, Ciapetti A, Hodgson R, et al：Magnetic resonance imaging and musculoskeletal ultrasonography detect and characterize covert inflammatory arthropathy in systemic sclerosis patients with arthralgia. Rheumatology（Oxford）2010；49：2357-2361.

35）Low AH, Lax M, Johnson SR, Lee P：Magnetic resonance imaging of the hand in systemic sclerosis. J Rheumatol 2009；36：961-964.

36）Misra R, Darton K, Jewkes RF, et al：Arthritis in scleroderma. Br J Rheumatol 1995；34：831-837.

37）Boutry N, Hachulla E, Zanetti-Musielak C, et al：Imaging features of musculoskeletal involvement in systemic sclerosis. Eur Radiol 2007；17：1172-1180.

38）Schanz S, Henes J, Ulmer A, et al：Magnetic resonance imaging findings in patients with systemic scleroderma and musculoskeletal symptoms. Eur Radiol 2013；23：212-221.

39）Schanz S, Fierlbeck G, Ulmer A, et al：Localized scleroderma：MR findings and clinical features. Radiology 2011；260：817-824.

40）Kaloudi O, Bandinelli F, Filippucci E, et al：High frequency ultrasound measurement of digital dermal thickness in systemic sclerosis. Ann Rheum Dis 2010；69：1140-1143.

41）Schmidt WA, Krause A, Schicke B, Wernicke D：Color Doppler ultrasonography of hand and finger arteries to differentiate primary from secondary forms of Raynaud's phenomenon. J Rheumatol 2008；35：1591-1598.

42）平形道人：多発性筋炎・皮膚筋炎の診断—病型分類・診断基準・重症度. リウマチ科 2015；54：21-28.

43）Katzap E, Barilla-LaBarca ML, Marder G：Antisynthetase syndrome. Curr Rheumatol Rep 2011；13：175-181.

44）Schmidt WA, Wetzel W, Friedlander R, et al：Clinical and serological aspects of patients with anti-Jo-1 antibodies：an evolving spectrum of disease manifestations. Clin Rheumatol 2000；19：371-377.

45）Lefevre G, Meyer A, Launay D, et al：Seronegative polyarthritis revealing antisynthetase syndrome：a multicentre study of 40 patients. Rheumatology（Oxford）2015；54：927-932.

46）Blane CE, White SJ, Braunstein EM, et al：Patterns of calcification in childhood dermatomyositis. AJR 1984；142：397-400.

47）Nagashima T, Sato H, Minota S：Destructive arthropathy associated with dermatomyositis sine myositis positive for anti-Jo-1 and anti-cyclic citrullinated peptide antibodies. J Rheumatol 2009；36：2133-2134.

48）Bradley JD：Jaccoud's arthropathy in adult dermatomyositis. Clin Exp Rheumatol 1986；4：273-276.

49) Yoshida K, Kurosaka D, Joh K, et al : Fasciitis as a common lesion of dermatomyositis, demonstrated early after disease onset by en bloc biopsy combined with magnetic resonance imaging. Arthritis Rheum 2010 ; 62 : 3751-3759.

50) Stonecipher MR, Jorizzo JL, Monu J, et al : Dermatomyositis with normal muscle enzyme concentrations : a single-blind study of the diagnostic value of magnetic resonance imaging and ultrasound. Arch Dermatol 1994 ; 130 : 1294-1299.

51) Park JH, Olsen NJ, King L Jr, et al : Use of magnetic resonance imaging and P-31 magnetic resonance spectroscopy to detect and quantify muscle dysfunction in the amyopathic and myopathic variants of dermatomyositis. Arthritis Rheum 1995 ; 38 : 68-77.

52) Nishikai M, Akiya K, Niizeki H, et al : Occult myopathy of the vastus intermedius muscles detected by magnetic resonance imaging in subclinical dermatomyositis : report of two cases. Mod Rheumatol 2003 ; 13 : 356-358.

53) Yoshida K, Nishioka M, Matsushima S, et al : Power Doppler ultrasonography for detection of increased vascularity in the fascia : a potential early diagnostic tool in fasciitis of dermatomyositis. Arthritis Rheumatol 2016 ; 68 : 2986-2991.

54) Bennett RM, O'Connell DJ : The arthritis of mixed connective tissue disease. Ann Rheum Dis 1978 ; 37 : 397-403.

55) Cimmino MA, Iozzelli A, Garlaschi G, et al : Magnetic resonance imaging of the hand in mixed connective tissue disease. Ann Rheum Dis 2003 ; 62 : 380-381.

56) Hagiya C, Tsuboi H, Yokosawa M, et al : Clinicopathological features of IgG4-related disease complicated with orbital involvement. Mod Rheumatol 2014 ; 24 : 471-476.

57) Ramos-Casals M, Brito-Zeron P, Seror R, et al : Characterization of systemic disease in primary Sjögren's syndrome : EULAR-SS Task Force recommendations for articular, cutaneous, pulmonary and renal involvements. Rheumatology (Oxford) 2015 ; 54 : 2230-2238.

58) Boutry N, Hachulla E, Flipo RM, et al : MR imaging findings in hands in early rheumatoid arthritis : comparison with those in systemic lupus erythematosus and primary Sjögren syndrome. Radiology 2005 ; 236 : 593-600.

59) Sugimoto H, Takeda A, Hyodoh K : MR imaging for evaluation of early rheumatoid arthritis. Semin Musculoskelet Radiol 2001 ; 5 : 159-165.

60) Sugimoto H, Takeda A, Masuyama J, Furuse M : Early-stage rheumatoid arthritis : diagnostic accuracy of MR imaging. Radiology 1996 ; 198 : 185-192.

61) Ostendorf B, Scherer A, Specker C, et al : Jaccoud's arthropathy in systemic lupus erythematosus : differentiation of deforming and erosive patterns by magnetic resonance imaging. Arthritis Rheum 2003 ; 48 : 157-165.

62) Fauchais AL, Ouattara B, Gondran G, et al : Articular manifestations in primary Sjögren's syndrome : clinical significance and prognosis of 188 patients. Rheumatology (Oxford) 2010 ; 49 : 1164-1172.

5.4 手の変形性関節症・炎症性変形性関節症

変形性関節症(osteoarthritis：OA)は緩徐進行性の関節疾患で，手，脊椎，下肢の荷重関節に好発する．関節軟骨の変性，骨棘形成，軟骨下骨の硬化性変化を特徴とする．病変の主体は軟骨と軟骨下骨にある．

手の変形性関節症(OA)には，Heberden 結節と関連する nodal OA，Heberden 結節を伴わない全身性関節症(generalized OA：GOA)として生じた OA(non-nodal OA)，指間関節(DIP，PIP 関節)の炎症症状と特徴的な放射線学的特徴を示す炎症性変形性関節症(erosive OA：EOA)，および外傷や骨折に続発した OA という4型がある[1]．

手の OA は 50 歳以上に多く，年齢とともに増加する．男女比は 1：9 で，女性は男性よりも重症である[2]．OA の発症や分布には遺伝的要因や環境因子が複合的に関与する．GOA では利き手に関係なく両側に生じるのに対し，非 GOA では利き手に好発する傾向がある[3]．

炎症性変形性関節症(EOA)の原因は不明である．変形性関節症の最重症型，あるいはその一移行型とされているが，両者は基本的には同一の病態という説もある[2,4,5,6]．Heberden 結節と Bouchard 結節は OA よりも EOA により高頻度に生じる(**BOX 5-2**)．縦断的研究では，単純 X 線所見と臨床症状との関連は乏しい[7~9]．

橈骨手根関節の変形性関節症は捻挫，骨折，壊死に続発し，nodal OA とは区別される．SLAC(scapholunate advanced collapse) wrist が 55%，scaphotrapezio-trapezoid(STT) OA が 20% を占める．

画像診断

一般的に，OA の関節裂隙狭小化は，最もストレスのかかる部位に非対称，不均等に生じる．これに引き続き，骨梁の圧迫と反応性骨硬化により軟骨下骨の骨硬化が起こる．軟骨の侵食により，関節液が骨内に入り込み，硬化縁を伴う透亮像(geodes)が形成される．修復機転で内軟骨骨化が生じて骨棘ができる．骨棘はストレスのかからない部位，あるいは関節の辺縁に生じる．

● 単純 X 線写真

手の変形性関節症では示指，中指の DIP 関節，PIP 関節，母指 MP 関節病変が特徴であり，DIP 関節病変は PIP 関節病変よりも多い[10](**図 5-92**)．DIP 関節病変は PIP 関節病変なしに生じることがあるが，DIP 関節病変のない PIP 関節の OA はまれである．他の部位の OA とは異なり，関節裂隙が均一に狭小化する例が多い[11]．関節裂隙狭小化と骨形成により関節面は密着して，"seagull sign" と表現される所見を示す．骨棘を伴わない関節裂隙狭小化の意義は明らかではなく，加齢でも関節裂隙狭小化が生じる[12,13]．

骨棘は，関節に生じる "真の osteophyte" と牽引性骨棘(traction spur)，および伸筋腱

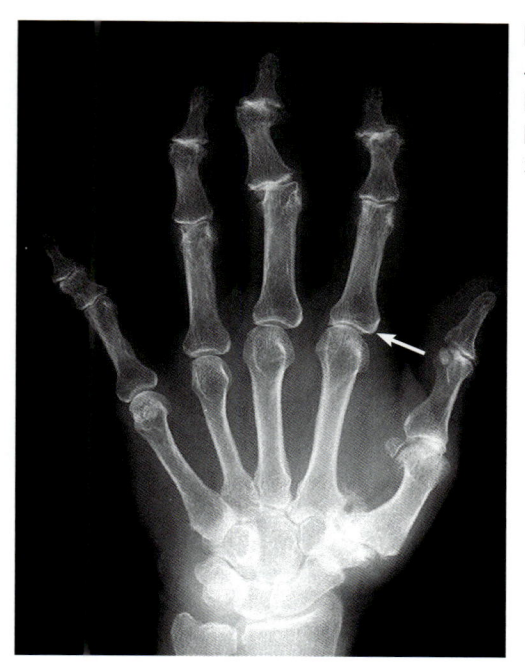

図 5-92　60 歳台女性　変形性関節症（OA）
単純 X 線写真　DIP 関節，PIP 関節，母指 MP
関節に OA を示す所見がある．中指〜小指 MP
関節には所見はない．示指 MP 関節には均一
な関節裂隙狭小化がある（→）．

BOX 5-2 ｜ Heberden 結節と Bouchard 結節

　DIP 関節の骨棘形成を Heberden's node, PIP 関節の骨棘を Bouchard's node と記
載されることが多い．Heberden 結節はイギリスの William Heberden（1710〜1801）が
記載した関節包と皮下結合組織にできる囊胞様病変で，X 線発見以前に記載された所
見である．Bouchard 結節は，フランスの Charles-Joseph Bouchard（1837〜1915）が
記載した PIP 関節や DIP 関節の骨棘，すなわち Bouchard's osteophyte に由来する.

や指骨中央部外側に生じる靱帯骨棘（enthesophyte）がある[14]．"真の osteophyte" は関節
の辺縁に生じ，正面像で描出される（**図 5-93 A**）．牽引性骨棘は伸筋腱付着部に生じるた
め，斜位像で描出される．また，側面像は末節骨基部の骨棘，爪基部の肥厚（mucoid
cyst），末節骨背側の骨侵食（erosion）の評価に必要である．

　MP 関節の OA はほとんど常により高度の PIP，DIP 関節病変を伴っている[15]．他の
OA と異なり，MP 関節の関節裂隙は均一に狭小化する．骨侵食のない均一な関節裂隙狭
小化は RA に続発した OA との鑑別点となる．MP 関節の牽引性骨棘は Jaccoud 関節症の
hook-like erosion と似た所見を示す．

　関節辺縁の波状骨棘形成により，pseudo-erosion という骨侵食様の所見を示す場合が
ある（**図 5-94**）．pseudo-erosion は，関節辺縁の骨肥大により，関節の辺縁が小さいポケッ
ト状にみえる状態である．

　手関節では，母指 MP 関節と橈骨手根関節に限局した変形性関節症が生じる．大部分
は閉経前の女性に生じる（**図 5-95**）．利き手優位である．母指 MP 関節の変形性関節症の

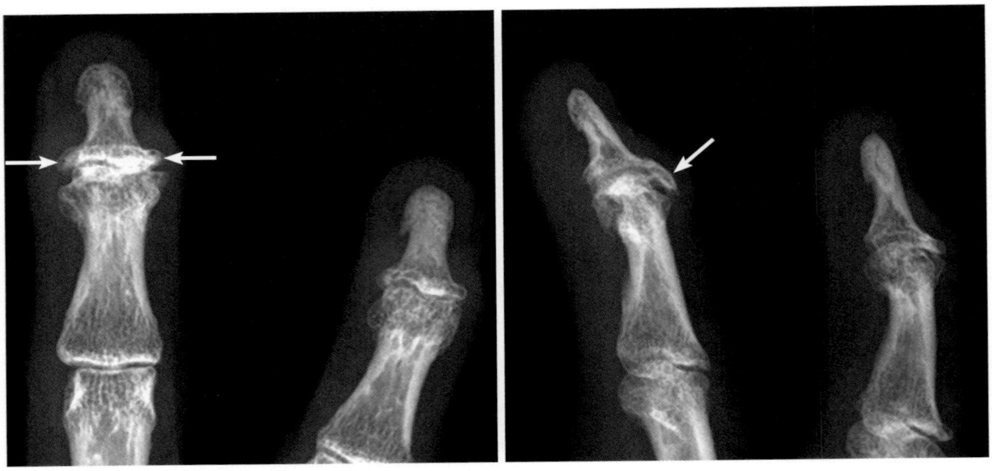

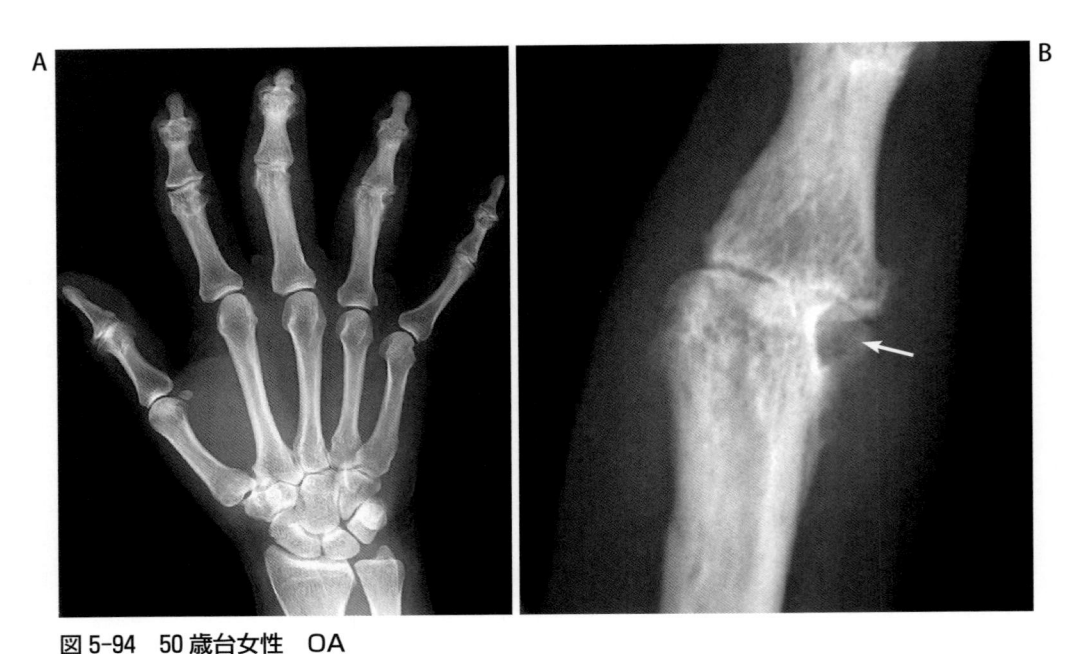

図 5-93　50 歳台女性　OA
単純 X 線写真　**A：正面像，B：斜位像**　正面像（**A**）では，中指，環指 DIP 関節に外側に向かって突出する骨棘がある（→）．斜位像（**B**）では，末節骨に後方に向かう traction spur がある（→）．

図 5-94　50 歳台女性　OA
単純 X 線写真　**A：正面像，B：中指 PIP 関節拡大像**　正面像（**A**）では示指から環指に伸展制限があり，PIP 関節，DIP 関節に狭小化と骨棘形成がある．MP 関節に所見はない．中指 PIP 関節（**B**）では，基節骨関節面の辺縁に骨侵食様の陥凹像がある（→）．

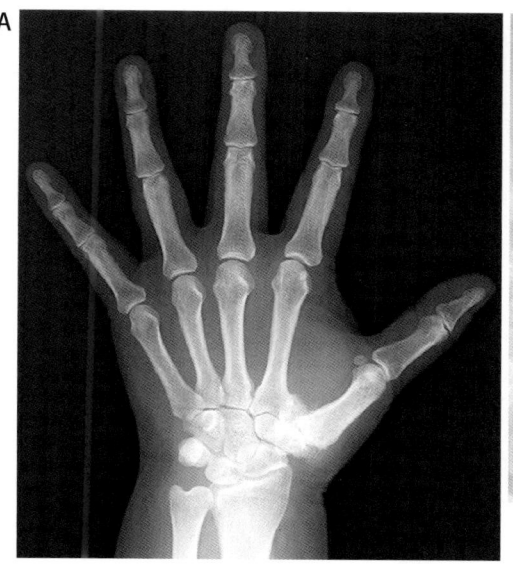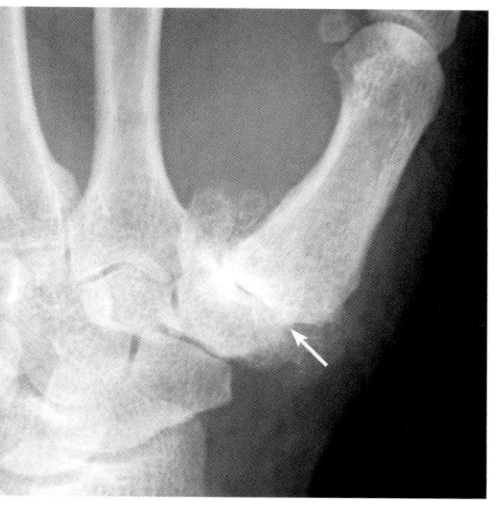

図 5-95 60 歳台女性 第 1 CM 関節に限局した OA
単純 X 線写真 **A**：正面像，**B**：斜位像 正面像（**A**）では，PIP 関節，DIP 関節に所見はない．斜位像（**B**）では，第 1 CM 関節の狭小化（→）．高度の骨棘形成を認める．

大部分は，大菱形骨の病変を伴っていることから peritrapezoidal OA というべきであるが，単純 X 線では母指 MP 関節以外の病変が診断される機会は少ない[16]．進行例では，第 1 中手骨の内転拘縮，MP 関節の過伸展，IP 関節の屈曲拘縮により，スワンネック変形を生じる．

炎症性変形性関節症（EOA）の特徴は，指節間関節（PIP，DIP 関節）に対称性に分布すること，central erosion，および関節強直である．病変は DIP 関節では示指，中指，小指 DIP 関節に好発するのに対し，PIP 関節には明らかな傾向はない[2]．MP 関節，CM 関節，scaphotrapezial joint にはまれである．

Central erosion は EOA の顕著な特徴である．central erosion は関節面の境界明瞭な骨欠損で，指節骨関節面の中央にできる（**図 5-96**）．崩れたような骨侵食（crumbling erosion）とも表現される．発生機序は PIP，DIP 関節の関節面が中央部と辺縁で異なることにより説明されている[13]．DIP 関節では，末節骨の関節軟骨は中央部が厚く辺縁は薄い（**図 5-97**）．逆に，中節骨遠位端の軟骨は中央部が薄く，辺縁部が厚い．この厚さの違いにより，中節骨関節面の中央部が崩れやすくなる．PIP 関節でも同じことが生じる．EOA では通常，関節裂隙狭小化が先行する．ただし，central erosion は nodal OA にもあり，EOA に特異的な所見ではない．

Gull-wing は DIP 関節に，saw-tooth pattern は PIP 関節に生じる傾向がある．またこの変化は，nodal OA より EOA に多い傾向がある．EOA は RA，乾癬性関節炎（PsA）が鑑別診断の対象となる（**表 5-9**）．EOA では全身の炎症所見はなく，MP 関節，手関節，MTP 関節（中足指節関節）が侵されることはまれである．

SLAC wrist は橈骨手根関節の OA で，舟状骨骨折後の偽関節，舟状-月状骨靱帯の外

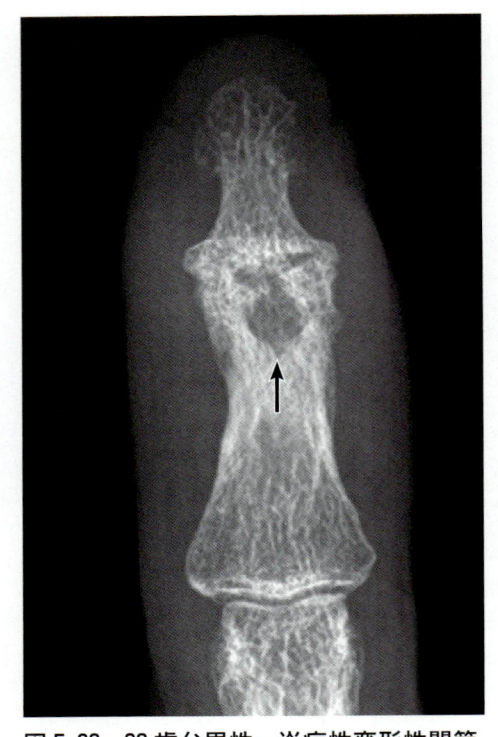

図 5-96　60 歳台男性　炎症性変形性関節症(EOA)

中指単純 X 線写真　中指 DIP 関節は均等に狭小化，中節骨関節面に円形透亮像がみられる(→)．central erosion である．

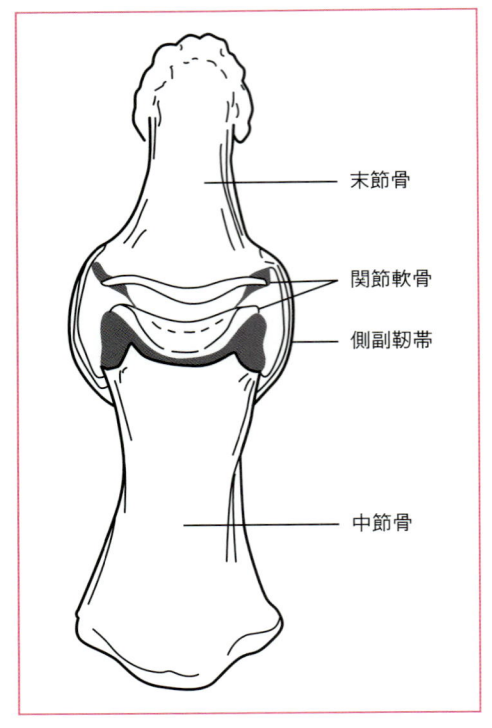

図 5-97　DIP 関節の解剖
(文献 13)より許可を得て転載)

表 5-9　DIP 関節の arthritis

	DIP	JSN	対称性	骨侵食 (erosion)	骨粗鬆症 (osteoporosis)	強直 (ankylosis)	骨膜炎 (periostitis)
RA	+	○	○	marginal	○	しばしば	まれ
OA	+++	○		psudomarginal	×	まれ	まれ
EOA	+++	○		central	×	しばしば	○ linear
PsA	+++	○		marginal enthesial	× 時に	○	○ fluffy
Gout	+	末期まで 保たれる		overhanging margin	×	まれ	×
MRH	+++	×		marginal	×	×	×
SSc	++	○		non-erosive	×	×	×

RA：関節リウマチ，OA：変形性関節症，EOA：炎症性変形性関節症，PsA：乾癬性関節症，Gout：痛風，MRH：多中心性細網組織球症，SSc：全身性強皮症，JSN：joint space narrowing(関節裂隙狭小化)
(文献 21, 22) を改変)

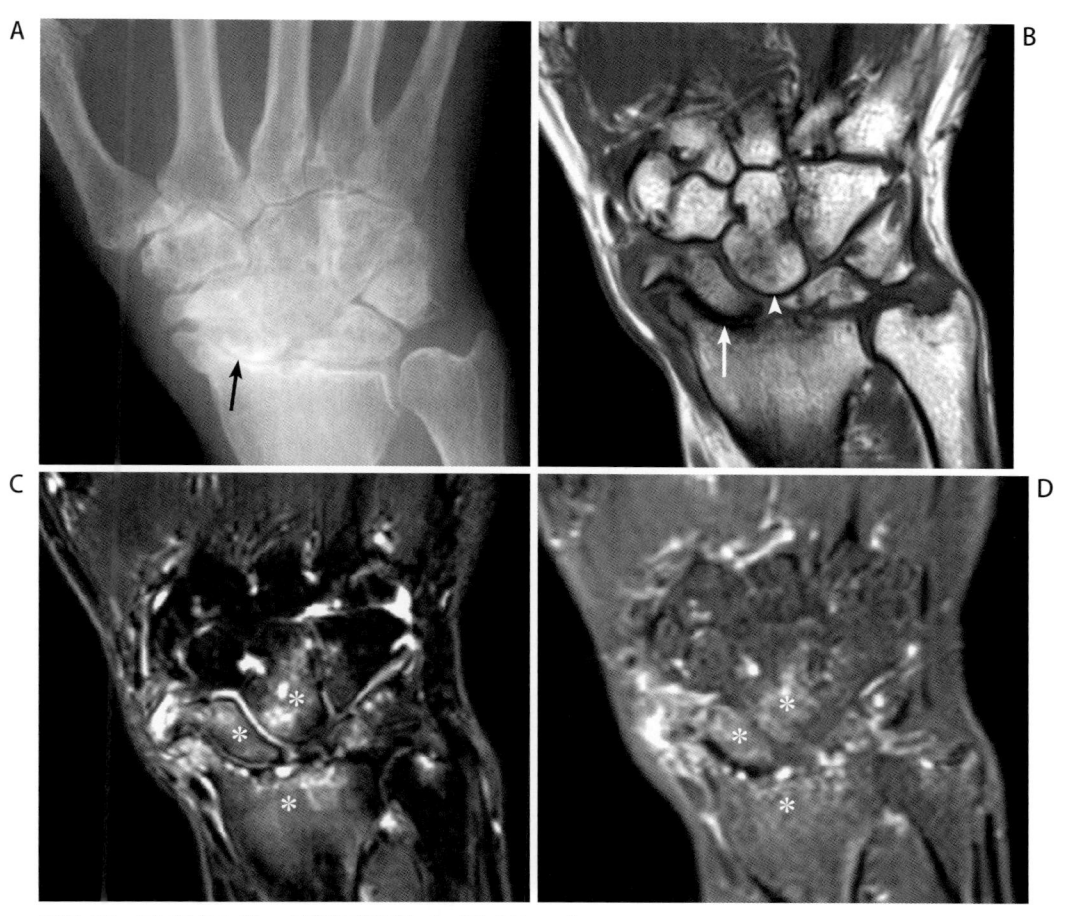

図 5-98　61 歳台女性　外傷に続発した SLAC wrist
A：単純 X 線写真，B：MRI, T1 強調冠状断像，C：STIR 冠状断像，D：脂肪抑制造影 T1 強調冠状断像　単純 X 線写真（A）では橈骨舟状骨関節に限局した関節裂隙狭小化があり（→），舟状骨と月状骨が離開している．舟状骨，橈骨に骨棘形成と骨硬化性変化がある．橈骨月状骨関節の関節裂隙は保たれている．T1 強調冠状断像（B）では，橈骨舟状骨関節は狭小化している（→）．橈骨茎状突起，舟状骨に骨棘がある．有頭骨は近位側へ偏位している（▶）．STIR 冠状断像（C）では舟状骨，有頭骨近位部，橈骨遠位端に骨髄浮腫を示す高信号がある（＊）．脂肪抑制造影 T1 強調像（D）では骨髄浮腫を示した部位（＊）に軽度の増強効果がある．

傷性断裂，Kienböck 病，軟骨石灰化症，手根骨骨折（特に舟状骨骨折）により生じる（**図 5-98**）．橈骨茎状突起と舟状骨間の OA として始まり，橈骨舟状骨関節，有頭月状骨関節，手根中手関節に及ぶ．橈骨月状骨間関節は最後まで保たれる（**図 5-99**）．

STT-OA は無症候でもみられ，多くは舟状–月状骨靱帯断裂との関連はない[17]．舟状骨大菱形骨の変形性関節症単独例は CPPD 結晶沈着症を意味する（**図 5-100**）．尺骨月状骨間の変形性関節症，あるいは尺骨突き上げ症候群（ulnocarpal impaction syndrome）は尺骨の相対的過長による三角線維軟骨複合体，月状骨，尺骨に対する機械的負荷により生じる．

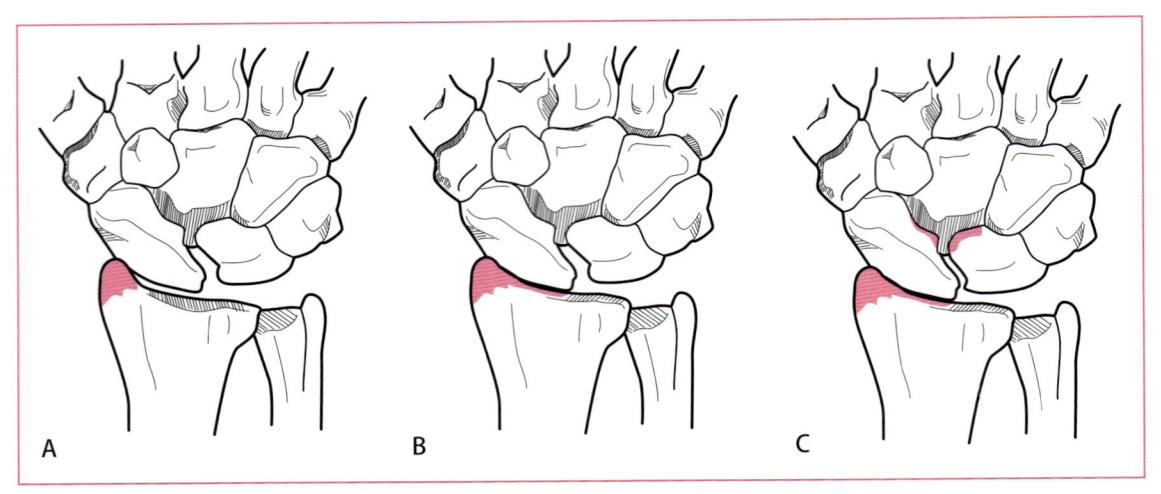

図 5-99　SLAC wrist の進行過程
はじめは橈骨茎状突起と舟状骨骨間の狭小化から始まり（**A, B**），有頭骨が近位側へ偏位して手根中央関節に狭小化が起きる（**C**）.

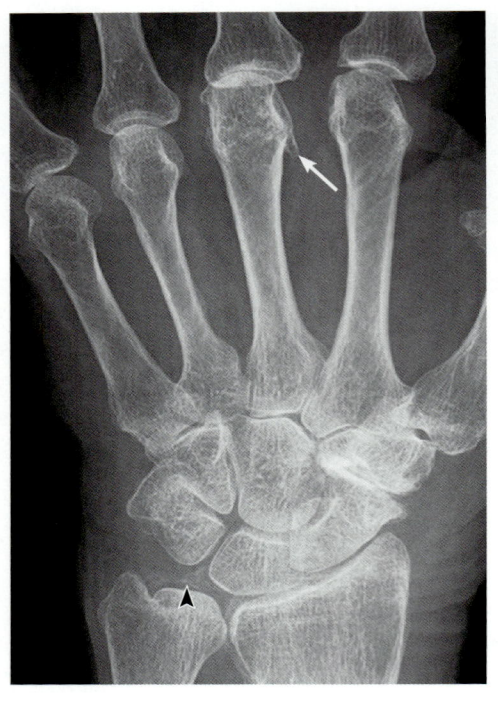

図 5-100　80 歳台女性　CPPD 結晶沈着症による関節症
単純 X 線写真　舟状大菱形骨関節，中指 MP 関節に変形性関節症がある．中指 MP 関節は狭小化し，中手骨骨頭に hook 様の骨棘形成がある（→）．三角線維軟骨に石灰化がある（►）．病変の分布は nodal OA とは異なる.

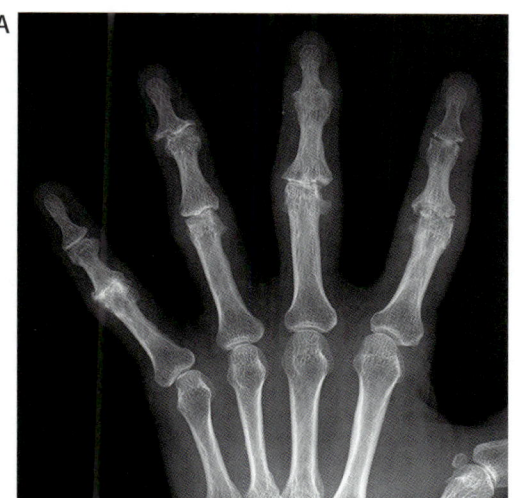

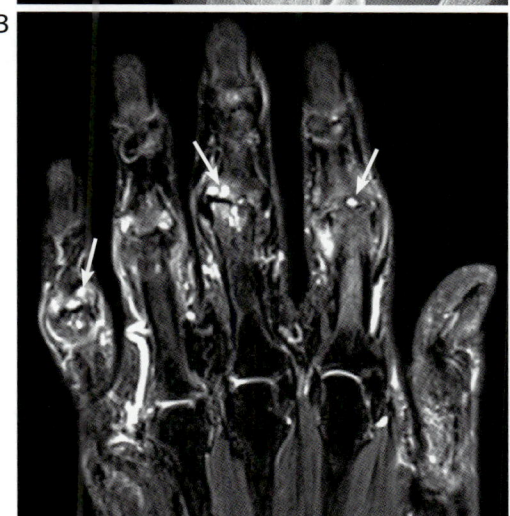

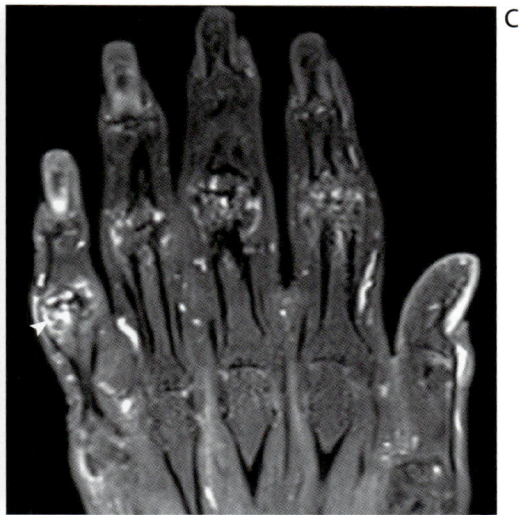

図 5-101 60 歳台女性 EOA
A：単純 X 線写真，B：MRI，STIR 冠状断像，
C：脂肪抑制造影 T1 強調像 単純 X 線写真（**A**）
では示指から小指の PIP 関節，示指から環指
DIP 関節に変形，骨侵食，骨性強直がある．
STIR 冠状断像（**B**）では PIP 関節に骨髄浮腫を
示す高信号，微細な軟骨下嚢胞（→）が散在して
いる．脂肪抑制造影 T1 強調像（**C**）では PIP 関
節に軽度の増強効果がある（▶）．

● MRI

　早期 OA の MRI 所見は，滑膜炎，骨髄浮腫，関節裂隙狭小化，骨棘形成，アライメン
ト不良である．骨侵食の診断に関して，MRI は単純 X 線検査よりも高感度である[5]．MRI
では，nodal OA でも滑膜炎や骨侵食が描出され，MRI 所見は EOA が手の OA のスペク
ラムにあることを支持している[6]．EOA では滑膜炎などの炎症所見は nodal OA よりも高
度である（**図 5-101**）[18]．MRI 所見により OA の進行が予見できる[19]．ダイナミック MRI
で滑膜炎の time intensity curve を評価することにより，EOA の治療効果判定も可能で
ある（**図 5-102**）[20]．

● 超音波検査

　超音波検査でも，滑膜炎を診断することにより，単純 X 線における OA の進行を予見
できる．

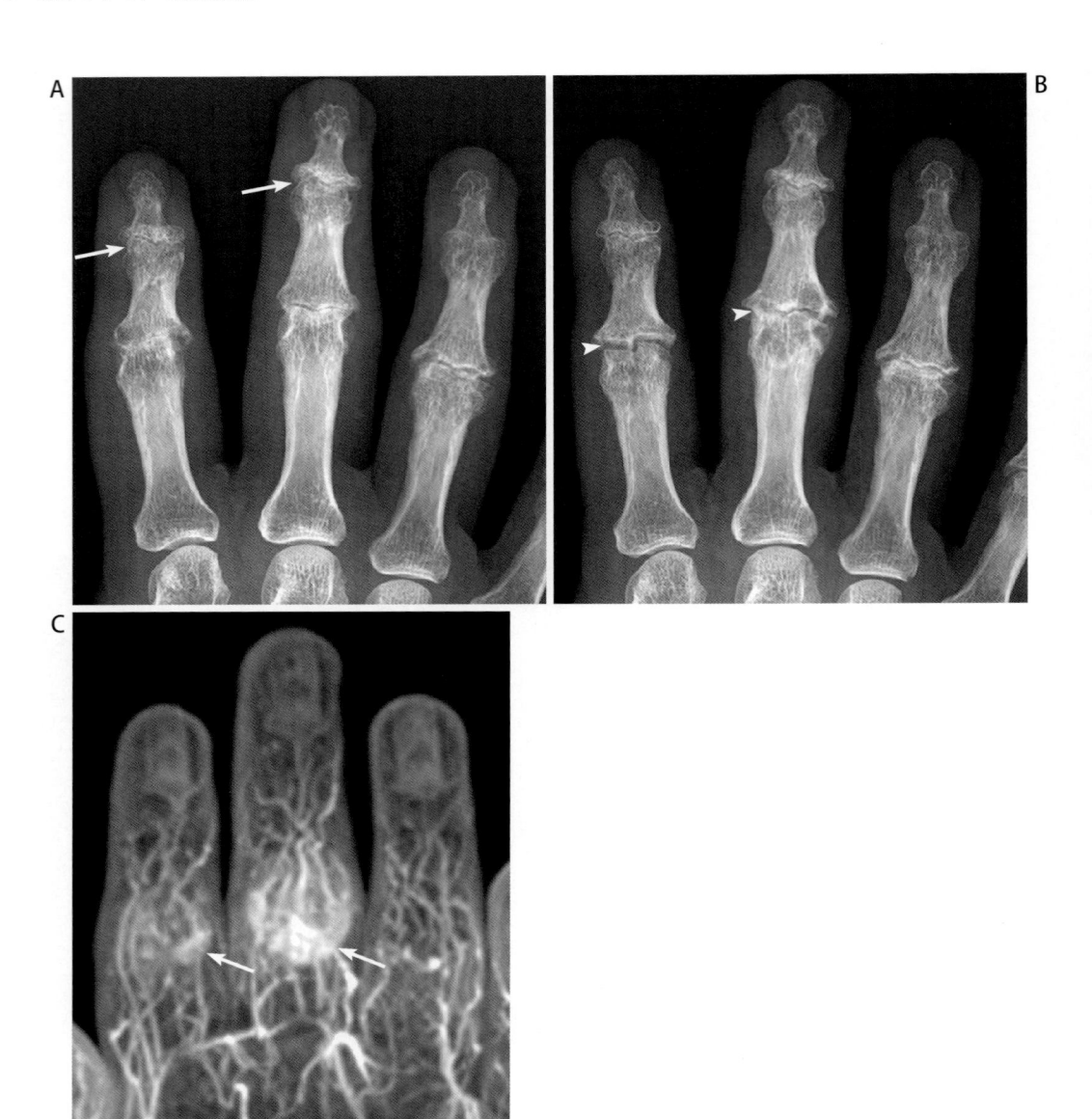

図 5-102　50 歳台女性　EOA
A：単純 X 線写真（53 歳時），B：単純 X 線写真（56 歳時），C：ダイナミック MRI（53 歳時）　10
年前年から PIP 関節腫脹，圧痛ある．53 歳時の単純 X 線写真（A）では PIP，DIP 関節に狭小化が
みられる．示指，中指 DIP 関節に gull wing 変形（→），環指 DIP 関節に骨性強直がある．MCP
関節に所見はない．56 歳時（B）には示指，中指 PIP 関節の変形，軟骨下透亮像が出現している
（➤）．53 歳時のダイナミック MRI（C）では示指，中指 PIP 関節に滑膜増生を示す早期濃染があ
る（→）．

文　献

1) Banks SE：Erosive osteoarthritis：a current review of a clinical challenge. Clin Rheumatol 2010；29：697-706.

2) Addimanda O, Mancarella L, Dolzani P, et al：Clinical and radiographic distribution of structural damage in erosive and nonerosive hand osteoarthritis. Arthritis Care Res(Hoboken) 2012；64：1046-1053.

3) Miura H, Kawano T, Takasugi S, et al：Two subtypes of radiographic osteoarthritis in the distal interphalangeal joint of the hand. J Orthop Sci 2008；13：487-491.

4) Marshall M, Nicholls E, Kwok WY, et al：Erosive osteoarthritis：a more severe form of radiographic hand osteoarthritis rather than a distinct entity? Ann Rheum Dis 2015；74：136-141.

5) Grainger AJ, Farrant JM, O'Connor PJ, et al：MR imaging of erosions in interphalangeal joint osteoarthritis：is all osteoarthritis erosive? Skeletal Radiol 2007；36：737-745.

6) Vlychou M, Koutroumpas A, Alexiou I, et al：High-resolution ultrasonography and 3.0 T magnetic resonance imaging in erosive and nodal hand osteoarthritis：high frequency of erosions in nodal osteoarthritis. Clin Rheumatol 2013；32：755-762.

7) Botha-Scheepers S, Riyazi N, Watt I, et al：Progression of hand osteoarthritis over 2 years：a clinical and radiological follow-up study. Ann Rheum Dis 2009；68：1260-1264.

8) Bijsterbosch J, Haugen IK, Malines C, et al：Reliability, sensitivity to change and feasibility of three radiographic scoring methods for hand osteoarthritis. Ann Rheum Dis 2011；70：1465-1467.

9) Bijsterbosch J, Watt I, Meulenbelt I, et al：Clinical and radiographic disease course of hand osteoarthritis and determinants of outcome after 6 years. Ann Rheum Dis 2011；70：68-73.

10) Chaisson CE, Zhang Y, McAlindon TE, et al：Radiographic hand osteoarthritis：incidence, patterns, and influence of pre-existing disease in a population based sample. J Rheumatol 1997；24：1337-1343.

11) Martel W, Snarr JW, Horn JR：The metacarpophalangeal joints in interphalangeal osteoarthritis. Radiology 1973；108：1-7.

12) Kloppenburg M, Stamm T, Watt I, et al：Research in hand osteoarthritis：time for reappraisal and demand for new strategies. An opinion paper. Ann Rheum Dis 2007；66：1157-1161.

13) Martel W, Stuck KJ, Dworin AM, Hylland RG：Erosive osteoarthritis and psoriatic arthritis：a radiologic comparison in the hand, wrist, and foot. AJR Am J Roentgenol 1980；134：125-135.

14) Kalichman L, Malkin I, Kobyliansky E：Hand bone midshaft enthesophytes：the influence of age, sex, and heritability. Osteoarthritis Cartilage 2007；15：1113-1119.

15) Altman R, Alarcon G, Appelrouth D, et al：The American College of Rheumatology criteria for the classification and reporting of osteoarthritis of the hand. Arthritis Rheum 1990；33：1601-1610.

16) North ER, Eaton RG：Degenerative joint disease of the trapezium：a comparative radiographic and anatomic study. J Hand Surg Am 1983；8：160-166.

17) Higginson AP, Braybrook J, Williams S, Finlay D：Isolated scaphotrapeziotrapezoid osteoarthritis：prevalence, symptomatology and associated scapholunate ligament disruption in a population presenting to an accident and emergency department with acute wrist injuries. Clin Radiol 2001；56：372-374.

18) Haugen IK, Mathiessen A, Slatkowsky-Christensen B, et al：Synovitis and radiographic progression in non-erosive and erosive hand osteoarthritis：is erosive hand osteoarthritis a separate inflammatory phenotype? Osteoarthritis Cartilage 2016；24：647-654.

19) Haugen IK, Slatkowsky-Christensen B, Boyesen P, et al：MRI findings predict radiographic progression and development of erosions in hand osteoarthritis. Ann Rheum Dis 2016；75：117-123.

20) Jans L, De Coninck T, Wittoek R, et al：3 T DCE-MRI assessment of synovitis of the interphalangeal joints in patients with erosive osteoarthritis for treatment response monitoring. Skeletal Radiol 2013；42：255-260.

21) Punzi L, Ramonda R, Sfriso P：Erosive osteoarthritis. Best Pract Res Clin Rheumatol 2004；18：739-758.

22) Trotta F, Colina M：Multicentric reticulohistiocytosis and fibroblastic rheumatism. Best Pract Res Clin Rheumatol 2012；26：543-557

5.5 結晶誘発性関節症

a. 痛風性関節炎 gouty arthritis/tophaceous gout

　尿酸ナトリウム塩(monosodium urate：MSU)の軟部組織，関節内沈着による，慢性，再発性，全身性の結晶沈着症である．90％は特発性，10％は二次性(尿酸排泄低下，腎不全，利尿薬，悪性腫瘍や骨髄増殖性症候群の治療中)である．

　40歳以上の男性に好発，閉経前の女性にはまれである．日本人男性の痛風の有病率は1％と推定されている[1]．

　痛風は，無症候性高尿酸血症，急性痛風性関節症(acute gouty arthritis)，intercritical phase，慢性結節性痛風(chronic tophaceous gout)の4期に分けられる(表5-10)．初回発作時の大半(90％)は単関節に関節腫脹と発赤が生じるため，感染(蜂窩織炎)や他の結晶誘発性滑膜炎が鑑別の対象となる．初発部位は母趾のMTP関節が多いが，足根関節，距骨下関節，距腿関節，膝関節，手関節，MP関節，PIP関節，DIP関節，アキレス腱付着部，肘頭滑液包にも生じる．10％は少関節炎として発症する．閉経後では多発関節炎として発症することがあり，RAとの鑑別が問題となる．RAと痛風の合併はまれである[2]．確立された診断基準はなく，診断にはMSU結晶を証明することが不可欠である[3,4]．

表5-10　痛風性関節炎の病期

	無症候性高尿酸血症	急性痛風性関節症	intercritical phase	慢性結節性痛風
単純X線写真	—	軟部組織腫脹	軟部組織の痛風結節 関節外骨侵食 (punched out lesion)	石灰化痛風結節 overhanging margin 関節破壊
MRI	—	骨侵食 滑膜炎 骨髄浮腫 軟部組織の痛風結節・浮腫	骨侵食 滑膜炎	痛風結節 T1強調像；中等度信号 T2強調像：多彩
超音波検査	double contour sign snow storm appearance (滑液中のMSU)	double contour sign	—	—

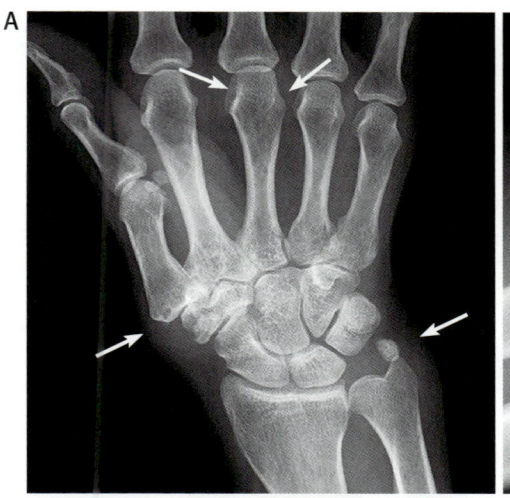
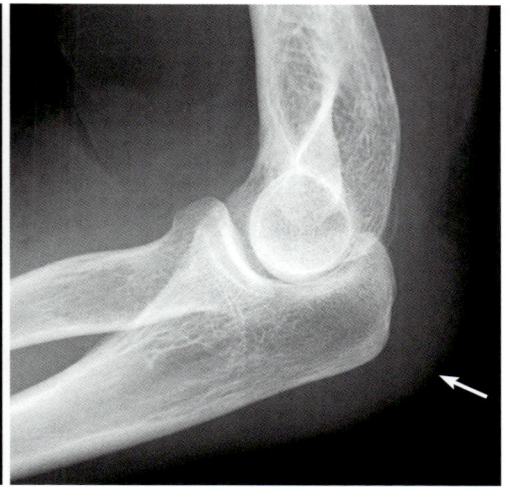
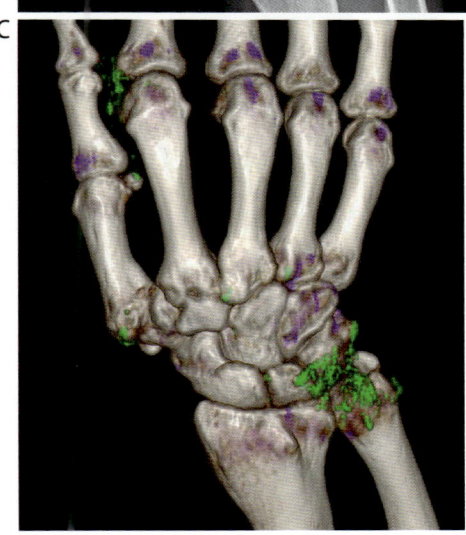

図 5-103　60 歳台女性　尿酸産生過剰型の痛風
A：手関節単純 X 線写真，B：肘関節単純 X 線写真側面像，C：右手関節 dual energy CT（DECT），VR 像　SLE で PSL 内服中．多関節痛（両肘，右股関節，足関節痛）があり，関節穿刺で尿酸結晶が証明された．手関節の単純 X 線写真（**A**）では，母指 CM 関節，尺骨茎状突起周囲，中指 MP 関節にやや高吸収の軟部組織腫脹がある（→）．肘関節（**B**）では，肘頭周囲に軟部組織腫脹がある．右手関節 DECT（**C**）では，軟部組織腫脹に一致して尿酸結晶沈着がある（緑色の箇所）．

画像診断

● 単純 X 線写真

　X 線所見が出現するのは初回の発作から 10 年以上経過した例である．単純 X 線所見が陽性でも臨床的に痛風性関節炎の診断がはっきりしない例が 2 割程度ある[5]．少関節炎から多関節炎に移行していく．足，手，肘，膝に好発する．足では 75％は第 1 MTP 関節に生じる．次いで，母趾 IP 関節，第 5 MTP 関節の順である．手では，DIP 関節，PIP 関節病変が MP 関節よりも多い．肘では，肘頭，鉤状突起，肘頭滑液包に多い．膝では外側顆が好発部位である．

　急性期は関節周囲の軟部組織腫脹が唯一の所見である．そのため，米国リウマチ学会による痛風性関節症の分類基準には，非対称腫脹という単純 X 線所見が含まれている[5,6]．急性期には骨減少が起きるが，それ以外では骨濃度は保たれる．

　Intercritical phase では，関節周囲に結節状の腫瘤が生じる（**図 5-103**）．MSU 沈着により，骨長軸に垂直で繊細な細い溝状の骨膜反応と骨のレース状透亮像ができる．この所見

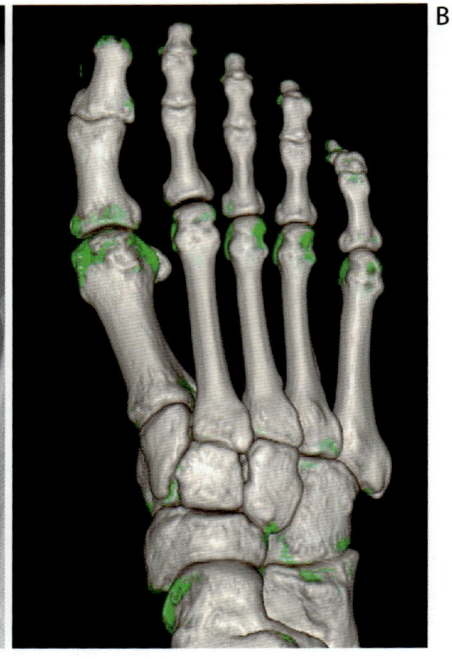

図 5-104　50 歳台男性　痛風性関節炎
A：足関節単純 X 線写真斜位像，B：DECT（VR 像）　母趾の腫脹があり，臨床的には蜂窩織炎と診断される．単純 X 線写真（A）では，第 1 中足骨骨頭に透亮像（→），周囲に軟部組織腫脹がある．DECT（B）では，各 MTP 関節，中足部に尿酸沈着がみられる（緑色の箇所）．

は斜位像でよく描出される（**図 5-104 A**）．

　慢性結節性痛風は，痛風結節，肉芽腫性滑膜炎，骨侵食（erosion）を特徴とする．痛風結節は巨細胞や線維組織を含む炎症組織で囲まれた尿酸結晶で，皮下，滑膜組織の腫瘤として描出される．アパタイト結晶沈着のため痛風結節の X 線透過性はやや低くなる（**図 5-105**）．

　関節病変は硬化縁を伴う透亮像（punched out lesion，**図 5-106**），overhanging margin が特徴的所見である．overhanging margin は骨侵食による骨吸収と骨膜反応により形成される[7]．骨侵食は関節内，関節周囲の痛風結節により生じ，円形あるいは類円形で骨長軸に沿ってある．辺縁には骨硬化がある．RA などの炎症性関節炎と異なり，進行するまで関節裂隙は保たれる．骨性強直は極めてまれである．骨侵食の数は痛風結節の数とよく相関する[8]．

　まれであるが，骨内にも痛風結節ができる．軟骨下に形成され，骨幹端に透亮像をつくる．膝蓋骨に生じた場合，感染や腫瘍（軟骨芽細胞腫）が鑑別疾患となる．まれに，軟骨下（関節下）の痛風結節により，関節が虚脱して二次性 OA が生じることがある．

● CT/dual energy CT：DECT

　痛風の診断には MSU 結晶の証明が不可欠であるが，偏光顕微鏡による MSU 診断能は63〜78％と必ずしも高くない[9, 10]．また，結晶採取の関節穿刺には感染のリスクがある．関節穿刺で診断が得られない痛風性関節炎あるいは疑い例では，dual energy CT（DECT）

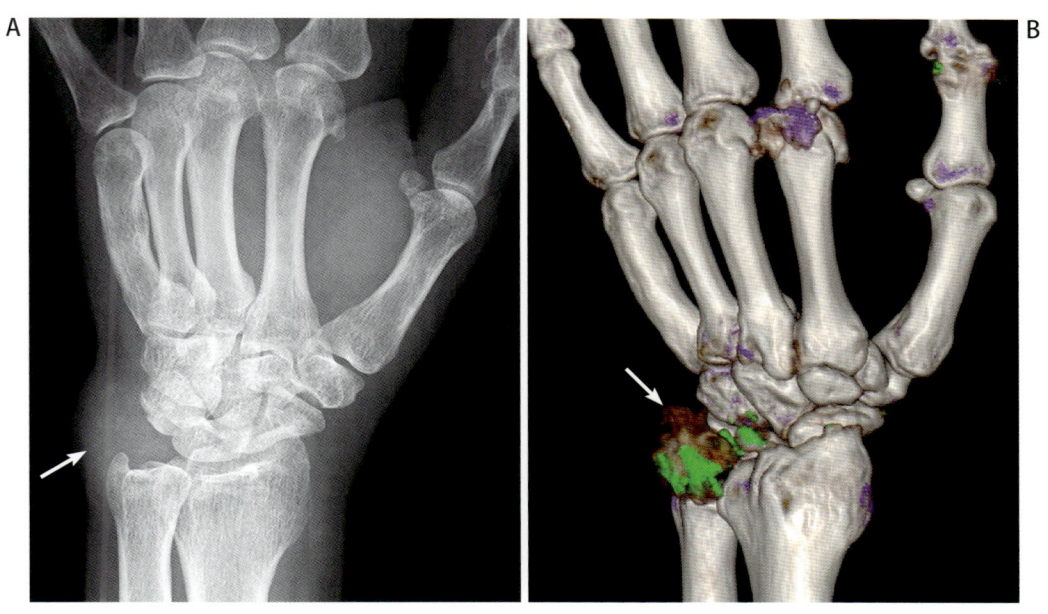

図 5-105　70 歳台男性　痛風性関節炎
A：左手関節単純 X 線写真斜位像，B：DECT（VR 像）　急性少関節炎で発症．総合診療医は RA と診断した．左手関節斜位像（A）では，手関節背側尺側にやや高吸収を示す軟部組織腫脹がある（→）．DECT（B）では，尿酸沈着が証明された（→）．

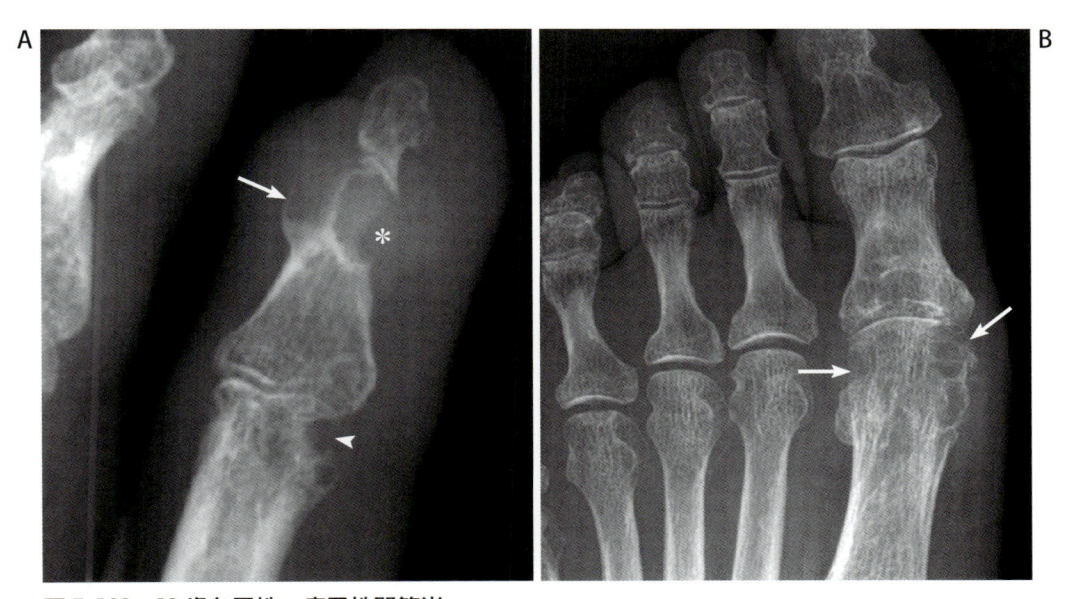

図 5-106　90 歳台男性　痛風性関節炎
A：左示指 DIP 関節単純 X 線写真，B：足関節単純 X 線写真　高齢発症の seronegative RA として治療されていた．単純 X 線写真（A）では，左示指 DIP 関節近傍に痛風結節がみられる．骨侵食の辺縁に骨膜反応があり，overhanging margin を形成している（→）．痛風結節はやや高吸収にみえる（＊）．中節骨にも punched out lesion（▶）と関節面からやや離れた骨侵食がある．足関節（B）では，母趾 MTP 関節に関節面からわずかに離れた骨侵食がある（→）．関節裂隙狭小化はない．

BOX 5-3 │ Dual energy CT

　2つの異なる電圧のX線（通常 80kVp と 120kVp）を使って撮像する CT である．撮像法には2つのX線管球を用いるものと電圧を高速に変化させる方法がある．X線減弱は原子量（atomic weight）と電子密度（electron density）により決まる．異なる電圧によるX線吸収値がわかれば，物質の分別が可能となる．分別には2種類の基準物質を用いる 2-material decomposition，3種類の基準物質を用いる 3-material decomposition がある．尿酸検出には 2-material decomposition algorithm が使われる．尿酸（$C_5H_4N_4O_3$）はカルシウムを含まないため，濃度によらず石灰化した物質と分別できる．

の two-material decomposition algorithm を用い（**BOX 5-3**），MSU 結晶・痛風結節と骨・カルシウムを識別して，MSU 結晶を証明することが診断的である[11, 12]（**図 5-103 C，図 5-104 B，図 5-105 B**）．ただし，DECT で MSU 結晶を感度よく描出するためには parameter ratio の設定に注意が必要で[13]，また DECT で MSU 結晶と診断するには CT 値がある一定以上あることが必要である．そのため発症早期の痛風では，MSU 結晶の診断能は低くなる[14]．DECT の診断能は進行した痛風性関節炎では検証されているが，早期例の分類や診断基準としての有用性は見い出されていない[15]．

● MRI

　急性痛風性関節炎では，滑膜炎，骨侵食，骨髄浮腫，腱鞘滑膜炎が証明される[16]（**図 5-107**）．痛風性関節炎にも滑膜炎が生じるが，滑膜炎と骨髄浮腫との間に，RA で認めるような強い関連性はない[17]．単純X線で所見がない例でも，MRI では骨侵食が証明され，無症候の関節にも滑膜炎が証明される[18]（**図 5-108**）．関節包は肥厚し，T1 強調像，T2 強調像で中間信号を，骨侵食は T1 強調像で低信号，T2 強調像で高信号を示す．骨髄浮腫は RA と比較して軽度であり，高度の骨髄浮腫を伴う場合には骨髄炎の合併が疑われる[19]．

　Intercritical phase では，MRI により滑膜炎が描出される．滑膜炎と尿酸値との間に相関はない[20]．

　痛風結節は T1 強調像では中等度の信号強度を示す[21, 22]（**図 5-109**）．T2 強調像の信号は多彩で，高信号から不均一な低信号を示す[22]．造影 MRI では結節の辺縁部が増強される．骨内の痛風結節も同様の信号パターンを示す[23]．MRI では，臨床的に指摘できない関節内や筋膜内の痛風結節を描出できる[24]．

● 超音波検査

　MSU 結晶沈着は，関節包内の高エコー粒状影（hyperechoic spot），等～高エコーの境界不明瞭，ないし塊状結節性病変として描出される[25]．関節軟骨の表面に線状に描出される "double contour sign" は MSU 結晶沈着に特徴的な所見である[26, 27]．この所見は無症候性高尿酸血症でも証明される．また，超音波検査は単純X線よりも骨侵食の検出能に優れている[28]．

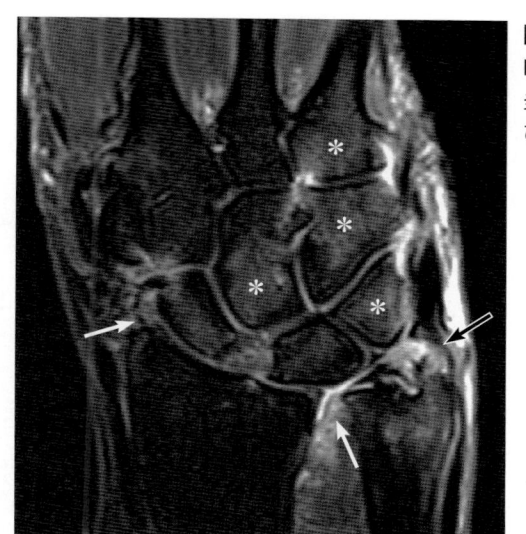

図5-107　70歳台男性　痛風性関節炎
MRI, 脂肪抑制T2強調冠状断像　手関節に滑膜炎を示す高信号(→), 骨髄には骨髄浮腫を示すびまん性高信号がある(＊).

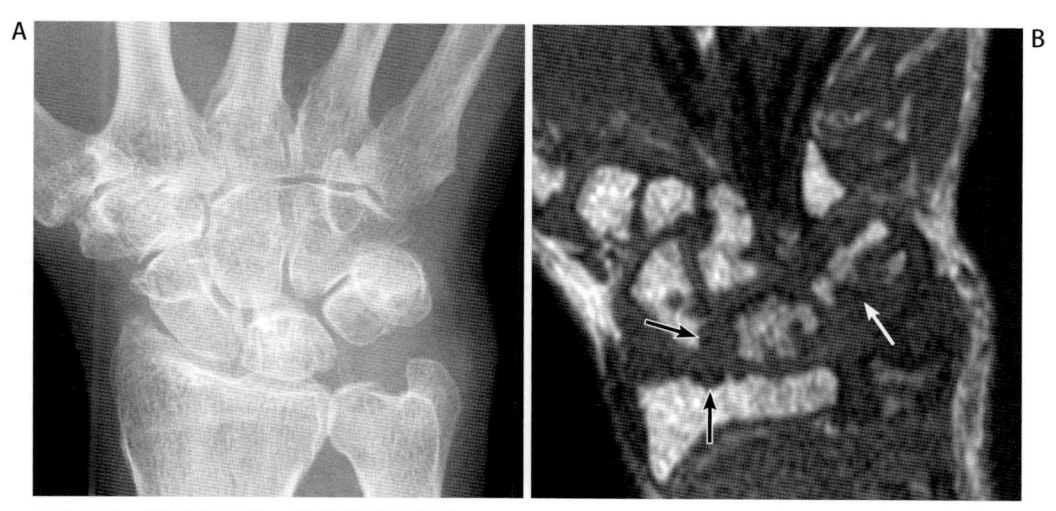

図5-108　90歳台男性　慢性結節性痛風
A：右手関節単純X線写真, B：MRI, 3D T1強調冠状断像(MPR)　右手関節正面像(A)では, 関節裂隙狭小化や骨粗鬆症はない. 小さい骨侵食が散見される. T1強調冠状断像(B)では, 手根骨, 橈骨遠位端に多数の骨侵食が描出されている(→).

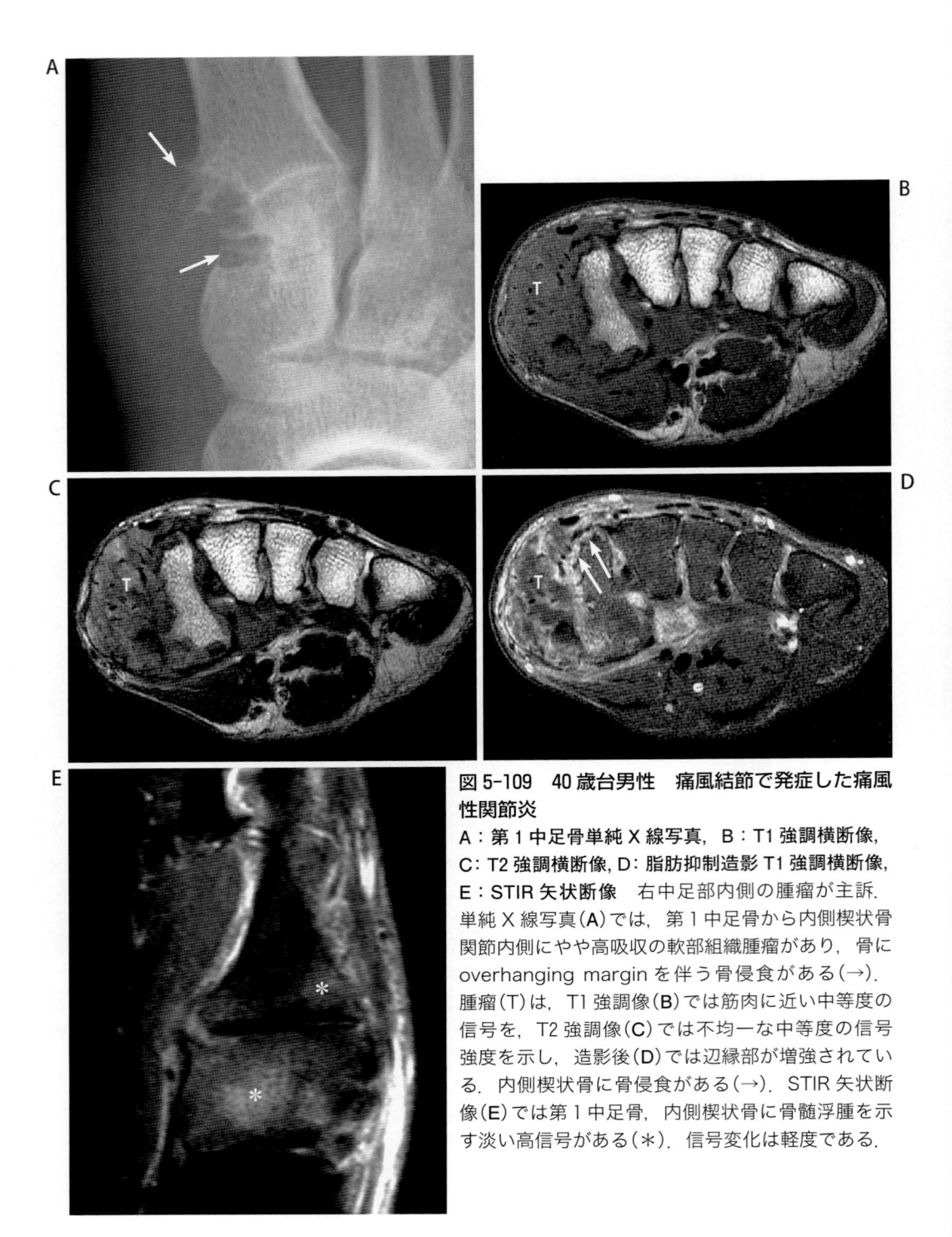

図5-109　40歳台男性　痛風結節で発症した痛風性関節炎

A：第1中足骨単純X線写真，B：T1強調横断像，C：T2強調横断像，D：脂肪抑制造影T1強調横断像，E：STIR矢状断像　右中足部内側の腫瘤が主訴．単純X線写真（A）では，第1中足骨から内側楔状骨関節内側にやや高吸収の軟部組織腫瘤があり，骨にoverhanging margin を伴う骨侵食がある（→）．腫瘤（T）は，T1強調像（B）では筋肉に近い中等度の信号を，T2強調像（C）では不均一な中等度の信号強度を示し，造影後（D）では辺縁部が増強されている．内側楔状骨に骨侵食がある（→）．STIR矢状断像（E）では第1中足骨，内側楔状骨に骨髄浮腫を示す淡い高信号がある（＊）．信号変化は軽度である．

b. ピロリン酸カルシウム結晶沈着症　CPPD deposition

原因は不明で，沈着したピロリン酸カルシウム（calcium pyrophosphate dehydrate：CPPD）結晶により軟骨変性，炎症性変化を生じる疾患である．calcium pyrophosphate hydrate（$Ca_2P_2O_7 \cdot nH_2O$）は変形性脊椎症の軟骨や半月板に認めることが最も多い結晶である[29]．

男女比は 1：1 で，60 歳の有病率は 7〜10％，65〜75 歳では 10〜15％，85 歳以上では 30〜50％となる．55 歳以下では副甲状腺機能亢進症などの素因がある[30]．CPPD 結晶沈着と関連する因子には，高齢化，変形性関節症，外傷，慢性腎不全，居住地域がある[31]．また，hyperparathyroidism, hemochromatosis, hypomagnesaemia, hypothyroidism（4H）と関連する．これ以外にも，X 連鎖低リン血症性くる病，組織黒変症（ochronosis），先端肥大症，Wilson 病などとの関連が指摘されている．軟骨石灰化症（chondrocalcinosis：CC）は必ずしも軟骨の石灰化を意味しない（図 5-110）．CPPD 結晶沈着と臨床症状には解離があり，CPPD 結晶沈着のない関節にも関節炎が生じる．

軟骨石灰化症（CC）の臨床像は無症状から破壊性関節炎まで多彩で，great mimicker とよばれる．関節炎は急性，亜急性，慢性関節炎の形をとる．McCarty は CC を 6 型に分類している[32]．Resnick は，間欠性急性関節症（Type I），ほぼ完全な持続的急性関節症（Type II），進行性慢性関節症に重なる急性関節症（Type III），進行性慢性関節症（Type IV）に分類している[33]．単純に急性関節症（acute arthropathy）と慢性関節症（chronic arthropathy）の 2 型とする意見もある．急性関節症は偽痛風と同義であり，構造変化が生じた場合をピロリン酸カルシウム性関節症（pyrophosphate arthropathy）とよぶ．

慢性関節症の頻度は軟骨石灰化のうち 2〜6％で，RA に似た臨床症状を示す場合，偽関節リウマチ型（pseudo-RA of CPPD）という．pseudo-RA type と RA を臨床的に鑑別することは難しいが，CPPD 結晶沈着症と RA の共存はまれなことから，RA で説明できる骨侵食（erosion）がある場合は RA の合併と考えられる[33]．

CPPD 結晶沈着症の診断には滑液や組織に CPPD 結晶を証明する必要がある．しかし，実際は補正偏光顕微鏡で CPPD 結晶を証明し，単純 X 線写真で典型的な軟骨石灰化があれば，CPPD 結晶沈着症可能性 probable とする[34]．

画像診断

● 単純 X 線写真

CPPD の石灰化は，軟骨，関節包，滑膜，関節内靱帯，軟部組織に生じる．硝子軟骨と線維軟骨のどちらにも石灰化が生じる．石灰化は変性した軟骨の中層と表層に生じる（図 5-111）[35]．

好発部位は，膝，三角線維軟骨（triangular fibrocartilage：TFC），股関節の関節唇，恥骨結合，肘の順である．膝関節では外側に多く，また関節軟骨よりも半月板に石灰化することが多い（図 5-112）．十字靱帯にも靱帯線維束に沿った線状の石灰化が生じる[36]．手では TFC だけではなく，舟状月状骨靱帯，月状三角骨靱帯にも石灰化が起こる（図

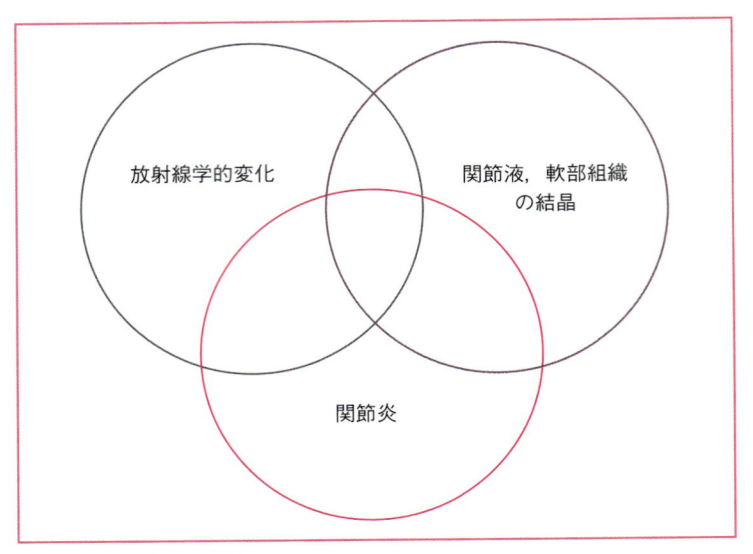

図 5-110 軟骨石灰化の組成
軟骨石灰化は，放射線学的変化，関節液や軟部組織の石灰化，関節炎
の 3 つの病態を示す．これらは単一，あるいは組み合わせとして生じ
る．

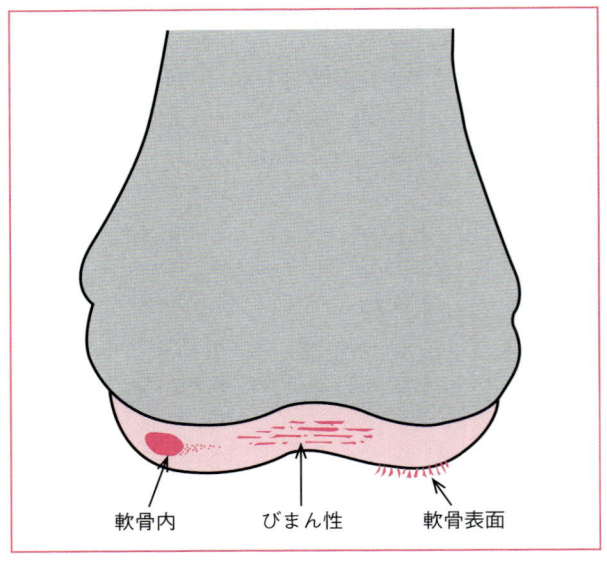

図 5-111 軟骨石灰化の部位
石灰化は軟骨内の lacuna（小腔），軟骨内，表層に生じる．

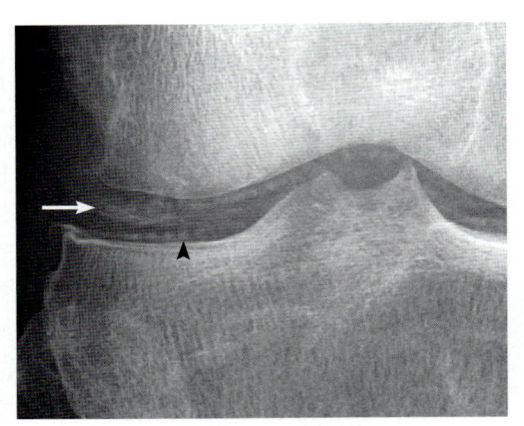

図 5-112 70 歳台男性 軟骨石灰化症
膝関節単純 X 線写真 半月板（→），軟骨表面,
軟骨内（➤）に石灰化がある．

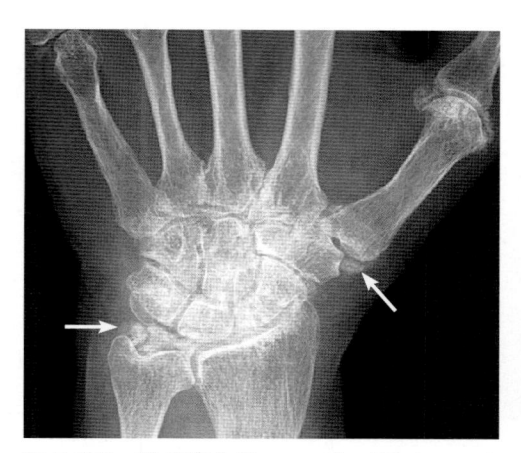

**図 5-113　80 歳台女性　peudo-RA type の
ピロリン酸カルシウム(CPPD)結晶沈着症**
手関節単純 X 線写真　ステロイド不応性の,
再発性対称性多関節のエピソードがある.
TFC, 母指 CM 関節に高度の石灰沈着がある
(→).

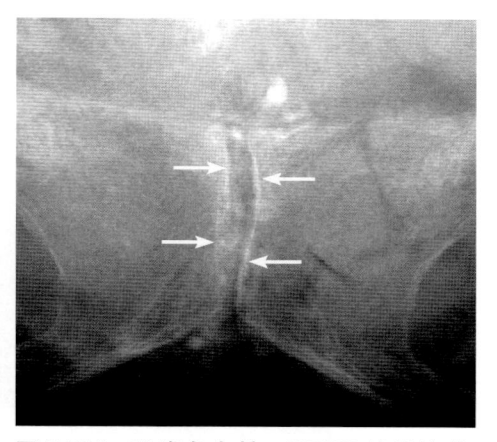

**図 5-114　70 歳台女性　CPPD 結晶沈着
症：恥骨結合の軟骨石灰化**
恥骨部単純 X 線写真　恥骨部の痛みを訴え
る. 恥骨結合に石灰化を認める(→).

5-113). 股関節唇の石灰化は点状である.

　community study によれば, 膝, 手, 恥骨結合の軟骨石灰化の頻度はおおよそ同じで
あり, 軟骨石灰化のスクリーニングにはこの 3 部位の撮影が有効とされている[37](**図
5-114**). しかし, OA のない cohort を対象とした large series では, およそ半数において
膝の軟骨石灰化がない. そのため, 3 部位のスクリーニングは必ずしも有効ではない[38].
また, 恥骨結合の軟骨石灰化は無症候であっても高齢者ではまれではない[39].

　腱の石灰化は, 棘上筋腱, 三頭筋, 四頭筋, アキレス腱に多く, 靱帯線維に沿った線状,
点状石灰化を示す(**図 5-115**). ハイドロキシアパタイト(hydroxyapatite)沈着はより均一
な石灰化を示す点が CPPD 沈着との鑑別点となる[35]. 関節包の石灰化は, 肘関節, MTP
関節, MP 関節, 肩関節に多い[37]. 軟部組織の石灰化もまれではなく, 踵, 肘, 肩, 膝に
好発する. まれに, tophaceous pseudogout といわれる単発の石灰化した腫瘤を形成する
ことがある[40]. 石灰化は小結節の集簇した分葉状で, 近接する骨に pressure erosion を生
じる. 好発部位は顎関節, MP 関節, MTP 関節である.

　脊椎では, 横靱帯に CPPD 結晶沈着症が生じる[41]. 環軸関節の横靱帯に沈着すると,
crowned dens syndrome をきたすが, この病態は HADD(hydroxyapatite deposition dis-
ease)† でも生じる. また, 棘突起間にびまん性, あるいは結節状の石灰化が証明される
ことがある(**図 5-116**).

ピロリン酸カルシウム性関節症　pyrophosphate arthropathy

　慢性進行性関節症は手, MP 関節, 膝に多く, 基本的には変形性関節症に似た像を示す.
MP 関節には drooping osteophyte と形容される粗大な骨棘, 関節包の石灰化が生じる.
通常, MP 関節には変形性関節症(OA)は生じない. CPPD 沈着症との関連がある[36].

---

† hydroxyapatite, octacalcium phosphate, tricalcium phosphate を総称して basic calcium phosphate
　(BCP)という.

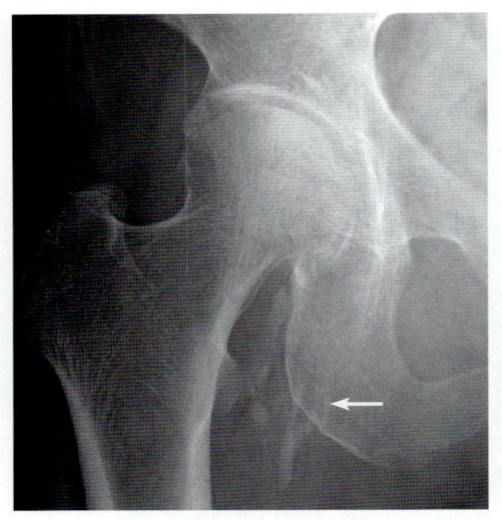

図5-115　70歳台女性　CPPD 結晶沈着症
股関節単純 X 線写真　股関節関節唇，内転筋に沿って石灰化がある（→）．

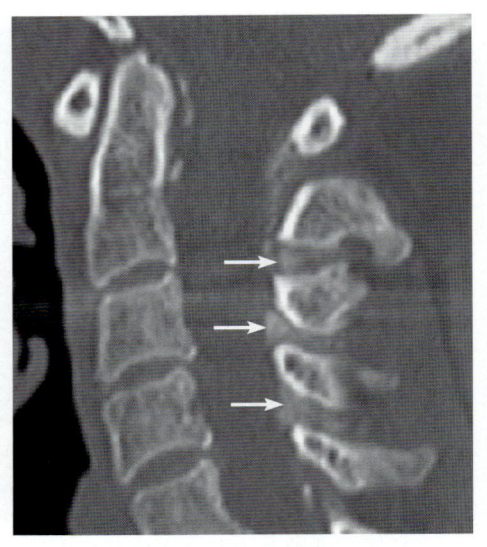

図5-116　40歳台女性　Crohn 病で小腸切除，短腸症候群による低マグネシウム血症で生じた CPPD 結晶沈着症
頸椎 CT 矢状断像　歯突起周囲，棘間靱帯（→）にびまん性石灰沈着がある．

　CPPD 沈着による慢性進行性関節症の OA との鑑別点は，非荷重関節に生じること，膝蓋大腿関節や橈骨手根関節といった OA とは異なる関節に生じること，軟骨下嚢胞は OA よりも大きく数が多いことである（**図5-117**）．ただし，骨棘形成は多様で，骨棘が形成されない例もある[37]．骨粗鬆症はない．

　急速破壊性関節症型では神経性関節症に類似した変化が生じる．関節は進行性に破壊され，遊離体が多発する．脊椎では，椎間板，横靱帯，関節包にピロリン酸カルシウムが沈着して，感染性脊椎炎に似た所見を示す．

● MRI

　軟骨石灰化は単純 X 線で診断されるが，その感度は 40% 程度と低いため，MRI の応用も試みられている[42]．軟骨石灰化は，MRI で軟骨内の点状無信号として描出されるが，その感度は報告により異なる[43,44]．高磁場装置を用いて，3D SPGR で撮像すると，石灰化の検出能が高くなる[45]．

　CPPD 結晶沈着による急性関節症の MRI 所見についてのまとまった報告はない．多関節炎で，臨床的に RA が疑われ，単純 X 線で石灰化が乏しい例では，滑膜炎，腱鞘炎が証明される（**図5-118**）．crowned dens syndrome では，歯突起と近接する軟部組織に造影効果が生じる[46]．

● 超音波検査

　超音波検査では X 線で検出できない石灰化が診断できる[47]．硝子軟骨表面に平行する高輝度エコーを軟骨内に認めることが特徴的所見である．超音波検査による CPPD 結晶沈着症診断のメタ解析では，感度は 0.34〜0.77，特異度は 0.87〜1.00 と報告されているが，診断法として確立するにはさらに研究が必要である[48]．

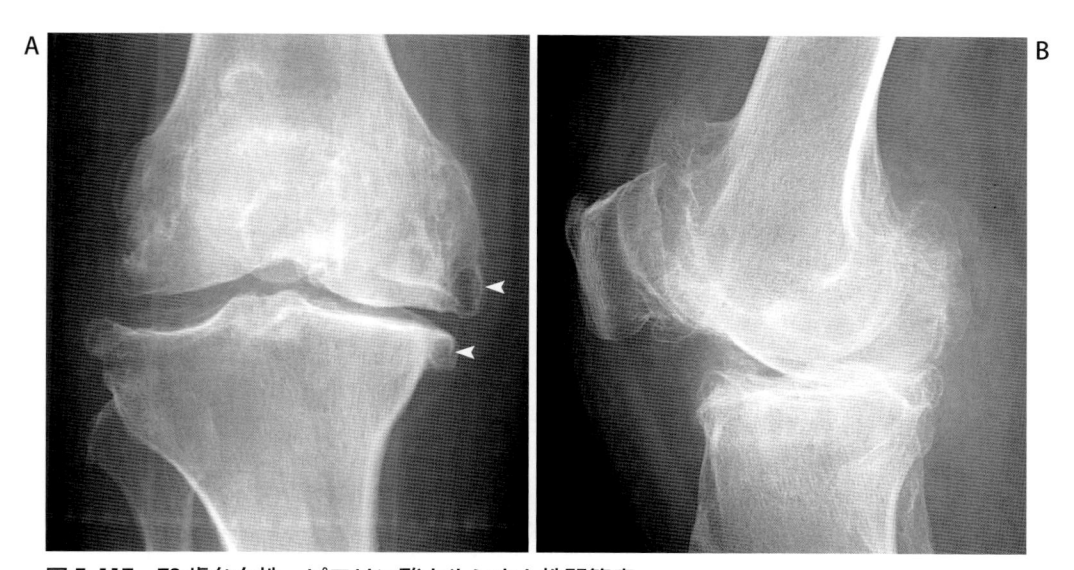

図5-117　70歳台女性　ピロリン酸カルシウム性関節症
膝関節単純X線写真　A：正面図，B：側面像　内側半月板の石灰化がある．これに加えて，膝蓋大腿関節の高度の骨棘形成がある（►）．関節液よりCPPDを証明．

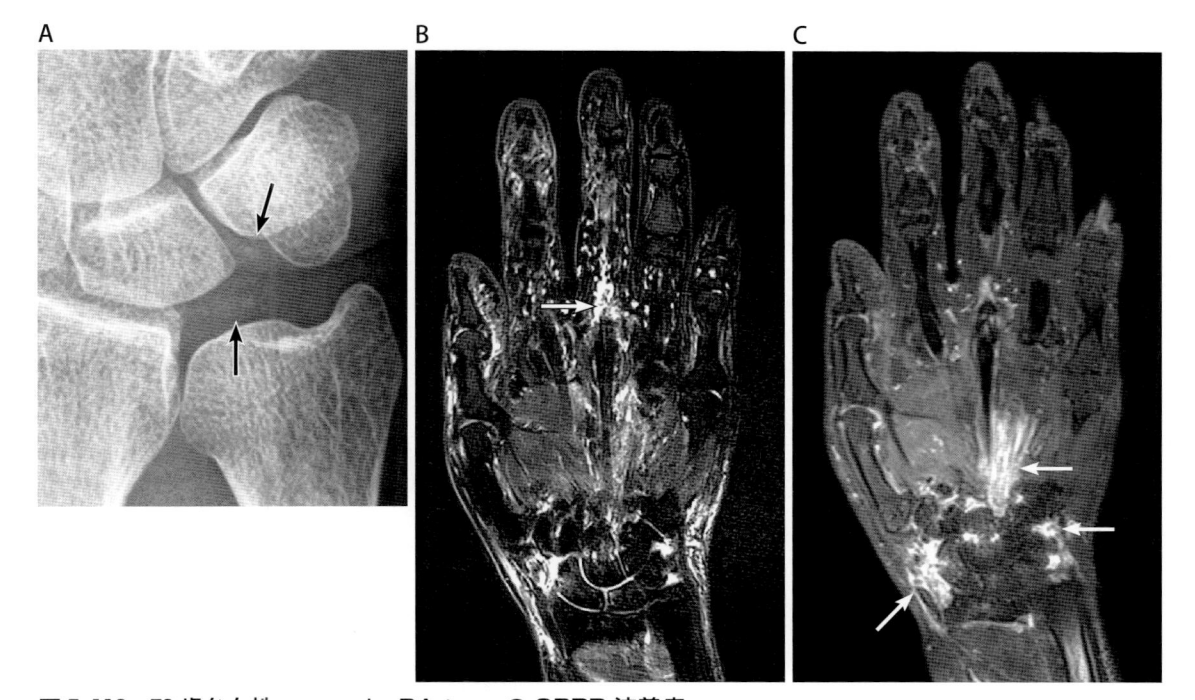

図5-118　70歳台女性　pseudo-RA typeのCPPD沈着症
A：手関節単純X線写真，B：MRI, STIR冠状断像，C：脂肪抑制造影T1強調冠状断像　総合診療医はEULAR/ACRの基準に従ってRAと診断した．単純X線写真（A）では，TFC，LT（luno-triquetral）ligament（月状三角骨靱帯）に淡い石灰化がある（→）．STIR冠状断像（B）では，手関節に関節液貯留があり，中指屈筋腱に沿って高信号がある（→）．脂肪抑制造影T1強調像（C）では，手関節，示指屈筋腱に沿って増強効果がある（→）．

文 献

1) 川崎　拓, 七川歓次：住民検診による痛風の疫学調査. 痛風と核酸代謝 2006；30：66.

2) Kuo CF, Tsai WP, Liou LB：Rare copresent rheumatoid arthritis and gout：comparison with pure rheumatoid arthritis and a literature review. Clin Rheumatol 2008；27：231-235.

3) Malik KM, Cohen SP, Walega DR, Benzon HT：Diagnostic criteria and treatment of discogenic pain：a systematic review of recent clinical literature. Spine J 2013；13：1675-1689.

4) Lawrence RC, Felson DT, Helmick CG, et al：Estimates of the prevalence of arthritis and other rheumatic conditions in the United States. Part II. Arthritis Rheum 2008；58：26-35.

5) Bloch C, Hermann G, Yu TF：A radiologic reevaluation of gout：a study of 2,000 patients. AJR Am J Roentgenol 1980；134：781-787.

6) Wallace SL, Robinson H, Masi AT, et al：Preliminary criteria for the classification of the acute arthritis of primary gout. Arthritis Rheum 1977；20：895-900.

7) Martel W：The overhanging margin of bone：a roentgenologic manifestation of gout. Radiology 1968；91：755-756.

8) Dalbeth N, Clark B, McQueen F, et al：Validation of a radiographic damage index in chronic gout. Arthritis Rheum 2007；57：1067-1073.

9) Swan A, Amer H, Dieppe P：The value of synovial fluid assays in the diagnosis of joint disease：a literature survey. Ann Rheum Dis 2002；61：493-498.

10) Segal JB, Albert D：Diagnosis of crystal-induced arthritis by synovial fluid examination for crystals：lessons from an imperfect test. Arthritis Care Res 1999；12：376-380.

11) Finkenstaedt T, Manoliou A, Toniolo M, et al：Gouty arthritis：the diagnostic and therapeutic impact of dual-energy CT. Eur Radiol 2016；26：3989-3999.

12) Nicolaou S, Yong-Hing CJ, Galea-Soler S, et al：Dual-energy CT as a potential new diagnostic tool in the management of gout in the acute setting. AJR 2010；194：1072-1078.

13) McQueen FM, Doyle AJ, Reeves Q, et al：DECT urate deposits：now you see them, now you don't. Ann Rheum Dis 2013；72：458-459.

14) Melzer R, Pauli C, Treumann T, Krauss B：Gout tophus detection：a comparison of dual-energy CT（DECT）and histology. Semin Arthritis Rheum 2014；43：662-665.

15) Ogdie A, Taylor WJ, Weatherall M, et al：Imaging modalities for the classification of gout：systematic literature review and meta-analysis. Ann Rheum Dis 2015；74：1868-1874.

16) Cimmino MA, Zampogna G, Parodi M, et al：MRI synovitis and bone lesions are common in acute gouty arthritis of the wrist even during the first attack. Ann Rheum Dis 2011；70：2238-2239.

17) Popovich I, Lee AC, Doyle A, et al：A comparative MRI study of cartilage damage in gout versus rheumatoid arthritis. J Med Imaging Radiat Oncol 2015；59：431-435.

18) Carter JD, Kedar RP, Anderson SR, et al：An analysis of MRI and ultrasound imaging in patients with gout who have normal plain radiographs. Rheumatology（Oxford）2009；48：1442-1446.

19) Poh YJ, Dalbeth N, Doyle A, McQueen FM：Magnetic resonance imaging bone edema is not a major feature of gout unless there is concomitant osteomyelitis：10-year findings from a high-prevalence population. J Rheumatol 2011；38：2475-2481.

20) Carter JD, Patelli M, Anderson SR, et al：An MRI assessment of chronic synovial-based inflammation in gout and its correlation with serum urate levels. Clin Rheumatol 2015；34：345-351.

21) Gerster JC, Landry M, Dufresne L, Meuwly JY：Imaging of tophaceous gout：computed tomography provides specific images compared with magnetic resonance imaging and ultrasonography. Ann Rheum Dis 2002；61：52-54.

22) Yu JS, Chung C, Recht M, Dailiana T, Jurdi R：MR imaging of tophaceous gout. AJR 1997；168：523-527.

23) Chen CK, Yeh LR, Pan HB, et al：Intra-articular gouty tophi of the knee：CT and MR imaging in 12 patients. Skeletal Radiol 1999；28：75-80.

24) Popp JD, Bidgood WD Jr, Edwards NL：Magnetic resonance imaging of tophaceous gout in the hands and wrists. Semin Arthritis Rheum 1996；25：282-289.

25) Chowalloor PV, Keen HI：A systematic review of ultrasonography in gout and asymptomatic hyperuricaemia. Ann Rheum Dis 2013；72：638-645.

26) Thiele RG, Schlesinger N：Diagnosis of gout by ultrasound. Rheumatology（Oxford）2007；46：

1116-1121.

27) Grassi W, Meenagh G, Pascual E, Filippucci E : "Crystal clear" : sonographic assessment of gout and calcium pyrophosphate deposition disease. Semin Arthritis Rheum 2006 ; 36 : 197-202.

28) Schueller-Weidekamm C, Schueller G, et al : Impact of sonography in gouty arthritis : comparison with conventional radiography, clinical examination, and laboratory findings. Eur J Radiol 2007 ; 62 : 437-443.

29) MacMullan P, McMahon G, McCarthy G : Detection of basic calcium phosphate crystals in osteoarthritis. Joint Bone Spine 2011 ; 78 : 358-363.

30) Richette P, Bardin T, Doherty M : An update on the epidemiology of calcium pyrophosphate dihydrate crystal deposition disease. Rheumatology (Oxford) 2009 ; 48 : 711-715.

31) Terkeltaub R : Imaging joints for calcium pyrophosphate crystal deposition : a knock to the knees. Arthritis Res Ther 2012 ; 14 : 128.

32) McCarty DJ : Calcium pyrophosphate dihydrate crystal deposition disease — 1975. Arthritis Rheum 1976 ; 19 : 275-285.

33) Resnick D, Williams G, Weisman MH, Slaughter L : Rheumatoid arthritis and pseudo-rheumatoid arthritis in calcium pyrophosphate dihydrate crystal deposition disease. Radiology 1981 ; 140 : 615-621.

34) Zhang W, Doherty M, Bardin T, et al : European League Against Rheumatism recommendations for calcium pyrophosphate deposition. Part I : terminology and diagnosis. Ann Rheum Dis 2011 ; 70 : 563-570.

35) Steinbach LS, Resnick D : Calcium pyrophosphate dihydrate crystal deposition disease revisited. Radiology 1996 ; 200 : 1-9.

36) Dirim B, Resnick D, Abreu M, et al : Relationship between the degeneration of the cruciate ligaments and calcium pyrophosphate dihydrate crystal deposition : anatomic, radiologic study with histologic correlation. Clin Imaging 2013 ; 37 : 342-347.

37) Resnick D, Niwayama G, Goergen TG, et al : Clinical, radiographic and pathologic abnormalities in calcium pyrophosphate dihydrate deposition disease (CPPD) : pseudogout. Radiology 1977 ; 122 : 1-15.

38) Abhishek A, Doherty S, Maciewicz R, et al : Chondrocalcinosis is common in the absence of knee involvement. Arthritis Res Ther 2012 ; 14 : R205.

39) Patel T, Ryan L, Dubois M, et al : The prevalence of chondrocalcinosis of the symphysis pubis on CT scan and correlation with calcium pyrophosphate dihydrate crystal deposition disease. Clin Rheumatol 2016 ; 35 : 771-773.

40) Ishida T, Dorfman HD, Bullough PG : Tophaceous pseudogout (tumoral calcium pyrophosphate dihydrate crystal deposition disease). Hum Pathol 1995 ; 26 : 587-593.

41) Mwaka ES, Yayama T, Uchida K, et al : Calcium pyrophosphate dehydrate crystal deposition in the ligamentum flavum of the cervical spine : histopathological and immunohistochemical findings. Clin Exp Rheumatol 2009 ; 27 : 430-438.

42) Fisseler-Eckhoff A, Muller KM : Arthroscopy and chondrocalcinosis. Arthroscopy 1992 ; 8 : 98-104.

43) Abreu M, Johnson K, Chung CB, et al : Calcification in calcium pyrophosphate dihydrate (CPPD) crystalline deposits in the knee : anatomic, radiographic, MR imaging, and histologic study in cadavers. Skeletal Radiol 2004 ; 33 : 392-398.

44) Beltran J, Marty-Delfaut E, Bencardino J, et al : Chondrocalcinosis of the hyaline cartilage of the knee : MRI manifestations. Skeletal Radiol 1998 ; 27 : 369-374.

45) Suan JC, Chhem RK, Gati JS, et al : 4T MRI of chondrocalcinosis in combination with three-dimensional CT, radiography, and arthroscopy : a report of three cases. Skeletal Radiol 2005 ; 34 : 714-721.

46) Wu DW, Reginato AJ, Torriani M, et al : The crowned dens syndrome as a cause of neck pain : report of two new cases and review of the literature. Arthritis Rheum 2005 ; 53 : 133-137.

47) Frediani B, Filippou G, Falsetti P, et al : Diagnosis of calcium pyrophosphate dihydrate crystal deposition disease : ultrasonographic criteria proposed. Ann Rheum Dis 2005 ; 64 : 638-640.

48) Filippou G, Adinolfi A, Iagnocco A, et al : Ultrasound in the diagnosis of calcium pyrophosphate dihydrate deposition disease : a systematic literature review and a meta-analysis. Osteoarthritis Cartilage 2016 ; 24 : 973-981.

5.6 全身性疾患に伴う関節炎

a. サルコイドーシス sarcoidosis

　おもに呼吸器とリンパ系を侵す，原因不明の慢性肉芽腫性疾患である．病理学的に非乾酪性肉芽腫を特徴とする．肉芽腫は，骨髄，肺，リンパ節，肝臓，脾臓など，どの臓器にも認める．

　サルコイドーシスの骨軟部病変には，関節炎，腱鞘炎，指炎，ミオパチーがある[1]．関節炎は急性多関節炎あるいは慢性多関節炎という形をとる（**表 5-11**）．急性多関節炎はリウマチ様で予後良好である．慢性関節炎は多臓器に活動性病変を伴うことが多く，破壊性関節炎や Jaccoud 変形をきたす例もある[1]．

　急性関節炎の頻度は骨関節サルコイドーシスの15〜25％で，下肢の対称性関節炎を特徴とする．上肢の多関節炎は PIP 関節，手関節，肩関節に生じるがまれである．急性関節炎では関節炎がサルコイドーシスの診断に先行することが多い[2]．反応性関節炎，リウマチ熱，SLE，痛風性関節炎が鑑別の対象となる．

　急性関節炎，結節性紅斑，両側肺門リンパ節腫大の三徴を示すサルコイドーシスを Lefgren 症候群という．発症には 3〜7 月に多いという季節性がある．40 歳以下，両側足関節炎，2 か月以内，結節性紅斑があれば，sarcoid arthritis の確率が高い．学童期の sarcoid arthritis は皮疹，ぶどう膜炎，関節炎を呈して若年性特発性関節炎（juvenile idiopathic arthritis：JIA）と類似した症状を示す[3,4]．

　女性では急性関節炎から慢性関節炎に移行する傾向がある[5]．まれではあるが，サルコイドーシスと RA の合併例が報告されている[6〜8]．

　筋肉内の非乾酪性肉芽腫を50〜80％に認めるが，筋病変が臨床的に問題となるのは0.5％程度である．chronic myopathy, palpable nodulosis, acute myopathy の 3 病型がある[9]．筋炎は多臓器病変のサルコイドーシスに多い．

画像診断

1）関節病変

● 単純 X 線写真

　急性関節炎では軟部組織腫脹以外，所見は乏しい．Lefgren 症候群では，足関節周囲に対称性軟部組織腫脹を生じる（**図 5-119 A**）．

　慢性関節炎は足，膝，肩，手，手指の小関節に生じる．骨サルコイドーシスが明らかな場合，関節病変は骨サルコイドーシスの関節内進展と考えられる．骨サルコイドーシスを伴わない場合，関節所見は非特異的で，滑膜炎による non-deforming arthritis, Jaccoud

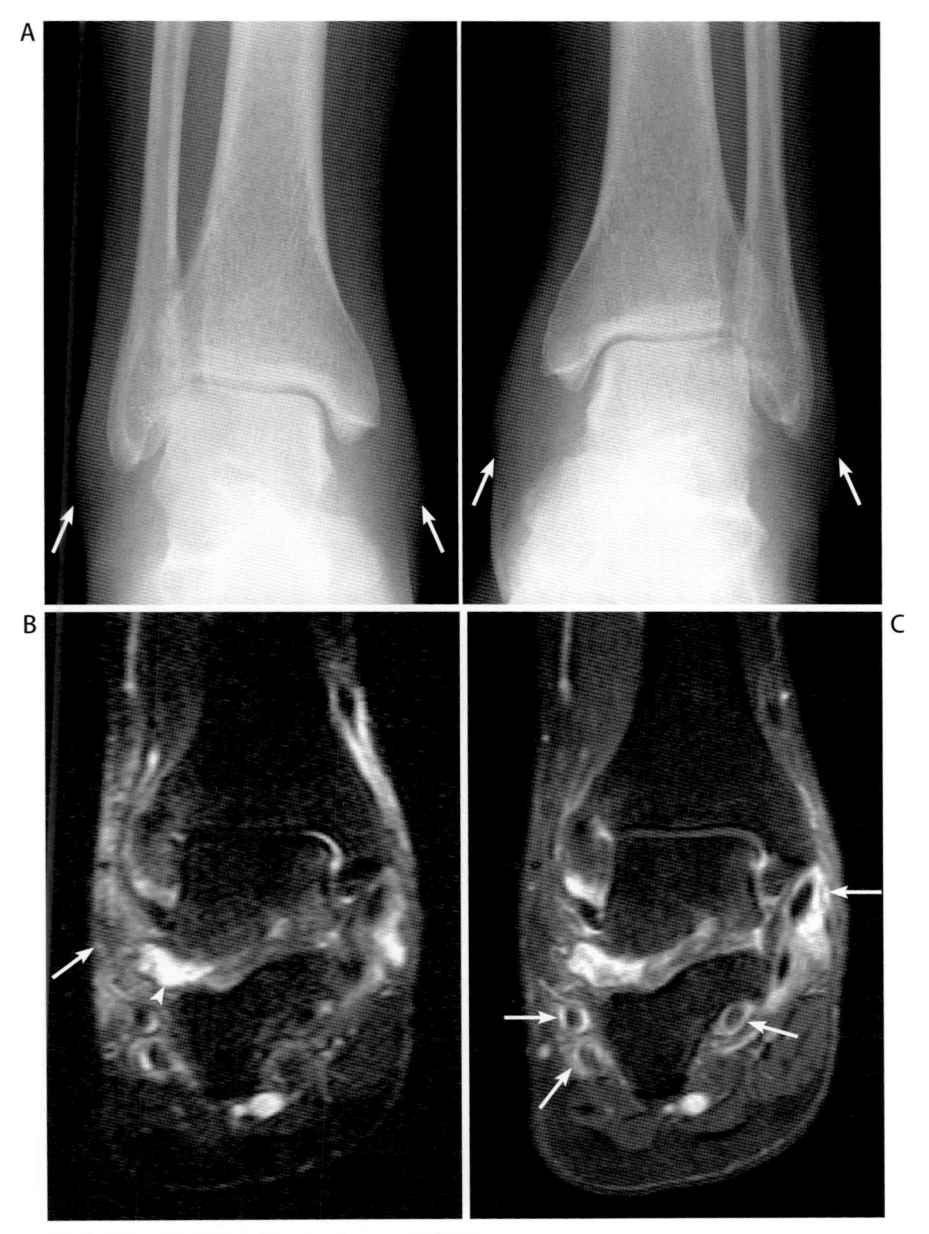

図 5-119 30歳台女性 Lefgren 症候群
A：足関節単純 X 線写真正面像，B：MRI, STIR 冠状断像，C：脂肪抑制造影 T1 強調冠状断像 単純 X 線写真(A)では，両側足関節にびまん性軟部組織腫脹がある(→)．STIR 冠状断像(B)では，足関節皮下組織に軽度高信号(→)，足関節，距骨下関節に関節液貯留を示す高信号(►)がみられる．脂肪抑制造影 T1 強調像(C)では，足関節，足関節周囲の腱鞘に沿って増強効果が認められる(→)．

表5-11　急性と慢性サルコイド関節炎

	急性関節炎	慢性関節炎
臨床経過	self-limited	慢性経過
関節病変	対称性；足，膝，手，PIP	対称性；足，膝，手，PIP，指炎
関節液	なし	炎症性（リンパ球優位）
滑膜病理	滑膜肥厚．炎症性細胞浸潤なし	sarcoid granuloma
破壊性骨病変	なし	あり
鑑別診断	reactive arthritis	RA

（文献15）より改変）

変形を示す（**図5-120 A, B**）．まれに，滑膜炎（sarcoid synovitis）による破壊性変化が生じてRAに類似した所見を示すことがある．骨膜反応はない．

● MRI

MRIでは，腱鞘滑膜炎，腱炎，滑液包炎，滑膜炎が描出される（**図5-120 C～E**）．いずれも非特異的な所見である．

2）骨病変

● 単純X線写真

単純X線による骨病変の頻度はおよそ5%程度である．小骨病変には，レース様あるいは網状と表現される皮質の溶骨性変化（**図5-121**），骨内の硬化縁を伴う囊胞様病変（eccentric/punched-out lesion）の2つがある．皮質内病変はHavers管内の血管周囲に進展した肉芽腫により，また囊胞性病変は海綿骨の破壊により生じる[10, 11]．骨破壊（病的骨折）に続発して関節配列の異常が生じる．これ以外に，軟部組織腫脹，関節周囲の骨粗鬆症，関節裂隙狭小化を生じる．骨膜反応はまれである．長管骨のサルコイドーシスでは限局した溶骨性ないし骨硬化性変化を示す．

● MRI

骨病変では骨髄内の信号変化（脂肪抑制プロトン密度強調像で高信号）が描出される．骨髄内の円形病変，不整な骨髄内浸潤性病変，小結節集簇（starry sky appearance），斑状の骨髄病変など，多彩な所見を示す[11]．病変はT1強調像では低信号，T2強調像／脂肪抑制T2強調像では低～高信号を示す．指炎では骨膜反応様の骨外信号を伴う．腱鞘滑膜炎を伴うことがある．

● 超音波検査

急性関節炎では，関節液貯留，腱鞘滑膜炎，皮下の炎症を認める．

3）筋病変

Acute myopathyでは，筋肉内に多発する円形から紡錘状の結節が描出される[12]．結節はT1強調像で筋肉と等信号，T2強調像で高信号を示し，ガドリニウム造影剤でよく増強される[13, 14]（**図5-122**）．nodular typeでは，卵円形でT2強調像で高信号に囲まれた星芒状の低信号を示す（dark star appearance，**図5-123**）．造影後，結節の辺縁部が増強される．この病変は超音波検査では，低エコーで囲まれた高エコーを示す．

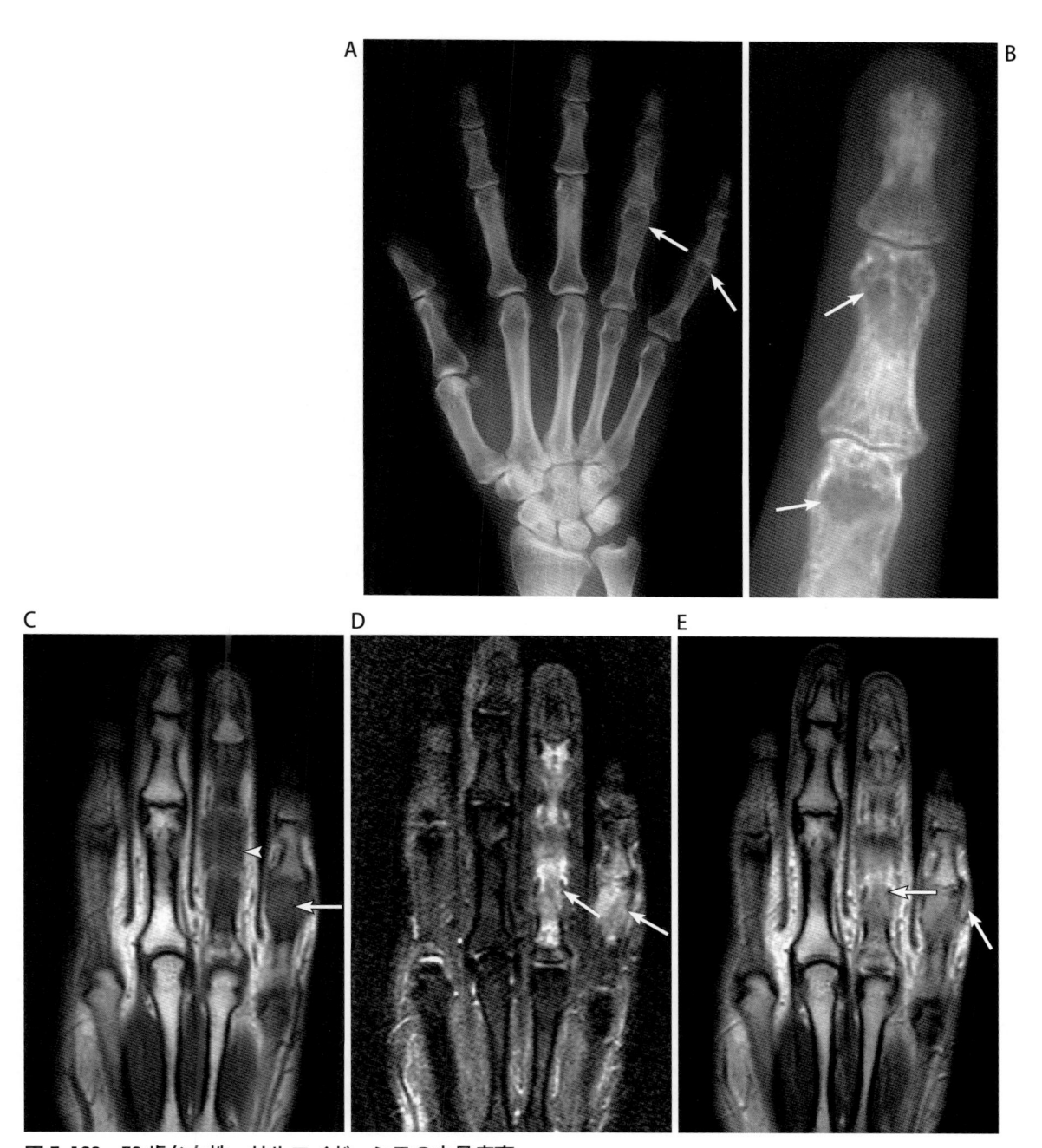

図 5-120 50 歳台女性 サルコイドーシスの小骨病変
A：右手単純 X 線写真正面像，B：環指拡大像，C：MRI，T1 強調冠状断像，D：脂肪抑制 T2 強調冠状断像，E：造影 T1 強調冠状断像　単純 X 線写真（A, B）では，環指，小指に punched out lesion が多発している（→）．T1 強調像（C）では，環指基節骨，中節骨，小指基節骨骨髄内（→）に肉芽腫を示す低信号域がみられる．環指屈筋腱に沿って低信号がある（➤）．脂肪抑制 T2 強調像（D）では，骨髄病変，腱鞘は高信号を示す（→）．造影 T1 強調像（E）では骨髄内病変，腱鞘に増強効果あり（→）．小骨病変による腱鞘炎の例である．

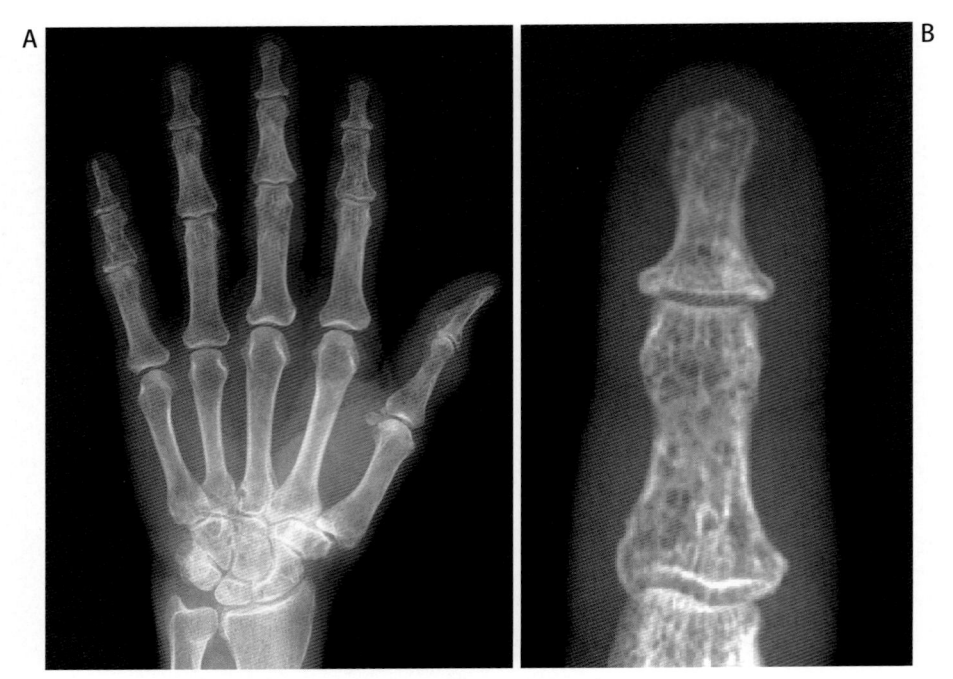

図 5-121　70 歳台女性　サルコイドーシスの小骨病変
A：左手単純 X 線写真正面像, B：示指拡大像　単純 X 線写真(A)では, すべての骨にレース状の透亮像がある. 示指拡大図(B)では, 中節骨内にレース状の透亮像を認める. 骨膜反応はない.

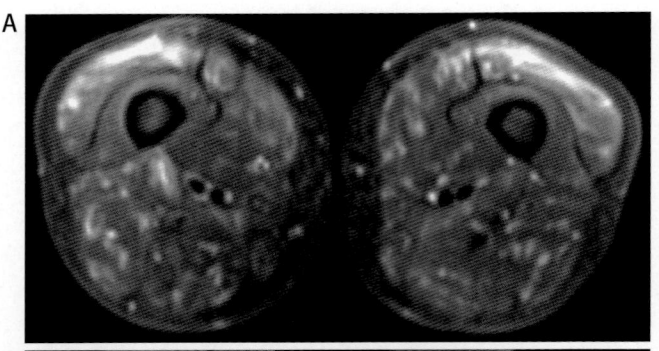
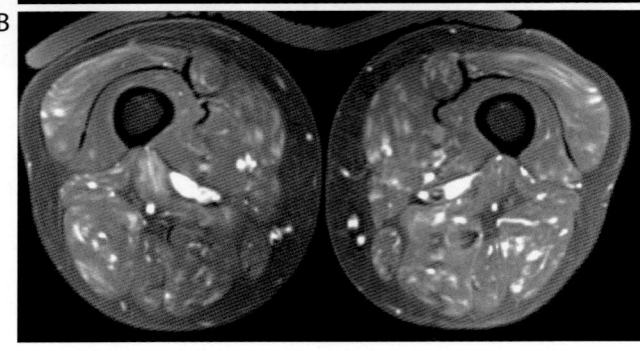

図 5-122　50 歳台女性　サルコイドーシスの acute myopathy
A：MRI, STIR 横断像,　B：脂肪抑制造影 T1 強調像　STIR 横断像(A)では, 筋肉内に高信号の小結節が無数にある. 脂肪抑制造影 T1 強調像(B)では, 各結節はガドリニウムによりよく増強されている.

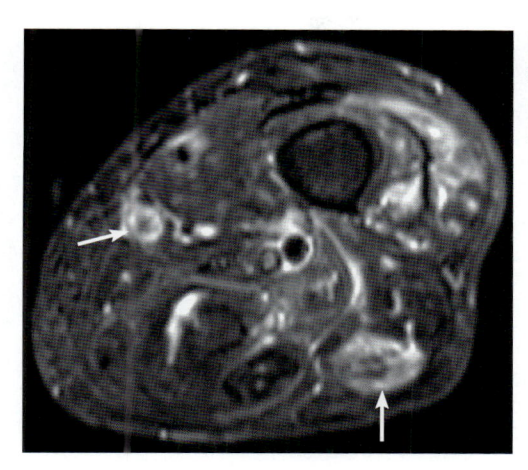

図 5-123　70 歳台女性　nodular type の筋病変
MRI, STIR 横断像　高信号で囲まれた結節状低信号がある(→).

b. 代謝性疾患に伴う関節症

1) 糖尿病性手関節症　diabetic cheiroarthropathy

　コントロール不良の糖尿病患者の小血管障害として神経症，腎症，網膜症が有名であるが，関連する病態である糖尿病性手関節症は比較的認識されていない.

　手の小関節の無痛性伸展障害(屈曲拘縮)をきたす疾患で，糖尿病発症から 10〜20 年以上経過した患者に生じる. DIP 関節から屈曲が生じ，経時的に近位側が侵される. DIP 関節優位の屈曲による "prayer sign" と "table top sign" が特徴的な所見である. 前者は指の関節が屈曲固定することで祈りの姿勢で両側の手掌同士を合せることができない状態で，後者は同様の理由でテーブルに掌を付けられない状態を指す.

　糖尿病性手関節症の認知度は低く，RA などの炎症性関節炎と誤診される例がある[16]. 鑑別には外傷，膠原病があげられる. 糖尿病性手関節症患者は他の小血管病変のリスクが向上する.

画像診断

● 単純 X 線写真

　単純 X 線では，PIP 関節，DIP 関節の手指の伸展障害を認める(**図 5-124**). 伸展障害は遠位部から始まるため，DIP 関節の屈曲がより高度である.

● MRI

　MRI の役割は炎症性関節炎を除外することである[16]. MRI では，脂肪抑制 T2 強調像・STIR で，腱鞘の肥厚，高信号があり，造影 MRI で腱鞘に沿った増強効果を認める(**図5-125**). 所見は非特異的であるが，臨床像が合致すれば，MRI 所見は診断の補助となる.

● 超音波検査

　超音波所見は，腱鞘と皮下組織の肥厚である[17].

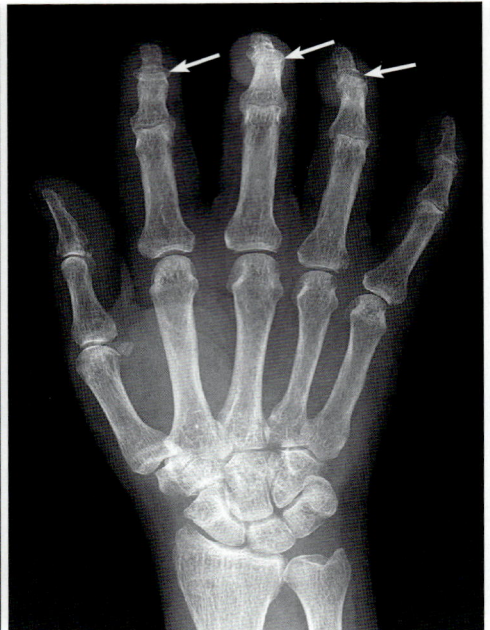

図 5-124　80 歳台男性　糖尿病性手関節症
単純 X 線写真　A：左手，B：右手　両側 DIP 関節（→），PIP 関節が屈曲している.

2）先端巨大症　acromegaly

　先端巨大症では，成長ホルモン（GH）の主要な伝達物質 insulin-like growth factor-1（IGF-1）により生じる骨関節病変である．早期変化として軟部組織，軟骨肥大，可動域制限が，後期変化として軟骨変性による関節症（acromegalic arthropathy）が生じる．関節痛は先端巨大症が寛解した後も続く症状である.

　臨床的，X 線学的変化の頻度は 80％で，股関節，膝関節といった過重関節に多いが，手や肩関節といった非荷重関節にも生じる．OA の頻度は一般人口の 4～12 倍となる[18]．診断時における GH と IGF-1 の値が高いほど変形性関節症のリスクが高くなる[19].

画像診断

● 単純 X 線写真

　Acromegalic arthropathy の特徴は，軟部組織腫脹，末節骨の肥大と方形化（spade-like），軟骨石灰化，関節裂隙開大，管状骨の骨膜肥厚である（**図 5-126**）．二次性 OA により骨棘が形成され，関節裂隙は最後まで保たれるのが特徴である[20]が，経時的に狭小化する[21]．また，椎体の圧迫骨折の頻度が高い[22].

C. 癌性多発関節炎　carcinomatous polyarthritis

　担癌患者に生じる骨関節病変で，時に腫瘍に先行して発症する．傍腫瘍症候群のひとつ

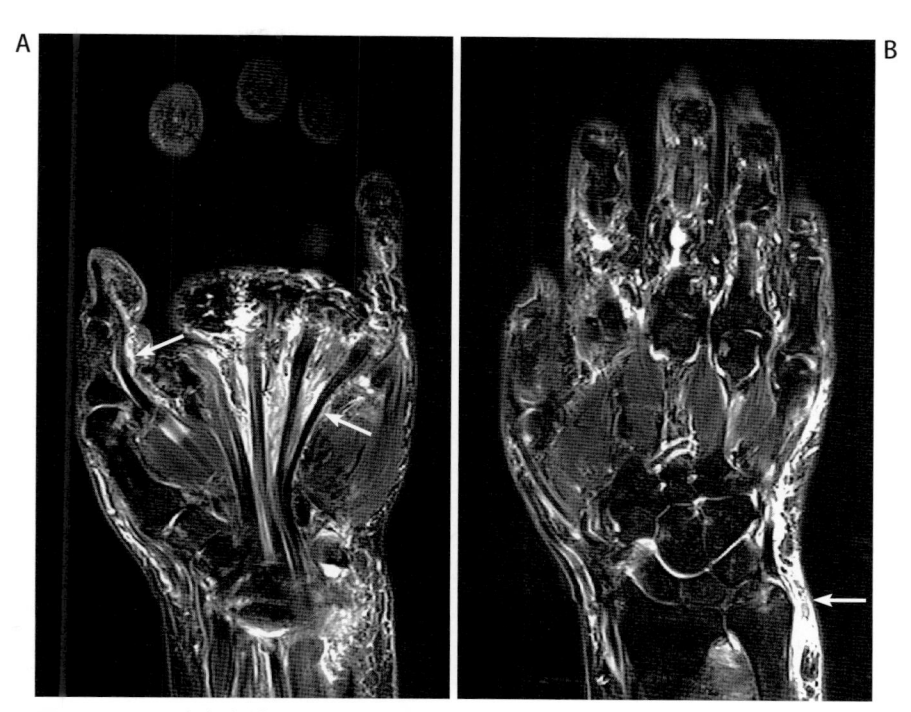

図 5-125　60 歳台女性　糖尿病性手関節症
A, B：MRI, STIR 冠状断像　手関節痛と屈曲障害を主訴とする．臨床診断は RA であった．RF 因子，抗 CCP 抗体，anti-RNP，抗 SCL-70，抗セントロメア抗体陰性．皮膚生検でムチンの沈着が証明された．STIR 冠状断像では，皮下組織の浮腫を示す高信号（B，→），腱鞘に沿った液体貯留（腱鞘炎，A，→）がある．

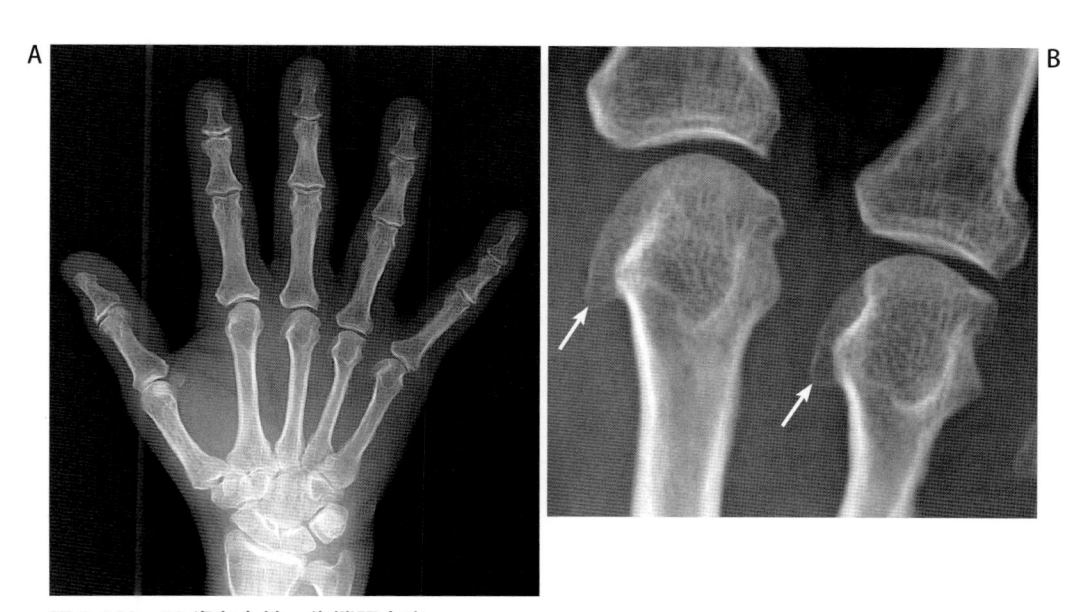

図 5-126　50 歳台女性　先端肥大症
A：右手単純 X 線写真，B：MP 関節の拡大像　すべての関節に骨棘形成があるが，関節裂隙狭小化はない．MP 関節の拡大像（B）では，中手骨頭に hook 状の骨棘形成（→）があるが，関節裂隙狭小化はない．

である．高齢発症で，リウマチ性疾患としては非典型的で，ステロイドなどの治療法に反応しない場合，癌性多発関節炎の可能性がある．

　発症は悪性腫瘍の診断と時間的に近く，急激である．RA と類似した症状，あるいは，下肢の非対称性関節炎の形をとることが多い[23〜25]．腫瘍の治療により関節症状は消退する（**BOX 5-4**）．リウマチ因子（RF）や抗 CCP 抗体陽性例も報告されており，血清反応は RA との鑑別点にはならない[26]．原発病変として，肺，胃，結腸，卵巣，乳腺，リンパ増殖性疾患が報告されている[27,28]．

　Palmer fasciitis and polyarthritis syndrome（PFPAS）は，癌患者に生じる対称性多関節炎と手掌筋膜の肥厚による屈曲拘縮である[23]．

画像診断

　画像診断に関する報告はきわめて乏しい．単純 X 線で RA のような骨侵食はない[29,30]．手指の関節周囲の骨粗鬆症，関節裂隙狭小化を生じた例がある．PFPAS でも関節周囲の骨粗鬆症が生じた例がある[23]．

　多関節炎の鑑別診断の目的で MRI が撮像されることがある．脂肪抑制 T2 強調像・STIR で，腱鞘に沿った水信号を認め，皮下組織にも浮腫を示す高信号を認める（**図 5-127**）．

BOX 5-4 ｜ 癌性多発関節炎の特徴

- 関節炎発症と悪性腫瘍の診断が時間的に近接．
- 高齢発症．
- 非対称性，急激な発症．
- 下肢優位．
- リウマチ結節なし．
- 家族歴なし．
- 病理所見は非特異的．
- 骨膜反応なし．

（文献 27）より一部改変）

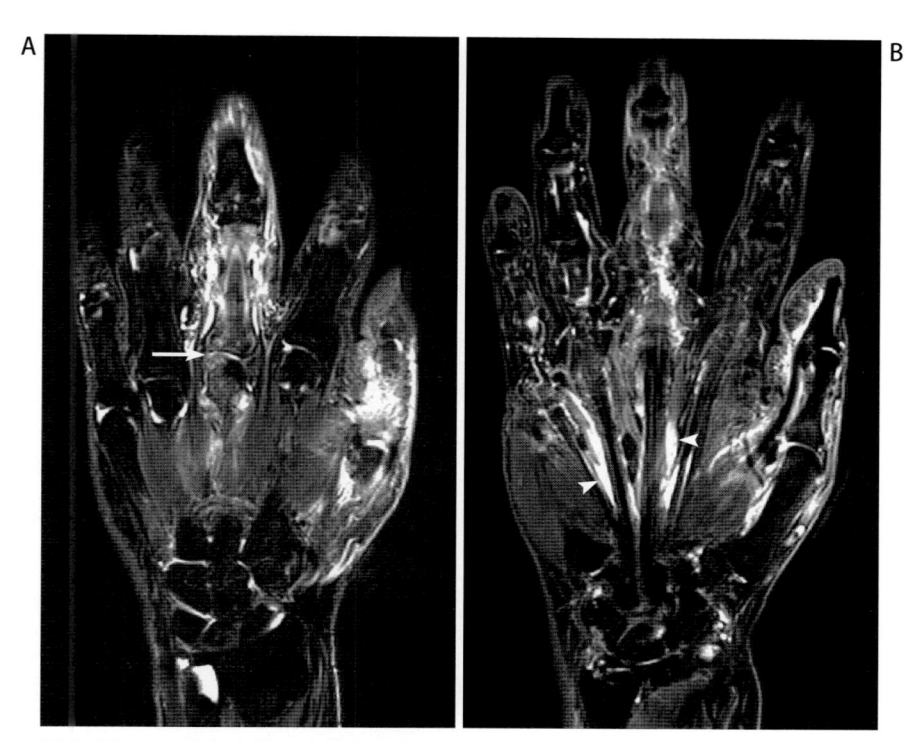

図5-127　80歳台女性　癌性多発関節炎
両側手背, 手指, 足指, 足背の腫脹を主訴とする. 左手中指に屈曲障害. sero-negative RA が疑われ, 精査中に AML(急性骨髄単球性白血病 M4)と診断された.
MRI, STIR 冠状断像　手根屈筋腱に沿って高信号がある(▶). 中指 MP 関節に骨髄浮腫と関節液貯留を認める(→). 側副靱帯に沿って高信号がある.

文　献

1) Torralba KD, Quismorio FP Jr：Sarcoid arthritis：a review of clinical features, pathology and therapy. Sarcoidosis Vasc Diffuse Lung Dis 2003；20：95-103.

2) Ungprasert P, Crowson CS, Matteson EL：Clinical characteristics of sarcoid arthropathy：a population-based study. Arthritis Care Res(Hoboken) 2016；68：695-699.

3) Ukae S, Tsutsumi H, Adachi N, et al：Preschool sarcoidosis manifesting as juvenile rheumatoid arthritis：a case report and a review of the literature of Japanese cases. Acta Paediatr Jpn 1994；36：515-518.

4) Yotsumoto S, Takahashi Y, Takei S, et al：Early onset sarcoidosis masquerading as juvenile rheumatoid arthritis. J Am Acad Dermatol 2000；43：969-971.

5) Petursdottir D, Haraldsdottir SO, Gislason T, Gudbjornsson B：Clinical manifestation, prevalence and prognosis of sarcoid arthropathy：a nationwide study：the Icelandic Sarcoidosis Study. Sarcoidosis Vasc Diffuse Lung Dis 2007；24：113-120.

6) Kobak S, Karaarslan AA, Yilmaz H, Sever F：Co-occurrence of rheumatoid arthritis and sarcoidosis. BMJ Case Rep 2015；2015.

7) Kucera RF：A possible association of rheumatoid arthritis and sarcoidosis. Chest 1989；95：604-606.

8) Yutani Y, Minato Y, Hirata K, et al：A rare case of sarcoidosis with rheumatoid arthritis. Osaka City Med J 1995；41：85-89.

9) Silverstein A, Siltzbach LE：Muscle involvement in sarcoidosis. asymptomatic, myositis, and myopathy. Arch Neurol 1969；21：235-241.

10) Beasley EW 3rd, Peterman SB, Hertzler GL：An unusual form of tibial sarcoidosis. AJR Am J Roentgenol 1987；149：754-756.

11) Moore SL, Teirstein AE：Musculoskeletal sarcoidosis：spectrum of appearances at MR imaging. RadioGraphics 2003；23：1389-1399.

12) Karadeli E, Ulu EM：Acute sarcoid myositis with unusual radiologic findings. Diagn Interv Radiol 2010；16：232-235.

13) Otake S：Sarcoidosis involving skeletal muscle：imaging findings and relative value of imaging procedures. AJR 1994；162：369-375.

14) Otake S, Imagumbai N, Suzuki M, Ohba S：MR imaging of muscular sarcoidosis after steroid therapy. Eur Radiol 1998；8：1651-1653.

15) Barnard J, Newman LS：Sarcoidosis：immunology, rheumatic involvement, and therapeutics. Curr Opin Rheumatol 2001；13：84-91.

16) Khanna G, Ferguson P：MRI of diabetic cheiroarthropathy. AJR 2007；188：W94-95.

17) Ismail AA, Dasgupta B, Tanqueray AB, Hamblin JJ：Ultrasonographic features of diabetic cheiroarthropathy. Br J Rheumatol 1996；35：676-679.

18) Wassenaar MJ, Biermasz NR, van Duinen N, et al：High prevalence of arthropathy, according to the definitions of radiological and clinical osteoarthritis, in patients with long-term cure of acromegaly：a case-control study. Eur J Endocrinol 2009；160：357-365.

19) Biermasz NR, Wassenaar MJ, van der Klaauw AA, et al：Pretreatment insulin-like growth factor-I concentrations predict radiographic osteoarthritis in acromegalic patients with long-term cured disease. J Clin Endocrinol Metab 2009；94：2374-2379.

20) Wassenaar MJ, Biermasz NR, Bijsterbosch J, et al：Arthropathy in long-term cured acromegaly is characterised by osteophytes without joint space narrowing：a comparison with generalised osteoarthritis. Ann Rheum Dis 2011；70：320-325.

21) Romijn JA：Acromegalic arthropathy：current perspectives. Endocrine 2013；43：245-246.

22) Mazziotti G, Bianchi A, Bonadonna S, et al：Prevalence of vertebral fractures in men with acromegaly. J Clin Endocrinol Metab 2008；93：4649-4655.

23) Kumar S, Sethi S, Irani F, Bode BY：Anticyclic citrullinated peptide antibody-positive paraneoplastic polyarthritis in a patient with metastatic pancreatic cancer. Am J Med Sci 2009；338：511-512.

24) Larson E, Etwaru D, Siva C, Lawlor K：Report of anti-CCP antibody positive paraneoplastic polyarthritis and review of the literature. Rheumatol Int 2011；31：1635-1638.

25) Handy CE, Robles G, Haque U, Houston B：T cell ALL presenting as seropositive rheumatoid arthritis：case report and review of the literature on seropositive paraneoplastic arthritis. Clin Rheumatol 2015；34：1647-1650.

26) Watson GA, O'Neill L, Law R, et al：Migrating polyarthritis as a feature of occult malignancy：2 case reports and a review of the literature. Case Rep Oncol Med 2015；2015：934039.

27) Chakravarty EF：Musculoskeletal syndromes in malignancy. In：Firestein GS, Budd RC, Gabriel SE, et al(eds)：Kelley's textbook of rheumatology. 2. Philadelphia：Elsevier, 2013：1934-1950.

28) 栗原夕子, 奥　佳代, 鈴木　厚・他：関節リウマチと鑑別診断か困難であった胃癌による calcinomatous polyarthritis の1例．Jpn J Clin Immunol 2012；35：439-445.

29) Morel J, Deschamps V, Toussirot E, et al：Characteristics and survival of 26 patients with paraneoplastic arthritis. Ann Rheum Dis 2008；67：244-247.

30) Stummvoll GH, Aringer M, Machold KP, et al：Cancer polyarthritis resembling rheumatoid arthritis as a first sign of hidden neoplasms. Report of two cases and review of the literature. Scand J Rheumatol 2001；30：40-44.

5.7 その他の疾患

a. Behçet 病　Behçet disease

　慢性の多臓器疾患で，再発性アフタ性潰瘍，皮膚病変，外陰部潰瘍，眼病変を 4 大主症状とする，原因不明の炎症性疾患である．発症には HLA-B51 およびその他の遺伝的素因と何らかの外因が関与する．寛解と増悪を繰り返しながら遷延した経過をとる．

　推定患者数は人口 10 万人あたり 15 人で，30 歳台に発症のピークがある．男性優位であるが，過去 20 年間に男女比は縮小している．

　本症は 4 大症状を示す完全型，それ以外の不完全型に分けられる．Behçet 病のおよそ50％に関節症状が生じる[1]．関節炎は通常，移動性で，急性ないし慢性，単関節炎あるいは少関節炎である．分布は対称性あるいは非対称である．膝，足，肘，手関節に多い[2]．時に，多関節炎で RA に似た症状を示して，seronegative RA として発症することもある[3~5]．

画像診断

● 単純 X 線写真

　非特異的な所見で，骨粗鬆症，軟部組織腫脹，関節裂隙狭小化が生じる．骨侵食（erosion）を伴う関節炎はまれであるが，橈骨手根関節や PIP 関節，DIP 関節に骨侵食を生じた例が報告されている[6~9]．DIP 関節の骨侵食は乾癬性関節炎に似た像を示す[8]．

● MRI

　MRI 所見は関節炎による滑膜炎と関節液貯留で，いずれも T2 強調像で高信号を示す（図5-128）[6]．Behçet 病ではまれに筋病変が生じる．病変は多発性で，T2 強調像で結節状の高信号，あるいは中心に壊死を伴う高信号病変として描出される[10]．壊死を伴う場合，造影により辺縁部が増強される[11]．

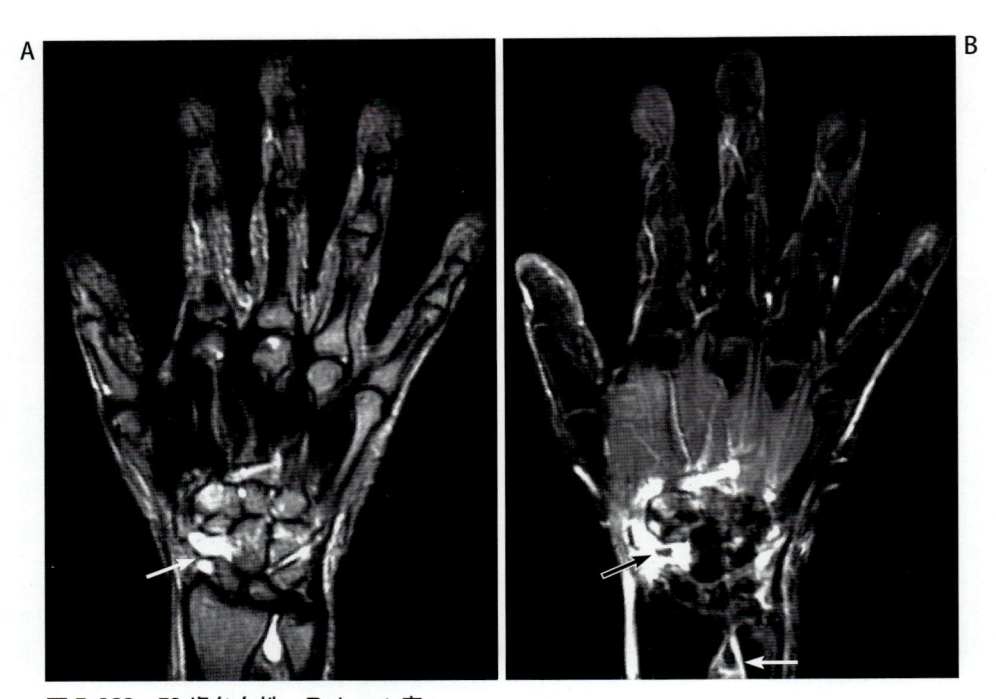

図 5-128　50 歳台女性　Behçet 病
A：手関節 MRI, T2 強調冠状断像, B：脂肪抑制造影 T1 強調冠状断像　T2 強調冠状断像（**A**）
で，手関節に滑膜炎，関節液貯留を示す高信号がある（→）．脂肪抑制造影 T1 強調像（**B**）
では，手関節に滑膜炎を示す増強効果がある（→）．

b.　再発性多発軟骨炎 relapsing polychondritis

　自己免疫の要素をもつ，全身軟骨組織の再発性炎症性疾患である．外耳の腫脹，鼻梁の
破壊，発熱，関節炎を特徴とする．本邦の患者数は 400〜500 人程度で，発症年齢は 3〜
97 歳，平均発症年齢は 53 歳，男女比は 1：1 である[12]．

　炎症は，耳介，鼻柱，強膜，心臓弁膜部の弾性軟骨，軸骨格の線維軟骨，末梢関節や気
管の硝子軟骨など，すべての軟骨に起こる．発作時には発赤，疼痛，腫脹がみられ，重症
例では全身症状も出現する．

　関節症状は軟骨炎に次いで多い症状で，頻度は 50〜85％である[13]．軟骨炎と関節症状
との関連はない．移動性，非対称性，non-erosive，非破壊性の少・多関節炎，および
RA に類似した erosive　arthritis の 2 型がある．30％に他の疾患，特に ANCA（anti-neu-
trophil cytoplasmic antibody）関連血管炎が合併する[14]．

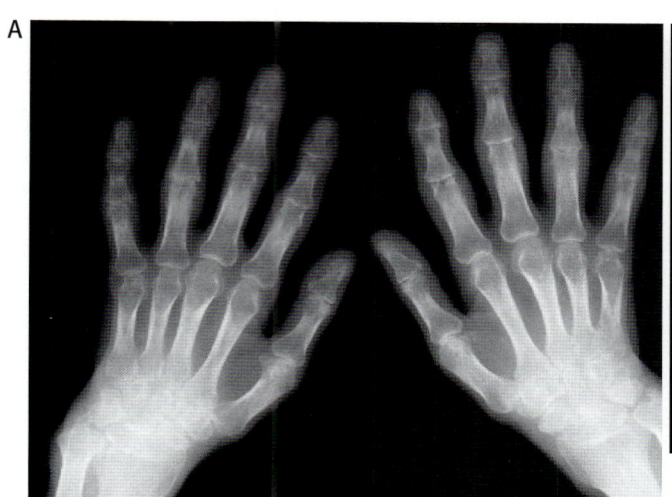

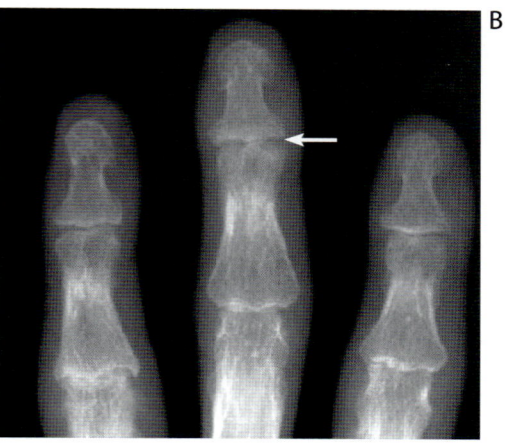

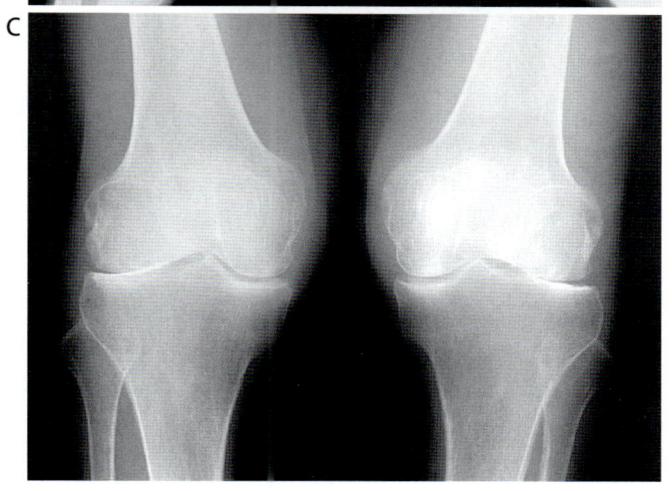

図5-129　60歳台男性　再発性多発軟骨炎：手，手指，膝関節に erosive arthritis を生じた例

単純X線写真　A：対称性多関節炎の像　関節周囲の骨粗鬆症，関節裂隙狭小化，骨侵食がある．B：左示指から環指　RA と異なり，DIP 関節にも変化がある（→）．C：膝関節正面　関節腫脹，関節裂隙狭小化がある．

画像診断

● 単純X線写真

　好発部位は，足関節，手関節，PIP 関節，MP 関節，肘関節，MTP 関節に多く，股関節，膝，仙腸関節には少ない．脊椎には生じない．関節周囲の骨粗鬆症，関節裂隙狭小化，骨侵食といった RA と同じ所見を示す例も報告されている[15]（図5-129）．RA と異なり，DIP 関節にも変化が生じる[16]．

● MRI

　関節炎を示した例では，滑膜炎による造影効果を認める．MRI 所見は疾患活動性を非特異的炎症マーカーよりもよく反映している[17]．小児で，perichondral ring が T2 強調像で高信号になり，chondroepiphysis と acrophysis が造影効果を示した例がある[18]．

● 超音波検査

　耳介軟骨の超音波検査では軟骨の腫大（低エコー）とドプラ信号が検出される[19]．

● 核医学検査

　FDG が関節に集積した例がある[20]．

c. 複合性局所疼痛症候群 complex regional pain syndrome：CRPS

外傷や手術などの傷害事象により生じる，四肢の疼痛性疾患である．急性期（Stage I）は，障害された四肢の疼痛，腫脹，色調の変化，皮膚温の異常，障害された範囲を超えた異痛症，痛覚過敏があり，3～6か月続く．dystrophic stage（Stage II）では，四肢の硬結，軟部組織や筋肉の萎縮を認め，3～12か月続く．atrophic stage（Stage III）では皮膚，頭髪，爪の萎縮，関節の屈曲拘縮と運動制限が生じる．早期例は炎症性関節炎と類似した症状を示すことから，seronegative RA や非典型的 RA との鑑別が必要である．

末梢神経障害を伴わないものを Type 1，伴うものを Type 2 とする．Type 1 は反射性交感神経性ジストロフィに，Type 2 はカウザルギー（causalgia）に相当する．

画像診断

● 単純 X 線写真

複合性局所疼痛症候群（CRPS）による骨減少は，骨幹端の骨量減少によるバンド状，斑状，あるいは関節周囲の骨減少，骨膜下骨吸収，骨内膜性骨吸収，皮質内骨吸収（骨皮質内の線状透亮像，tunneling），軟骨下あるいは関節近傍の骨侵食，という 5 つのパターンを示す．X 線所見は CRPS を発症した結果生じたもので，所見に特異性はない．発症 2～3 週間後に骨減少を示す（図 5-130 A, B）．この所見は 60％程度に認めるが，不動による骨減少と区別できない[21]．

● MRI

CRPS Type 1 の Stage I では，皮膚の肥厚，浮腫，皮膚の造影効果を認める[22, 23]．Stage II では皮膚は肥厚，ないし菲薄化し，造影効果は消失する．一過性大腿骨頭萎縮症と類似した病態が疑われ，MRI により骨髄浮腫の証明が試みられたことがあるが，CRPSでは骨髄浮腫は生じない[24, 25]．

● 核医学検査

骨シンチグラフィは 40～50％に異常所見を認める．Stage I ではびまん性集積亢進を示す（図 5-130 B）．3 相骨シンチグラフィでは，phase 1 で血流増加，phase 2 で軟部組織のびまん性集積を認める．メタ解析では，単純 X 線や MRI と比較して骨シンチグラムの感度，陽性的中率は高い[25]．

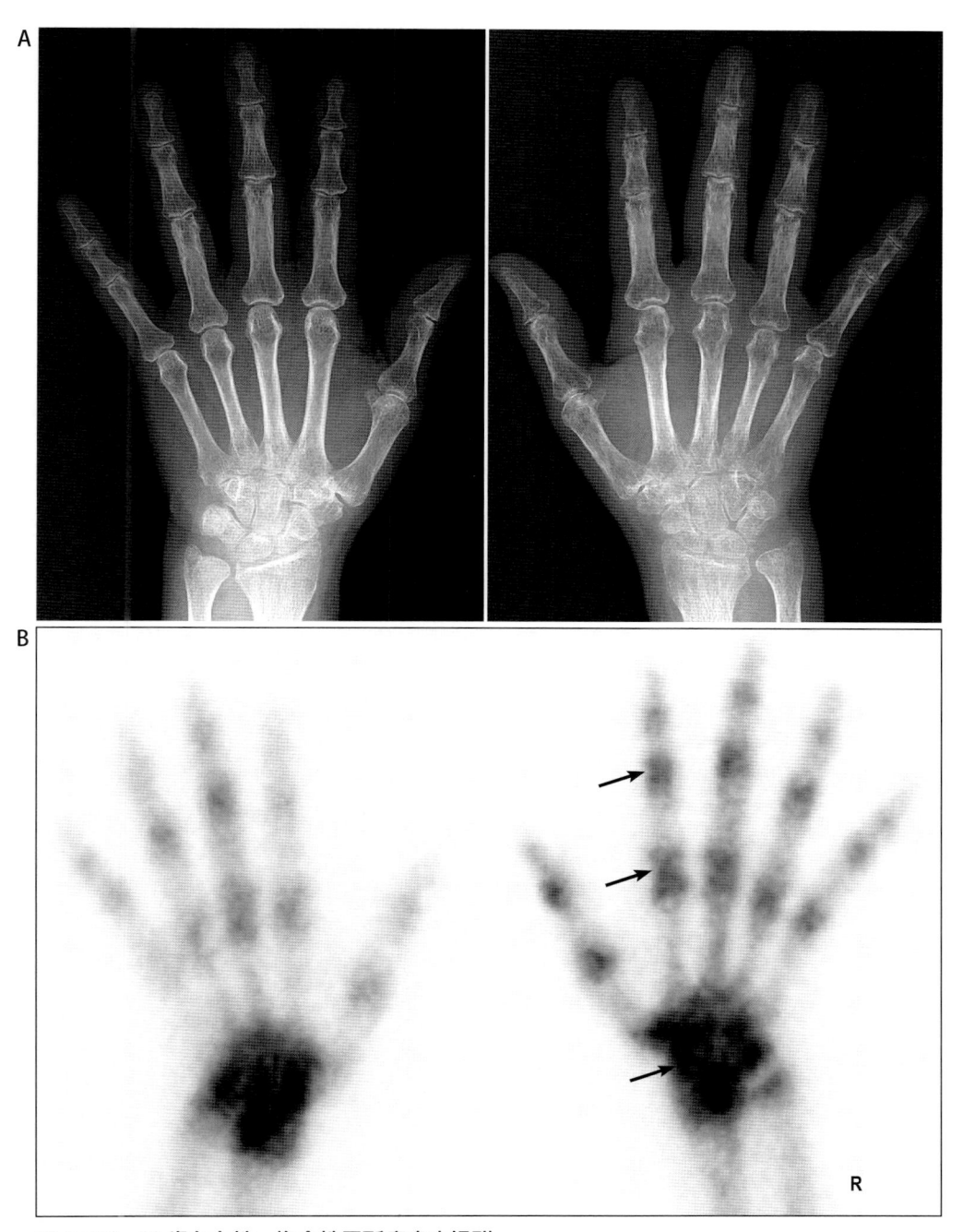

図 5-130　60 歳台女性　複合性局所疼痛症候群
A：手関節単純 X 線写真，B：骨シンチグラフィ　3 か月前，転倒で上腕から肘を打撲．4〜5 日後から右手の浮腫，疼痛，しびれあり．受傷直後の X 線は正常．MMP-3，CRP 上昇より RA が疑われた．単純 X 線写真（A）では右手にびまん性骨濃度減弱がある．左手にも骨濃度の減少があるが，年齢相当である．骨シンチグラフィ（B）では，右中手骨から手指に対側より高度の集積がある（→）．

d. 肥厚性骨関節症 hypertrophic osteoarthropathy：HOA

皮膚の肥厚と骨増殖を特徴とする疾患で，特発性と二次性がある．特発性肥厚性骨関節症（HOA）は，皮膚骨膜肥厚症（pachydermoperiostosis）ともいい，骨膜反応，ばち指，頭皮や顔面の肥厚，発汗過多を特徴とする．二次性HOAは，ばち指，関節炎，骨膜反応を三徴とする．

二次性HOAの頻度は報告年代と地域によって異なり，わが国ではまれである．80％は原発性ないし転移性肺癌に続発する[26]．リウマチ性疾患に続発したHOAも知られている（BOX 5-5）．

明らかなばち指があるHOAでは診断に苦慮することはない．悪性腫瘍に併発したHOAでは，ばち指に先行して，有痛性関節症が現れることがある．また，ばち指を伴わない例もある[26]．骨シンチグラフィやMRIが早期から利用される機会が増加したことから，ばち指のない，骨膜反応と四肢の痛みだけの症例が増加している[27,28]．そのような例では，HOAが炎症性関節炎，特にRAと誤診される可能性がある[29~32]．二次性HOAで関節液は粘稠で非炎症性の特徴を示す[33]．滑膜は浮腫状で，少量のリンパ球浸潤がある[34]．

画像診断

● 単純X線写真

悪性腫瘍に続発した例では，骨膜反応は下肢，特に膝と足関節に好発する（**図5-131**）．骨膜反応は一層で長管骨の骨幹部から始まる[35]．先天性心疾患，一次性HOAでは骨幹，骨幹端，骨端に骨膜反応が生じるが，二次性では骨端に骨膜反応はない．手足の関節に関節液貯留を認めるが，炎症性関節炎を示すX線所見はない．

指尖部のリモデリングも生じる[35]．先端溶解症が起こる例もある（**図5-132**）．骨膜反応がなく，ばち指のみの場合もある[36]．

● MRI

特発性HOAのMRI所見に関する報告は少ない[27]．肥厚した骨膜は，浮腫を反映してT2強調像で高信号を示す．

● 超音波検査

超音波検査では肥厚した骨膜が描出される[37]．

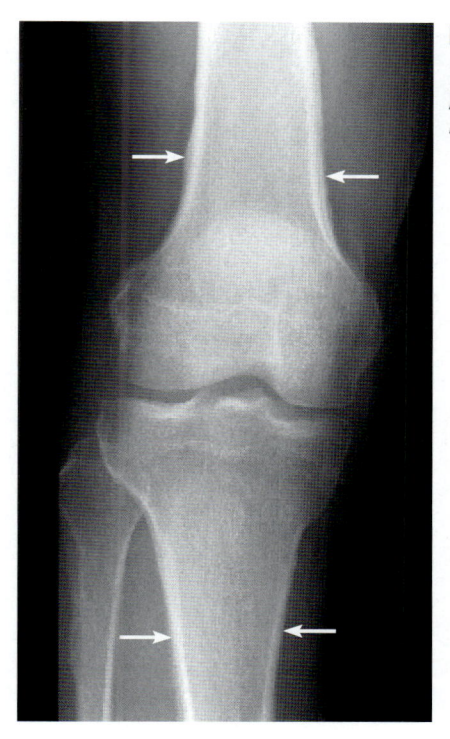

図 5-131　50 歳台男性　肺癌による肥厚性骨関節症（HOA）
膝関節単純 X 線写真　両側大腿骨，脛骨に左右対称性の層状骨膜反応がある（→）．

BOX 5-5 │ 肥厚性骨関節症（HOA）を合併するリウマチ性疾患

- 関節リウマチ
- 強直性脊椎炎
- 結節性多発性動脈炎
- 全身性エリテマトーデス
- 高安動脈炎
- Behçet 病
- サルコイドーシス
- セリアック病（celiac disease）
- 特発性肺線維症
- 過敏性肺炎
- 家族性地中海熱
- 抗リン脂質抗体症候群

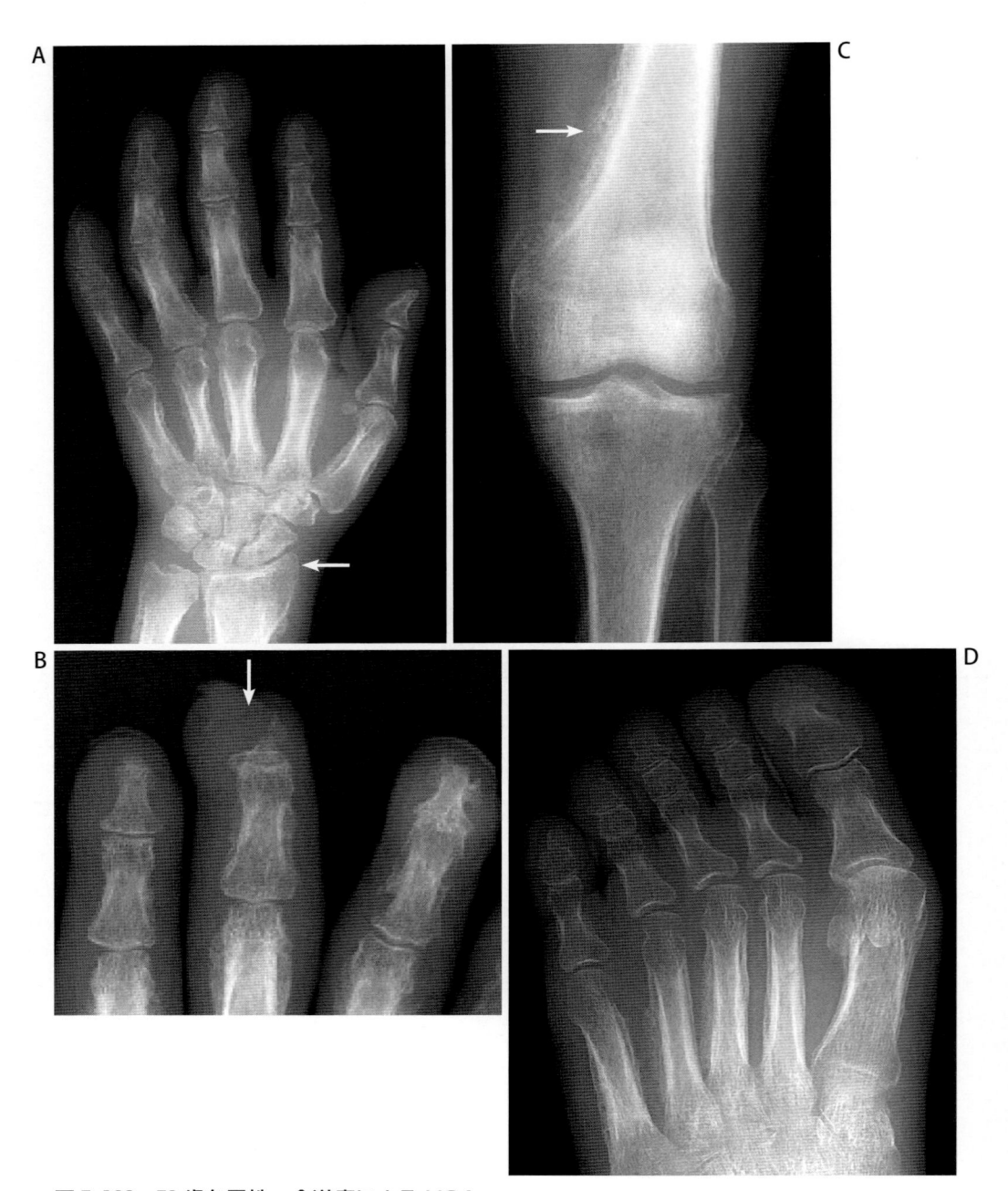

図 5-132　50 歳台男性　食道癌による HOA

単純 X 線写真　主訴は手足の腫脹，全身の関節痛，筋肉痛．RF 因子陰性，抗 CCP 抗体陰性，CRP 高値より，PMR・RS3PE, seronegative RA, paraneoplastic syndrome が疑われた．関節液の細胞数は 400．**A：左手**　骨端には骨膜反応はない（→）．**B：右手指**　中指末節骨の指尖部に骨溶解がみられる（→）．**C：左膝関節，D：左足**　両手，手指と同様に，膝関節周囲はびまん性に腫脹．wavy な骨膜反応（**C**，　→）がある．

e. 狭窄性腱鞘滑膜炎　stenosing tenosynovitis

　腱鞘滑膜炎は滑膜に覆われた腱鞘最外側部の腱傍組織（paratenon）に生じる炎症性病変である（図 5-133 参照）．狭窄性腱鞘滑膜炎はその特殊形で，局所の解剖学的特徴，機械的要素，ホルモンなど複数の要因が発症に関与する[38]．RA，感染，腱鞘由来の腫瘍も発生要因である．

　狭窄性腱鞘滑膜炎は骨線維性トンネル内の腱鞘に囲まれた部分に生じる（図 5-134）．線維性トンネルは pulley あるいは支帯（retinaculum）とよばれるが，組織学的，機能的には同じ組織である．3 層構造で，表層は粗な結合組織と血管，中間層は線維芽細胞，多方向の線維組織よりできた密な結合組織でホルモンレセプターを含む．深層は gliding layer で線維芽細胞とヒアルロン酸分泌細胞でできている．軟骨化性をきたすことがある．de Quervain 病，ECU（尺側手根伸筋 extensor carpi ulnaris）tendon の tendinitis が RA の鑑別の対象となる．

1）deQuervain 病　deQuervain tenosynovitis

　手背の屈筋腱第一区画の狭窄性腱鞘滑膜炎である．頻度は男性 1000 例あたり 0.6 例，女性 2.8 例で 40 歳以上の女性に多い．母指の伸展，屈曲，回旋，手根の尺側偏位がリスクファクターである．エストロゲンはリスクファクターで，アロマターゼ阻害薬とタモキシフェンにより高頻度に生じる[39]．

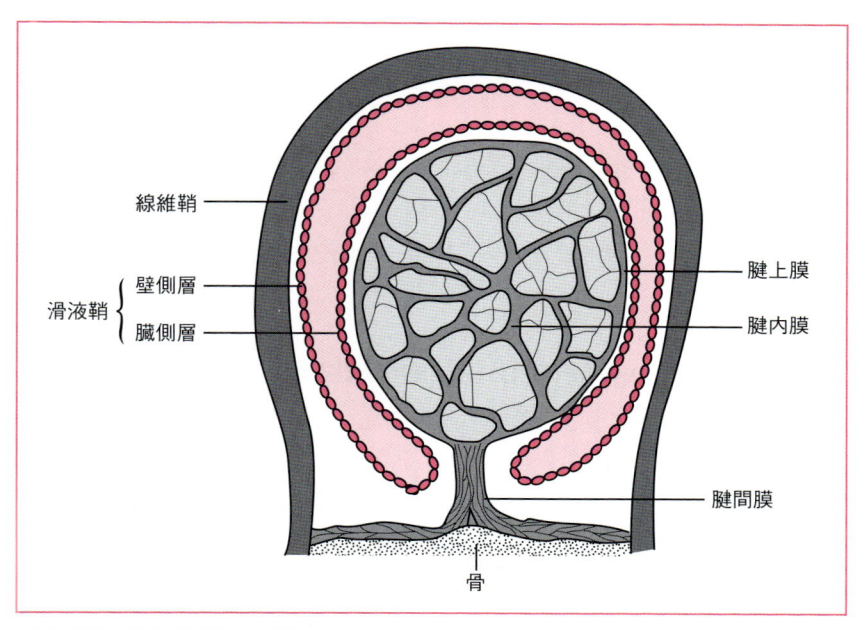

線維鞘

滑液鞘 { 壁側層
　　　　臓側層

腱上膜

腱内膜

腱間膜

骨

図 5-133　腱と腱鞘の断面図
腱鞘は腱のすぐ周囲を取りまく滑液鞘（synovial tendon sheath），滑液鞘の外側を囲む線維鞘（fibrous tendon sheath），腱の周囲をとりまく結合組織：腱上膜（epitenon）で構成されている．腱は腱内膜（endotenon：腱線維を分割する結合組織）で分けられている．（文献 43）より許可を得て転載）

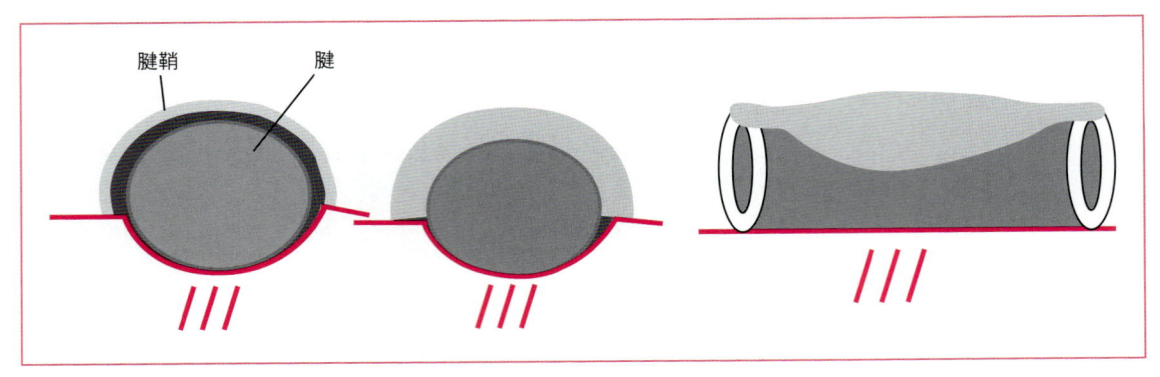

図 5-134　骨線維性トンネル
腱は腱鞘に囲まれた pulley ないし支帯という骨線維性トンネル内を通る．線維性トンネルが肥厚して内腔が狭窄することにより狭窄性腱鞘滑膜炎が生じる．(文献 38)より許可を得て転載)

画像診断

● 単純 X 線写真
　手関節内側部の軟部組織腫脹を認める．橈骨茎状突起の形状異常は発生要因のひとつである[40]（**図 5-135**）．

● MRI
　短母指伸筋と長母指外転筋の腱鞘内の液体貯留，周囲脂肪組織との境界が不明瞭になり，脂肪抑制水強調像で周囲脂肪組織に高信号域が生じる（**図 5-136**）．tendinosis・tendinitis を伴う場合，腱の肥大と内部に高信号が出現する．腱の肥大，腱の長軸方向の断裂もある．

● 超音波検査
　超音波により肥厚した支帯が診断できる．特に冠状断が有用である．支帯の厚さは対照群より有意に厚い(2.1 mm vs. 0.4 mm)[41]．短母指伸筋と母指伸筋との間の隔壁の有無により，Type 1(隔壁なし)と Type 2(隔壁あり)に分けられ，この区別は治療上重要である[42]．

2）尺側手根伸筋(ECU)の狭窄性腱鞘炎
　手背の屈筋腱第 6 区画の病変である．この区画の骨線維性トンネルの背側は橈骨と，掌側は豆状骨および三角骨と連結している．また，腱鞘の近位部は橈尺関節と，遠位部は三角線維軟骨複合体(TFC)と結合している．尺側偏位を伴う反復運動により生じ，尺骨遠位部の腫脹，疼痛が生じる．腱鞘の破綻により ECU の亜脱臼が起こる．

● MRI
　ECU tendon 内の液体貯留，腱鞘の肥厚，腱の肥大，変性により腱はプロトン密度強調像で中間信号を示し，長軸方向の断裂など生じる（**図 5-137**）．造影後，滑膜炎が証明される．

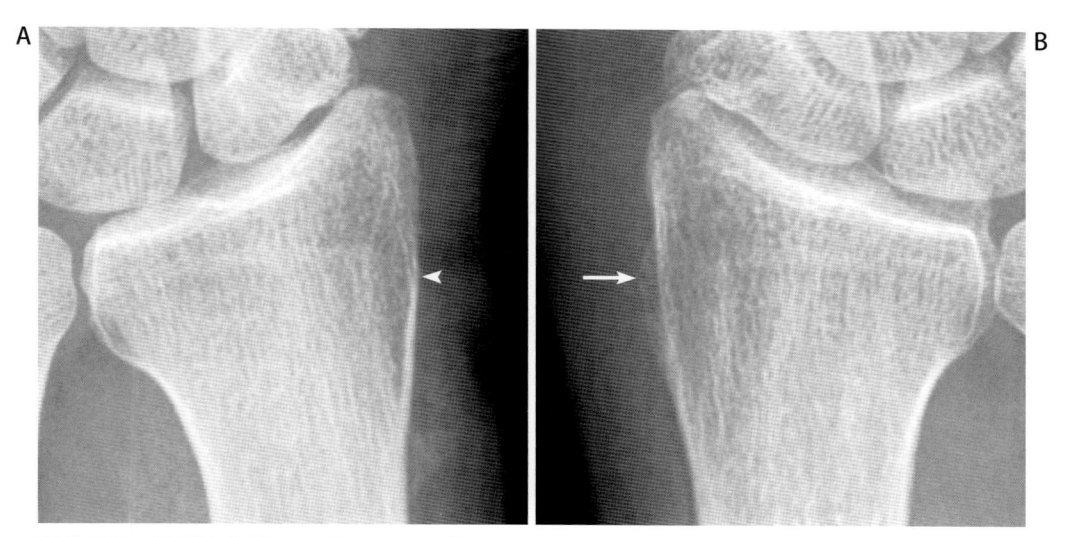

図 5-135　60 歳台女性　deQuervain 病
単純 X 線写真　A：左橈骨，B：右橈骨　右橈骨茎状突起に骨性隆起がある（B，→）．左橈骨茎
状突起にみられない（A，➤）．

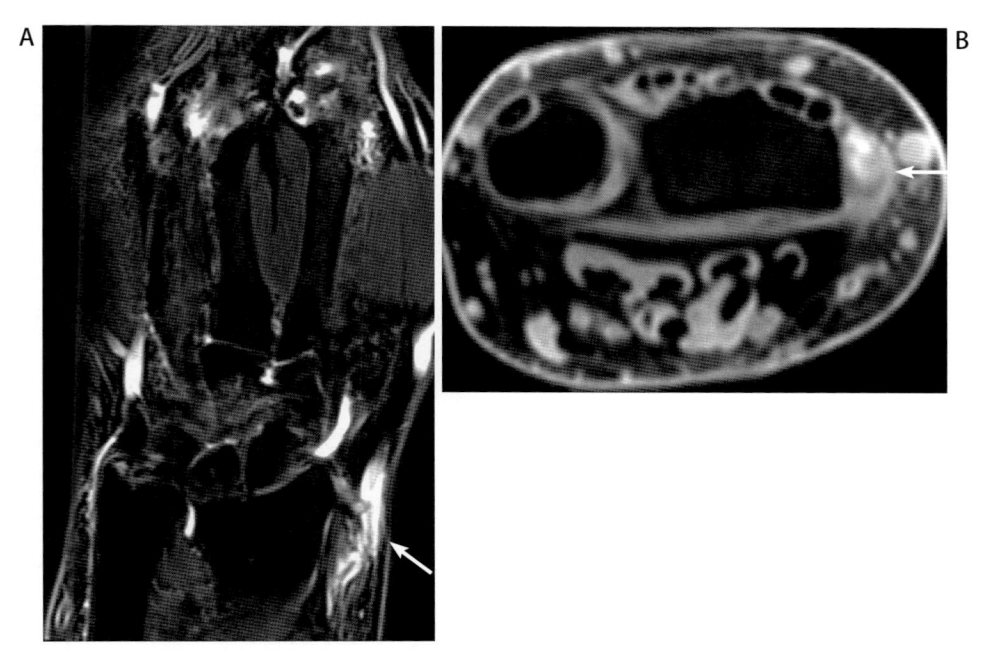

図 5-136　50 歳台女性　deQuervain 病
A：MRI，STIR 冠状断像，B：水励起 GRE 横断像　両側の手関節痛があり，RF 因子陽性
であったことからはじめ RA が疑われたが，臨床症状（Finkelstein 陽性），MRI 所見から
deQuervain 病と診断された．STIR 冠状断像（A）で，橈骨茎状突起近傍に高信号がある
（→）．水励起 GRE 横断像（B）では，第一区画の長母指外転筋腱（abductor pollicis lon-
gus：APL）と短母指伸筋腱（extensor pollicis brevis：EPB）内部が高信号を示し（→），
周囲腱鞘が肥厚している．

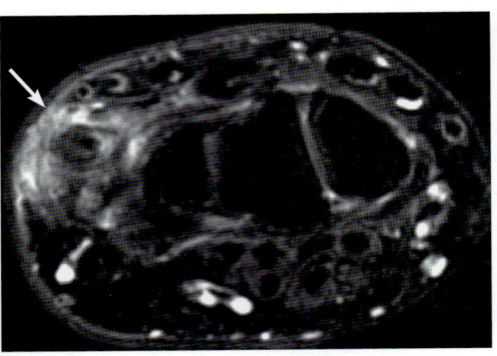

図 5-137　50 歳台女性　尺側手根伸筋腱炎
A：MRI, T1 強調冠状断像，B：脂肪抑制 T2 強調横断像　臨床診断は seronegative RA あるい
は peripheral SpA であったが，臨床所見，MRI 所見により尺側手根伸筋腱炎と診断された．
T1 強調冠状断像（A）で，ECU 周囲に低信号域がある（→）．脂肪抑制 T2 強調横断像（B）で，ECU
tendon 内部，周囲に高信号がある（→）．

f. 結核性関節炎　tuberculous arthritis

非結核性抗酸菌による関節炎

　骨関節結核は結核の 1〜2％で，肺外結核の頻度は 10〜11％を占める．骨関節結核の
60％は関節炎，48％は骨髄炎，2％が腱鞘滑膜炎と滑液包炎である．世界的な結核の再興
（resurgence）に伴い，関節結核も増加している[44]．

　骨関節結核はほぼ全例，肺結核やリンパ節結核からの血行性感染である．滑膜関節への
波及は骨髄炎からの波及，あるいは滑膜の血行感染による．結核性関節炎は通常，単関節
炎で，股関節や膝関節といった大関節に多い．肘，手，仙腸関節，肩関節も好発部位であ
る[45]．近年，非荷重の末梢関節の関節炎が増加しているという報告もある．他の感染性関
節炎と同じく，結核性関節炎は単関節炎であるが，10％は多発する．慢性経過，関節腫脹，
骨侵食，関節液貯留など，臨床的，また単純 X 線診断上，類似していることから，単関
節炎として発症した例では RA と誤診されることがある．非結核性抗酸菌も結核性関節炎
と同じ所見を示す．

画像診断

● 単純 X 線写真

　結核性関節炎の X 線所見は，関節周囲の骨粗鬆症，骨辺縁の侵食，緩徐な関節裂隙狭

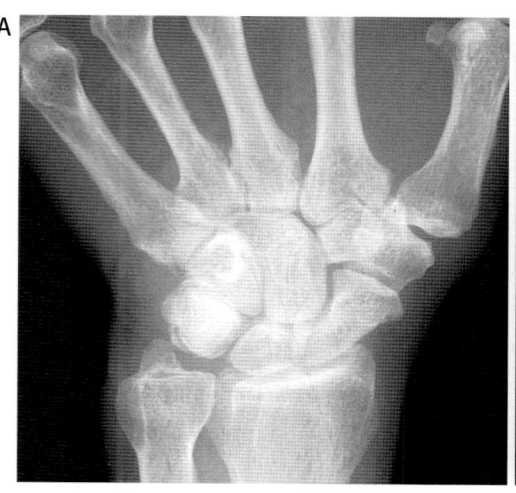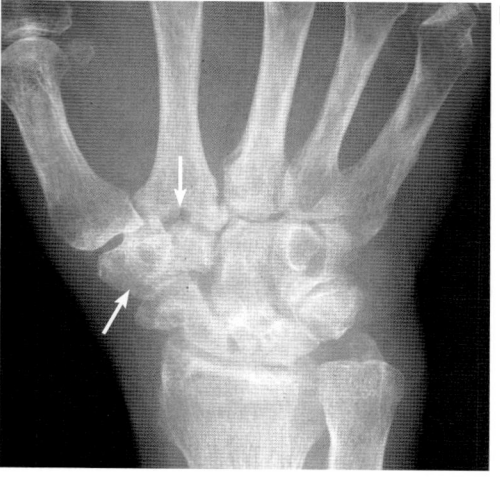

図 5-138　80 歳台男性　結核性関節炎
単純 X 線写真　A：左手関節，B：右手関節　右手関節の炎症性変化があり，関節リウマチの診断で治療されていた．最終診断は結核性関節炎．右手関節（**B**）には，骨粗鬆症，骨侵食（→）があるが，関節裂隙狭小化は軽度である．

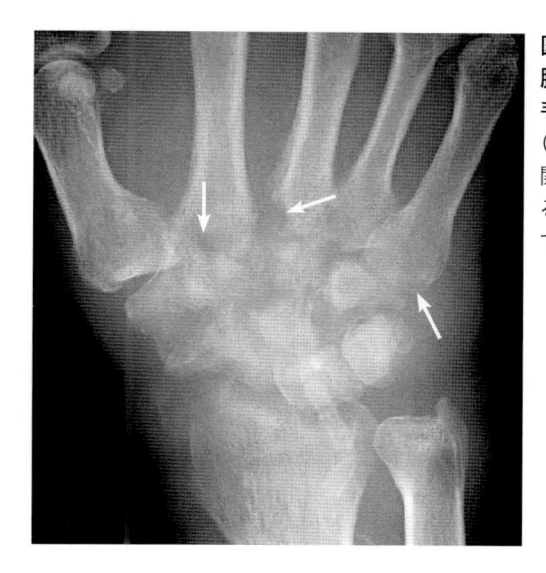

図 5-139　40 歳台男性　ネコの咬傷による化膿性関節炎（糖尿病性腎症により透析中）
手関節単純 X 線写真　起炎菌はパスツレラ（*Pasteurella multicida*）．感染後 2 週間の手関節単純 X 線像．骨粗鬆症，骨侵食（→）がある．結核性関節炎と比較して進行は著しく急速である．

小化（Phemister の三徴）である[46,47]．*M. tuberculosis* は蛋白分解酵素 collagenase を産生しないため，化膿性関節炎と比較して進行は緩徐で，はじめは関節裂隙は保持される（**図5-138**）．骨辺縁の侵食は結核性関節炎の特徴的所見で，特に関節包が狭い荷重関節に認める．小児を除き，初期には骨濃度の低下はなく，骨膜反応もない．進行例では，関節周囲に石灰化が生じる．破壊性変化が生じ，関節裂隙狭小化が起こる．これを TB osteoarthritis という[48]．

　化膿性関節炎や真菌性関節炎，少関節型 RA が鑑別の対象となる[49,50]．化膿性関節炎も，結核性関節炎と同じ所見を示すが，経過は著しく急速である（**図 5-139**）．

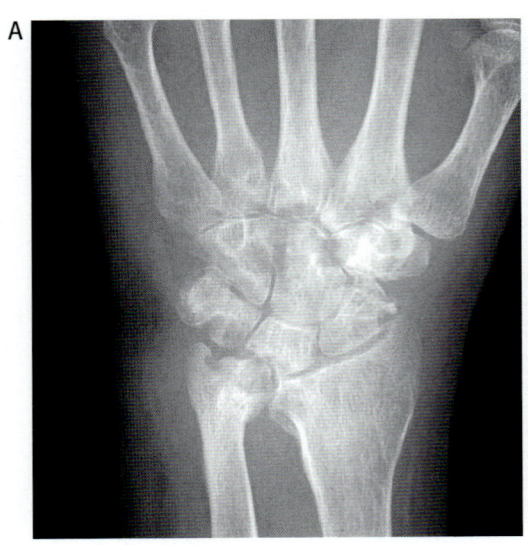

図 5-140　60 歳台女性　結核性関節炎
A：左手関節単純 X 線写真正面像, B：MRI, T1 強調冠状断像,
C：脂肪抑制 T2 強調冠状断像, D：脂肪抑制造影 T1 強調冠
状断像　単純 X 線写真（A）では, 関節周囲の骨粗鬆症, 骨辺
縁の侵食, および関節裂隙狭小化といった Phemister 三徴
を認める. T1 強調冠状断像（B）では手根骨, 橈骨, 尺骨,
中手骨骨髄に低信号がある. 脂肪抑制 T2 強調像（C）では,
骨髄はびまん性高信号を示す. 脂肪抑制造影 T1 強調像（D）
では, 高度の増強効果がある.

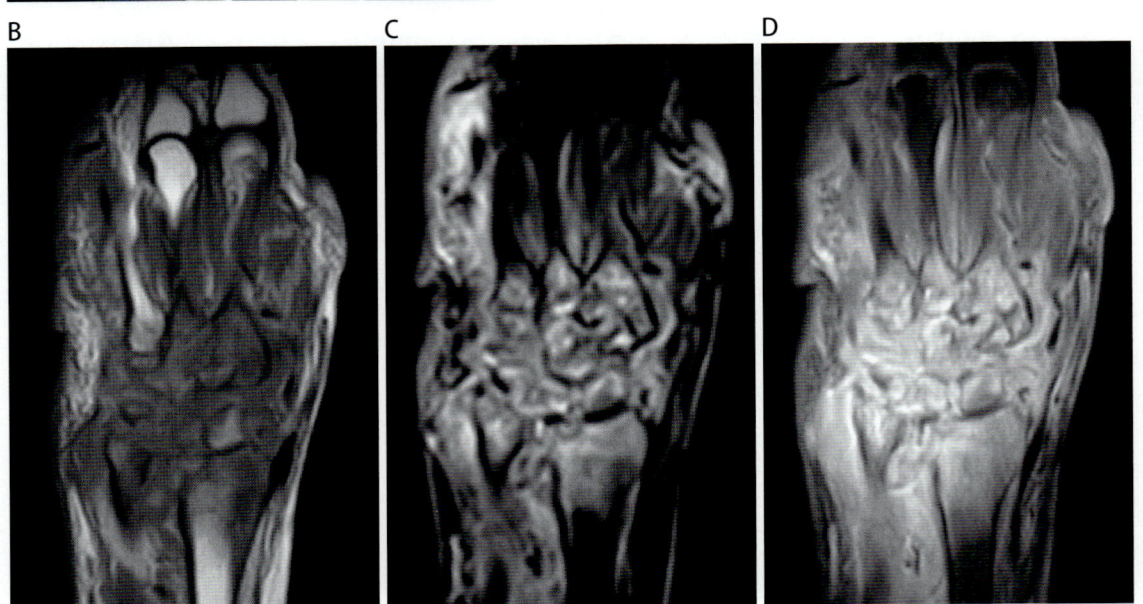

● MRI

　結核性関節炎と RA は類似した所見を示す（**図 5-140**）. 滑膜肥厚が均一であること, 大
きな骨侵食, 骨侵食辺縁の造影効果は結核性関節炎を示唆する所見である[49, 51].

g. 多中心性細網組織球症 multicentric reticulohistiocytosis：MCRH

Non-Langerhans cell histiocytosis のひとつで，おもに皮膚と滑膜に病変があり，骨侵食を伴う破壊性関節炎を生じる[52]．CD68 陽性の巨大な核，あるいは多核の組織球（megalocyte）を特徴とする．

平均初発年齢は 30 歳台で，男女比は 1：2〜1：3 と女性に多い[53]．関節病変は初期から対称性である．皮膚病変がなく特徴的な X 線所見が現れない限り，RA など他の関節炎と誤診される[53]．12％は皮膚所見が関節病変に先行，21％は同時であり，残りは関節炎が先行する[54]．皮膚病変が診断において重要であり，皮膚病変がなければ他のリウマチ性疾患との鑑別が困難になる．

多中心性細網組織球症（MCRH）の 75％は DIP 関節に生じる．膝，肩，手，股，足，肘関節にも生じる．半数は 5〜10 年で自然寛解，半数は関節破壊が急速に進行してムチランス型変形になる．近年，治療法の進歩により，進行は緩やかになり，ムチランス型変形も減少している[55,56]．心臓，肺，頭頸部の粘膜病変もある．25％に癌が，10％に自己免疫疾患が合併する．また，多くの膠原病が合併する[52]．

画像診断

● 単純 X 線写真

浸潤性肉芽腫性増殖により，関節の辺縁から関節全体に及ぶ，境界明瞭な骨侵食が生じる[57]（図5-141〜143）．関節裂隙は開大し，関節軟骨と軟骨下骨の吸収が起こる．骨粗鬆症，骨膜反応はない．仙腸関節でも両側対称性の骨侵食が生じる．環軸椎亜脱臼も生じる．早

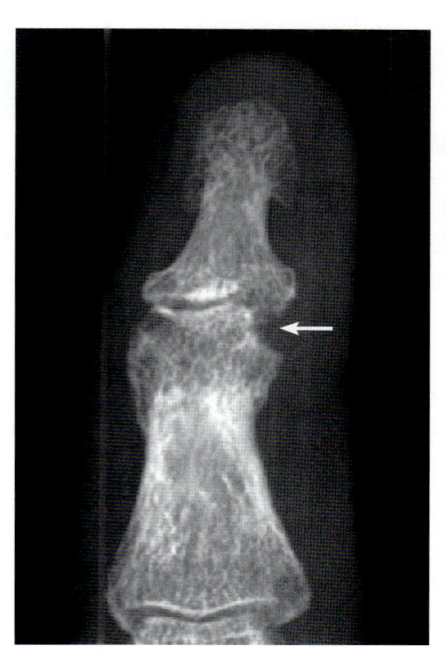

図 5-141 60 歳台男性 多中心性細網組織球症
中指 DIP 関節単純 X 線写真 四肢の疼痛を主訴にリウマチ科を受診して RA として治療されていた．初診時より顔面から胸部に皮疹がある．朝のこわばり，手，手指の多発関節痛がある．炎症反応はなく，RF 因子，抗 CCP 抗体陰性．皮膚生検により診断．中指 DIP 関節に骨侵食がある（→）が，骨粗鬆症や関節裂隙狭小化はない．軟部組織腫脹はない．

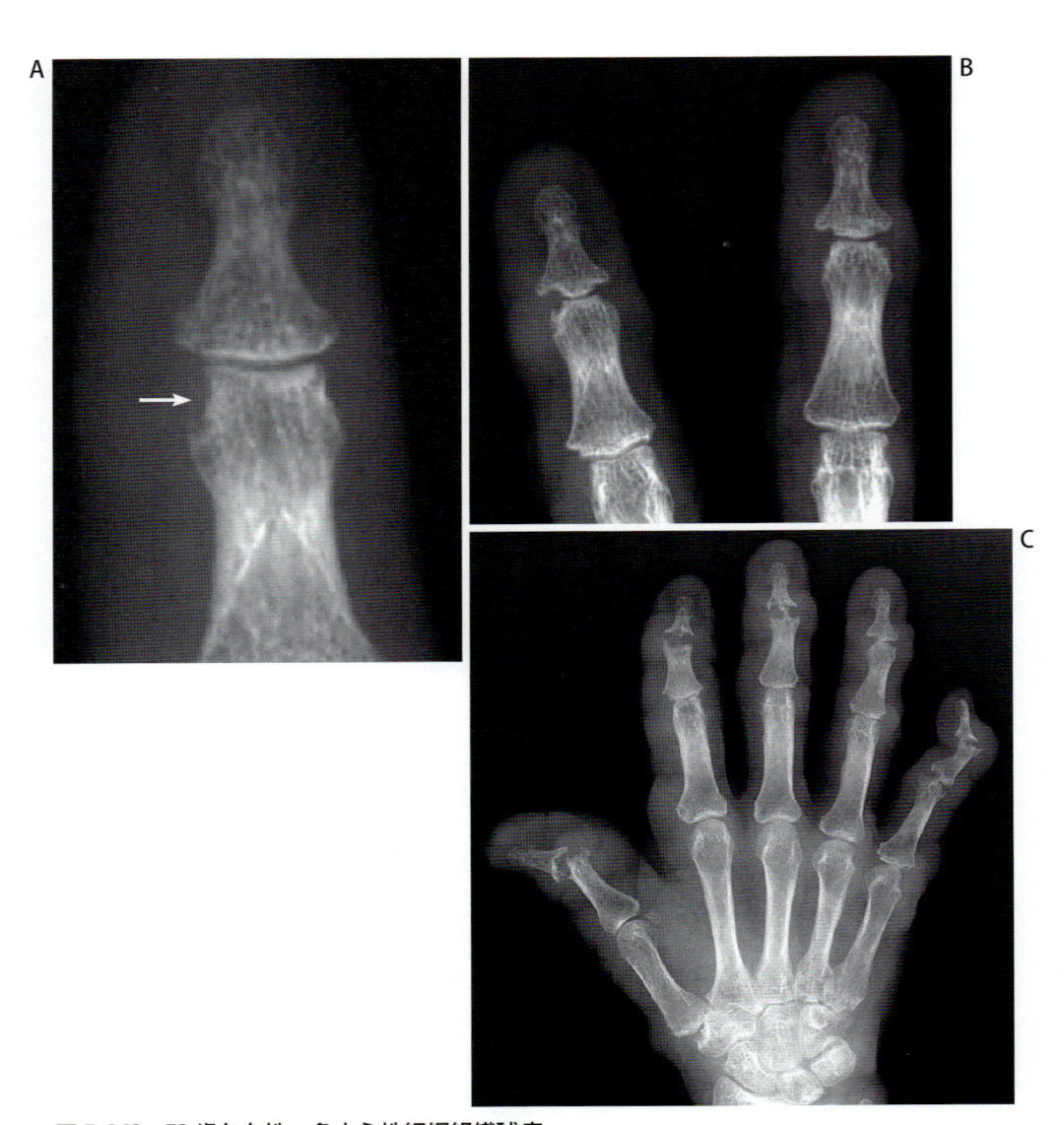

図 5-142　50 歳台女性　多中心性細網組織球症
手関節単純 X 線写真　A：初診時，B：2 年後，C：5 年後　皮疹，両膝，肘，肩痛を主訴とする．
初診時の単純 X 線写真（**A**）では，示指 DIP 関節に骨侵食（→）があるが，関節裂隙狭小化はない．
2 年後（**B**），示指 DIP 関節に骨侵食があるが，依然として関節裂隙狭小化，骨粗鬆症はない．非
対称性の軟部組織腫脹がある．5 年後（**C**），高度のムチランス型変形となる．関節裂隙は開大．
高度の非対称性軟部組織腫脹がある．

期 MCRH の鑑別診断は erosive arthritis などの DIP 関節炎を生じる疾患が対象となる．
　線維芽細胞リウマチ（fibroblastic　rheumatism）は MCRH よりもさらにまれであるが，
結節状の皮膚の発疹，対称性多関節炎，sclerodactyly を特徴とする疾患であり，MCRH
の鑑別疾患のひとつである[58,59]．早期の MR 像は非特異的な屈筋腱の腱鞘滑膜炎との報告
がある．

● MRI
　MRI の報告は少ない．膝の MCRH において，関節内の histiocyte と巨細胞に増殖に対

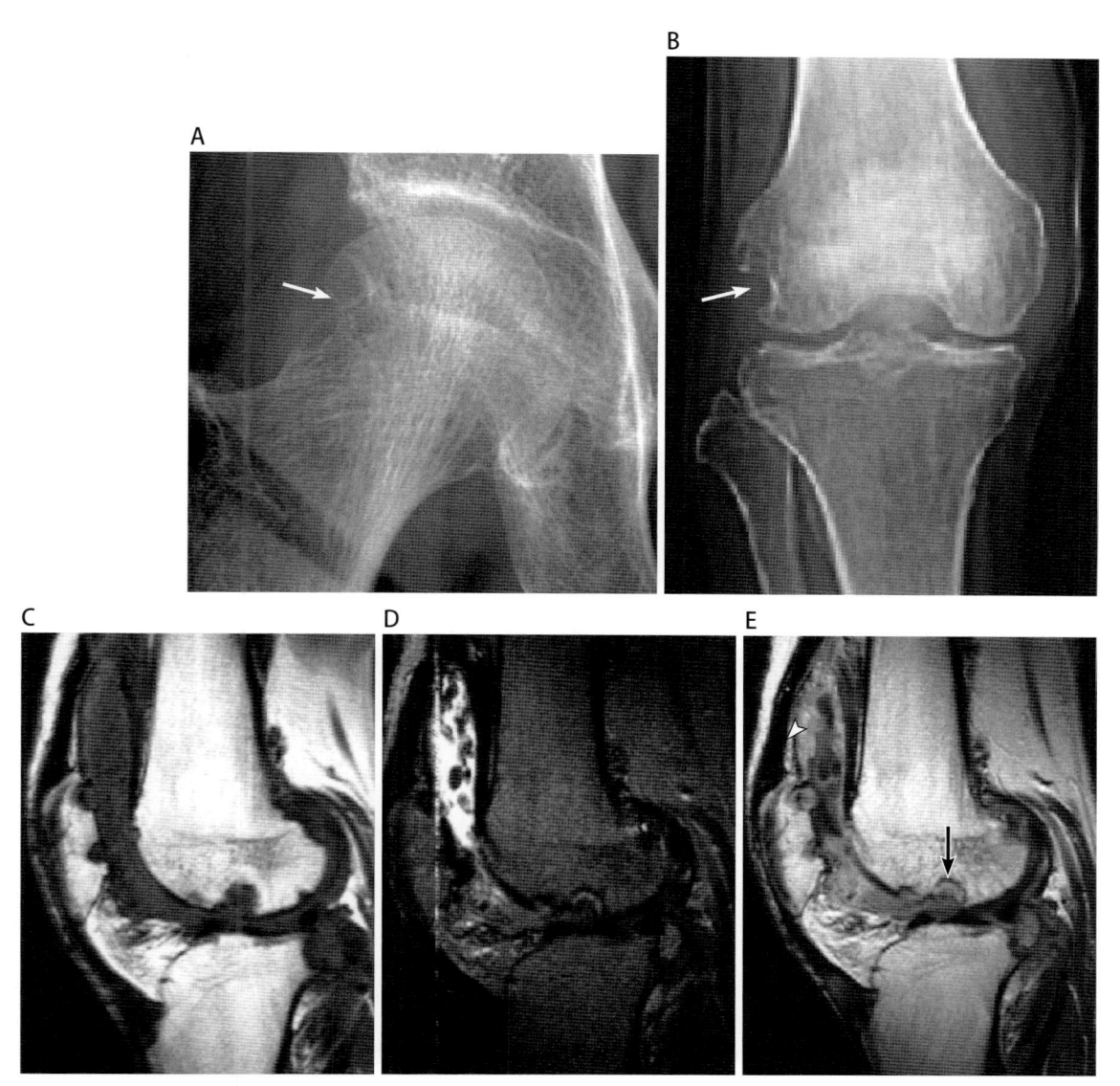

図 5-143　多中心性細網組織球症

A：股関節単純 X 線写真，B：膝関節単純 X 線写真正面像，C：MRI, T1 強調矢状断像，D：T2 強調矢状断像，E：造影 T1 強調矢状断像　股関節の単純 X 線写真（**A**）では，大関節でも関節裂隙狭小化を伴わない骨侵食がある（→）．膝関節正面像（**B**）では大腿骨外側顆に粗大な骨侵食がある（→）．関節裂隙は保たれている．造影 T1 強調矢状断像（**E**）では，節内によく増強される増生した滑膜がある（▶）．関節面に骨侵食あり（→）．（東京女子医大　山田恵子先生のご厚意による）

応する，滑膜増生と腫瘍性病変が T1 強調像で中等度，T2 強調像で高信号を示した報告例がある．内部にはヘモジデリン沈着に対応する点状の無信号が散在する[60]．

文　献 ◼

1) Jorizzo JL, Abernethy JL, White WL, et al：Mucocutaneous criteria for the diagnosis of Behçet's disease：an analysis of clinicopathologic data from multiple international centers. J Am Acad Dermatol 1995；32：968-976.

2) Moral F, Hamuryudan V, Yurdakul S, Yazici H：Inefficacy of azapropazone in the acute arthritis of Behçet's syndrome：a randomized, double blind, placebo controlled study. Clin Exp Rheumatol 1995；13：493-495.

3) Sugimoto H, Takeda A, Masuyama J, Furuse M：Early-stage rheumatoid arthritis：diagnostic accuracy of MR imaging. Radiology 1996；198：185-192.

4) Park JH：Clinical analysis of Behçet disease：arthritic manifestations in Behçet disease may present as seronegative rheumatoid arthritis or palindromic rheumatism. Korean J Intern Med 1999；14：66-72.

5) Sugimoto H, Takeda A, Hyodoh K：Early-stage rheumatoid arthritis：prospective study of the effectiveness of MR imaging for diagnosis. Radiology 2000；216：569-575.

6) Choi JA, Kim JE, Koh SH, et al：Arthropathy in Behçet disease：MR imaging findings in two cases. Radiology 2003；226：387-389.

7) Jawad AS, Goodwill CJ：Behçet's disease with erosive arthritis. Ann Rheum Dis 1986；45：961-962.

8) Sugawara S, Ehara S, Hitachi S, Sugimoto H：Hand and wrist arthritis of Behçet disease：imaging features. Acta Radiol 2010；51：183-186.

9) Vernon-Roberts B, Barnes CG, Revell PA：Synovial pathology in Behçet's syndrome. Ann Rheum Dis 1978；37：139-145.

10) Yilmaz S, Sanal HT, Cinar M, Karslioglu Y：Muscle involvement in two Behçet cases：magnetic resonance imaging and histology findings. Jpn J Radiol 2014；32：233-237.

11) Sarui H, Maruyama T, Ito I, et al：Necrotising myositis in Behçet's disease：characteristic features on magnetic resonance imaging and a review of the literature. Ann Rheum Dis 2002；61：751-752.

12) 鈴木　登・他：厚生労働科学研究費補助金難治性疾患等克服研究事業．再発性多発軟骨炎の診断と治療体系の確立．平成 24〜25 年度研究報告書．2014.

13) Puechal X, Terrier B, Mouthon L, et al：Relapsing polychondritis. Joint Bone Spine 2014；81：118-124.

14) Vitale A, Sota J, Rigante D, et al：Relapsing polychondritis：an update on pathogenesis, clinical features, diagnostic tools, and therapeutic perspectives. Curr Rheumatol Rep 2016；18：3.

15) Schlapbach P, Gerber NJ, Ramser P, van't Hooft FM：Relapsing polychondritis mimicking rheumatoid arthritis. Ann Rheum Dis 1988；47：1021-1026.

16) Jawad AS, Burrel M, Lim KL, Scott DG：Erosive arthritis in relapsing polychondritis. Postgrad Med J 1990；66：768-770.

17) Thaiss WM, Nikolaou K, Spengler W, et al：Imaging diagnosis in relapsing polychondritis and correlation with clinical and serological data. Skeletal Radiol 2016；45：339-346.

18) Rohena-Quinquilla IR, Mullens F, Chung EM：MR findings in the arthropathy of relapsing polychondritis. Pediatr Radiol 2013；43：1221-1226.

19) Taniguchi Y, Nishikawa H, Nakayama S, et al：Clinical implications of ultrasonography in monitoring disease activity of relapsing polychondritis. Rheumatology(Oxford) 2016；55：1250.

20) Yamashita H, Takahashi H, Kubota K, et al：Utility of fluorodeoxyglucose positron emission tomography/computed tomography for early diagnosis and evaluation of disease activity of relapsing polychondritis：a case series and literature review. Rheumatology(Oxford) 2014；53：1482-1490.

21) Bickerstaff DR, Charlesworth D, Kanis JA：Changes in cortical and trabecular bone in

algodystrophy. Br J Rheumatol 1993 ; 32 : 46-51.

22) Crozier F, Champsaur P, Pham T, et al : Magnetic resonance imaging in reflex sympathetic dystrophy syndrome of the foot. Joint Bone Spine 2003 ; 70 : 503-508.

23) Schweitzer ME, Mandel S, Schwartzman RJ, et al : Reflex sympathetic dystrophy revisited : MR imaging findings before and after infusion of contrast material. Radiology 1995 ; 195 : 211-214.

24) Koch E, Hofer HO, Sialer G, et al : Failure of MR imaging to detect reflex sympathetic dystrophy of the extremities. AJR Am J Roentgenol 1991 ; 156 : 113-115.

25) Cappello ZJ, Kasdan ML, Louis DS : Meta-analysis of imaging techniques for the diagnosis of complex regional pain syndrome type I. J Hand Surg Am 2012 ; 37 : 288-296.

26) Yao Q, Altman RD, Brahn E : Periostitis and hypertrophic pulmonary osteoarthropathy : report of 2 cases and review of the literature. Semin Arthritis Rheum 2009 ; 38 : 458-466.

27) Sainani NI, Lawande MA, Parikh VP, et al : MRI diagnosis of hypertrophic osteoarthropathy from a remote childhood malignancy. Skeletal Radiol 2007 ; 36 : S63-66.

28) Spicknall KE, Zirwas MJ, English JC 3rd : Clubbing : an update on diagnosis, differential diagnosis, pathophysiology, and clinical relevance. J Am Acad Dermatol 2005 ; 52 : 1020-1028.

29) Frank HA : Hypertrophic pulmonary osteoarthropathy simulating rheumatoid arthritis ; subsidence after pneumonectomy for carcinoma. N Engl J Med 1952 ; 247 : 283-285.

30) Segal AM, Mackenzie AH : Hypertrophic osteoarthropathy : a 10-year retrospective analysis. Semin Arthritis Rheum 1982 ; 12 : 220-232.

31) Armstrong DJ, McCausland EM, Wright GD : Hypertrophic pulmonary osteoarthropathy (HPOA) (Pierre Marie-Bamberger syndrome) : two cases presenting as acute inflammatory arthritis. Description and review of the literature. Rheumatol Int 2007 ; 27 : 399-402.

32) Korsten P, Bohnenberger H, Vasko R : Hypertrophic osteoarthropathy presenting as inflammatory arthritis. Arthritis Rheumatol 2015 ; 67 : 3036.

33) Schumacher HR Jr : Hypertrophic osteoarthropathy : rheumatologic manifestations. Clin Exp Rheumatol 1992 ; 10 : 35-40.

34) Klein MJ, Bonar SF, Freemont T, et al : Joint diseases. In : King DW (ed) : Non-neoplastic diseases of bones and joints. 1. Washington, DC : Armed Forces Institute of Pathology, 2011 : 577-752.

35) Pineda C, Fonseca C, Martinez-Lavin M : The spectrum of soft tissue and skeletal abnormalities of hypertrophic osteoarthropathy. J Rheumatol 1990 ; 17 : 626-632.

36) Horn CR : Hypertrophic osteoarthropathy without radiographic evidence of new bone formation. Thorax 1980 ; 35 : 479.

37) Adams B, Amin T, Leone V, et al : Primary hypertrophic osteoarthropathy : ultrasound and MRI findings. Pediatr Radiol 2016 ; 46 : 727-730.

38) Vuillemin V, Guerini H, Bard H, Morvan G : Stenosing tenosynovitis. J Ultrasound 2012 ; 15 : 20-28.

39) Howell A, Cuzick J, Baum M, et al : Results of the ATAC (Arimidex, Tamoxifen, Alone or in Combination) trial after completion of 5 years' adjuvant treatment for breast cancer. Lancet 2005 ; 365 : 60-62.

40) Chien AJ, Jacobson JA, Martel W, et al : Focal radial styloid abnormality as a manifestation of de Quervain tenosynovitis. AJR 2001 ; 177 : 1383-1386.

41) Volpe A, Pavoni M, Marchetta A, et al : Ultrasound differentiation of two types of de Quervain's disease : the role of retinaculum. Ann Rheum Dis 2010 ; 69 : 938-939.

42) Rousset P, Vuillemin-Bodaghi V, Laredo JD, Parlier-Cuau C : Anatomic variations in the first extensor compartment of the wrist : accuracy of US. Radiology 2010 ; 257 : 427-433.

43) 上羽康夫 : 手—その機能と解剖 第 2 版. 金芳堂, 1989.

44) Tuberculosis : a global emergency. World Health Forum 1993 ; 14 : 438.

45) Malaviya AN, Kotwal PP : Arthritis associated with tuberculosis. Best Pract Res Clin Rheumatol 2003 ; 17 : 319-343.

46) De Vuyst D, Vanhoenacker F, Gielen J, et al : Imaging features of musculoskeletal tuberculosis. Eur Radiol 2003 ; 13 : 1809-1819.

47) Engin G, Acunas B, Acunas G, Tunaci M : Imaging of extrapulmonary tuberculosis. RadioGraphics 2000 ; 20 : 471-488 ; quiz 529-30, 32.

48) Lange CG, Getty PJ, Morrissey AB, et al : Destructive osteoarthritis after delayed diagnosis of tuberculosis. Infection 2002 ; 30 : 46-49.

49) Choi ST, Park MC, Lee SW, et al：Hand involvement of *Mycobacterium tuberculosis* infection mimicking rheumatoid arthritis. Clin Exp Rheumatol 2006；24：347.

50) Al-Matar MJ, Cabral DA, Petty RE：Isolated tuberculous monoarthritis mimicking oligoarticular juvenile rheumatoid arthritis. J Rheumatol 2001；28：204-206.

51) Choi JA, Koh SH, Hong SH, et al：Rheumatoid arthritis and tuberculous arthritis：differentiating MRI features. AJR 2009；193：1347-1353.

52) Selmi C, Greenspan A, Huntley A, Gershwin ME：Multicentric reticulohistiocytosis：a critical review. Curr Rheumatol Rep 2015；17：511.

53) Trotta F, Colina M：Multicentric reticulohistiocytosis and fibroblastic rheumatism. Best Pract Res Clin Rheumatol 2012；26：543-557.

54) Barrow MV, Holubar K：Multicentric reticulohistiocytosis：a review of 33 patients. Medicine (Baltimore) 1969；48：287-305.

55) Motegi S, Yonemoto Y, Yanagisawa S, et al：Successful treatment of multicentric reticulohistiocytosis with adalimumab, prednisolone and methotrexate. Acta Derm Venereol 2016；96：124-125.

56) Mokuda S, Oiwa H：Successful treatment of FKBP51-expressed multicentric reticulohistiocytosis using combination therapy with low-dose denosumab and tacrolimus. Scand J Rheumatol 2016；45：247-249.

57) Gold RH, Bassett LW, Seeger LL：The other arthritides：roentgenologic features of osteoarthritis, erosive osteoarthritis, ankylosing spondylitis, psoriatic arthritis, Reiter's disease, multicentric reticulohistiocytosis, and progressive systemic sclerosis. Radiol Clin North Am 1988；26：1195-1212.

58) Romas E, Finlay M, Woodruff T：The arthropathy of fibroblastic rheumatism. Arthritis Rheum 1997；40：183-187.

59) Crouzet J：Destructive arthropathy in fibroblastic rheumatism：comment on the article by Romas et al. Arthritis Rheum 1998；41：379-380.

60) Yamada T, Kurohori YN, Kashiwazaki S：et al：MRI of multicentric reticulohistiocytosis. J Comput Assist Tomogr 1996；20：838-840.

5.8 ウイルス感染に伴う関節炎

ウイルス感染による急性関節炎の頻度は1%程度で，多様なウイルスによって生じる[1]．大部分の関節炎は予後良好で，特異的な治療は必要ない．低力価のリウマチ因子(RF)や抗核抗体上昇を伴うことが多い．

a. Parvovirus B19

関節炎の頻度は小児で8%，成人で50～80%である．小児では大関節の少関節炎を，成人では関節リウマチ様の手関節，MP関節，PIP関節の対称性の急性あるいは慢性関節炎を生じる[2]．

b. HIV

関節炎はHIV感染のどの時期にも生じる．未治療のHIVにおける関節炎の頻度は11%で，単あるいは多関節炎を生じる[3]．抗HIV治療により，関節炎の頻度は減少している．

c. Hepatitis B

HBV感染ではPIP関節や膝，足関節に対称性多関節炎を生じる．関節リウマチに似た前駆症状を示す[4]．慢性感染では25%に関節症状が出現する．

d. Hepatitis C

関節炎はHCV感染の2～20%に生じる[5]．関節リウマチに似た小関節の対称性多関節炎と膝や足関節の少関節炎の2型がある．関節リウマチ様の関節炎はインターフェロン治療の合併症でもある．

e. HTLV-I infection

肩関節，膝関節，手関節の少関節炎が生じる．HTLV-1がよくみられる地域における頻度は37%と報告されている[6]．MRIで骨髄浮腫，滑膜炎が描出される[7]（図5-144）．

図 5-144　40 歳台女性　成人 T 細胞白血病（ATL）

A：MRI，STIR 冠状断像，B：STIR 横断像　多関節炎で RA 疑い．RF 陽性，抗 CCP 抗体陰性．右示指 MP 関節，左中指 PIP 関節に骨髄浮腫，皮下の浮腫を示す高信号がある（→）．（文献 7）より一部改変）

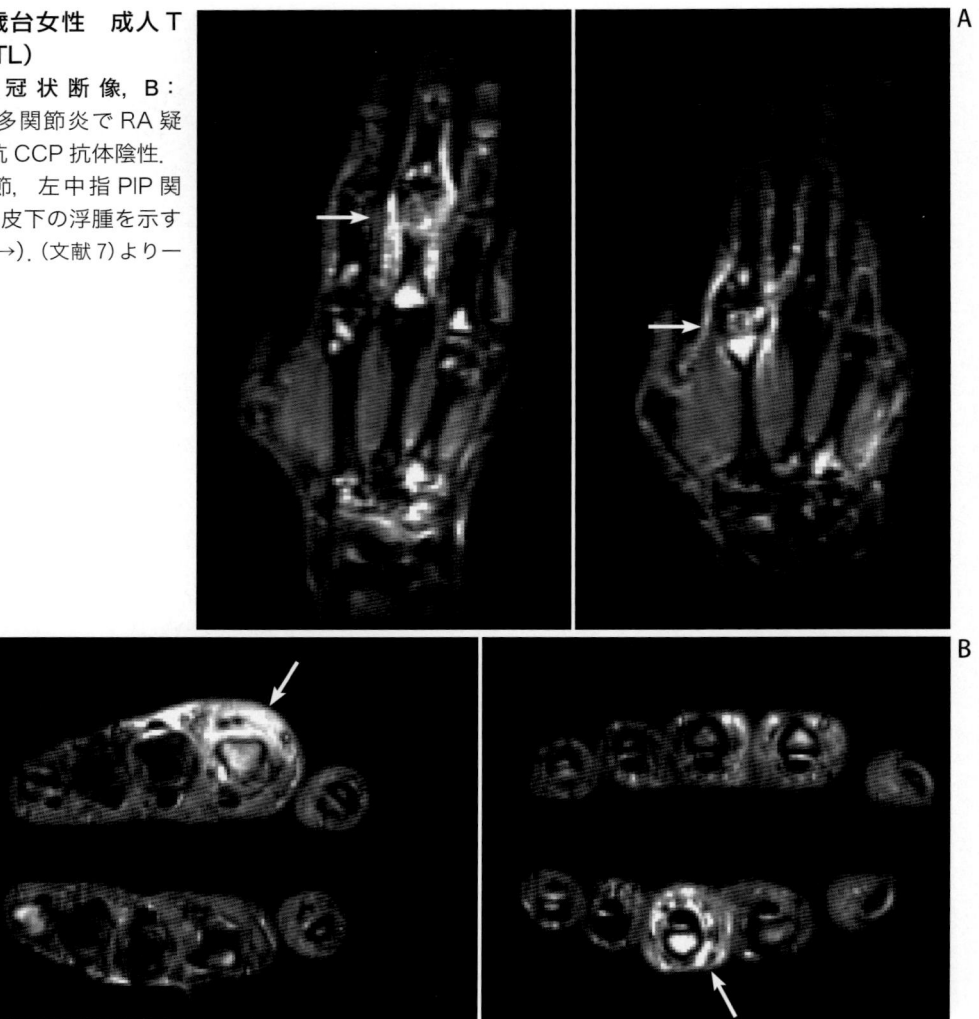

文　献

1) Marks M, Marks JL：Viral arthritis. Clin Med（Lond）2016；16：129-134.
2) Moore TL：Parvovirus-associated arthritis. Curr Opin Rheumatol 2000；12：289-294.
3) Calabrese LH, Kelley DM, Myers A, et al：Rheumatic symptoms and human immunodeficiency virus infection. The influence of clinical and laboratory variables in a longitudinal cohort study. Arthritis Rheum 1991；34：257-263.
4) Pease C, Keat A：Arthritis as the main or only symptom of hepatitis B infection. Postgrad Med J 1985；61：545-547.
5) Rosner I, Rozenbaum M, Toubi E, et al：The case for hepatitis C arthritis. Semin Arthritis Rheum 2004；33：375-387.
6) Motokawa S, Hasunuma T, Tajima K, et al：High prevalence of arthropathy in HTLV-I carriers on a Japanese island. Ann Rheum Dis 1996；55：193-195.
7) Kawashiri S, Nakamura H, Origuchi T, et al：Ultrasonography and magnetic resonance imaging findings of rheumatoid arthritis-like arthritis in a patient with adult T-cell leukemia. Mod Rheumatol 2016；26：971-975.

5.9 関節リウマチと鑑別を要するまれな疾患・病態

a. Missouri metacarpal syndrome

　変形性関節症は DIP 関節や PIP 関節をおもに侵し，MP 関節は比較的保たれることが多い．したがって，MP 関節に変形性関節症性変化があると，臨床的に二次性の変形性関節症が鑑別にあげられる．Missouri metacarpal syndrome は，比較的高齢で長期にわたり肉体労働に従事した男性にみられる両側示指・中指 MP 関節を侵す，変形性関節症性変化と特徴づけられる[1]．

b. Knuckle pads

　Knuckle pads は PIP 関節や MP 関節伸側に好発する良性疾患である．knuckle pads と呼称されるが，真の拳である MP 関節よりも PIP 関節に好発する．症状はなく，境界明瞭，平滑で硬い表在結節であるが，臨床的には滑膜病変との鑑別が問題になりうる．病理学的には関節部に局在する線維性肥厚であるが，その原因は不明で，仕事やスポーツによる反復刺激が原因である pseudo knuckle pads とは区別される．単純 X 線写真では関節部の結節状構造として描出され，MRI では多発性の結節や索状構造である．超音波検査は滑膜炎との鑑別に有用である[2]．

文 献

1) Williams WV, Cope R, Gaunt WD, et al：Metacarpophalangeal arthropathy associated with manual labor(Missouri metacarpal syndrome)：clinical radiographic, and pathologic characteristics of an unusual degeneration process. Arthritis Rheum 1987；30：1362-1371.
2) Lopez-Ben R, Dehghanpisheh K, Chatham WW, et al：Ultrasound appearance of knuckle pads. Skeletal Radiol 2006；35：823-827.

関節リウマチの
定量評価

スコアリング

6.1 関節リウマチ(RA)のスコアリング：歴史的発展過程

a. スコアリングの有用性

　手足の単純X線写真は関節リウマチ(RA)患者の診断や経過観察に盛んに用いられている[1,2]．日常診療では初診時における関節裂隙狭小化，骨侵食(erosion)，骨粗鬆症の存在診断が中心となる．経過観察においては，これらの出現や進行(改善)を評価する．臨床試験において，単純X線写真によるスコアリングは，RAによる破壊性変化進行を評価するための比較的客観的な評価法として採用されてきた[3]．これは，単純X線写真で評価可能な所見からRA病変の進行を効率的に捉えうるからである．単純X線写真によるスコアリングは血液検査，診察所見に加えて機能評価とよく相関することから，臨床試験のエンドポイントとして活用されている[4,5]．また，疾患修飾性抗リウマチ薬(disease modified anti-rheumatic drugs：DMARDS)の真の薬効は，単純X線写真上の変化を遅らせることであると考えることが通例であるため，画像上の評価の標準法は単純X線写真に依存することになる[6]．

b. スコアリング法の歴史

　スコアリングの方法にはさまざまあるが，個々の関節全体に対して1つのスコアで総合的に評価する方法(グローバルスコア)と，各関節に対して少なくとも2個の項目に関して評価しスコアリングする方法がある[7,8]．

　RAの単純X線写真上の破壊性変化を標準化しようとする動きは1940年代の終盤に活発化し，Steinbrocker法が結実した[9]．この方法の基本的な考えは，単純X線写真上の変化は軽度の骨粗鬆症に始まり，軟骨や軟骨下骨の破壊が生じ，やがて進行し最終的には強直に至るというものである(表6-1)．

■ 表6-1　関節リウマチ(RA)のスコアリング法

評価法	評価部位	分類・評価	
Steinbrocker	最も進行した関節	4段階(ステージI〜IV)： ステージI(初期) ステージII(中等期) ステージIII(高度進行期) ステージIV(末期)	
Larsen	全身の関節 (標準フィルムあり)	6段階(グレード0〜5) グレード0(正常) グレード1(軽度の病変) グレード2(初期病変) グレード3(中等度の関節破壊) グレード4(高度の関節破壊) グレード5(完全な関節破壊)	
Sharp/van der Heijde	手指, 手関節, 足趾関節	骨侵食 　0＝骨侵食なし 　1＝小さな骨侵食 　2＝関節面の半分に満たない 　3＝関節面の半分以上 　5＝完全に圧壊 ＊手：1関節につき最大5点 　足：1関節につき最大10点	関節裂隙狭小化 　0＝正常 　1＝局所のみ、わずか 　2＝50％以上が残存 　3＝50％以下が残存、亜脱臼 　4＝関節裂隙消失、完全脱臼 ＊手・足ともに最大4点

　この方法の問題点は，評価は手のどの関節の所見に依拠してもよく，複数関節の所見が加味されないことである．さらに，ステージIとIIやIIとIIIの区別が不明確なことである．この方法の改善を図ったのがKellgrenらであり，グローバルスコアの標準画像を用いて再現性の向上を目指した[10, 11]．ここでは骨粗鬆症と骨侵食がそれぞれ，0：なし，1：疑い，2：軽度，3：中等度，4：高度，にグレード分けされた．参照用標準画像には手，手関節，前足，頸椎が含まれた[10]．しかしながら，実用には不十分な点が多かった．その後，Larsen法[12]やSharp法[5, 13]が作成され，両者ともに100点を超える合計スコアからなる定量的な方法として提案された．

c. Larsen法とその変法

　Larsen法は標準的な画像を参照しながら，骨侵食（erosion）と関節裂隙狭小化を合せて1つのスコアで表現するグローバルスコアである．この方法では緩徐進行性の変化を反映して6段階を設定している（**表6-1**）．片側につき，4個のDIP関節，4個のPIP関節，2個の手指IP関節，手関節，5個のMTP関節，2個の足趾IP関節の各関節が，それぞれ1単位として両側の合計値が計算され（手関節は計算に際して5倍される）．スコア合計は0〜250の範囲となる．

　この原法は後にLarsenにより修正されている[14]．すなわち，母指と母趾が除外され，手関節は4部位に分割された．その結果，片側につき，4個のPIP関節（示指から小指），4個のMP関節（示指から小指），手関節（4部位），4個のMTP関節（示指から小指）が評価対象関節となった．軟部組織腫脹や骨粗鬆症は除外された．骨侵食はそのサイズにより0〜5に段階分類される．各関節がそれぞれ1単位として両側の合計値が計算され，合計スコアは0〜160の範囲である．

　Rauらは関節表面の欠損を定量化する方法を導入した（Ratingen score）[15]．Scottらは，Larsen法が早期病変の検出に劣る点を改善した方法を提案した[16]．これらの方法により感度と信頼性の向上が得られた．

d. Sharp法

　Sharp法の原法は手指と手関節の単純X線写真を用い，骨膜反応，皮質菲薄化，骨粗鬆症，骨硬化，骨棘形成，骨欠損，嚢胞性変化，骨侵食，関節裂隙狭小化，骨強直などをスコア化して評価した[13]．これらの項目には不適切なものも含まれていたため，最終版として，骨侵食と関節裂隙狭小化を評価するものとなった[17]（**表6-1**）．骨侵食では両側の17部位〔PIP：4関節，IP：1関節，MTP：5関節，母指CM関節，大小菱形骨（ひとまとめとする），舟状骨，月状骨，三角骨（豆状骨も含む），橈骨，尺骨〕を評価，関節裂隙狭小化では両側の18部位（PIP：4関節，IP：1関節，MTP：5関節，3〜5CM関節，大小菱形骨／舟状骨，月状骨／三角骨，有頭骨／舟状骨／月状骨，橈骨手根関節，遠位橈尺関節）を評価した．骨侵食のスコアは各評価関節で骨侵食の数に応じて0〜5で評価され，5は完全破壊とされた．合計の骨侵食スコアの範囲は0〜170である．関節裂隙狭小化については部分的な狭小化が1，びまん性の狭小化は本来の裂隙幅に対して半分以下が2，半分以上が3，強直は4で，（亜）脱臼はスコアから除外された．合計スコアは0〜144である．

e. Modified SS の変遷

　　Sharp/van der Heijde法[18, 19]の詳細については次項に譲るが，この変法の改善点は足の評価を取り入れた点，原法で採用されていた部位のうちいくつかが，評価困難性の観点から除外された(骨侵食評価部位として三角骨，関節裂隙狭小化評価部位としてIP関節と遠位橈尺関節)点にある．

　　その後，Friesら[20]やGenantら[21]もSharp変法を提案した．Genant法ではデジタイズした画像でも十分な分解能があれば使用可能であることを示した．さらに，KayeらはGenantらとSharpらの方法を組み合わせた方法を報告している[22]．

f. 手根骨高比

　　手根骨高比とはRAの手根部病変評価のために用いられる[23]．手根部長径(橈骨の掌尺側端から中指中手骨近位端中央部)を，中指中手骨最大径で除したものである．通常，両側の平均値を用い，骨侵食よりも手根部関節裂隙狭小化を反映する．非RA群において0.60で，経時的評価に好適である．

6.2　X線：mTSS(modified total Sharp Score)

　　関節リウマチ(RA)患者における手足の関節破壊の程度を単純X線写真上でスコア化し，定量的に評価する代表的方法がmodified total Sharp Score(mTSS)である．単純X線写真での骨破壊の定量化は，1971年にSharpらが提唱した[13]．当初，骨侵食(erosion)と関節裂隙狭小化(joint space narrowing：JSN)について，手指と手関節の27関節を対象として評価していたが，1985年に骨侵食(erosion)は17関節，JSNは18関節とするmodified Sharp Scoreが提唱された[24]．その後，1989年にvan der Heijdeが手の評価関節数をさらに減少するとともに(erosionは16関節，JSNは15関節)，足関節(erosion，JSNともに6関節)を評価に加えたmodified total Sharp Score(mTSS)を提唱した[19, 25]．現在は，このmTSSが広く使用されている．

a. 撮影法

図 6-1 および図 6-2 に適切なポジショニングおよび撮影法の概略を示す．手足の単純 X 線撮影では，両手や両足を 1 枚の写真上で同時に撮影すると適切に評価できない可能性があり，片側ごとに撮影する．

手関節の撮影では，手掌と前腕が平坦となるようにし，第 2 中手骨と橈骨のアライメントが直線となるような肢位をとる．不適切なポジショニングでは，骨侵食や関節裂隙が適切に評価できない可能性がある．拘縮により適切なポジションでの撮影が困難であれば可能な範囲で撮影する．尺骨の偏位は 10° 未満，指は同一平面上に平坦にすることが望ましい．X 線の中心点は，水平ラインを中手指節（MP）関節，垂直ラインを第 2-3 中手骨間とし，X 線の入射点は，第 3 MP 関節に垂直とする．

足関節の撮影では，足全体とフィルム（検査板）とを平行にする．原則的には，足に軽度の圧をかけ，足底が検査板に密着するようにする．痛みを伴うほどに圧をかける必要はなく，足底が平らになれば十分である．X 線の中心点は，水平ラインを中足骨近位，垂直ラ

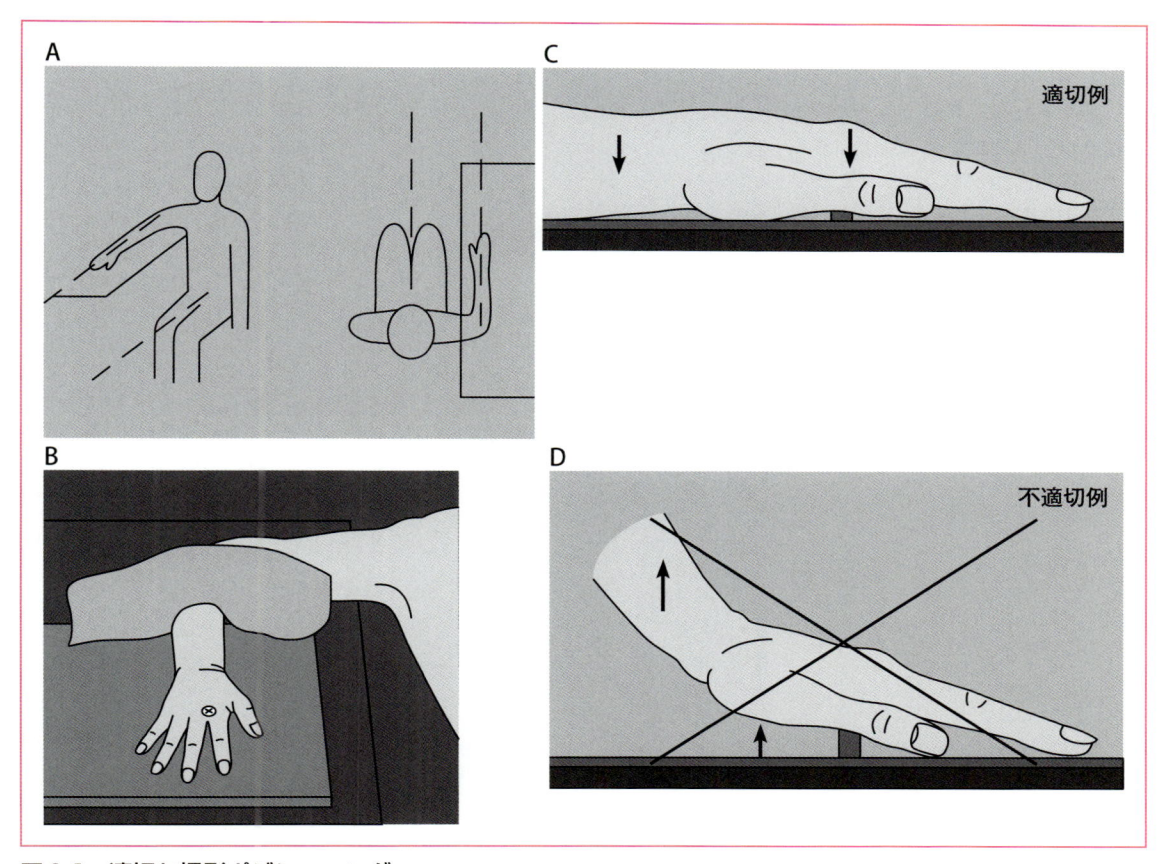

図 6-1 適切な撮影ポジショニング

A：被験者の腋窩の高さに検査台をセットし，肘を 90° に曲げ，前腕は大腿と平行に位置するように座る．B〜D：被験者の前腕や手掌がフィルムカセッテに接触するような肢位をとる．上肢の位置を固定するためにサンドバッグなどを置くことが望ましい．

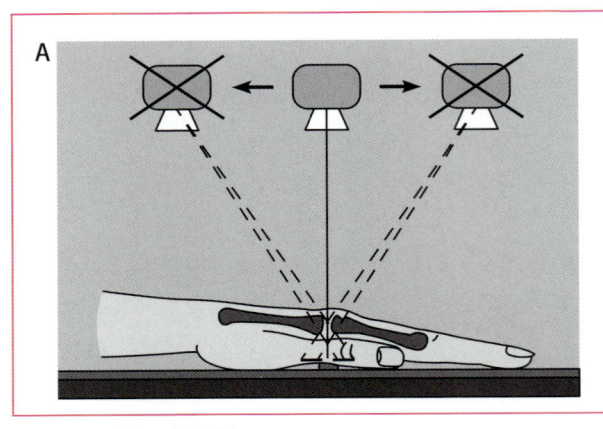
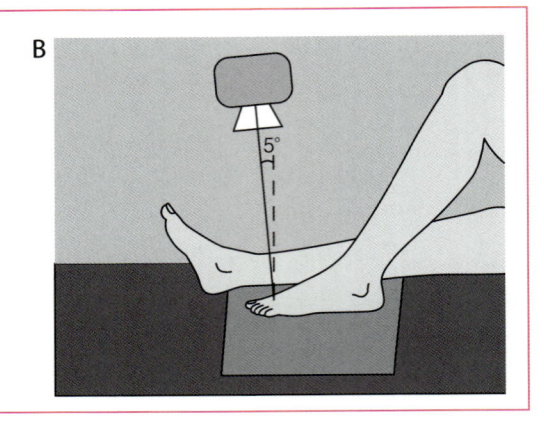

図 6-2 適切な撮影法

A, B：X 線の入射点および入射角度を示す．角度は関節裂隙狭小化（JSN）を適切に評価するうえで重要である．

C：適切に撮影された画像．第 2 中手骨と橈骨が同一直線上に位置している．露出も適切で，指関節と手関節のいずれも評価が可能である．

D：露出は問題ないが，第 2 中手骨と橈骨が同一直線上ではなく，手関節の正確な評価ができない．E, F：E は露出不足（明るすぎる），F は露出過多（暗すぎる）であり，すべての関節を適切に判断できない．

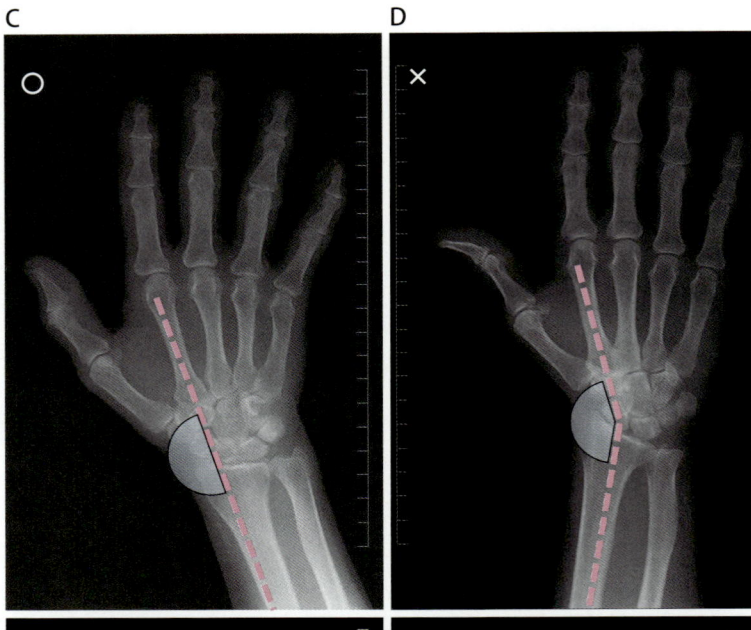
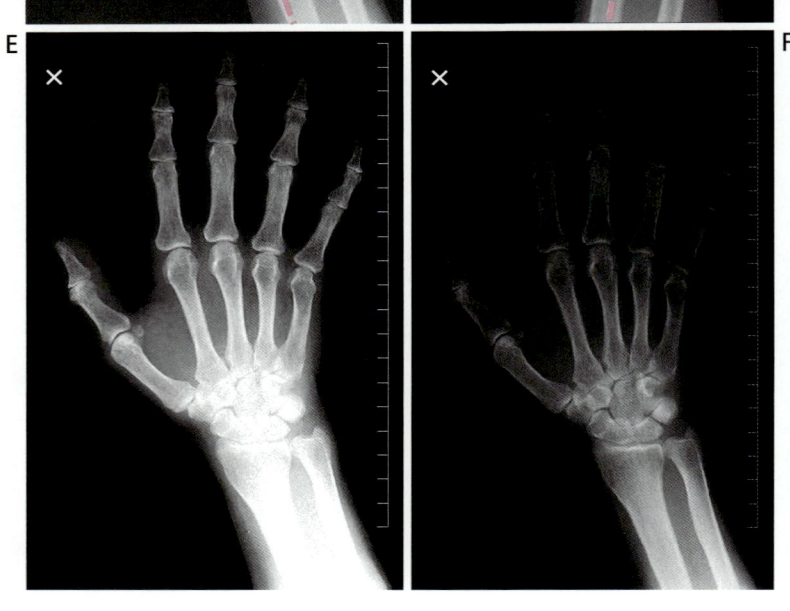

図 6-3　撮影時の補助具
補助具を用いることで，撮影の標準化を図る．

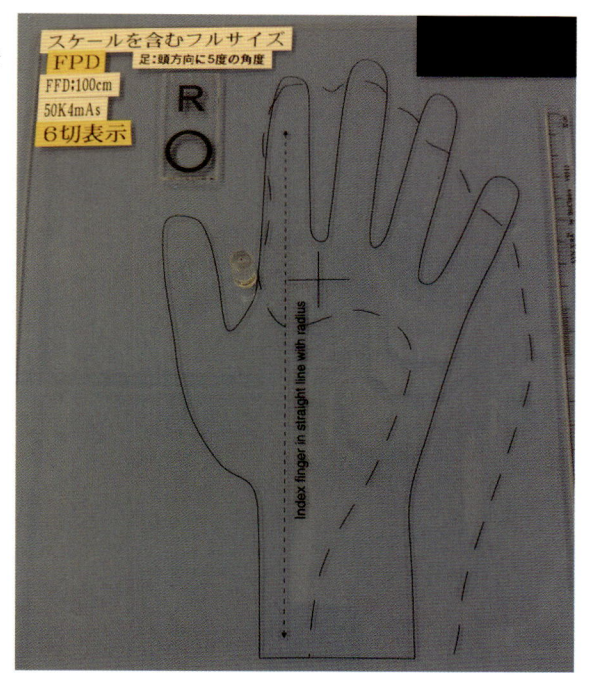

インを第 2-3 中足骨間とする．X 線の入射点は，第 3 中足指節（MTP）関節に 5° で入射する（**図 6-2 B**）．X 線管とカセットとの距離は 100 cm（あるいは 40 インチ）程度とし，適切な X 線露光（2〜4 mAs，50〜55 kV 程度）が望ましい．

　撮影時の手や足の位置は標準化されていることが望ましく，経時的変化を評価する際は，前回画像と同様の条件で撮影すべきである．特に mTSS 測定目的の撮影では**図 6-3** に示すような補助具の使用が適している．RA 病変による変形の進行により同一の肢位での撮影が難しい場合も，変形進行の臨床的評価に繋がる．

　デジタルイメージの場合にも，露光や解像度なども可能な限り同条件で撮影する．データ形式は DICOM や TIFF が望ましく，JPEG や圧縮データは小さな変化を見逃す可能性があり避けた方がよい．また，読影には高解像度モニターの使用が望まれる．

b.　スコアの手順

　スコアは各読影者によりバラつきが生じるため，同一の X 線写真を 2 名以上で読影し，その平均値をスコアとして用いる．2 名間でのスコアに大きな差が出るようであれば，第 3 者に読影を依頼する．

　両手両足の正面 1 方向のみの単純 X 線写真で判定する．骨侵食（joint erosion：JE）と関節裂隙狭小化（joint space narrowing：JSN）を評価するが，JE と JSN では評価関節が異なることに注意する．評価部位およびスコアの概略を**図 6-4** と**表 6-2** に示す．手の評価項目は JE：16 関節，JSN：15 関節であり，足の評価項目は JE，JSN ともに 6 関節としている．

　JE は，手では MP 関節（5 か所），PIP 関節（4 か所），第 1 指の IP および CMC 関節，

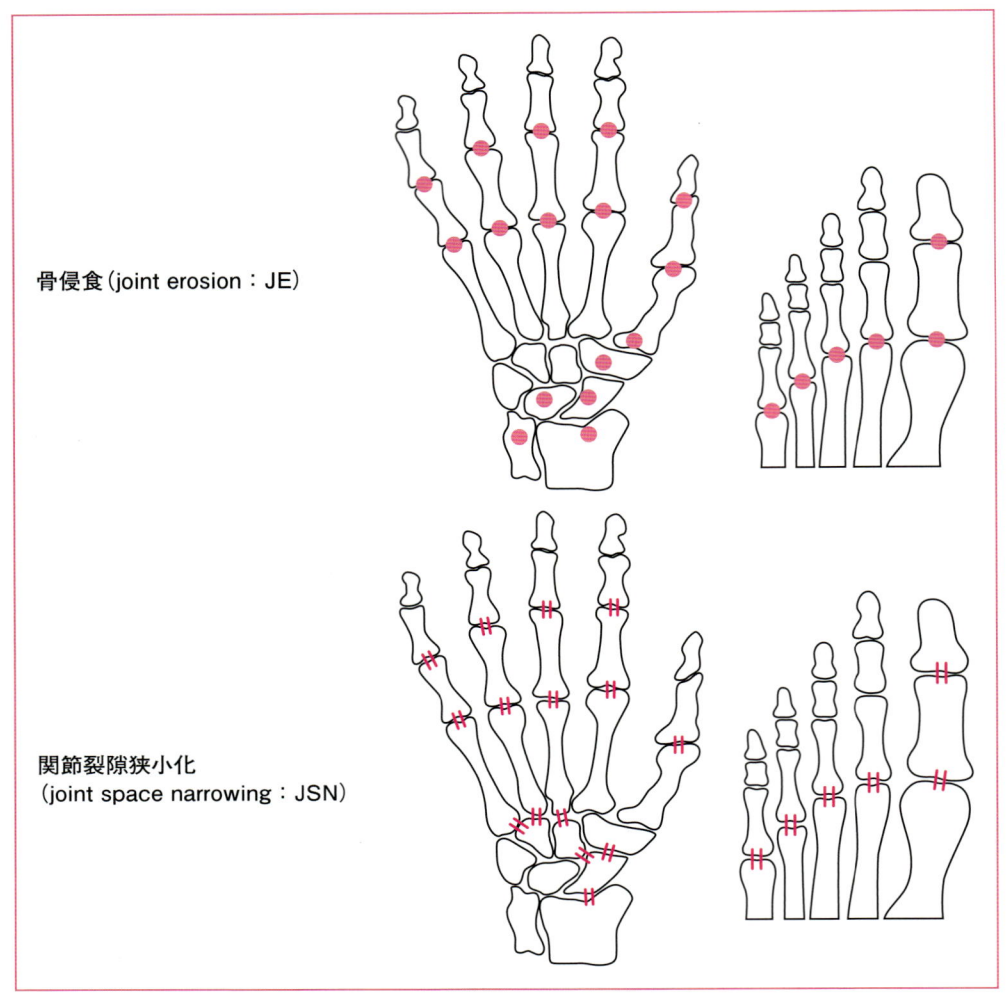

図 6-4　mTSS における骨侵食（JE）と関節裂隙狭小化（JSN）の評価関節
手の評価項目は，JE：16 関節，JSN：15 関節であり，足の評価項目は JE・JSN ともに 6 関節である．JE と JSN では評価関節が異なることに注意する．（文献 19，25 より改変）

橈骨，尺骨，大菱形骨，舟状骨，月状骨を評価し，足では MTP 関節（5 か所）と第 1 趾の IP 関節を評価する．JE の程度によりスコアは変わるが，連続せずに分散して広がっているようであれば範囲に応じて，スコアを 1 点追加する．同一関節に JE が複数ある場合には，点数の総和を 1 関節のスコアとする．手では最大 5 点，足では最大 10 点である．同一関節での JE 点数の総和が最高点を超える場合には，最高点（5 または 10 点）を採用する．手根骨の場合，典型的な虫食い状の JE ではなく，骨全体に侵食がみられることがある．その際には，骨表面の侵食が部分的（partial collapse）であれば 3 点，骨表面全体が侵食（complete collapse）されていれば 5 点とする．
　JSN は，手では MP 関節（5 か所），PIP 関節（4 か所），第 3-5 指の CMC 関節（3 か所），大菱形骨-舟状骨間，小菱形骨-舟状骨間，舟状骨-橈骨間を評価し，足では MTP 関節（5 か所）と第 1 趾の IP 関節を評価する．1 関節あたりの JSN スコアは，手足ともに最大 4 点

■ 表6-2　mTSSにおける骨侵食（JE）と関節裂隙狭小化（JSN）のスコア基準

骨侵食（joint erosion：JE）

0＝骨侵食なし
1＝小さな骨侵食
2＝大きな骨侵食，関節面の半分を越えない
3＝大きな骨侵食，関節面の半分以上
5＝完全な圧壊，強直
※手：1関節につき最大5点，足：1関節につき最大10点

関節裂隙狭小化（joint space narrowing：JSN）

0＝正常
1＝局所のみ狭い
2＝全体的に狭い，50%以上の関節裂隙が残存
3＝全体的に狭い，50%以下の関節裂隙が残存，または亜脱臼の存在
4＝関節裂隙消失，または完全脱臼
※手・足ともに最大4点

JEは5段階，JSNは4段階のスコアとなる．同一関節にJEが複数ある場合には総和をスコアとするが，1関節あたりの最大スコアは手では5点，足では10点とする．（文献19，25より改変）

である．

　手の最大点数は280点（JE：160点，JSN：120点），足の最大点数は168点（JE：120点，JSN：48点）であり，total Sharpスコアの最大点数は448点となる．

　原則的な読影順序は，① 過去のX線写真→現在のX線写真，② 左→右，手→足（左手→右手→左足→右足），③ 末梢→中枢（PIP → MP → Wrist →足），④ JE → JSN，となり，具体的なスコアの取り方を図6-5および図6-6に示す．

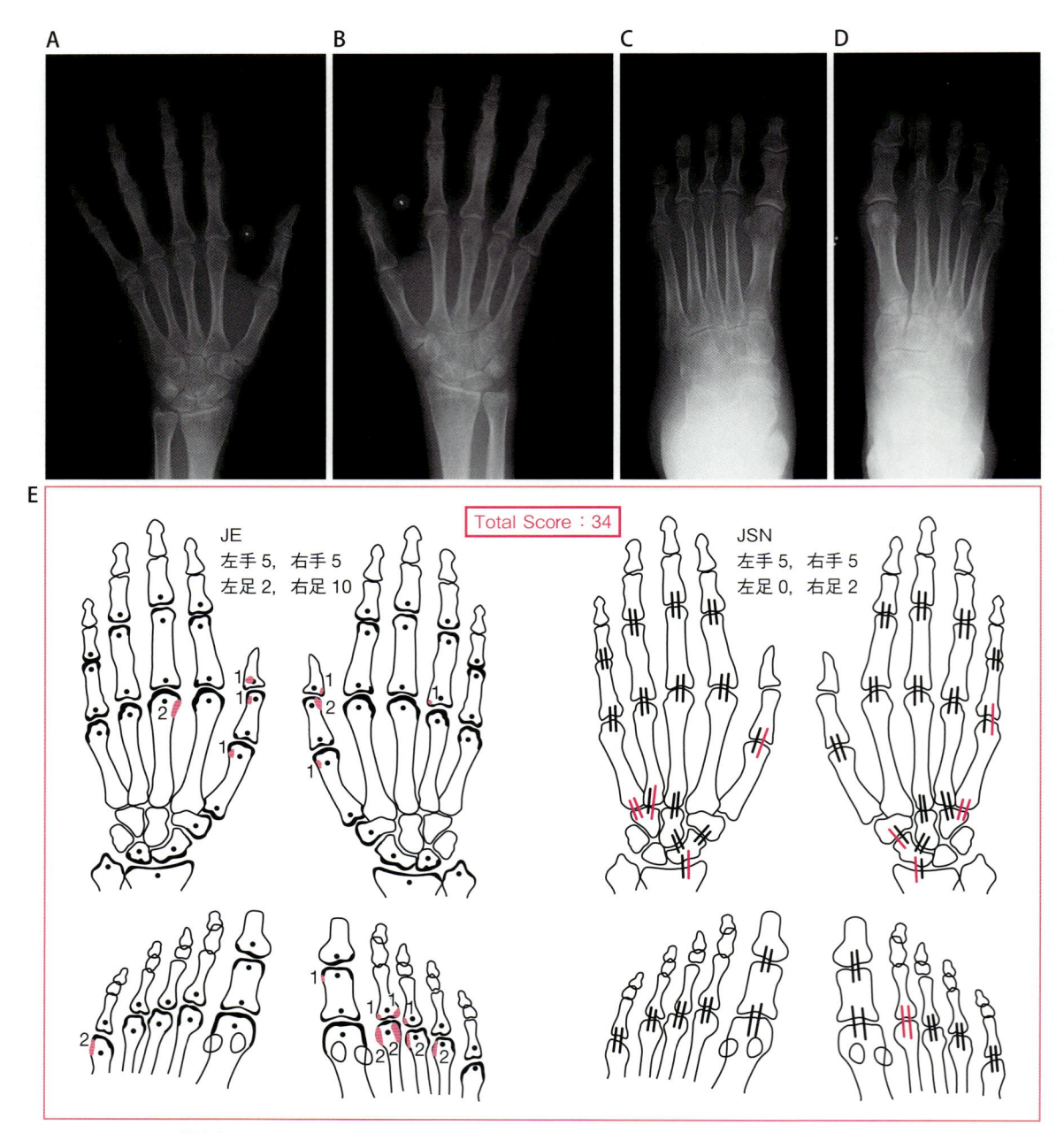

図 6-5　RA 早期例の mTSS スコア

単純 X 線写真（A から D に左手→右手→左足→右足の順），E：mTSS スコア　同一関節に複数の JE がある場合には，同一関節の最大スコアを超えていないか確認する．この症例では，JE：22 点（左手：5，右手：5，左足：2，右足：10），JSN：12 点（左手：5，右手：5，左足：0，右足：2），総スコア：34 となる．

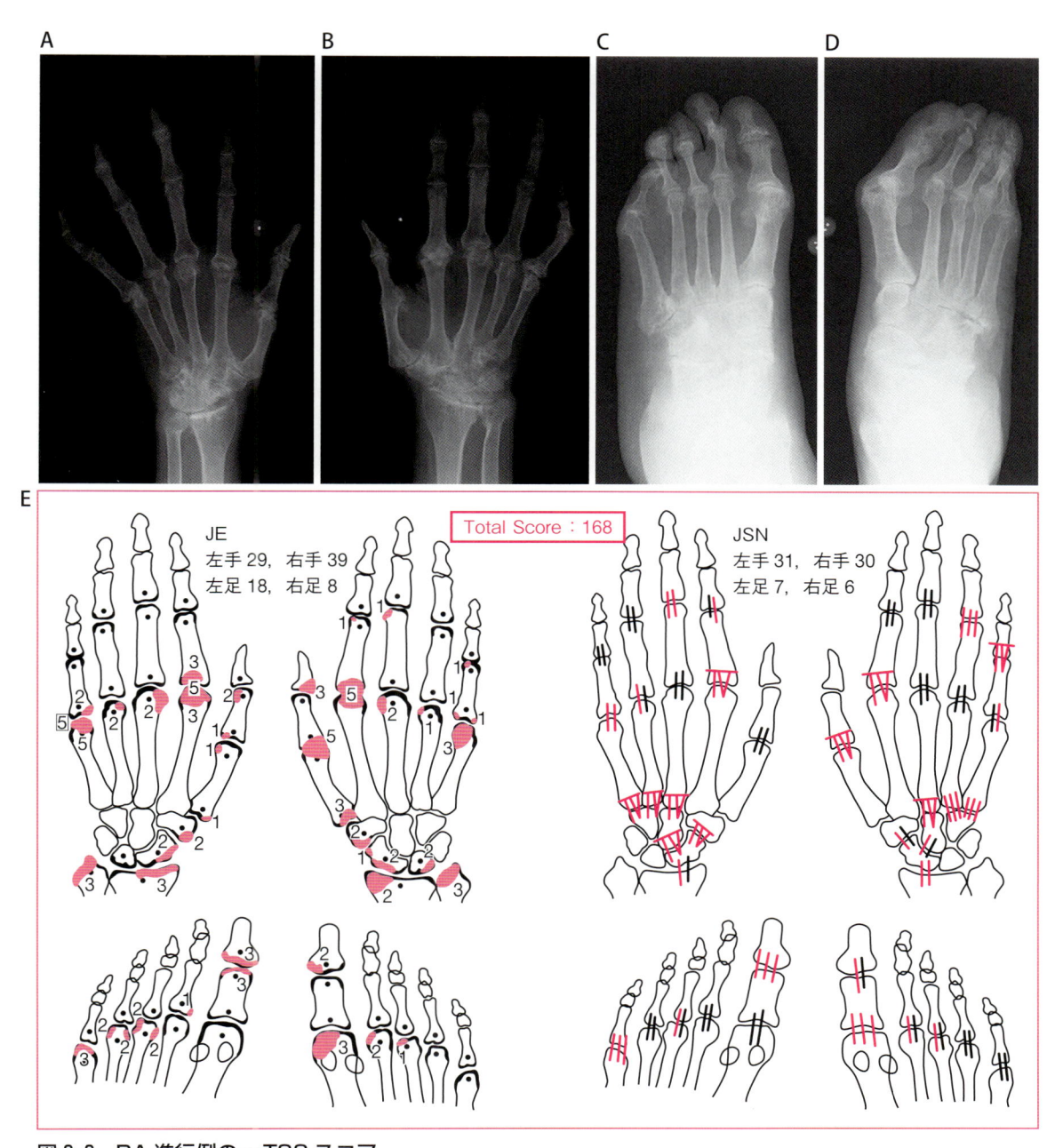

図6-6 RA進行例のmTSSスコア

単純X線写真（AからDに左手→右手→左足→右足の順），E：mTSSスコア　JEは，進行例では同一関節の総スコアが最大スコア（手：5，足：10）を超えることが多く，過大評価しないように注意する．JSNは基本的には縦線（1：｜，2：‖，3：⦀，4：⦀⦀）で記載するが，スコア4の際には縦線（⦀⦀）以外にローマ数字（IV）を用いることもある．この症例では，JE：94点（左手：29，右手：39，左足：18，右足：8），JSN：74点（左手：31，右手：30，左足：7，右足：6），総スコア：168となる．

c. ΔmTSS，ならびにその解釈，累積確率プロット

　　mTSS は全身骨の評価ではないものの，手関節だけでなく足関節も評価項目となっていることが特徴のひとつである．足関節の骨侵食が，手関節よりも早期に出現することがある[26,27]．また，小関節に骨侵食がみられない患者には大関節障害が乏しいという報告もあり[28]，大関節は評価に含まれていない．そのため，mTSS は Steinbrocker[9]や Larsen[12]の分類と比較し，細部の描出評価という点で優れており，経時的な変化を評価する感度の高い検査とされている．mTSS は，経時的変化を捉えられるだけでなく，半定量化（スコア化）されているため，関節破壊の程度を連続変数として客観的に捉えることができ，臨床研究で多く用いられている．スコアの 1 年間での変化（年間進行度）はΔmTSS として示す．一般的にはΔmTSS が 0.5 点以下であれば structural remission，3 以上で Clinically Relevant Radiographic Progression：CRRP，5 以上で Rapid Radiographic Progression：RRP とされている．臨床研究では，治療介入前と介入後のΔmTSS 判定（structural remission・CRRP・RRP）の累積確率（%）を治療法別に比較することが多い．

　　典型的な評価例を図 6-7 に示す．累積確率を x 軸に，mTSS 変化（ΔmTSS）を y 軸にプロットすると，図 6-7 に示すような累積確率プロットとなる．これを用いてΔmTSS 判定（structural remission・CRRP・RRP）の割合を算出する．

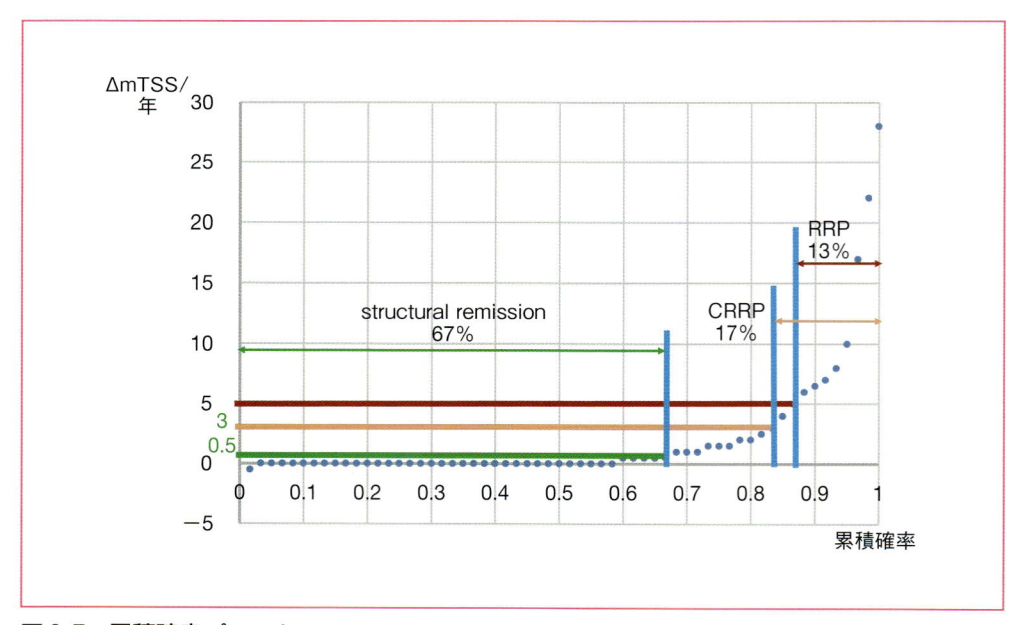

図 6-7　累積確率プロット
ΔmTSS/year ≦ 0.5 が structural remission，ΔmTSS/year ≧ 3.0 の割合が CRRP，ΔmTSS/year ≧ 5.0 の割合が RRP となる．図では，structural remission，CRRP，RRP の割合はそれぞれ 67%，17%，13%である．臨床研究では治療内容の異なる 2 グループ以上で累積確率プロットを作成し，structural remission の割合を比較することが多い．

d. 限界，再現性・精度など

mTSS はスコアリング法であるため，天井効果(ceiling effect)が存在する．mTSS のスコアには上限値があり，その上限値に達すると関節破壊が進行してもスコアは加算されない．これを天井効果とよぶ．Kuper らは，早期関節リウマチ患者を対象に mTSS の天井効果について調査している[29]．調査開始から 6 年の時点で，10 関節以上の上限値を認めた患者は 20% 存在しており，関節破壊の判定では天井効果の影響を考慮する必要がある．また，これは多くのスコアリングに該当することであるが，順序変数についても考慮する必要がある．たとえば，JSN で 0 点から 1 点への変化と 3 点から 4 点への変化では，変化したスコアは同一であるが変化内容は異なる．JE の変化と JSN の変化，関節部位の変化についても同様で，スコアの変化量が必ずしも関節破壊の程度を正確に反映しない可能性がある．

関節 X 線写真は汎用性や経済性で優れており，上記のような標準化された撮影法で行えば，mTSS は再現性にも優れている．しかし，mTSS を含め単純 X 線写真の評価は骨変化が主体であり，MRI のように滑膜炎を直接評価することや骨髄浮腫を評価することができないことに留意しておかねばならない．

また，画像のスコア化には読影者間でのスコアのばらつきも問題となる．mTSS 評価については，評価部位が多いために時間と労力を要するうえに，mTSS スコアを熟知した評価者が 2 名以上いる施設に限られるという制限もある．誰もが同様に正しく評価するためには，標準的な評価法を習得するための講習会など，学習環境の整備も必要である．

6.3 MRI

a. RAMRIS 法の成り立ち

関節リウマチ(RA)の診断や治療効果の判定において，破壊性変化は重要な評価指標であるが，古典的な検査法である単純 X 線写真では詳細な評価や早期の評価に限界がある．一方，MRI は破壊性変化のみならず，炎症活動性も詳細に評価することが可能である．このような MRI の利点が早期診断と治療活動性評価を通して治療成績を向上させることが期待されるが，その潜在力を最大限に生かすために，評価指標の標準化および有用性検証が必要であった．

1998 年以来，RA の MRI に関して，国際的な Outcome Measures in Rheumatology

Clinical Trials（OMERACT）内でワーキンググループが立ち上がり，RA の炎症性変化や破壊性変化の半定量化を模索していた[30]．このグループではその罹患頻度から，主として手指や手根部の関節病変を対象とし，多くの症例の蓄積から必要な撮像法や病的所見を同定することに成功した．これに The European League Against Rheumatism（EULAR）の研究成果も加味され，RA の手関節と手指関節における炎症性・破壊性評価のための RA MRI scoring system（OMERACT 2002 RAMRIS）が 2002 年に報告された[31]．この方法の再現性や有用性はその後の多くの研究で証明されているが，対照用アトラスも発行され，さらに利用しやすいものとなっている[32, 33]．

b.　RAMRIS 法のための MRI 撮像法

RA では，骨侵食（erosion），骨髄浮腫，滑膜炎（腱鞘滑膜炎）の評価が MRI で可能である．それぞれの評価におもに用いられるのが T1 強調像，脂肪抑制 T2 強調像（画質が不十分な場合は STIR 法で代用可能），造影後脂肪抑制 T1 強調像である．撮像断面は冠状断を基本とし，2 mm 以下の撮像スライス厚を選択する．滑膜炎の評価に関し，造影剤を使用せず，脂肪抑制 T2 強調像での代用を試みた研究によると，滑膜炎の診断特異度や腱鞘滑膜炎の診断感度が低下することを認識する必要がある[34]．なお，造影剤の投与量を半減させても半定量的評価成績に影響がないことが報告されている[35]．

c.　RAMRIS 法における病的画像所見の定義

T1 強調像では正常な骨は骨髄脂肪により高信号に描出されるが，骨侵食は虫食い状の境界明瞭な低信号として描出される．骨侵食は通常，関節近傍に観察されることが多いが，骨幹部に及ぶ場合もある．手指および手根骨の正常の靱帯付着部も骨侵食様にみえることがあるので，評価には注意を要する．脂肪抑制 T2 強調像（STIR 法）では正常骨髄は脂肪抑制効果により低信号に描出されるが，骨髄浮腫は境界不明瞭な信号上昇領域として検出される．骨髄浮腫は骨破壊に関する予後規定因子である．造影後脂肪抑制 T1 強調像では滑膜炎および腱鞘滑膜炎が異常高信号として描出される．STIR 法（脂肪抑制 T2 強調像）や造影後脂肪抑制 T1 強調像に共通する問題として，不均一な脂肪抑制効果により偽病変が出現すること，造影後脂肪抑制 T1 強調像では無症状の健常人であっても一定の割合で病的所見と識別困難な増強効果が観察されうることに留意する必要がある[36]．

d. OMERACT RAMRIS によるスコアリング[34]

　OMERACT RAMRIS は手関節と中手指節間関節を対象に，滑膜炎と骨髄浮腫を 0〜3，骨侵食を 0〜10 段階で半定量的に評価する．

1）滑膜炎　synovitis

　手関節の 3 部位（遠位橈尺関節，橈骨手根関節，手根骨間・中手手根骨間関節）と各中手指節間関節を評価する．ただし，母指の CM 関節や MP 関節は評価しない．0〜3 を割り付けるが，スコア 0 は正常，造影組織が滑膜腔を最大限に占拠する状態を想定して 1/3 刻みで 1〜3（軽度，中等度，重度）を定義する．

2）骨侵食　bone erosion

　各骨を個別に評価する（手根部では手根骨，橈骨遠位部，尺骨遠位部，中手骨基部，MP 関節では中手骨頭，基節骨基部）．骨侵食の評価骨に対する体積比により 0〜10 を割り付ける．0：骨侵食なし，1：1〜10％の骨侵食，2：11〜20％の骨侵食，3：21〜30％の骨侵食，4：31〜40 の骨侵食，5：41〜50％の骨侵食，6：51〜60％の骨侵食，7：61〜70％の骨侵食，8：71〜80％の骨侵食，9：81〜90％の骨侵食，10：91〜100％の骨侵食，となる．長管骨は関節面あるいは関節面相当部位から 1 cm までを，手根骨では骨全体を評価対象とする．

3）骨髄浮腫　bone marrow edema

　骨髄浮腫は骨侵食と同様に個々の骨で評価する．骨髄浮腫の割合に応じて 0〜3 を割り付ける．

　0：骨髄浮腫なし，1：1〜33％の骨髄浮腫，2：34〜66％の骨髄浮腫，3：67〜100％の骨髄浮腫．

e. 最近の動向

　上述のように，OMERACT RAMRIS により，骨侵食，骨髄浮腫，滑膜炎はリウマチの臨床試験において標準的評価が可能となったが，腱鞘滑膜炎のスコアリングシステムも提唱されている[37]．さらに，軟骨菲薄化も破壊性変化の指標として有望視されている[38〜41]．今後，MRI による腱鞘滑膜炎や軟骨菲薄化評価が本格的に標準的評価法に追加される可能性がある．

6.4 超音波検査

a. 超音波検査による定性的評価

　超音波検査(US)により，個々の関節の滑膜炎，腱鞘滑膜炎，骨侵食に関する定性的評価が可能である．すなわち，当該部位における病変の有無に関する情報を得ることができる．一方で，単純X線写真やMRIと異なり，超音波検査における個々の病変の評価(grading，以下「関節評価」)や複合的評価(scoring，以下「患者評価」)に関してのコンセンサスは得られておらず，スタンダードといえるものは存在しない．

　EULARのリウマチ性疾患超音波診断テキストにおいても撮像法までの記載にとどまっており，描出された画像所見をどのように定量的に扱うかについての記載はみられない[42]．本邦からも関節リウマチ(RA)の超音波検査法に関するテキストが日本リウマチ学会から刊行されているが，個々の解剖学的部位における撮像法[43]とそれに対応する滑膜病変の大まかな評価法のみが扱われている[44]．次項では関節リウマチの超音波検査に関し，これまでに提案された「関節」評価や「患者」評価を概説する．

b. これまでに提案された「関節評価」と「患者評価」

　どのように超音波でRAの病勢を評価するのかについては一定の見解がないのが現状である．「関節評価」においては関節のどの部位(掌側・背側・正中部・全周)を対象にするのか，Bモード・パワードプラのどちらかあるいは両者を施行するのか，病的所見は滑膜炎・腱鞘滑膜炎・骨侵食のうち何を含めるのかについての考え方が諸家により異なっている．さらに，これらの複合的な評価である「患者評価」に関しては，どの関節を評価対象とするかのオプションも加わり，極めて多様な方法が提案されているのが現状である(**表6-3**)．理想的な方法は時間的な制約のある日常臨床のなかで潜在的なRA病変を高感度に検出するとともに，病勢の変化や破壊性変化の経時的変化を鋭敏にモニターできるものである．

　表6-3にあるように「関節評価」の観点から超音波所見分類を試みた最初の検討は2000年にWakefieldらによって報告されており，骨侵食(erosion)を段階評価(0, 1, 2, 3)を行った．対象関節は片側の示指から小指のMP関節である．関節の観察は橈側，尺側，背側，掌側のすべてで行っている[45]．2003年にはSzkudlarekらが片側の示指・中指のMP関節と拇趾・2趾のMTP関節を対象に，関節液貯留，滑膜肥厚，骨侵食，パワードプラ所見を0と1〜3の3段階で評価した[46]．ただし，関節の観察は背側からのみである．Naredoらは関節液貯留，滑膜肥厚，パワードプラ所見につき，60関節で評価のうえ，何関節まで絞り込むことができるかを検討し，12関節まで絞り込むことが可能とした[47]．その後，

■ 表6-3　超音波検査による関節リウマチの病勢の評価

著者	発表年	病的所見	グレード	評価関節	関節内部位
Wakefield	2000	骨侵食(erosion)	0〜3	片側MP II〜V	尺側, 橈側, 掌側, 背側
Szkudlarek	2003	関節液, 滑膜肥厚, 骨侵食, PD追加	0〜3	片側 MP II, III, PIP II, MTP I, II	背側
Naredo	2005	関節液, 滑膜肥厚, PD追加	0〜3	全身の両側 60-, 18-, 16-, 12-, 10-, 6- 関節スコア合計	背側
Backhaus	2009	滑膜炎　腱鞘滑膜炎・腱鞘炎　骨侵食, PD追加	0〜3, ただし, 腱鞘滑膜炎・腱鞘炎　骨侵食は0/1	片側の手首, MP II, III, PIP II, III, MTP II, V	掌側, 背側, 外側
Fukae	2010	PDのみ	0〜100％(定量評価)	両側手指	尺側, 橈側, 掌側, 背側
D' Agostino	2016	滑膜炎, PD追加	0〜3	全身の両側22関節スコア合計	背側

PD：Power Doppler(パワードプラ)

　Backhausらは7関節の評価が日常臨床での使用に耐えるものであることを報告しているが(US7)[48], 実際には図6-8に示すごとく煩雑な方法であり, 医師による日常臨床での使用は容易ではないと思われる. 超音波による「患者評価」が臨床試験に寄与しうるかどうかの検討では, 従来の臨床的指標に匹敵する結果が得られている[49].

c. Outcome Measures in Rheumatology Clinical Trials(OMERACT)の試み

　関節リウマチの診療では超音波検査が汎用されている一方で, 臨床試験に組み込むには検者依存性が大きすぎるため時期尚早との見方がある. 実際, 超音波検査は画像の取得と評価の両者の再現性に依存しており, 再現性の高い検査となるには撮像機種, 装置のversion, 検査者, 評価者などの多くの再現性低下要素を克服する必要がある. Outcome Measures in Rheumatology Clinical Trials(OMERACT) Ultrasound Task Force は 2004 年以来, 骨軟部超音波の専門家からなる国際的な組織として超音波検査標準化も視野に活動している. 2005 年には滑膜炎や骨侵食などの RA 病変の超音波所見を定義, その後, B モードとパワードプラを組み合わせた RA 滑膜炎の標準的な段階的評価法を確立してい

		手関節	手指		足指
滑膜炎		背側　　+PD 掌側　　+PD 尺側　　+PD	MP Ⅱ, Ⅲ 掌側　　　　　+PD 背側　　　　only PD PIP Ⅱ, Ⅲ 掌側　　　　　+PD 背側　　　　only PD		MTP Ⅱ, Ⅴ 足背側　+PD
腱鞘炎	腱鞘滑膜炎・	背側　　+PD 掌側　　+PD 尺側　　+PD	MP Ⅱ, Ⅲ 背側　　　　　+PD 掌側　　　　　+PD		
骨侵食			MP Ⅱ, Ⅲ 背側, 掌側, MP Ⅱ 橈側, PIP Ⅱ, Ⅲ 背側, 掌側		MTP Ⅱ, Ⅴ 足背側, 足底側 MTP Ⅴ, 側方
		1 関節	4 関節		2 関節
			7 関節	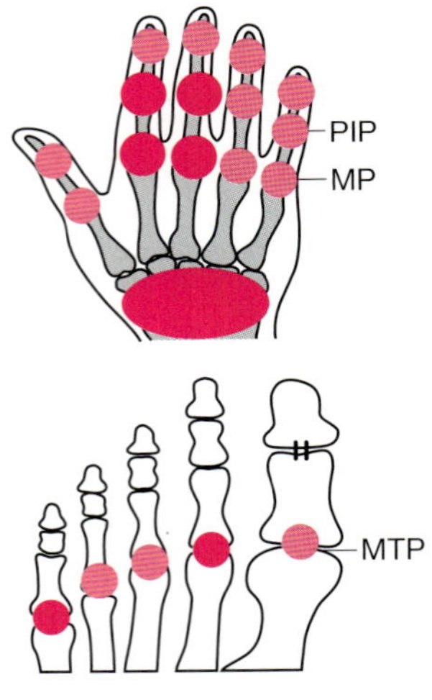	PD：power Doppler（パワードプラ）

図 6-8　Backhaus らによる 7 関節評価（US 7）
(Ohrndorf S, Backhaus M：Advances in sonographic scoring of rheumatoid arthritis. Ann Rheum Dis 2013；72 Suppl 2：ii69-75. より改変)

る．これについては検者間，装置間，関節間での一致率について問題ないことが示されている[50]．

d.　定量的手法を用いた「関節評価」と「患者評価」の新たな展開

　　Fukae らは専門の超音波検査技師による両手 20 関節のパワードプラ評価法を提唱している[51]．この方法では「関節評価」において従来のパワードプラグレードを 0〜100 パーセントで表示する定量的評価を採用している．「患者評価」も各「関節評価」の総和で算出可能である．

　　これまで述べてきたように，RA における「関節評価」と「患者評価」は関節液貯留・滑膜炎や骨侵食を主たる評価対象としてきたが，腱鞘滑膜炎や腱鞘炎も特に早期病変としてよく検出されることから評価に組み込むことが検証されてきた．既に述べた US 7 はその嚆矢であり，再現性[52]や診断能[53]につきさらに詳細な検討が報告されている．

文 献 ■

1) Plant MJ, Jones PW, Saklatvala J, et al : Patterns of radiological progression in early rheumatoid arthritis : results of an 8 year prospective study. J Rheumatol 1998 ; 25 : 417-426.

2) Scott DL, Symmons DP, Coulton BL, Popert AJ : Long-term outcome of treating rheumatoid arthritis : results after 20 years. Lancet 1987 ; 8542 : 1108-1111.

3) Drossaers-Bakker KW, de Buck M, van Zeben D, et al : Long-term course and outcome of functional capacity in rheumatoid arthritis : the effect of disease activity and radiologic damage over time. Arthritis Rheum 1999 ; 42 : 1854-1860.

4) Breedveld FC, Han C, Bala M, et al : Association between baseline radiographic damage and improvement in physical function after treatment of patients with rheumatoid arthritis. Ann Rheum Dis 2005 ; 64 : 52-55.

5) van der Heijde D : Radiographic progression in rheumatoid arthritis : does it reflect outcome? Does it reflect treatment? Ann Rheum Dis 2001 ; 60 : iii47-50.

6) Pincus T, Ferraccioli G, Sokka T, et al : Evidence from clinical trials and long-term observational studies that disease-modifying anti-rheumatic drugs slow radiographic progression in rheumatoid arthritis : updating a 1983 review. Rheumatology(Oxford) 2002 ; 41 : 1346-1356.

7) Boini S, Guillemin F : Radiographic scoring methods as outcome measures in rheumatoid arthritis : properties and advantages. Ann Rheum Dis 2001 ; 60 : 817-827.

8) Ravindran V, Rachapalli S : An overview of commonly used radiographic scoring methods in rheumatoid arthritis clinical trials. Clin Rheumatol 2011 ; 30 : 1-6.

9) Steinbrocker O, Traeger CH, Batterman RC : Therapeutic criteria in rheumatoid arthritis. J Am Med Assoc 1949 ; 140 : 659-662.

10) Kellgren JH : Radiological signs of rheumatoid arthritis ; a study of observer differences in the reading of hand films. Ann Rheum Dis 1956 ; 15 : 55-60.

11) Kellgren JH, Ball J : Atlas of standard radiographs of arthritis. Blackwell Scientific, Oxford, 1963.

12) Larsen A, Dale K, Eek M : Radiographic evaluation of rheumatoid arthritis and related conditions by standard reference films. Acta Radiol Diagn(Stockh)1997 ; 18 : 481-491.

13) Sharp JT, Lidsky MD, Collins LC, Moreland J : Methods of scoring the progression of radiologic changes in rheumatoid arthritis : correlation of radiologic, clinical and laboratory abnormalities. Arthritis Rheum 1971 ; 14 : 706-720.

14) Larsen A : How to apply Larsen score in evaluating radiographs of rheumatoid arthritis in long-term studies. J Rheumatol 1995 ; 22 : 1974-1975.

15) Rau R, Wassenberg S, Herborn G, et al : A new method of scoring radiographic change in rheumatoid arthritis. J Rheumatol 1998 ; 25 : 2094-2107.

16) Scott DL, Houssien DA, Laasonen L : Proposed modification to Larsen's scoring methods for hand and wrist radiographs. Br J Rheumatol 1995 ; 34 : 56.

17) Sharp JT, Young DY, Bluhm GB, et al : How many joints in the hands and wrists should be included in a score of radiologic abnormalities used to assess rheumatoid arthritis? Arthritis Rheum 1985 ; 28 : 1326-1335.

18) van der Heijde DM, van Leeuwen MA, van Riel PL, et al : Biannual radiographic assessments of hands and feet in a three-year prospective followup of patients with early rheumatoid arthritis. Arthritis Rheum 1992 ; 35 : 26-34.

19) van der Heijde DM, van Riel PL, Nuver-Zwart IH, et al : Effects of hydroxychloroquine and sulphasalazine on progression of joint damage in rheumatoid arthritis. Lancet 1989 ; 8646 : 1036-1038.

20) Fries JF, Bloch DA, Sharp JT, et al : Assessment of radiologic progression in rheumatoid arthritis : a randomized, controlled trial. Arthritis Rheum 1986 ; 29 : 1-9.

21) Genant HK, Jiang Y, Peterfy C, et al : Assessment of rheumatoid arthritis using a modified scoring method on digitized and original radiographs, Arthritis Rheum 1998 ; 41 : 1583-1590.

22) Kaye JJ, Nance EP Jr, Callahan LF, et al : Observer variation in quantitative assessment of rheumatoid arthritis Part II. a simplified scoring system. Invest Radiol 1987 ; 22 : 41-46.

23) Trentham DE, Masi AT : Carpo : metacarpal ratio : a new quantitative measure of radiologic progression of wrist involvement in rheumatioid arthritis. Arthritis Rheum 1976 ; 19 : 939-944.

24) Sharp JT, Bluhm GB, Brook A, et al : Reproducibility of multiple-observer scoring of radiologic

abnormalities in the hands and wrists of patients with rheumatoid arthritis. Arthritis Rheum 1985；1：16-24.

25）van der Heijde DM：How to read radiographs according to the Sharp/van der Heijde method. J Rheumatol 2000；1：261-263.

26）Brook A, Corbett M：Radiographic changes in early rheumatoid disease. Ann Rheum Dis 1977；36：71-73.

27）Paimela L：The radiographic criterion in the 1987 revised criteria for rheumatoid arthritis. Reassessment in a prospective study of early disease. Arthritis Rheum 1992；35：255-258.

28）Drossaers-Bakker KW, Kroon HM, Zwinderman AH, et al：Radiographic damage of large joints in long-term rheumatoid arthritis and its relation to function. Rheumatology 2000；39：998-1003.

29）Kuper IH, van Leeuwen MA, van Riel PL, et al：Influence of a ceiling effect on the assessment of radiographic progression in rheumatoid arthritis during the first 6 years of disease. J Rheumatol 1999；26：268-276.

30）Ostergaard M, Edmonds J, McQueen F, et al：An introduction to the EULAR-OMERACT rheumatoid arthritis MRI reference image atlas. Ann Rheum Dis 2005；64：i3-7.

31）McQueen F, Lassere M, Edmonds J, et al：OMERACT rheumatoid arthritis magnetic resonance imaging studies：summary of OMERACT 6 MR imaging module. J Rheumatol 2003；30：1387-1392.

32）Conaghan P, Bird P, Ejbjerg B, et al：The EULAR-OMERACT rheumatoid arthritis MRI reference image atlas：the metacarpophalangeal joints. Ann Rheum Dis 2005；64：i11-21.

33）Ejbjerg B, McQueen F, Lassere M, et al：The EULAR-OMERACT rheumatoid arthritis MRI reference image atlas：the wrist joint. Ann Rheum Dis 2005；64：i23-47.

34）Stomp W, Krabben A, van der Heijde D, et al：Aiming for a simpler early arthritis MRI protocol：can Gd contrast administration be eliminated? Eur Radiol 2015；25：1520-1527.

35）Schueller-Weidekamm C, Lodemann KP, Grisar J, et al：Contrast-enhanced MR imaging of hand and finger joints in patients with early rheumatoid arthritis：do we really need a full dose of gadobenate dimeglumine for assessing synovial enhancement at 3T? Radiology 2013；268：161-169.

36）Rastogi A, Kubassova O, Krasnosselskaia LV, et al：Evaluating automated dynamic contrast enhanced wrist 3T MRI in healthy volunteers：one-year longitudinal observational study. Eur J Radiol 2013；82：1286-1291.

37）Haavardsholm EA, Ostergaard M, Ejbjerg BJ, et al：Introduction of a novel magnetic resonance imaging tenosynovitis score for rheumatoid arthritis：reliability in a multireader longitudinal study. Ann Rheum Dis 2007；66：1216-1220.

38）Dohn UM, Conaghan PG, Eshed I, et al：The OMERACT-RAMRIS rheumatoid arthritis magnetic resonance imaging joint space narrowing score：intrareader and interreader reliability and agreement with computed tomography and conventional radiography. J Rheumatol 2014；41：392-397.

39）Glinatsi D, Lillegraven S, Haavardsholm EA, et al：Validation of the OMERACT magnetic resonance imaging joint space narrowing score for the wrist in a multireader longitudinal Trial. J Rheumatol 2015；42：2480-2485.

40）Ostergaard M, Bird P, Gandjbakhch F, et al：The OMERACT MRI in Arthritis Working Group-Update on Status and Future Research Priorities. J Rheumatol 2015；42：2470-2472.

41）McQueen F, Clarke A, McHaffie A, et al：Assessment of cartilage loss at the wrist in rheumatoid arthritis using a new MRI scoring system. Ann Rheum Dis 2010；69：1971-1975.

42）Wakefield RJ, D'Agostino MA：Essential applications of musculoskeletal ultrasound in rheumatology. Philadelphia：Saunders, 2010.

43）日本リウマチ学会関節リウマチ超音波標準化小委員会：リウマチ診療のための関節エコー撮像法ガイドライン．羊土社，2011.

44）日本リウマチ学会関節リウマチ超音波標準化小委員会：リウマチ診療のための関節エコー評価ガイドライン〜滑膜病変アトラス．羊土社，2014.

45）Wakefield RJ, Gibbon WW, Conaghan PG, et al：The value of sonography in the detection of bone erosions in patients with rheumatoid arthritis：a comparison with conventional radiography. Arthritis Rheum 2000；43：2762-2770.

46) Szkudlarek M, Court-Payen M, Jacobsen S, et al : Interobserver agreement in ultrasonography of the finger and toe joints in rheumatoid arthritis. Arthritis Rheum 2003 ; 48 : 955-962.

47) Naredo E, Gamero F, Bonilla G, et al : Ultrasonographic assessment of inflammatory activity in rheumatoid arthritis : comparison of extended versus reduced joint evaluation. Clin Exp Rheumatol 2005 ; 23 : 881-884.

48) Backhaus M, Ohrndorf S, Kellner H, et al : Evaluation of a novel 7-joint ultrasound score in daily rheumatologic practice : a pilot project. Arthritis Rheum 2009 ; 61 : 1194-1201.

49) Dougados M, Jousse-Joulin S, Mistretta F, et al : Evaluation of several ultrasonography scoring systems for synovitis and comparison to clinical examination : results from a prospective multicentre study of rheumatoid arthritis. Ann Rheum Dis 2010 ; 69 : 828-833.

50) Wakefield RJ, D' Agostino MA, Iagnocco A, et al : The OMERACT Ultrasound Group : status of current activities and research directions. J Rheumatol 2007 ; 34 : 848-851.

51) Fukae J, Shimizu M, Kon Y, et al : Screening for rheumatoid arthritis with finger joint power Doppler ultrasonography : quantification of conventional power Doppler ultrasonographic scoring. Mod Rheumatol 2009 ; 19 : 502-506.

52) Naredo E, D' Agostino MA, Wakefield RJ, et al : Reliability of a consensus-based ultrasound score for tenosynovitis in rheumatoid arthritis. Ann Rheum Dis 2013 ; 72 : 1328-1334.

53) Bruyn GA, Hanova P, Iagnocco A, et al : Ultrasound definition of tendon damage in patients with rheumatoid arthritis : results of a OMERACT consensus-based ultrasound score focussing on the diagnostic reliability. Ann Rheum Dis 2014 ; 73 : 1929-1934.

7 定量的解析

7.1 単純 X 線写真

　単純 X 線写真で評価可能なリウマチ病変として，骨侵食(erosion)，関節裂隙狭小化(軟骨菲薄化)，関節周囲の骨粗鬆症，骨嚢胞，そして，進行例では関節亜脱臼，関節強直があげられる．これらのうち，リウマチの日常診療や臨床試験において重視されるのは手指，手関節，前足部の破壊性変化(関節裂隙狭小化や骨侵食)である．これらの評価にはすでに信頼性の証明された手法(Larsen 法，Sharp 法，および Sharp 法の変法)が利用可能であるが，問題点として，1) 誰にでも評価が可能なわけではなく，熟練が必要，2) 熟練者同士であっても評価結果にかなりのばらつきが生じる[1]，3) 評価そのものが煩雑であり時間がかかる[2]，などがあげられる．

　21 世紀に入り，デジタル画像処理手法の進歩により，手指関節の関節裂隙計測をコンピュータで定量的に計測する試みが多く報告されてきた．2000 年に Sharp らは，骨侵食と関節裂隙狭小化を手指および手根関節で計測を試み，特に関節裂隙狭小化の計測結果に高い再現性があることを示した[3]．Angwin らは HLA-DR 遺伝子を病勢進行予測マーカーに設定し，従来のスコアリング法との比較により，コンピュータによる計測はより鋭敏に裂隙狭小化を捉えうる可能性を示した[4]．Böttcher らは 2005 年に MP 関節の関節裂隙を定量的に計測する方法を報告した[5]．この方法では関心領域の設定に手動処理が含まれているが，強直以外であれば進行した関節においても裂隙の計測が可能である．2006 年には Finckh らが全自動で手指の関節裂隙を測定できるソフトを発表している[6]．Peloschek らの 2007 年の報告によると，MP 関節における model-base の全自動ソフトの成功率は 93％である．2016 年に報告された Huo らによる 134 症例の検討(A 群；70 症例でメトトレキサートとプレドニゾロンが，B 群 64 症例でメトトレキサートとプラシーボが投与された)では，変化に対する感度(A 群で狭小化がより進行)はソフトウエアが従来のスコアリングよりも勝っていた[7]．今後は，このような研究が蓄積され，ソフトウエアが臨床試験に使用されるようになると考えられる．

　関節裂隙狭小化のソフトウエアを構築する際に，克服しなければならない問題点のひとつが関節の輪郭決定であるが，MP 関節や PIP 関節では特に遠位側の輪郭抽出が技術的に困難になりやすい．その理由として関節遠位端の構造的な複雑さと X 線斜入の問題があ

る．このような関節裂隙計測に内在する問題の克服法として経時差分法の応用が報告されている．Ichikawa らはこの手法を用いて半自動的なソフトウエアを作成し（**図 7-1**），手指の関節裂隙狭小化進行を捉えることが可能であることを示した[8,9]．また，Hatano らはこの方法の再現性が優れていることを報告した[10]．

　単純 X 線写真は今後も関節破壊評価の指標として使用されると考えられるが，より簡便かつ鋭敏・正確に変化を捉えることのできる方法の開発が期待される．

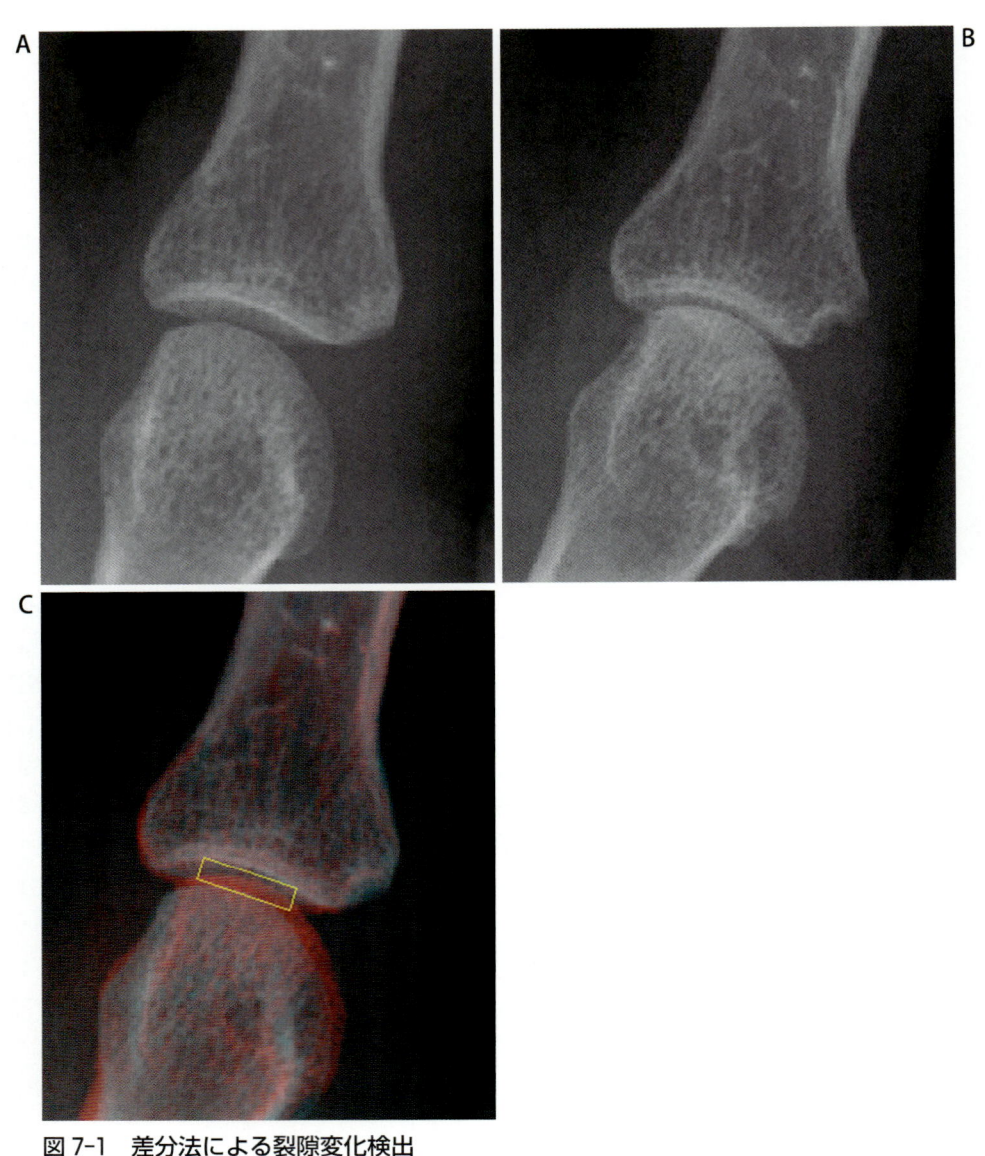

図 7-1　差分法による裂隙変化検出
単純 X 線写真　A：治療前，B：治療後，C：差分画像　C において黄色の四角形で示された関心領域中の赤色ピクセル数を計測することにより裂隙変化の指標とする．

7.2 超音波検査

　超音波検査(US)の利点は，破壊的変化に加えて炎症性変化を検出することができることにある．炎症性変化はBモードで関節や滑液包，腱鞘の滑膜増殖を捉えられるとともに，パワードプラで滑膜増殖に関連する血流増加を検出，そして潜在的には定量可能である．大関節において，パワードプラで血流信号が検出されれば，その部位に病理学的に滑膜増殖があることが示されており[11]，末梢関節における検討では血流信号は血管数の増加よりも血管径の拡張に関連があることも示唆されている[12]．

　Bモード上の増殖滑膜や，パワードプラにおける各関節の血流信号の多寡を記載する方法は標準化されていないが，最もよく利用される半定量法は，その程度に応じて0と1〜3にグレーディングするものである[13]．このようなスコアリング法は臨床的に導入が容易である一方で，グレード間の相違は一定ではない．すなわち，グレード2の病変の量がグレード1の病変の2倍多いということを示してはいない．これが半定量法の限界である．

　現在，提案されている定量的な方法は，パワードプラの静止画像において，関節の部位に手動で一定のサイズの関心領域を設定し，陽性ピクセルの数を計測するものである[14]（**図7-2**）．この方法により，グレーディング法よりも鋭敏に滑膜病変の変化を捉えることが可能となり，Fukaeらは，滑膜炎と破壊性変化との関係について詳細に報告している[15〜17]．

　超音波の最大の問題点は装置間や検査者間のばらつきであり，定量性を維持しつつ，これを克服する手法の開発が待たれる．

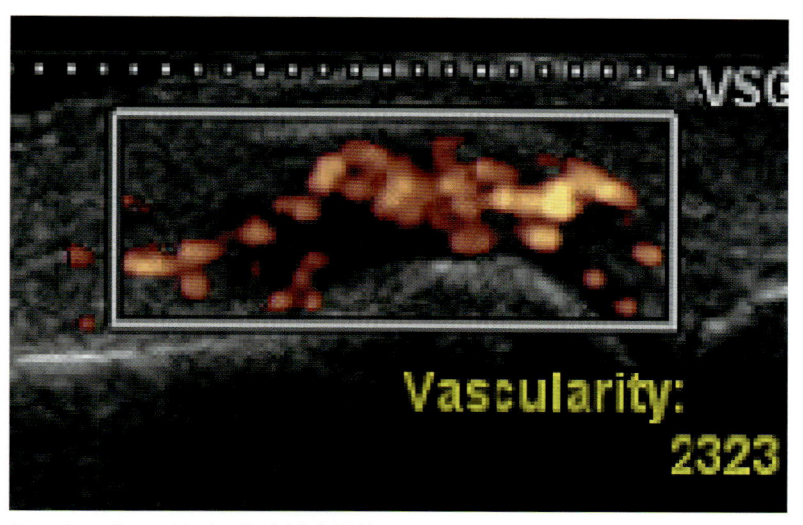

図7-2　パワードプラ超音波定量法
関節超音波静止画像上に一定のサイズの関心領域を設定，陽性ピクセルを算出することで滑膜炎活動性の指標とすることができる．

7.3 MRI

　MRIでは，骨侵食，骨髄浮腫，滑膜炎(腱鞘滑膜炎)の評価が可能である．これらの標準的な半定量化指標としてOMREACT　RAMRISがあるが，滑膜炎に関しては定量的手法が多く試みられてきた．最も直接的な手法は，ワークステーションを用いて，造影後の画像で増強された滑膜を丁寧に抽出し，体積を算出する方法である．リウマチ患者に造影剤を投与し経時的な変化を観察した研究によると，造影剤投与後から造影される滑膜の領域は漸増し，4分程度で定常化，6〜11分経過すると造影剤が滑液中に拡散，滑膜と滑液との境界が不明瞭化する[18, 19]．これを考慮して撮像タイミングを設定する必要がある．この方法は滑膜体積を正確に計測可能であるが，スライス毎の抽出作業は煩雑で，症例によっては1時間以上要することがある．Sugimotoらは閾値設定による滑膜体積計測を提案し，15分程度に短縮することに成功した[20]．

　滑膜やその他の組織の造影効果を定量解析する指標としてダイナミックMRIのデータから，initial rate of enhancement(IRE，**図7-3**)やmaximum enhancement(ME，**図7-4**)などが提唱されている[21]．IREは研究者によってはearly enhancement rate(EER)やrate of enhancement(E-rate)とも称され，造影剤到達直後の造影効果の変化に着目した指標である．MEは造影剤投与後の最大造影効果に関する指標である．これはrelative enhancement(RE)と表記されることもある．このような解析では評価部位にregion of interest(ROI)を設定して，ピクセルの信号値を平均化して算出する必要がある．当初はROI全体の平均値に関する検討が主流であったが，今日では画質改善により，ROI内のピクセル毎につき評価することも可能である．

　造影効果を信号値により定量的に評価することに加え，ピクセル毎の時間信号曲線の形態から分類する方法も提唱されている[22]．すなわち，ダイナミックMRIから得られるデータに関し，継時的な造影効果から得られるピクセル信号曲線は動脈，静脈，毛細血管，骨，筋肉，腱や靱帯，脂肪組織，皮膚などで異なっていることが想定され，これらと増殖滑膜との区別が試みられている(**図7-5**)．さらに，arterial spin labelingの手法により，非造影で増殖滑膜を抽出する方法も提案されている[23]．

　上述のように，MRIにおける定量化に関しては，多くの研究で増殖滑膜をターゲットにしているが，軟骨の量や性状に関する報告も増加傾向にある[24, 25]．今後の発展が期待される領域である．

K-trans

　これまで述べてきたパラメータは時間信号曲線の直接解析であり，扱いやすい一方で，撮像法や装置が変わると全く互換性がなくなるという限界がある．すなわち，装置の更新によって，同一患者のデータを新旧で比較しにくくなるという標準化の問題が起きる．加えて，信号値には炎症滑膜の複雑な病態生理が混在している点においても解釈上の問題がある．

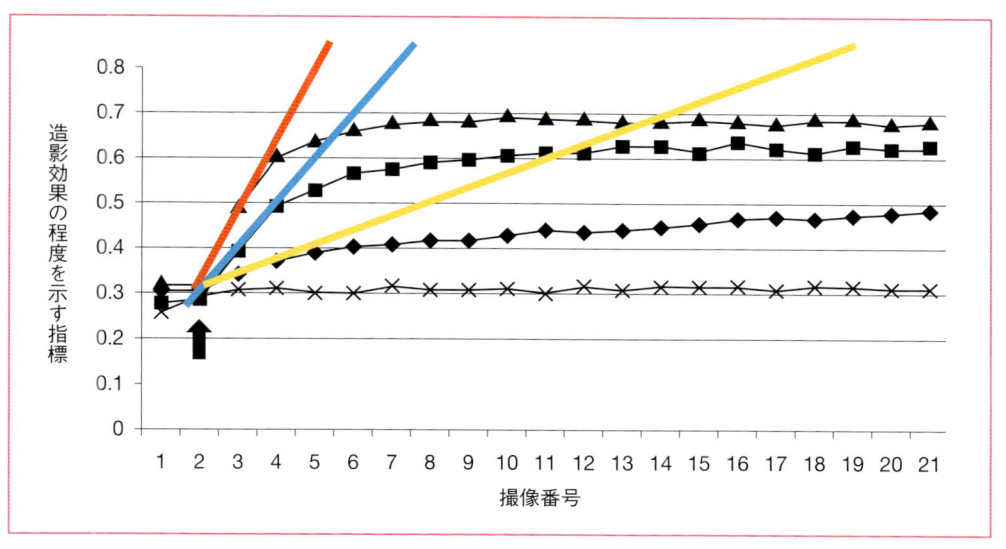

図 7-3　Initial rate of enhancement slope(IRE)

×：健常者，◆：リウマチ患者(緩解)，■：リウマチ患者(疾患活動性中等度)，▲：リウマチ患者(疾患活動性高度)　横軸が撮像番号，縦軸が造影効果の程度を示す指標である．造影効果の造影剤投与後早期の立ち上がりは，健常者，リウマチ患者(緩解，黄線)，リウマチ患者(疾患活動性中等度，青線)，リウマチ患者(疾患活動性高度，赤線)の順に急峻になる．

(Cimmino MA, Innocenti S, Livrono F, et al：Dynamic gadolinium-enhanced magnetic resonance imaging of the wrist in patients with rheumatoid arthritis can discriminate active from inactive disease. Arthritis Rheum 2003；48：1207-1213, より改変)

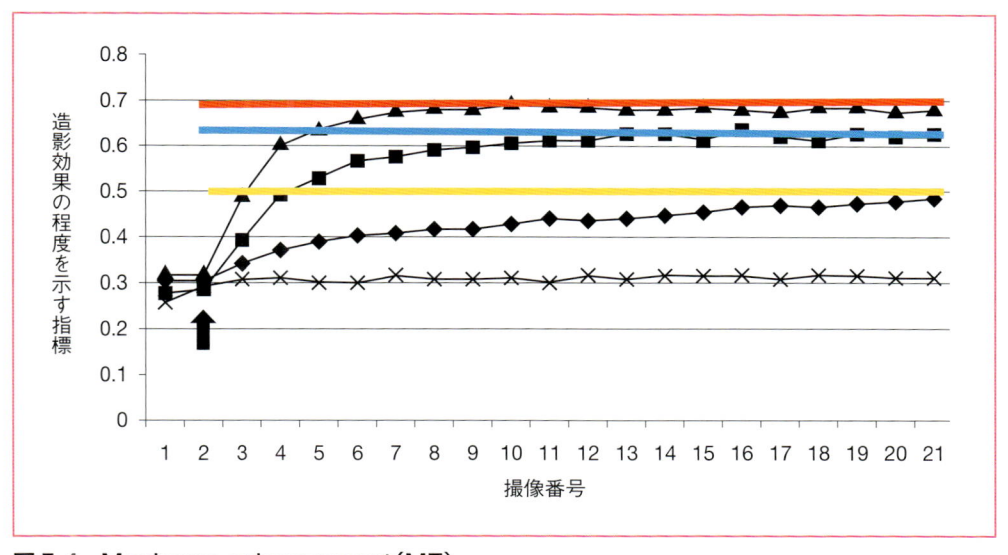

図 7-4　Maximum enhancement(ME)

図 7-3 と同様に，×：健常者，◆：リウマチ患者(緩解)，■：リウマチ患者(疾患活動性中等度)，▲：リウマチ患者(疾患活動性高度)　横軸が撮像番号，縦軸が造影効果の程度を示す指標である．造影効果の最高到達点は，健常者，リウマチ患者(緩解，黄線)，リウマチ患者(疾患活動性中等度，青線)，リウマチ患者(疾患活動性高度，赤線)の順に高値になる．

(Cimmino MA, Innocenti S, Livrono F, et al：Dynamic gadolinium-enhanced magnetic resonance imaging of the wrist in patients with rheumatoid arthritis can discriminate active from inactive disease. Arthritis Rheum 2003；48：1207-1213, より改変)

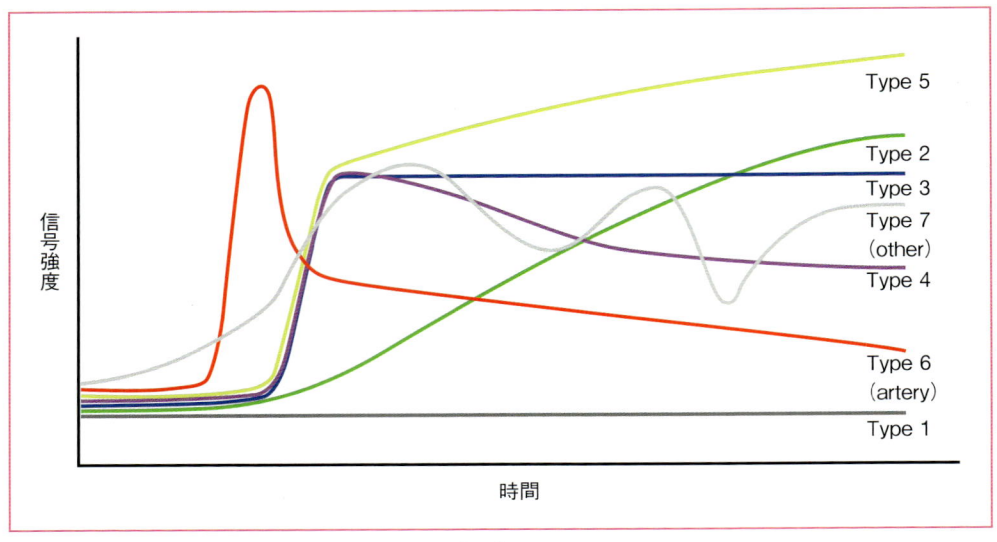

図 7-5　Dynamic MRI：TIC shape analysis
ピクセル毎の時間信号曲線のパターン分類を示す．Type 1：造影効果なし，Type 2：緩徐な濃染，
Type 3：早期濃染後定常化，Type 4：早期濃染後洗い出し，Type 5：早期濃染後緩徐な濃染，
Type 6：動脈パターン，Type 7：分類不能．
（van der Leij C, van de Sande MGH, Lavini C, et al：Reumatoid synovial inflammation：pixel-by-pixel
dynamic contrast-enhanced MR imaging time-intensity curve shape analysis：a feasibility study.
Radiology 2009；253：234-240, より許可を得て転載）

　このような問題を克服するため，薬動学的モデル解析が行われる．組織中の造影剤濃度
は血漿中濃度と組織中濃度の和として考えられ，コンパートメントモデルに当てはめてパ
トラックプロット解析すると，K-trans（血液から組織への移行定数）が得られる．
K-trans は血管透過性のパラメータとして用いられるが，実際には血流や血管表面積にも
依存する．このような解析により，Kirkhus らは RA と OA の滑膜炎の差別化に成功し
た[26]．Hodgson　らは薬物治療後の RA 患者にこの方法を応用し，モデルの妥当性や早期
濃染との関係について明らかにした[27, 28]．

文　献

1) Sharp JT, Wolfe F, Lassere M, et al：Variability of precision in scoring radiographic abnormalities
   in rheumatoid arthritis by experienced readers. J Rheumatol 2004；31：1062-1072.
2) van der Heijde D：Quantification of radiological damage in inflammatory arthritis：rheumatoid
   arthritis, psoriatic arthritis and ankylosing spondylitis. Best Pract Res Clin Rheumatol 2004；18：
   847-860.
3) Sharp JT, Gardner JC, Bennett EM：Computer-based methods for measuring joint space and
   estimating erosion volume in the finger and wrist joints of patients with rheumatoid arthritis.
   Arthritis Rheum 2000；43：1378-1386.
4) Angwin J, Lloyd A, Heald G, et al：Radiographic hand joint space width assessed by computer is a
   sensitive measure of change in early rheumatoid arthritis. J Rheumatol 2004；31：1050-1061.

5）Böttcher J, Pfei A, Rosholm A, et al：Digital X-ray radiogrammetry combined with semiautomated analysis of joint space widths as a new diagnostic approach in rheumatoid arthritis：a cross-sectional and longitudinal study. Arthritis Rheum 2005；52：3850-3859.

6）Finckh A, de Pablo P, Katz JN, et al：Performance of an automated computer-based scoring method to assess joint space narrowing in rheumatoid arthritis：a longitudinal study. Arthritis Rheum 2006；54：1444-1450.

7）Huo Y, Veldhuizen RD, van der Heijde DM, et al：Automated joint space width quantification of hand and wrist joints：a proof of concept study. Clin Exp Rheumatol 2016；34（Suppl 101）：34-39.

8）Ichikawa S, Kamishima T, Sutherland K, et al：Radiographic quantifications of joint space narrowing progression by computer-based approach using temporal subtraction in rheumatoid wrist. Br J Radiol 2016；89：20150403.

9）Ichikawa S, Kamishima T, Sutherland K, et al：Performance of computer-based analysis using temporal subtraction to assess joint space narrowing progression in rheumatoid patients. Rheumatol Int 2016；36：101-108.

10）Hatano K, Kamishima T, Sutherland K, et al：A reliability study using computer-based analysis of finger joint space narrowing in rheumatoid arthritis patients. Rheumatol Int 2017；37：189-195.

11）Walther M, Harms H, Krenn V, et al：Correlation of power Doppler sonography with vascularity of the synovial tissue of the knee joint in patients with osteoarthritis and rheumatoid arthritis. Arthritis Rheum 2001；44：331-338.

12）Saito K, Abe A, Kamishima T, et al：Relationship between power Doppler grade and the pathological blood vessel features in long-standing rheumatoid arthritis. Rheumatol Int 2016；36：1689-1690.

13）Szkudlarek M, Court-Payen M, Jacobsen S, et al：Interobserver agreement in ultrasonography of the finger and toe joints in rheumatoid arthritis. Arthritis Rheum 2003；48：955-962.

14）Kamishima T, Tanimura K, Henmi M, et al：Power Doppler ultrasound of rheumatoid synovitis：quantification of vascular signal and analysis of interobserver variability. Skeletal Radiol 2009；38：467-472.

15）Fukae J, Isobe M, Kitano A, et al：Radiographic prognosis of finger joint damage predicted by early alteration in synovial vascularity in patients with rheumatoid arthritis：potential utility of power doppler sonography in clinical practice. Arthritis Care Res（Hoboken）2011；63：1247-1253.

16）Fukae J, Isobe M, Kitano A, et al：Positive synovial vascularity in patients with low disease activity indicates smouldering inflammation leading to joint damage in rheumatoid arthritis：time-integrated joint inflammation estimated by synovial vascularity in each finger joint. Rheumatology（Oxford）2013；52：523-528.

17）Fukae J, Isobe M, Kitano A, et al：Structural deterioration of finger joints with ultrasonographic synovitis in rheumatoid arthritis patients with clinical low disease activity. Rheumatology（Oxford）2014；53：1608-1612.

18）Ostergaard M, Ejbjerg B, Stoltenberg M, et al：Quantitative magnetic resonance imaging as marker of synovial membrane regeneration and recurrence of synovitis after arthroscopic knee joint synovectomy：a one year follow up study. Ann Rheum Dis 2001；60：233-236.

19）Yamato M, Tamai K, Yamaguchi T, Ohno W：MRI of the knee in rheumatoid arthritis：Gd-DTPA perfusion dynamics. J Comput Assist Tomogr 1993；17：781-785.

20）Sugimoto H, Takeda A, Kano S：Assessment of disease activity in rheumatoid arthritis using magnetic resonance imaging：quantification of pannus volume in the hands. Br J Rheumatol 1998；37：854-861.

21）Axelsen MB, Poggenborg RP, Stoltenborg M, et al：Reliability and responsiveness of dynamic contrast-enhanced magnetic resonance imaging in rheumatoid arthritis. Scand J Rheumatol 2013；42：115-122.

22）van de Sande MG, van der Leij C, Lavini C, et al：Characteristics of synovial inflammation in early arthritis analysed by pixel-by-pixel time-intensity curve shape analysis. Rheumatology（Oxford）2012；51：1240-1245.

23）Sakashita T, Kamishima T, Sugimori H, et al：Pixel-by-pixel arterial spin labeling blood flow pattern variation analysis for discrimination of rheumatoid synovitis：a pilot study. Magn Reson Med Sci, 2017；16：78-83.

24) Buchbender C, Scherer A, Kröpil P, et al：Cartilage quality in rheumatoid arthritis：comparison of T2* mapping, native T1 mapping, dGEMRIC, DeltaR1 and value of pre-contrast imaging. Skeletal Radiol 2012；41：685-692.

25) Tsushima H, Okazaki K, Takayama Y, et al：Evaluation of cartilage degradation in arthritis using T1rho magnetic resonance imaging mapping. Rheumatol Int 2012；32：2867-2875.

26) Kirkhus E, Bjornerud A, Thoen J, et al：Contrast-enhanced dynamic magnetic resonance imaging of finger joints in osteoarthritis and rheumatoid arthritis：an analysis based on pharmacokinetic modeling. Acta Radiol 2006；47：845-851.

27) Hodgson RJ, Barnes T, Connolly S, et al：Changes underlying the dynamic contrast-enhanced MRI response to treatment in rheumatoid arthritis. Skeletal Radiol 2008；37：201-207.

28) Hodgson RJ, Connolly S, Barnes T, et al：Pharmacokinetic modeling of dynamic contrast-enhanced MRI of the hand and wrist in rheumatoid arthritis and the response to anti-tumor necrosis factor-alpha therapy. Magn Reson Med 2007；58：482-489.

Appendix：
画像診断に必要な RA の知識

A1 関節リウマチ(RA)分類基準

　近年，発症早期から強力な抗リウマチ薬で治療を開始することにより，関節破壊の進行を抑制，あるいは遅らせられることが多くの研究で証明され，早期診断の重要性が叫ばれるようになってきた．それを受けて，2010　ACR/EULAR 新分類基準が策定された[1,2]（**表 A1**）．

　これは，米国リウマチ学会の分類基準(1987 年)**表 A2** の改定版であり，リウマチの分類基準は臨床研究を行うために患者を均一化する目的から早期診断・早期治療のための分類基準に様変わりしたといえる．

　日本リウマチ学会はこの分類基準を検証し，早期，進行期，治療コホートのいずれにおいても，抗リウマチ薬投与前の時点において，新基準による診断の感度は，1987 年基準の 50 ％弱から 75 ％前後へと向上し，優れた診断感度であることが確認された．一方，1987 年基準と比べ，特異度がやや低下することから，他疾患の鑑別が重要であることが示された．同時に，血清反応陰性，大関節罹患型の症例では，診断が困難になる例があることも指摘されている[3]．

■ 表 A1　2010 ACR/EULAR 新分類基準

腫脹または圧痛関節数（0～5 点）	
1 個の中～大関節**	0
2～10 個の中～大関節**	1
1～3 個の小関節*	2
4～10 個の小関節*	3
11 関節以上（少なくとも 1 つは小関節*）	5

血清学的検査（0～3 点）	
RF も抗 CCP 抗体も陰性	0
RF か抗 CCP 抗体のいずれかが低値の陽性	2
RF か抗 CCP 抗体のいずれかが高値の陽性	3

滑膜炎の期間（0～1 点）	
6 週間未満	0
6 週間以上	1

急性期反応（0～1 点）	
CRP も ESR も正常値	0
CRP か ESR が異常値	1

スコア　6 点以上ならば RA と分類される

　 * ：MCP，PIP，MTP2～5，1st IP，手首を含む
　 ** ：肩，肘，膝，股関節，足首を含む
*** ：DIP，第 1 CMC，第 1 MTP は除外

低値の陽性：基準値上限より大きく上限の 3 倍以内の値
高値の陽性：基準値の 3 倍より大きい値

（文献 3）より改変）

注意事項

1. 他の疾患では説明のできない 1 か所以上の滑膜炎があり，4 項目からなるスコアリングシステムで 6 点以上となった場合に，"definite RA" と診断する．
2. 「骨侵食」の有無はスコアリングシステムに反映されない．
3. 鑑別診断は主治医の責任において行う．ただし，疑問のある場合には専門家にコンサルトをする．
4. 滑膜炎は，理学的診察で腫脹あるいは圧痛のある場合とする．
5. ただし，遠位指節間（DIP）関節，第 1 指 CMC 関節，第 1 趾 MTP 関節は評価の対象からはずす．
6. 大関節とは肩，肘，股，膝，足関節，小関節とは PIP 関節，MP 関節，第 2～5MTP 関節，第 1 指 IP 関節，手関節をそれぞれ指す．
7. 上にあげていない関節（顎関節，肩鎖関節，胸鎖関節など）を含んでもよい．
8. 血清学的検査で "high" は基準値の 3 倍以上と定義する．
9. 罹病期間は患者の自己申告による．

■ **表 A2　1987 年関節リウマチ分類基準〔米国リウマチ学会 ACR〕**

1. 朝のこわばり，少なくとも 1 時間以上
2. 少なくとも，3 関節領域以上の同時腫脹，または同時関節液貯留
   （関節領域とは，左右 PIP，MCP，手関節，肘関節，膝関節，足関節および MTP の 14 領域を指す）
3. 手関節，または MP 関節，または PIP 関節領域の腫脹
4. 対称性関節炎
   （PIPs，MPs，または MTPs の関節炎はまったくの対称でなくてよい）
   以上 1〜4 は 6 週間以上持続.
5. リウマトイド結節
6. 血清リウマトイド因子高値
7. 手指，手関節に骨侵食，または骨脱灰を伴う典型的 X 線所見
   上記 7 項目中，少なくとも 4 項目あれば関節リウマチ（RA）と診断される.

（Arthritis Rheum 1988；31：315-324，より改変）

A2　寛解と疾患活動性評価法

a.　目標達成に向けた治療

　　関節リウマチ（RA）の薬物治療は生物学的製剤の導入により，より低い疾患活動性の維持が求められるようになった．2010 年に欧州リウマチ学会（European League against Rheumatic Diseases：EULAR）を中心に「目標達成に向けた治療」（Treat to Target, T2T）という治療勧奨（リコメンデーション）がまとめられ[4]，2011 年には米国リウマチ学会（American College of Rheumatology：ACR）と欧州リウマチ学会共同で目標とすべき寛解基準が定められた．治療目標としては "寛解：remission" が望ましいが，現実的には "低疾患活動性：low disease activity" が妥当な場合もある．

b.　寛解

　　寛解とは，病気の症状がほぼ消失し，臨床的にコントロールされた状態である．関節リウマチの寛解，つまり治療目標には，次の 3 つがある[5]．
1. 臨床的寛解：炎症と自覚症状および他覚症状の消失．
2. 構造的寛解：関節破壊の進行がほとんど止まること．
3. 機能的寛解：身体機能の維持．

　　この 3 つの目標を達成できると，服薬継続下に関節リウマチの罹患をほぼ自覚せずに日常生活を送ることが可能とされる．さらに，抗リウマチ薬の服用を休止し，治癒したといえる状態(完治)にまで至る場合も少数ながらある．

C. 臨床的寛解

　　リウマチの臨床的寛解に関する疾患活動性評価法として代表的なものに，Disease Activity Score28-ESR(DAS28-ESR：赤血球沈降速度を用いた DAS28)，Disease Activity Score28-CRP(DAS28-CRP：急性期反応物質を用いた DAS28)，Simplified Disease Activity Index(SDAI)，Clinical Disease Activity Index(CDAI)がある(**図 A1**)．

1) DAS28

　　DAS28(Disease Activity Score)は，腫脹関節数，圧痛関節数，患者全般評価，急性期反応物質(あるいは赤血球沈降速度)によって計算される(**図 A2**)．

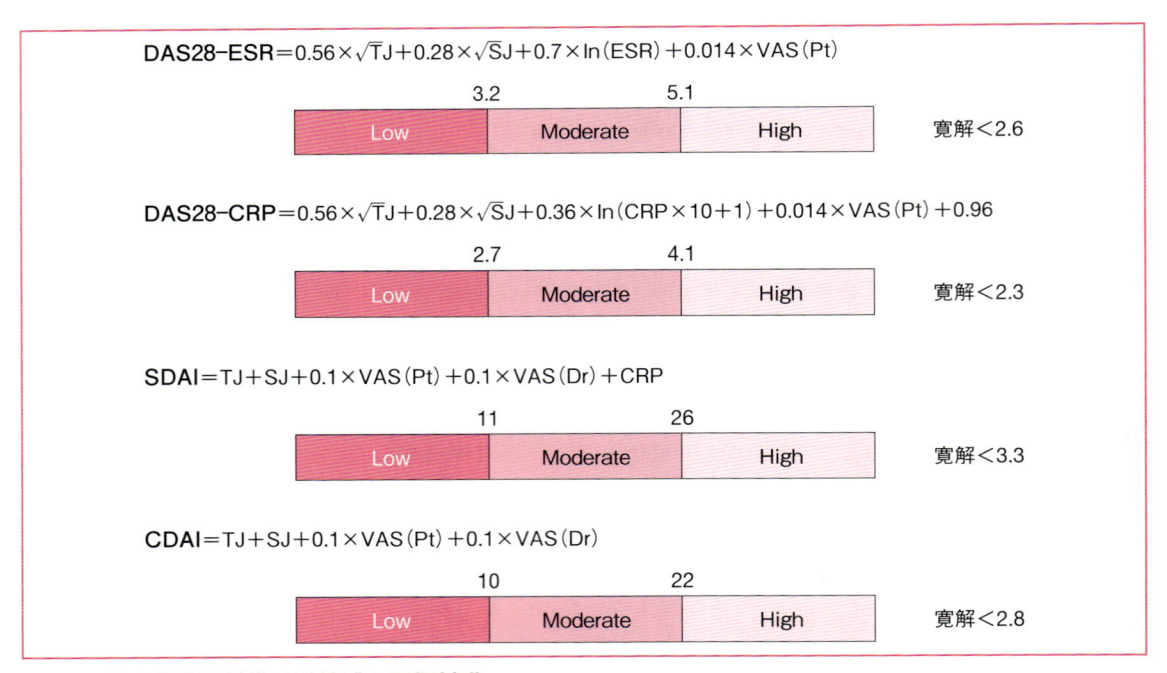

図 A1　臨床的寛解基準の計算式と評価基準
DAS28-ESR：赤血球沈降速度を用いた DAS28
TJ：圧痛関節数，SJ：腫脹関節数，ln(ESR)：ESR の自然対数，VAS(Pt)：患者全般評価
DAS28-CRP：急性期反応物質を用いた DAS28
ln(CRP×10 + 1)：CRP を 10 倍して 1 を加えた値の自然対数，VAS(Dr)：医師全般評価

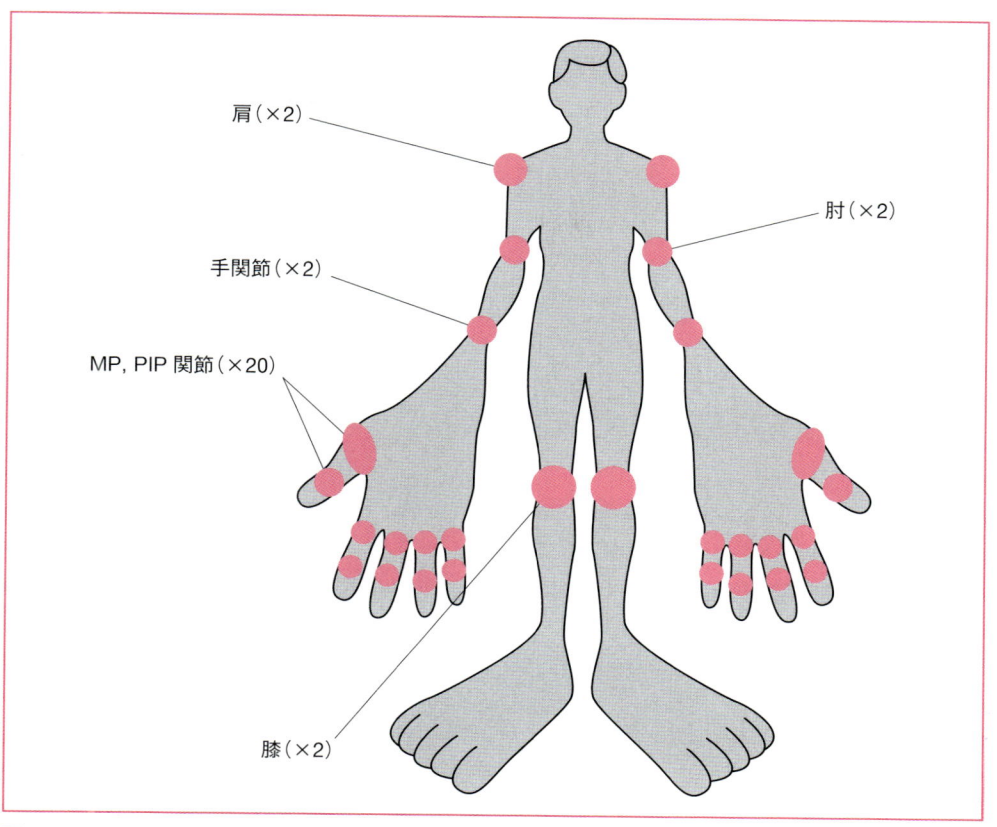

図 A2　DAS28：28 関節を評価対象とする日常診療用の評価法
関節リウマチの疾患活動性に関し，客観的で，再現性があり，様々な比較にも使用可能な評価法
である．

2）SDAI

　SDAI（Simplified Disease Activity Index）は，腫脹関節数，圧痛関節数，医師全般評価，
患者全般評価，急性期反応物質を加算したものである．

3）CDAI

　CDAI（Clinical Disease Activity Index）は，腫脹関節数，圧痛関節数，医師全般評価，
患者全般評価を加算したものである．

d. 日常臨床における基準

以下のいずれかに該当する場合，寛解とみなす.

1. 以下の3項目を同時に満たす.
 圧痛関節数1つ以下，腫脹関節数1つ以下，患者全般評価 1/10 以下.
2. CDAI 2.8 以下.
 CDAI ＝圧痛関節数＋腫脹関節数＋患者による全般評価＋医師による全般評価.

e. 臨床試験における基準

以下のいずれかに該当する場合，寛解とみなす.

1. 以下の4項目を同時に満たす.
 圧痛関節数1つ以下，腫脹関節数1つ以下，CRP 1 以下，患者全般評価 1/10 以下.
2. SDAI 3.3 以下.
 SDAI ＝圧痛関節数＋腫脹関節数＋患者による全般評価＋医師による全般評価＋ CRP.

f. Boolean 寛解

上記のごとく，リウマチの臨床的寛解基準には DAS28 寛解，SDAI 寛解，CDAI 寛解の3種類があり，それぞれ，DAS28 は 2.6 未満，SDAI は 3.3 以下，CDAI は 2.8 以下になった状態を「寛解」とするが，さらに深い寛解基準が Boolean 寛解である.

Boolean 寛解とは，腫脹関節数，圧痛関節数，患者疾患活動性全般評価(VAS で 0～10 cm)，CRP(mg/dL)のすべてが1以下の状態を表す. この Boolean 寛解を達成し，その状態を維持することで，より生物学的製剤を含むすべての薬剤を休薬・中止できる可能性が高まる.

g. 構造的寛解

関節破壊が抑止された状態を構造的寛解とよぶ. 関節破壊定量的評価は別に記載する.

h. 機能的寛解

関節リウマチに罹患すると早期から関節の痛みや腫れが生じ，進行するにつれて関節の変形や筋萎縮も伴うため，日常生活動作(activity of daily living：ADL)に制限が生じる. これらの身体機能障害に加え，患者はほかにも精神的・社会機能的に大きな影響を受

けるため，リウマチでは発症してすぐに関節疼痛や腫脹を抑え，関節の破壊や変形を防ぐ治療が重要である．

　この身体機能障害の度合いを評価するのが，Health Assessment Questionnaire（HAQ）である（**BOX A1**）．HAQ は 8 項目の動作の難易度をはかるアンケートで，

　0 点：難なくできる

　1 点：少し難しい

　2 点：かなり難しい

　3 点：全くできない

とし，8 項目すべての平均点（0〜3 点）で評価する．

BOX A1 ｜ Health Assessment Questionnaire（HAQ）

- 衣類着脱・身支度動作：1 人で着替えることができるか，1 人で髪を洗えるか．
- 起床動作：椅子から立ち上がれるか，就寝・起床の動作が可能か．
- 食事動作：皿の上の肉を切れるか，コップを口元へ運べるか，牛乳パックの口を開けられるか．
- 歩行動作：戸外の平坦な地面を歩けるか，階段を 5 段以上登れるか．
- 衛生動作：体全体を洗いタオルで拭けるか，浴槽に浸かれるか，トイレで座ったり立ったりできるか．
- 伸展動作：店にある 2 kg の荷物を降ろせるか，腰を曲げて床にある衣類を拾えるか．
- 握力動作：自動車のドアを開けられるか，ビンの蓋を開けられるか，蛇口の開け閉めが可能か．
- 活動動作：買い物などで出かけることができるか，車の乗降ができるか，家事ができるか．

A3 関節リウマチの診断における画像利用法のEULAR 勧奨

　リウマチ患者の診療においてどのように画像を用いるべきかについて，エビデンスに基づいた EULAR 勧奨（リコメンデーション）がまとめられた[6]．EULAR の task force（リウマチ専門医，放射線科医，経験豊富な臨床医など）が参加（13 か国，19 名），13 の clinical question を作成，key word 検索による文献調査から 10 の勧奨項目を決定し，推薦度も算出されている．この内容を以下に示す．

1. RA の診断に疑問があるときは臨床的診断基準のみに頼るよりも確診度を向上させるため単純 X 線写真，超音波検査，MRI を使用可能．
　　推奨度：9.1（95% CI 8.6 to 9.6）　　　95% CI：95％信頼区間（confidence interval）

2. 超音波検査や MRI で炎症があれば，UA（分類不能関節炎 undifferentiated arthritis）から RA への進行を予測できる．
　　推奨度：7.9（95% CI 6.7 to 9.0）

3. 超音波検査や MRI は診察よりも関節炎を捉えるうえで優れている；より詳細な評価には使用を考慮すべきである．
　　推奨度：8.7（95% CI 7.8 to 9.7）

4. 破壊性変化の評価にはまず単純 X 線写真を用いるべきである．
　　それで所見がない場合は超音波検査や MRI を考慮すべきで，早期の破壊性変化を検出できる．
　　推奨度：9.0（95% CI 8.4 to 9.6）

5. MRI の骨髄浮腫は早期 RA において単純 X 線写真上の骨破壊の強力な独立予測因子である．
　　予後予測指標としての使用を考慮すべきである．単純 X 線写真，MRI，超音波検査の滑膜炎や破壊性変化も早期 RA において予後予測指標としての使用を考慮すべきである．
　　推奨度：8.4（95% CI 7.7 to 9.2）

6. 画像上の炎症所見は臨床的な疾患活動性よりも治療反応性をより正確に予測可能；画像を治療効果予測に使用できる．
　　推奨度：7.8（95% CI 6.7 to 8.8）

7. 超音波検査や MRI は診察よりも炎症検出に優れるので，疾患活動性評価に役立つであろう．

　　推奨度：8.3(95% CI 7.4 to 9.1)

8. 定期的な破壊性変化の評価(通常は手足の単純X線写真による)が考慮されるべきである.

　　MRI(おそらく超音波検査も)は関節破壊の変化により鋭敏であり病変進行の観察に使用しうる.

　　推奨度：7.8(95% CI 6.8 to 8.9)

9. 臨床的に頸椎病変が疑われる症例では単純X線写真側面像(中立位と屈曲位)での経過観察を行うべきである. 単純X線所見が陽性であったり神経学的に特異的な症状や徴候があればMRIを施行すべきである.

　　推奨度：9.4(95% CI 8.9 to 9.8)

10. 臨床的寛解にあっても，超音波検査やMRIでその後の関節破壊を予測しうる炎症を検出可能であり，炎症持続を評価可能である.

　　推奨度：8.8(95% CI 8.0 to 9.6)

文　献

1) Aletaha D, Neoqi T, Silman AJ, et al：2010 Rheumatoid arthritis classification criteria：an American College of Rheumatology/European League Against Rheumatism collaborative initiative. Arthritis Rheum 2010；62：2569-2581.
2) Funovits J, Aletaha D, Bykerk V, et al：The 2010 American College of Rheumatology/European League Against Rheumatism classification criteria for rheumatoid arthritis：methodological report phase I. Ann Rheum Dis 2010；69：1589-1595.
3) 日本リウマチ学会ホームページ．http://www.ryumachi-jp.com/info/news120115.html
4) Felson D：Defining remission in rheumatoid arthritis. Ann Rheum Dis 2012；71：i86-88.
5) Smolen JS, Aletaha D, Bijlsma JW, et al：Treating rheumatoid arthritis to target：recommendations of an international task force. Ann Rheum Dis 2010；69：631-637.
6) Colebatch AN, Edwards CJ, Østergaard M, et al：EULAR recommendations for the use of imaging of the joints in the clinical management of rheumatoid arthritis. Ann Rheum Dis 2013；72：804-814.［Epub 2013 Mar 21］

和文索引

*複数頁に掲載されている用語については，必要に応じて，主要説明箇所の頁数をボールド体で示した．

欧文索引

関節リウマチの画像診断

診断の基本から鑑別診断まで　　　　　　　定価：本体 7,200 円＋税

2017 年 9 月 5 日発行　　第 1 版第 1 刷ⓒ

編集者　杉本 英治・神島 保
<small>すぎもと ひではる　　かみしま たもつ</small>

発行者　株式会社　メディカル・サイエンス・インターナショナル
　　　　代表取締役　金子　浩平
　　　　東京都文京区本郷 1-28-36
　　　　郵便番号 113-0033　電話 (03)5804-6050

印刷：三美印刷／表紙装丁：トライアンス

ISBN 978-4-89592-894-6　　C 3047